歯科外科医

あるいは歯科概論
1728 年版

ピエール・フォシャール 著

髙山直秀 訳

時空出版

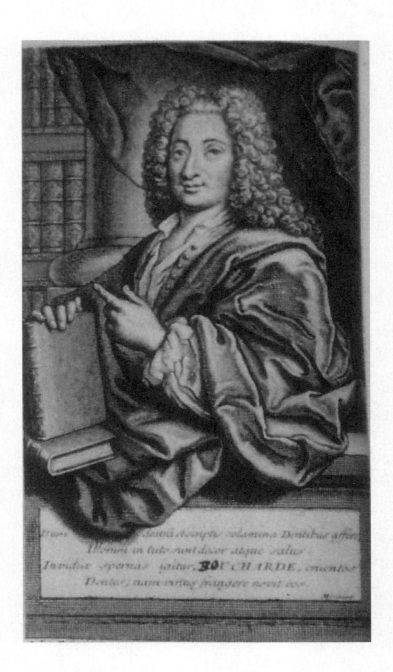

ふたたびの Fauchard 邦訳

　Pierre Fauchard は，国際的に近代歯科医学の父と謳われる。彼は，1728 年に最初の歯科医学書 "Le Chirurgien Dentiste ou Traité des Dents" を残した。同著は仏語で書かれていたためか，200 年の間あまり広く知られることはなかった。

　213 年後の 1941 年になって，アメリカの歯科医学史家 B. W. Weinberger が，"Pierre Fauchard Surgeon-Dentist" と題する解説書を著し，彼を歯科医学のパイオニアとして賞揚した。

　追いかけて 1946 年，イギリスの歯科医学史家 L. Lindsay が，Fauchard の原著を英訳し，"The Surgeon Dentist or Treatise on the Teeth" を著した。

　彼らの英語による詳説によって，Fauchard は各国において，歯科医学の祖として医学史上に位置づけられた。わが国では，1931 年の川上為次郎の訳著『歯科医学史』において記述されるに留まる。

　私は 1985 年，パリ第 7 大学との姉妹校調印の折，パリ大学医学総合図書館にある Fauchard 原著の手稿等，その史跡をつぶさに調査した。同大学の親しい教授夫妻に，フランスには「Fauchard の研究者はいますか？」と尋ねた。彼らは首をひねって，「そういえば，変わった人が一人いましたねえ」と口をにごした。フランスの歯科医師は，母国のパイオニアに余り関心がない……私は，その研究者を訪れる意欲を失った。

現在，Fauchard 研究者といえば，日本に髙山直秀，中原　泉，2013年に原著の韓国語訳を出した趙英秀グループが挙げられる。それ以外の国の研究者は，私の知る限り見当たらない。

　さて，髙山直秀氏は，フランス，ストラスブール大学に留学した小児科専門の医師であるが，なぜか Fauchard に魅かれた。歯科や仏語関係者の助言を受け，難解な原著（第 2 版，1746 年刊）を邦訳し，Pierre Fauchard Academy 日本部会の応援もえて，1984 年に『ピエール・フォシャール歯科外科医』を出版した。第 2 版の訳としては Lindsay の英訳版につづく 2 冊目の訳書である（初版には 1733 年刊の独語版がある）。

　同じ頃，歯科医学の通史編纂に取りくんでいた私は，1986 年に『フォシャール探求』を著した。髙山氏は Fauchard 原著の詳解，私は Fauchard の評伝をテーマとし，おのおの異なる視点からパイオニアを追求した。髙山氏が原著翻訳によって，さらに私は人物概説によって，Fauchard の名をわが国の歯科界に膾炙したと自負している。

　その後，髙山氏は 1941 年刊行の Weinberger の解説書を邦訳し，2015 年に『概説　ピエール・フォシャール歯科外科医』を著した。

　さらに髙山氏は，このたび，ふたたび訳書『歯科外科医あるいは歯科概論』を出版する。髙山前版は原著第 2 版の翻訳であったが，今版は原著初版の翻訳になる。

　Fauchard の第 2 版は初版の 18 年後（1746 年）に出版されたので，髙山氏は，両版を対比して第 2 版で加筆・変更された主な相違点については，各章の訳注に詳しく解説した。

　Fauchard 初版から第 2 版の間に，当時の歯科医学はどのように進展したか，それを Fauchard はどのように捉えたか，を知るのはたいへん興味ぶかい。あわせて，髙山前版から 32 年，この間，髙山氏はどのように変貌したか，どのように今版に向きあったか，を知るのもまた楽しみである。

　ともあれ，臨床の実践書ではない歴史の書物を出版するのは，至難である。医学史家に列する私は，その苦労を痛感する。それだけに，30

余年におよぶ髙山氏の情熱と能力と粘りには，敬服するのみである．

　ここに，Fauchard研究の第一人者である髙山氏の努力を讃え，このたびの出版を心より喜びたい．

2016年9月

日本歯科大学学長
中原　泉

歯科外科医 あるいは歯科概論
1728 年版

目　次

ふたたびの Fauchard 邦訳　　　中原　泉　　i

ドタール閣下に捧ぐ　　3

序　　文　　5

賛　　辞　　13

国王陛下の許可状　　22

第 1 巻

第 1 章　歯の構造，位置，周囲との関係および歯の起源と発育……………27
第 2 章　歯の有用性と歯を保存するためのわずかな注意………………………47
第 3 章　歯を保存するために守るべき食養生と生活態度………………………50
第 4 章　白い歯を保存し，歯肉を引き締める方法　このために有用な，
　　　　あるいは有害な練り薬，粉薬および水薬………………………………54
第 5 章　歯，歯槽，歯肉における固有の疾患，症候性あるいは偶発的
　　　　疾患の一般的原因，予後，診断および疾患の一覧……………………65
第 6 章　歯の知覚と歯にしみる感じ………………………………………………85
第 7 章　歯の齲蝕の種類とその原因………………………………………………90
第 8 章　歯の齲蝕について，齲歯を剥離器で削る前に観察が必要……………97
第 9 章　歯の表面に形成される歯石と歯に及ぼす悪影響………………　104
第10章　以下の章で述べる実践に関する全般的概念……………………　108

第11章　歯との関係から見た口腔各部位の位置，手術を受ける患者の位置と術者の位置，および患者と術者の種々の姿勢……………… 110

第12章　抜歯前，抜歯中，また抜歯後に注意すべき事項……………… 115

第13章　牙関緊急時の開口法　口が何らかの事故のために固く閉じて，手術しなければ患者に食物を摂らせることも，口腔内で起きていることを識別することもできないほどになったときに，口を開かせる方法……………… 121

第14章　歯肉の構造，広がり，周囲との関係およびその働き……………… 129

第15章　歯の萌出によって引き起こされる歯肉の病気，および歯の萌出を容易にするために適した手術……………… 131

第16章　歯肉の単純性腫瘤，およびこの病気を治療するために適した手術……………… 134

第17章　エプーリス，すなわち歯肉の表面から突出した肉性の腫瘤，およびその治療に適した手術……………… 138

第18章　パルーリス，すなわち歯肉に，充血，炎症，時には鬱血（うっけつ），漏出，滲出によって形成される膿瘍，およびこれを治療するための手術法……………… 145

第19章　歯肉に生じる潰瘍とその治療に適した手術……………… 155

第20章　歯の病気の際に歯肉に生じる瘻孔とその治療に適切な手術…… 158

第21章　壊血病が歯，歯肉，さらに顎骨に及ぼす悪影響と壊血病による障害を治療するために適した手術……………… 161

第22章　歯の齲蝕の結果として，歯に最も近い部位に，次いで離れた部位に生ずるきわめて重大な障害……………… 174

第23章　歯に関する10例の観察……………… 176

第24章　生え代わった歯に関する6例の観察……………… 196

第25章　遅れて萌出する歯，あるいはまったく萌出しない歯に関する観察……………… 203

第26章　さまざまに癒合した歯に関する5例の観察……………… 205

第27章　変形歯や位置異常歯に関する12例の観察……………… 211

第28章　歯の真性脱臼とそれに起因する癒着について知ることができる観察……………………………………………………………………… 222

第29章　元の歯槽に再植した歯，あるいは他人の口腔内に移植した歯に関する5例の観察……………………………………………………… 224

第30章　抜歯を試みて，右側の上顎洞内あるいは歯槽内に深く押し込まれた歯に関する2例の観察………………………………………… 233

第31章　歯の上，あるいは歯の周辺に形成された石様の腫瘤に関する3例の観察……………………………………………………………… 237

第32章　歯に起因する激しい頭部痛に関する4例の観察………………… 244

第33章　壊血病が口腔に引き起こす障害に関する2例の観察…………… 250

第34章　歯に起因する腫瘤，および膿瘍に関する12例の観察………… 253

第35章　残根，あるいは破折歯などの摩擦によって生じた舌，頬，歯肉のたこ［胼胝］状擦過傷に関する観察…………………………… 271

第36章　最後方臼歯の圧迫に起因する頬内側および歯肉のたこ［胼胝］状の潰瘍……………………………………………………………… 272

第37章　6例の希有な観察………………………………………………… 274

第2巻

第1章　鉄製あるいは鋼製の器具は歯に有害であると信じている人々の誤り……………………………………………………………………… 293

第2章　歯石を除去するために適した器具………………………………… 295

第3章　エナメル質を傷付けずに，歯石を剥がし，除去して口腔内を清掃するための秩序立った手術法………………………………… 302

第4章　歯にヤスリをかけるための手術法　諸注意と使用すべきヤスリの選択法も含めて…………………………………………………… 307

第5章　齲蝕になった歯を削る手術をするために便利な諸器具………… 328

第 6 章　歯に鉛を充填するために役立つ諸器具および首尾よく実施するために必要な諸注意と諸状況·················· 336
第 7 章　歯を焼灼する方法·················· 344
第 8 章　彎曲歯，位置異常歯，脱臼歯，および歯を矯正し，固定し直すために役立つ器具と手術法·················· 349
第 9 章　動揺歯を固定し直すための手術法·················· 362
第10章　抜歯するための手術に役立つ器具とその使用法，歯肉剥離器，押し棒，鉗子あるいはヤットコ，および梃子·················· 370
第11章　新しいペリカンの詳細な記述と従来使用されていたものの欠点·················· 386
第12章　ほかのどのような器具を用いても，簡単には抜歯できないような歯を抜去するために役立つペリカンの使用法·················· 413
第13章　欠損歯を補うために巧みに仕上げられた人工歯·················· 426
第14章　ウシの足の骨を白くする方法　次のように処理した骨は人工歯あるいは人工歯列を作るために役立つ·················· 435
第15章　天然歯の喪失によって生じた欠損を修復するために適切な人工歯，およびその他の人工装置を製作するために役立つ諸器具····················· 437
第16章　人工歯列に孔を穿ったり，歯列をはめ込んだり，天然歯あるいは天然歯の一部に固定したりするために守るべきこと，および人工歯列を組み立てる各部品の最適の大きさ·················· 450
第17章　上顎用全人工歯列［上顎総義歯］の記述とその使用法　これはバネによって下顎歯列を抱え込む金製あるいは銀製の 2 本の半円と 2 本の蹄形に連結する·················· 460
第18章　上顎用装置がバネによって下顎用装置に連結されている 2 段人工歯列［上下顎総義歯］に関する記述·················· 469
第19章　人工歯あるいは人工歯列の外見をより均一に，より美しくするために琺瑯を引く方法·················· 474
第20章　対をなす 2 枚の羽根と蝶番を備え，ネジによって装着される

　　　　口蓋栓塞子の記述と使用法…………………………………… 480
第21章　前章の栓塞子と異なり，羽根が蝶番なしで取り付けられ，部
　　　　品が少ない口蓋栓塞子の記述と使用法…………………………… 486
第22章　柱身がなく，人工歯列を備えた第3の口蓋栓塞子の記述と使
　　　　用法　この装置の羽根は前記のものと形が異なり，互いに離開して
　　　　いて，特殊な構造をした雄ネジによって固定されている。第4の小
　　　　形の栓塞子も記述する ……………………………………………… 491
第23章　前章のものと同様に人工歯列を備えた骨製の栓塞板と多数の
　　　　部品からなる口蓋栓塞子の記述と使用法　この栓塞子に柱身はな
　　　　く，2枚の羽根は1枚が右へ，もう1枚が左へ回るように取り付け
　　　　られている ………………………………………………………… 501
第24章　新しい外科学概論のある章に関する考察……………………… 511

参考文献　　523
訳者解説　　525
フォーシャル関連年表　　538
訳者あとがき　　539

図版目次

第1巻

図版1	上下顎の側面図および各種歯の図	45
図版2	下顎右側臼歯上の形成された石様の物体の図	107
図版3	口を開けるために役立つ三つの器具の図	127
図版4	2種の石様物体の図	143
図版5	歯肉の病気に対して使用する3種の器具	167
図版6	歯, 歯槽, そして歯肉の病気に使用する3種の器具	169
図版7	歯肉の病気に使用する3種の器具	171
図版8	歯, 歯槽, および歯肉の病気に使用する4種の器具	173

第2巻

図版9	歯を清掃するために役立つ5種類の器具	301
図版10	歯にヤスリをかけるために役立つ四つの器具	321
図版11	歯にヤスリをかけるために役立つ5種の器具	323
図版12	歯を短くするために役立つ器具	325
図版13	前出の切断鉗子と類似の歯を短くするために役立つ器具	327
図版14	齲蝕を削り取るために役立つ4種の器具	335
図版15	歯に鉛を充填したり, 歯を矯正するために役立つ5種の器具	343
図版16	歯を焼灼するために役立つ4種の器具	347
図版17	歯を動かぬように固定するために役立つ多数の器具	369
図版18	抜歯するために役立つ3種の器具	381
図版19	抜歯するための2種の器具	383
図版20	抜歯するために用いる2種の器具	385
図版21	抜歯に役立つ梃子とペリカンの胴体	397
図版22	新しいペリカンの数個の部品	399

図版23　右から左へ彎曲した1本の腕を持ち，半円頭の反対端は柄として働く単腕ペリカンを全長にわたり前面から見た図……………… 401
図版24　互いに反対方向に彎曲した2本の腕をもつペリカンの全長図… 403
図版25　下顎右側歯と上顎左側歯に対して用いられる双腕ペリカン，および歯が原因で生じた出血の処置に適した鉛板の図…………… 405
図版26　下顎左側と上顎右側の歯に対して用いられる双腕ペリカンを全長にわたり側面から見た図………………………………… 407
図版27　異常な歯の図……………………………………………………… 409
図版28　鉛の塊，金線および2枚の鉛板の図…………………………… 411
図版29　人工歯あるいは人工装置を製作するために役立つ4種の器具… 441
図版30　人工装置を製作するために役立つ器具………………………… 443
図版31　人工装置を製作するために適切な器具………………………… 445
図版32　人工装置を製作するために役立つ2種の器具………………… 447
図版33　人工歯を装着するために役立つ3種の器具…………………… 449
図版34　種々の人工歯および人工歯列…………………………………… 457
図版35　数種の人工装置あるいは人工歯列……………………………… 459
図版36　上顎用人工歯列あるいは人工装置［上顎総義歯］および支持器
　　　　……………………………………………………………………… 467
図版37　2本のバネで組み立てられた2段人工歯列［上下顎総義歯］… 479
図版38　第1および第2の口蓋栓塞子…………………………………… 489
図版39　第3の口蓋栓塞子………………………………………………… 499
図版40　第4と第5の口蓋栓塞子………………………………………… 509
図版41　……………………………………………………………………… 521
図版42　……………………………………………………………………… 521

凡　例

1．本書はピエール・フォシャール著 "Le Chirurgien Dentiste"『歯科外科医』，初版，パリ，1728年の索引を除いた全訳である。翻訳には東京歯科大学図書館所蔵の "Le Chirurgien Dentiste" 初版を用いた。

2．図版1から図版40および第1巻，第2巻の中扉は東京歯科大学図書館所蔵の "Le Chirurgien Dentiste" 初版からの複写であり，フォシャールの肖像画は鶴見大学図書館所蔵の "Le Chirurgien Dentiste" 初版からの複写である。なお，訳注で用いた図版41と42は "Le Chirurgien Dentiste" 第2版の復刻版からの複写である。

3．本文中の［　］は訳者の補足である。［　］内にはフォシャールの用語に対応すると思われる現代用語を記した。また，当時の単位で示された長さ，重さ，液量などのおよその換算値も［　］内に示した。訳注では（　）内に原綴ないし本文中に引用された人物の生年と没年を示した。

4．原著で用いられている（　）は《　》で示した。

5．原著でイタリックで表記されている書名は，本文中では『　』内に訳語を記し，本来の書名は各章終わりの＜原綴と訳注＞欄に示した。

6．人名については，フランス人と思われる場合は，フランス語式発音をカタカナ表記した。その他の人名については従来用いられているものに従った（例，Galien ガレノス）

7．フォシャールが頁ごとに記している脚注は，章ごとにアステリスク付きの通し番号，*1, *2 などを本文肩に示し，出現頁の脚注に記した。ただし，スペースの関係で出現頁に入らない場合は次頁の脚注に記した。

8．訳注や必要と思われる原綴は，章ごとに片括弧付きの通し番号 [1], [2] などの符号を本文肩に示し，各章の終わりにまとめて記した。

9．初版と第2版との間に見られる主な相違については，当該章の訳注に記した。

10．参考文献はまとめて巻末に記載した。引用に際しては書名を省略して（文献番号, 頁, 発行年）の順に記した。

11. 主な訳語
　(1) Chirurgien Dentist = **歯科外科医**　語源は不明であるが，フォシャールの造語と思われる．現代の仏和辞書では，"chirurgien dentiste" は「歯科医」という訳語になっているが，フォシャールは本書中で歯科領域を指してしばしば「外科のこの分野」と述べていること，また本来フォシャールが目指した職業は歯科医でなく外科医であったことから「歯科外科医」と訳した．「外科歯科医」と訳されることもあるが，本書では用いない．
　(2) Dentiste = **歯科師**　この訳語は訳者の造語である．現代の仏和辞書では，"dentiste" は「歯科医」となっていて，"chirurgien dentiste" との区別が明らかではないが，フォシャールは両者を明確に区別している．彼によれば，解剖学および外科の基礎知識や技術を身に付けたうえで，歯科医療を実践している者が "chirurgien dentiste"「歯科外科医」であり，解剖学や外科の基礎を学ばず，実地修練のみで歯科医術を身に付けた者を "dentiste" と呼んでいる．"dentiste" を「歯科医」と訳すと，現代の高等教育を受けた歯科医師と紛らわしくなるため，あえて「歯科師」とした．
　(3) Opérateur = **術者**　本来，手術を施す者という意味であるが，フォシャールはしばしば "opérateur" と言う語を「歯科師」，あるいは無資格で歯科治療を行う者の意味で用いている．
　(4) Chirurgien = **外科医**　外科医組合が実施する試験に合格し，組合に登録した者を言う．
　　chirurgien juré = 宣誓外科医　外科医組合員から選ばれ，組合の管理運営をする外科医
　　maître chirurgien = 師範外科医　外科医組合から指導医として認定された外科医
　　garçon chirurgien = 見習外科医　外科を勉強中の無資格者

歯科外科医

あるいは歯科概論
1728 年版

ピエール・フォシャール 著

髙山直秀 訳

時空出版

国務院参議，国王陛下の主席侍医，兼王国の鉱水総督
ドダール閣下[1]に捧ぐ

閣下

　私が刊行いたします歯の疾病概論に閣下が快くお与えくださいました御庇護は私にとって非常に光栄なものでありますがゆえに，私がこの概論のために費しました時間と労力は報われて余りあるものと思われます。
　たゆまぬ研究と経験との成果であるとは言え，もし閣下からいただきました身に余る程の称賛によって面目を施されなかったならば，また閣下が常に快く受け入れておられた外科学だけが私の理解するところであったとしたならば，私はこの概論を公衆の目に曝すことをためらったことでありましょう。
　歯を対象といたしますこの分野は，閣下，歯が人間の最も美しい装飾品であり，また人間にとって極めて有用であり，そして非常に多数の病気に罹りやすいがゆえに，これを保存し，失わぬように予防し，失ったならばこれを補うために十分意を用いる価値があります。私の申しますこの必要不可欠な分野は，閣下がこの分野の完成に関心をお持ちになっておられることが明らかになりますならば，もはやこれ程までになおざりにされたままであるということはないものと思われます。
　閣下，フランス王国においてこの上ない功績と比類ない博識のゆえに閣下が医学の頂点にお立ちになっておられることを知らぬ者は誰一人としておりません。そしてこの恵まれた資質が祖先から閣下に伝えられたものであり，閣下がそれをあの有名な父君から受け継がれておられることはあらゆる者が存じ上げております。父君もまた学識の深さ，心の美しさ，無欠の品性，並々ならぬ憐びんの情によって際立っておられましたから。

しかしながら閣下，閣下が称賛さるべき主要な点は，フランス国中がこの上ない喜びをもって目にしておりますこと，つまり尊い御人であられる国王陛下の御健康が閣下に託されておりますゆえ，尊い御人は閣下の思慮深い熱意，絶え間のない気配り，卓越された学識の中にあって，かくも貴重な御命が非常に確かな保証を得ておられるということにあります。

したがいまして閣下，私は閣下の庇護の下に刊行されました著作が公衆の承認を得ないのではないかと恐れることなどできましょうか。本書が既存のものに見られない程，豊富で正確に叙述している外科学のこの分野が益々評価を受けるようになることを，私が疑えるでありましょうか。さらに，閣下の御好意の数々につきましては，私はこの上ない心からの感謝の気持ちと，この上なく深い尊敬の念を抱かずにはいられません。

閣下，
この上なく謙虚にして従順なる僕
フォシャール

原綴と訳注

1) Claude-Jean-Baptiste Dodart（1664-1730）．ドダールは父のドゥニ・ドダール（Denis Dodart, 1634-1707）に続いて医師となり，フランス国王ルイ15世の初代侍医となった。フォシャールは初版を侍医ドダールに献じたが，ドダールは1730年に死去したため，1748年に発行した『歯科外科医』第2版は海軍大臣を兼任した時期もある王室侍従部長官ド・モールパ伯爵（Comte de Maurepas, 1701-1781）に捧げている。

序　文

　自然状態の歯は人体にある骨の中で最も光沢があり，最も硬いものであるが，それと同時に激しい疼痛を引き起こす病気や，非常に危険な病気に侵されやすいものでもある。私たちはほとんど生まれると同時に歯に関するつらい経験をする。
　高齢に達するまで健康な歯をそっくり保持している人はごく少数である。この利益を，ある人たちは恵まれた体質のおかげで得，ほかの人たちは特別な注意と手入れのおかげで得ている。これに反して大部分の人たちは若い頃から齲歯があったり，あるいはしかるべき時期が来る前に歯がなくなってしまう。
　歯の病気の種類や病気の原因，その症状は無数にあるので，それらを治すために外科学が用いる手技には種々の知識が必要であり，口腔の解剖を正確に学習することによって導かれない限り[1]，実地修練だけではこれらの手技を完全に身に付けるためには不十分である。なぜならばこの解剖の学習は，口腔を構成する種々の器官の構造や位置，相互関係や用途をよく知るためには不可欠だからである。これらの知識によって，いつとはなしに歯を蝕むさまざまな病気の発見に導かれ，病気の原因や治療法の発見にも導かれるのである。それにもかかわらず，この外科学の分野，つまり口腔の病気に関する分野が今日に至るまで最もなおざりにされていたことを認めざるを得ない[2]。
　近年，外科学が全般的に非常に進歩したとは言え，すなわち解剖や手術手技の分野で重要な発見がなされ，巧妙で細心の観察が数多く公表さ

れたとは言え，歯科師[3]たちはこうした進歩を自分たちの治療手技の中に取り入れるための満足な手段を今もなお見出していない。

　解剖や病気や外科手術について記している著者たちも，歯について述べるときには口腔の多数の病気についてきわめて表面的にしか扱っておらず，単に自分の論述体系の中に含めることができるものは何一つ書き落としてはいないと見せる程度にしか扱っていない。

　ユルバン・エマール[4]やB・マルタン[5]のように，一部の著者たちが，特に歯や歯の疾患について記しているとは言え，彼らはそれらについて十分広い範囲にわたっては述べていない。エマールはジョルジュ・ダルマニャック枢機卿の外科医で，下記のような表題の著書を枢機卿に献じた。すなわち『歯の真の解剖と歯の性質や特性の研究，および歯に起こる疾病について』[6]，リヨン，ブノワ・リゴー社，1582年，12折判，である。細心で学際的な彼の研究から，この外科医がギリシャやローマの古い著者たちの本をすでに読了し，その知見を的確に自分の著作に使用していることがわかる。

　マルタンは，亡くなられた王太子コンデ公殿下の薬剤師で，『歯牙論』[7]，パリ，ティエリー社，1679年，12折判，なる小冊子を刊行している。その中で彼は歯の性質を説明し，歯の疾患と多くの治療方法を論じている。しかし，やや記述が簡潔に過ぎ，しかも歯の治療に適切な手術については述べていない。

　そのうえ，歯の疾患理論が十分に教育されるような，また歯の病気や歯を取り囲んでいる部分に起こる病気の治療に必要となる，歯科医療の基礎技術を学べるような外科の課程は，公的なものも私的なものも，存在しない。

　最も有名な外科医たちはこの医術の分野［歯科医術］を放棄しているか，少なくとも大多数は勉強していない。彼らの怠慢が原因で，理論も経験も持たない人たちが原理も方式もなしに，外科のこの分野を横取りしてしまい，行き当たりばったりにこの分野を実践しているのである。パリ市で人々がこの悪弊にはじめて目を開いたのはごく最近のことであ

る。パリ市では現在，歯の病気を治療しようとする者に簡単な試験を課している[8]。この試験に合格すると彼らは歯科専門士[9]の称号を得る。そうはいっても合格者の中には貧弱な知識しか身につけていない者もいるのである[7]。

　この教育の欠点を補うためには，だれか有能な歯科師，たとえば当時あらゆる人々の賞賛を受けて治療を行っていた故カルムリーヌ氏[10]のような先人が，手術の手法や，見事に処置した多くの珍しい病気から得た知識を我々に分け与えてくれることが望ましいであろう。

　知識は，有能な人々と交流することによって増強されるものであるから，先人を失ったことは先人の著作を読むことによってのみ埋め合わせることができるのである。そして，たとえ先人に自分の疑問を提起したいという希望が満足されないとしても，少なくとも本に記された彼らの着想は，それを読みこなし，それに思いをめぐらす人たちの，言わば心の糧となるのである。なぜなら，先人の着想は読者固有のものとなり，さらにしばしば，それによって新たな着想が生み出されるからである。そして我々の先人の成功，我々がそこから教訓を得るような成功は，先人の栄光に到達し，さらに新しい発展に辿り着きたいという競争心を起こさせる。

　この有名な歯科外科医[11]が行わなかったことを，私は今日あえて行おうとしている。私は少なくとも広い知識と多くの成功経験があって，はじめてできたと思われるような実例をあげるであろう。

　若い頃から外科を志していたので，私はほかの分野の技術[12]を実践したが，そのために外科医になるという目標を決して見失うことはなかった。私は国王陛下の海軍外科軍医で，口腔疾患にきわめて経験の深いアレクサンドル・ポトゥルレ氏[13]の弟子であった。私は自分が実践している外科における基礎知識の修得をポトゥルレ氏に負っている。そして，この有能な人のもとで進歩したことによって私は競争心を与えられ，これによって私は引き続きさらに多くの発見へと導かれたのである。私はほかの著者の手で自分より明確にされていると思われることを取り

入れた。私はしばしば私の友人のうち最も敏腕な医師[14]や外科医に相談し，彼らの忠告や学識から得られるものは，何一つおろそかにしなかった。

　30年近くにわたる休みない実地診療から得た経験によって，私には知らず知らずのうちに知識が身に付き，また不完全であると思われる初期の見解を訂正できるようになった。私は自分の心労と徹夜の勉学との成果を公衆に提供するが，それは私の成果が歯科外科医として働きたいと望んでいる人々にとって幾分なりとも役立つものに，またこれが自分の口腔をよい状態に保とうと気を遣っている人々にとってこれまで以上に有益なものになるようにと願ってのことである。

　私は最も確実で，また経験に最もよく合致する原則に基づかないものは何一つ主張しないように努力した。しかし，それにもかかわらず，もしも私が本書の中で，何か非難を受けるようなことをあえて述べていたならば，私の誤りを私に知らせようとしてくださる人の意見を素直に拝聴するであろう。それは生きている著者が持つ利点であり，大いなる喜びと感謝を持って利用すべきものである。そして私が抱いている願望，つまり自分が徐々に公衆にとって有益な者になりたいという願望は，主としてこの利点に基づいているのである。

　私はまずはじめに，歯の一般的な性質や歯の生長，歯の構造，歯の位置，歯の効用について論じる。私は実際に互いに異なる100以上の病気を示すが，これは今日までほかの著者たちによって示された病気の数をはるかに超えている。私はこれらを3種類に分類する。第1類には原因が外部にある病気が入る。第2類には原因が隠されている病気が，第3類には症候性の疾患が含まれる。私は第3類の中で，きわめて特異な歯の合併症を報告する。そして最後に私はこれらを予防する方法や治療する方法について詳述する。

　歯肉と歯の親和性のために，一方の病気が容易に他方へ伝播するという事態が起こる。それゆえ，私は歯肉とその病気についてもまた論ずる。

　次いで手術の方法に話を移す。歯を抜くことほどありふれた手術はな

い。しかし，この手術は世間一般で想像するよりも，はるかに多くの知識と慎重さを必要とする。私は歯を清掃したり，歯にヤスリをかけたり，剥離器で削ったり，歯を焼灼したり，歯に鉛を充塡したりするうえで払わなければならない注意について述べる。私は歯の偏位を治す方法や，歯の配列を正し，美しくする方法や，歯が破壊されたときにはこれを補充したり，歯を補強する方法について論ずる。

　歯の喪失は時として不可避であるが，しかし技術でそれを補うことができる。私は一部の歯の代わりをさせるために，あるいは歯全体の喪失を治療するために，多くの人工装置[15]を改良したり，発明した。これらの装置は非常に具合良く歯の代用をするので，自然の歯と同様に申し分なく役立っている。私はこれに関して，私個人の利益を犠牲にしてできる限り正確に記述する。

　口腔の疾患や，これらを生み出す病気は時として非常に頑固で悪性なので，これらの疾病は歯槽，下顎骨や口蓋を形成する骨を完全に，あるいは部分的に破壊する。そのため唾液や食物の一部が，もはや通常の経路を通って運ばれずに，鼻から漏れ出たり，鼻腔を通って流れるはずの分泌物が口腔内に落下したりする。そうなると，声はもはや明瞭に発音できず，また呼吸にも苦労することになる。こうした症状を治療するために私は5種類の口蓋栓塞子，すなわち患者が失ってしまった部位の機能をほとんど常に回復しうるような5種の装置を発明した。これに関して私はきわめて詳細な記述を行う。

　私はまた，この概論に歯を手術するために適した種々の器具の説明や使用方法を付け加える必要があると思った。私はこうした器具のいくつかを改良し，またいくつかを発明したが，人々がこの器具の使用を便利に思うと私は信じている。

　私は本書の第1巻の終わりに，私が手当をしたり，治したりした非常に珍しい71例の観察を，同様の症例にあたって自らを導くためのいくつかの教訓とともに載せた。

　本書を有益にするものは何一つ書き落とさぬように，これこそが私が

本書を著すにあたって自らに課した唯一の目的であるが，40枚の自然状態にある歯，変形したり形の悪い歯，歯または口腔内のほかの部位から除去された酒石様，石様，骨様の異常に大きな様々な物体，そして処置に必要な器具類，歯の一部あるいは歯全体を置き換える人工装置，またすでに述べた5種の口蓋栓塞子を示す図版を彫らせた。

最後に，私はこの概論の中で口腔内の各部分の位置や，手術するために患者にとらせるべき姿勢および術者[16]がとるべき適切な姿勢について，新しくかつ不可欠な指示を記す。

しかし，私は，器具の手引きもその解説も読んでみようとしない人々，特に歯科師の技術の中に，困難があることを深く考える気のない人々がいるであろうことを読者に予告する。またほかの人たちは，私が彼らにとってあまりにも容易であったり，あまりにもわかりきっているように思われることを述べているので，本書を批判することもできるであろう。しかし，私は前もって彼らに反論しておくが，私の目的はすべての人々のために，とりわけ私が職業としている外科のこの分野［歯科医術］を学びたいと望んでいる人々のために努力することにあったのであり，また学ぶ人々の妨げになるような困難をすべて除去し，また私が最も明確で，最も平易であると思う方法を彼らに教示し，そこから公衆が多くの満足を得られるようにしたいと望んだのである。なお，手術法を学ぶつもりがない読者も，器具の手引きや解説を読み続けるならば，本書のそれ以外の部分で[17]彼らにとって有益で，意にかなうような多くの事柄を学ぶことができるであろう。もっともこの職業を営む意思のない人たちにとって，器具の手引きや解説を読むことは退屈であると思うが。このため私はこの題材を本書の別の部分から区別して引き離し，後半に配置することを決意したのである。

ひとえに真実への愛に駆られて，誇示や非難の気持ちからではなく，私は同時代の著者の誤りを訂正せずにはいられなかった[18]。私は良識ある方々が，公衆の利益を目指して私が厳しく批判しなければならなかったことから来る自己嫌悪に打ち勝つために払った努力を考慮してく

だきることをあえて希望する．そして同時代の著者自身が，嫌味も辛辣さもない控えめな意見を節度を持って受け入れてくださるであろうことを願い，また同時代の著者が理性的であり，真実と公衆の教育のために，自分の思い違いを必ずや捨て去ってくださることを期待している．

原綴と訳注
1) 解剖学的知識の重要性については，第1巻 第1章の冒頭でも述べられている．
2) 外科学校はすでに13世紀から存在しており，外科医を養成していたが，当時，外科学校ではたぶん歯科関係の講義が行われていなかったために，フォシャールがこのように述べているものと思われる．パリで歯科医学校が開校されるのは1880年11月のことである．
3) Dentiste，凡例 11．主な訳語の（2）参照．
4) Urbain Hémard (1548-1618) モンペリエ大学医学部で学んだ外科医．1582年にフランス語で書かれたものとしては最初の歯科専門書を刊行した（文献 21，99-101頁，1940）．
5) B. Martin (? - ?)
6) "Recherche de la vraye Anatomie des dents, nature & proprietez d'icelles, avec les maladies qui leur adviennent"
7) "Dissertation sur les dents"
8) 歯科師開業試験はパリ市から任命された3名の試験委員のもとで行われたが，試験委員は3名とも外科医であった（文献 2，364頁，1931）．
9) Expert pour les dents
10) Carmeline (? - ?)，フォシャールは第2巻 第12章，184頁の脚注に「カルムリーヌ氏はパリの師範外科医で有名な歯科師」と記しているが，どのような人物であったか不明．
11) カルムリーヌ氏を指す．本書中 Chirurgien Dentiste「歯科外科医」という肩書きが付与されている人物は，フォシャールを除いて，カルムリーヌ，ルイ14世の歯科侍医デュボア，スペイン国王フェリペ5世の歯科侍医ロデュミエの3氏のみである．凡例 11．主な訳語の（1）参照．
12) 「ほかの分野の技術」とは具体的にどのような職種を指しているかは不明であるが，Dagen はフォシャールの補綴物の記述がきわめて詳細であることを主な根拠として，フォシャールはかつて時計職人のもとで働いていたのではないかと推測している（文献 23，173-174頁，1961）．
13) Alexandre Poteleret (? - ?)，ポトゥルレの名は，Dagen によれば，海軍外科軍医の名簿になく，どのような人物であったのか不明であるという（文献 23，

173-174 頁，1961)。
14) Médecin，当時の医師は内科医を指す。当時，内科医と外科医はまだ対等でなく，外科医は内科医よりも一段低く見られていた。
15) piéce artificielle，フォシャールはこの語を非常に広い意味に用いており，2本以上の人工歯からなる人工歯列，総義歯，口蓋栓塞子，人工歯付き栓塞子，さらには義肢，義眼をも含めている。
16) Opérateur，凡例 11. 主な訳語の（3）参照。
17) 手術用器具や手術法を記した『歯科外科医』の第 2 巻を指す。
18) 第 2 巻 第 24 章「新しい外科学概論のある章に関する考察」を指す。

賛　　辞[1]

パリ大学医学部教授，王立科学アカデミー教授，国王陛下付き検閲官，王室図書館における国王陛下付きドイツ語通訳者，ウインスロー氏より

　私は国璽尚書殿(こくじしょうしょ)の命により，『歯科外科医あるいは歯，歯槽および歯肉概論』と題する著書を通読した。すでに何年も前に，この著者には外科学のこの分野に関する奥深い知識，優れた才能，鋭い観察力があることに気付いていたので，それを公衆に知らせるようにと，私自身がこの著者を勇気づけた。本書に記されていることは卓越していると思われる。またこの印象を妨げるものは何一つ含まれていない。ただ一つ，本書に記されている優れた治療法を適用するにあたって，苦痛を鎮める代わりに害するといった事態を避けるためには，多くの場合，真の知識による正しい鑑別が必要とされることを注意しておく。

　　　　　　　　　　　　　　　　　パリにて 1727 年 12 月 8 日
　　　　　　　　　　　　　　　　　　　署名　ウインスロー[2]

賛　　辞

パリ大学医学部教授，元パリ大学医学部長，エッケ氏より

　本書は単なる思索による著作ではなく，また歯の疾患を治療するために試みるべき方法，手術，あるいは薬物の寄せ集めでもない。本書はフォシャール氏の研究および経験から生み出された治療方法から成り，さらに非常な率直さ，正しい判断力，行き届いた注意をもって公衆に伝えられているので，この著書ゆえに著者は高い評価と心からの信頼に値するのである。

　　　　　　　　　　　　　　　　　パリにて　1725 年 7 月 17 日
　　　　　　　　　　　　　　　　　　　署名　エッケ[3]

賛　　辞

パリ大学医学部教授，コンティ親王殿下およびコンティ内親王殿下の侍医，フィノ氏より

　私はフォシャール氏の著書を読了し，非常に喜ばしく思った。本書は間違いなく公衆の利益となるものである。要するに，本書には多くの事実が正確に記され，また歯の疾患およびその治療方法に関する適切な考察が述べられている。これらの考察は，何ら付け加える余地のない，確実な経験から引き出された，たえざる研究に基づいたものであり，これによって氏は種々の病気に関する完全な知識を得ており，ここには今日までいかなる歯科師も到達していない。この正確な知識によって，氏はきわめて多くの器具を見事に改良し，また発明したが，これは歯を確実に手術するためにも，そして多くの危険な場合に，歯を保存するためにも等しく適切なものである。したがって，我々にできることは，多大な労苦を払った氏の研究を賛美することだけである。さらに氏は，それ自体明らかでなく，今日まできわめて表面的にしか扱われていなかった主題について，きわめて正確かつ丁寧に論を展開している。

　　　　　　　　　　　　　　　　　パリにて　1726年1月15日
　　　　　　　　　　　　　　　　　　　署名　フィノ[4]

賛　　辞

パリ大学医学部教授，国王陛下の侍医，国王妃殿下の首席侍医，王立科学アカデミーの首席医師，エルヴェシウス氏より

　私は，フォシャール氏著『歯科外科医あるいは歯，歯槽，歯肉概論』と題する著書を喜びを感じつつ読了した。私が知る限り，未だかつてこの主題に関してこれ程までに正確に，詳細に論じた概論はなかった。また本書が印刷

されるならば，報告されている観察や事実はすべて著者の長期にわたる恵まれた経験に基づいたものであるので，それだけいっそう公衆にとって有益であるに相違ないと思う。

パリにて　1725 年 7 月 19 日
署名　J. エルヴェシウス[5]

賛　　辞

パリ大学医学部教授，公爵閣下の侍医，国王陛下の立会医，シルヴァ氏より

　フォシャール氏の著作は，実によく観察した非常に多くの事実に基づいており，氏はこれらの事実からきわめて賢明で有用な結論を導き出している。今日まで出版された著作のどれよりも正確な書を著そうと決意した著者の入念さは賛美さるべきである。また公衆はこの贈り物に感謝しなければならない。本書は，歯の疾病や治療について深く考え，自らの観察を有効活用できる人でなければ著しえないものであろう。

パリにて　1725 年 7 月 24 日
署名　シルヴァ[6]

賛　　辞

パリ大学医学部教授，王立植物園，王立科学アカデミー，ロンドン王立協会，およびベルリン王立協会の植物学教授，ド・ジュシュー氏より

　私は，フォシャール氏の概論『歯科外科医』に引用された手術のうち数件に立ち会ったが，その手術の成功から，氏が報告しているそれ以外のすべての観察に対して非常に好感を得た。したがって，公衆に対して，この著者ほど有用な研究をした人は誰一人おらず，また歯の疾病や治療に関してこの著

者に及ぶ者はいないことを，氏のために断言して，その証人となるものである。

　　　　　　　　　　　　　　　　パリにて　1725 年 7 月 26 日
　　　　　　　　　　　　　　　　署名　ド・ジュシュー[7] パリの医師

　　　賛　　　辞

パリの宣誓外科医[8] 諸氏より

　国王陛下の首席外科医の代理人であり，外科医たちの裁判官，監督官，世話人である我々は，フォシャール氏が公刊した『歯科外科医』と題する著書を通読し，検討したのち，本書が外科学にとってきわめて本質的なものであり，著者は今日まで闇の中に残されたままであった主題に関して，非常な聡明さを以て記述していることを認めた。我々は本書が熟達した人物の著作であると評価する。寛大にも，著者は長期間の実地診療と偉大な見識によって体得しえた外科学のこの分野に関する知識のすべてを公衆に与えようとしている。本書には口腔の解剖がきわめて明解に，また非常に正確に説明されている。本書で提唱されている薬剤，本書で教示されている手術，本書に記されている新しい器具，口蓋栓塞子などは我々の称賛に十二分に値するものと思われる。この称賛は，著者が本概論のために払った苦労と不断の勉学に対してなされるものである。また氏がその職業を名誉あるものとした功績を賛美してしすぎることはない。

　　　　　　　　　　　　　　　　パリにて　1728 年 6 月 7 日
　　　　　　　　　　　　　　　　　署名 ブルジョワ，
　　　　　　　　　　　　　　　　　ムトン，ショヴェ，
　　　　　　　　　　　　　　　　ルトンネ，モントゥロー，
　　　　　　　　　　　　　　　　　　ベルトラン[9]

賛　　辞

パリの宣誓外科医，国王陛下の解剖学供覧者，ヴェルディエ氏，および王立科学アカデミー会員，パリの宣誓外科医，国王陛下の手術供覧者，モラン氏より

　専門的概論の有用性を知っている人々は，フォシャール氏が公衆に与える歯とその疾患に関する概論にたぶん満足することであろう。本書が優れた記述を含んでいると思われたので，我々は喜んで多くの賛美者に仲間入りをする。しかし，我々は本書に記された批判については意見を差し控える。

　　　　　　　　　　　　　　パリにて　1728年6月11日
　　　　　　　　　　　　　　署名　ヴェルディエ，モラン[10]

賛　　辞

パリの宣誓外科医，世話人会の元会長，ド・ヴォー氏より

　私は，歯科外科医フォシャール氏によって著された歯の構造，歯に生ずる疾患，およびこれらを治療する方法に関する，内容豊富な概論の草稿を読んだが，この概論は見事な秩序と英知と明解さをもって記されていると思う。また本書は，この特殊な外科学を自分の仕事にしようとする人たちにとって，きわめて有益であると思われる。本書には，氏の実地診療の中で出会った多数の治療困難な，希有で，奇異な症例を集めた観察，口腔内の手術をするためにいかなる場合にも便利な諸器具の正確な呈示，より便利で効果的にするため旧式の器具に加えられた改良，天才的になされた多数の発明などが記されている。これらの記述によって本書はこの主題に関する著書のいずれをも凌駕するものとなっている。この主題は，今日まで解剖学や外科学の全教程の中で，または何冊かの非常に要約的な小冊子の中で，表面的にしか扱われ

ていなかったものである。さらに，注意深く板刻された多数の図版は，要所要所に挿入されることになるであろうが，これらは記述内容についていっそう明瞭な概念を与えることに役立ち，またその実践を容易にすることであろう。私は本概論がすべての外科医ばかりでなく，さらにこの分野の外科学の助けを必要とする病人たちすべてにとっても，きわめて有用なものであると確信している。私は我々の世紀は称賛されうると考えている。それは，有名な外科医たちが外科学や解剖学の優れた教程を実施して公衆に恩恵を与えていることに加えて，外科学の一分野に専心して，自らの手によって成し遂げた外科学の進歩を余すところなく公刊しようとする奇特な人々がいるためである。なぜなら進歩の公刊こそが，かくも有用な技術を最も完成されたものに至らせるための方法だからである。

パリにて 1724 年 3 月 29 日
署名　ド・ヴォー [11]

賛　　辞

パリの宣誓外科医，世話人会の元会長，タルタンソン氏より

　今日まで外科学には一つの分野が，その必要性がほかのいずれの分野にも劣ることはないにもかかわらず，欠けていたのであるが，これが細心の配慮を以て完成された。フォシャール氏が歯に関する概論を出版することによって，外科学に欠けていた分野を補ったのである。私はこの概論にはきわめて明解な説明，きわめて確実な手術，最上の薬剤，そして非常に適切な考察が含まれていることを認めた。この秀逸な著書によって，著者は我々の技術を完全なものとした。このことに関して著者に謝意を表すために，私は著者にこの証言を与える。

パリにて　1728 年 5 月 21 日
署名　タルタンソン [12]

賛　辞

パリの宣誓外科医，デュプレッシ氏より

　歯の疾患は，頻繁にまた非常に多く見られるにもかかわらず，はるか以前から自らの観察によってこれらの疾病を治療するための指針や基準を教示できる人の出現が待たれていた。まさにフォシャール氏が，氏の著した『歯科外科医』と題する書の中で，巧みにこれを成し遂げた。本書に見られる考察はまったく正しく，結論はきわめて見事に引き出され，さらに治療法は非常に確実なので，これまでの外科学に欠けていた，かくも有用で不可欠な著書を称賛しないとすれば，それは不正なこととなるであろう。これは私が公衆に向かってなさずにはいられない証言である。

　　　　　　　　　　　　　　　　パリにて　1728年5月26日
　　　　　　　　　　　　　　　　署名　デュプレッシ[13]

賛　辞

パリの宣誓外科医，ソレ氏およびド・グランモン氏より

　フォシャール氏が歯の構造，歯を保存する方法，歯の疾病の手術方法，治療法に関して著した本書は，今までにこの主題に関して刊行された書の中で最も完成されたものである。本書には多数の治療と観察によって確認された，正確な理論と実践が見られる。これらは我々が幾度となくこの目で確かめたように，巧みに成功させた，氏の長い治療経験が結実したものである。これは著者が当然受けるべき評価であり，我々が多大の注意を払って通読した氏の概論に対する意見である。

　　　　　　　　　　　　　　　　パリにて　1728年6月1日
　　　　　　　　　　　　　　　　署名　ソレ，ド・グランモン[14]

賛　辞

スペイン国王，フェリペ5世陛下の歯科外科医，ロドュミエ氏より

　私は公衆にとって有益なものに非常な関心を持っている。このため，賛辞を記して次のように大衆に証言せずにはいられない。特に歯に関する書物の中で，フォシャール氏が著した本よりも完全な書を見たことがない。氏の著書には我々の技術［歯科医術］に関する新しいと同時に道理にかなった，有益な考察と発見とが見られる。本書の巻頭にある『歯科外科医』という標題を支えているものは著者の知識であり，それは多数の観察と絶えざる研究によってはじめて獲得できたものである。実にまれに見る，称賛すべき無欲から氏が公刊された，この概論の優秀さを，著者と同じ職業に従事して得た経験に基づいて評価できることは，私の無上の喜びである。

　　　　　　　　　　　　　　　パリにて　1728年6月9日
　　　　　　　　　　　　　　　　　署名　ロドュミエ[15]

原綴と訳注
1)『歯科外科医』第2版では，賛辞は第2巻の末尾に，国王陛下の許可状とともに収められている。賛辞の文面はウインスロー氏のものを除いて初版と同じである。
　　第2版に寄せられたウインスロー氏の賛辞は下記のようである。

　　パリ大学医学部教授，王立科学アカデミー教授，王立植物園解剖学教授兼外科学教授，ウインスロー氏より
　　私は大法官殿の命により，フォシャール氏著『歯科外科医あるいは歯科概論，大幅増補付き』と題する著書を検討した。私はこの増補の中に，非常に示唆に富む多数の指摘と，非常に有益な新発見とを見出した。それゆえ本書全般に関しては，1727年版に対して与えた判定を繰り返すことにする。「すでに何年も前に，この著者には外科学のこの分野に関する奥深い知識，（中略）真の知識による正しい鑑別が必要とされることを注意しておく」。
　　　　　　　　　　　　　　　パリにて　1746年3月2日

署名　ウインスロー

2) Winslow
3) Hecquet
4) Finnot
5) J. Helvetius
6) Silva
7) De Jussieu
8) Chirurgien juré. 当時の職人組合では，親方の中から選ばれて宣誓した者が世話役として，組合の管理運営にあたっていた。外科医組合でも世話役（Chirurgien juré）が選ばれ，組合を運営するとともに，外科医組合の試験に合格せず，外科診療を行う者の取り締まりにもあたっていた。"Chirurgien juré"は「世話役外科医」とも訳せるが，ここでは直訳して「宣誓外科医」とした。
9) Bourgeois, Mouton, Chauvet, Routhonnet, Monthereau, Bertrand
10) Verdier, Morand
11) De Vaux
12) Tartanson
13) Duplessis
14) Sauré, De Granmond
15) Laudumiey

国王陛下の許可状

　神のお加護によりフランス国王かつナヴァール国王たるルイ[1]は，余の親愛にして忠実なる参議諸侯，最高法院判事諸君，王室請願委員諸君，弁護人諸君，パリ市長，大法官諸君，家令諸君，パリ民事代官諸君，その他関係裁定者諸君に告ぐ。余の親愛なるフォシャール君から，余の許可状が得られるならば，『歯科外科医あるいは歯科概論』と題する著書を，本状の連印のもとに手本として付した印刷物に倣って上質紙に鮮明な活字で印刷し，公衆に与えたいとの誓願を受けた。それゆえ，この請願者を好意的に処遇したく思い，余の許可を請願者に授与した。余は本状によって請願者に上記著書を，本状に記す日から起算して10ヵ年[2]にわたり，1巻本または数巻本として，望む限り繰り返し，本状の連印のもとに手本として付した印刷物に倣って上質紙に鮮明な活字で印刷させ，余の王国のあらゆる地方で，これを自ら販売し，あるいは第三者に販売，小売りせしめることを許可する。余はいかなる身分，階級の者であろうとも，あらゆる者に，余が支配するいかなる地域においても，上記著書を印刷し，あるいは印刷させ，またこれを販売し，あるいは販売ないし小売りせしめることを禁ずるとともに，上記著書を偽造し，またいかなる理由であれ，上記請願者あるいはその代理権者の，明示され，記録された許可なしに，その抄録の作成をはじめ，増補，訂正，改変などをなすことを禁ずる。偽造本が没収された場合，ただちに各違反者に対し，1,500リーヴル[3]の罰金を科す。罰金の1/3は余に，別の1/3はパリ市立病院に，残り1/3は，すべての支出，損害，利益の責務を負う，上記請願者，あるいはその代理人に帰すこととする。ただし，下記を条件とする。本状を，発行の日から起算して3ヵ月以内に，パリの書籍商印刷業者組合の登録簿に，全文にわたり登録すること。上記著書の印刷は，他ならぬ余の王国内において行うこと。許可状取得者はすべての点において書籍商規則，特に1725年4月10日発令の規則に従うこと。上記著書を販売に付する前に，印刷に際し

ては控えとなる印刷物を，賛辞をも付した同一の状態で，余の親愛にして忠実なる国璽尚書であるショヴラン氏のもとに提出すること。次いで王立図書館に2部，余のルーヴル宮の書斎に1部，親愛にして忠実なる国璽尚書であるショヴラン氏の書斎に1部寄贈すること。これに反すれば，ただちに本状は無効となる。本状の内容を上記請願者あるいはその権利所有者たちに，十分に，平穏に，彼らがいかなる障害にも妨害にも悩まされることなく，享受させることを諸君に厳命する。余は，上記著書の扉あるいは巻末に全文にわたって印刷される本状の写しが，正式に表記されていることを望み，また，余の親愛にして忠実なる判事諸君および書記官諸君の一人によって，原本と照合された写しに，原本と同じく証明が付記されることを望む。余はこの請願に関し，なかんずく執達吏あるいは法務官に対して，本状を執行するために必要にして不可欠なあらゆる証書を，アローの要請，ノルマンディ憲章，およびこれに反する諸通達にもかかわらず，別の許可を求めることなく，与えることを命ずる。それは余の喜びとするところであるゆえ。

　神の年1727年，余の治政13年目の12月26日[4)]，パリにて授く。
　国王陛下より
　枢密院にて
　ノブレ

　権利譲渡のすべてを，パリの王立書籍商印刷業者会議所の登録簿の第7巻，第68番，第62葉に，1723年2月28日発令の規則により追認された旧来の規定に従って登録した。

パリにて，1728年2月20日
理事長　ブルネ

　私は，ジャン・マリエット氏との間でなされた合意を実施すべく，私に与えられた上記特権をマリエット氏に譲渡した。

パリにて，1728年2月12日　　P. フォシャール

原綴と訳注

1) ルイ 15 世（1710-1774，在位 1715-1774）。
2) 第 2 版の許可状では，「6 ヵ年」となっている。
3) 第 2 版の許可状では，「3,000 リーヴル」となっている。
4) 第 2 版の許可状の発行日は「神の年 1746 年，余の治政 32 年目の 9 月 22 日」と書かれている。

# LE CHIRURGIEN DENTISTE
ou
TRAITE' DES DENTS.

OU L'ON ENSEIGNE LES MOYENS de les entretenir propres & saines, de les embellir, d'en réparer la perte & de remedier à leurs maladies, à celles des Gencives & aux accidens qui peuvent survenir aux autres parties voisines des Dents.

Avec des Observations & des Reflexions sur plusieurs cas singuliers.

Ouvrage enrichi de quarante Planches en taille douce.

Par PIERRE FAUCHARD, Chirurgien Dentiste à Paris.

TOME PREMIER.

A PARIS,

Chez JEAN MARIETTE, ruë Saint Jacques, aux Colonnes d'Hercule.

―――――――

M. DCCXXVIII.

Avec Approbations & Privilege du Roy.

歯科外科医
あるいは歯科概論

ここでは，歯を清潔に健全に保つ方法，歯を美しくする方法，
歯の喪失を修復し，歯や歯肉の病気および歯の隣接部位に
生じる障害を治療する方法を教示する
多数の特異な観察と考察を含む

40 葉の銅版図を添付

パリの歯科外科医
ピエール・フォシャール著

第 1 巻

パリ
サン・ジャック通り，「ヘラクレスの柱」の看板，
ジャン・マリエット社

1728 年
賛辞および国王の許可状付き

第1章

歯の構造，位置，周囲との関係および歯の起源と発育

　読者諸氏に私が述べる事柄を完全に理解していただくためには，歯の構造，歯と周囲との関係，および歯の特殊な機構について説明することが不可欠であると思われる。

　私はまさに，ここにあげた部位に関する知識に基づいて，私の理論と実践を確立しようとするものであり，またこれらの知識に基づいて，歯を侵す病気および歯を保存する最も確実な方法について，正しい概念を与えようと努めるものである。

　自然状態のままにあると見なされている歯は人体の中で最も白く，最も硬く，最も緻密な骨である。歯を構成する織り目[1]の特殊な配列が歯の白さの主な原因となっている。歯は非常に傷付きにくく，中でもエナメル質の部分は固く，頑丈である。また歯は小さな容積の中に多量の骨質を含んでいる[2]。

　すべての歯は上下二つの顎骨に穿たれた歯槽と呼ばれる穴の中に植え込まれている。これらの穴の数は歯の数と一致しており，歯の数は通常成人では上下の顎骨に16本ずつ，すなわち切歯4本，犬歯2本，臼歯10本，合計32本である。しかし，時には31本，30本あるいは29本しかない場合がある。智歯[3]と呼ばれる最後方の4本は，しばしばずっとあとになって萌出するか，あるいはまったく生えてこない。歯が28本しかない人が多数いるのはこのためである。

こうした多様さに加えて，私はそれぞれの歯が各自の歯槽に収まって，見事に並んだ33本の歯をもった人を何人か見たことがある。
　32本を超える歯は過剰な歯であること，また過剰歯は通常，上顎骨の2本の大切歯[4)]［中切歯］の間に生えること，そしてその場合に数が増える歯は切歯であることなどに注意しなければならない。この過剰歯は上顎の側切歯[5)]，すなわち中形切歯[6)]にかなりよく似ている。私は下顎に16本，上顎に18本，合計34本の歯を持ち，その2本の過剰歯が上顎切歯の舌側にある人を2度も見たことがある。
　歯槽と歯槽との間は骨柱の仕切で隔てられている。歯槽を作る海面状の実質はきわめて薄い多孔性の小さな薄板によって覆われているが，これはほかの骨よりもずっと軟らかく，柔軟性があり，種々の状況にある程度順応できる。個々の歯槽の形はそこに植え込まれている歯の形に対応しており，歯槽はあたかも歯の鋳型のようである。
　歯槽の外側を覆い，囲んでいる肉質は歯肉と呼ばれている。歯肉は，骨を直接に覆っている骨膜と呼ばれる膜と口腔内部を覆っている膜の続きである。歯肉は骨性の歯槽辺縁部とともに歯を支え，固定するために役立っている。
　個々の歯は二つの部分に区別できる。第1の部分は外側に現れている部分で，歯槽の中には少しも埋まっていない。ここは歯体部［歯冠］[7)]と名付けられており，通常その基部には，歯頸部と呼ばれる多少ともはっきりした環状の小さなくぼみが認められる。ここはほとんど歯肉に覆われていない。第2の部分は歯槽の中に隠れている。この部分は歯根部と呼ばれている。
　歯体部に見られる形の相違から，切歯，犬歯，臼歯などに区別される。
　上下顎の前方に位置する各4本の歯は"incisive"切歯と呼ばれるが，この名はラテン語で「切る」という意味の動詞 *incidere* に由来する。実際これらの歯の外部の先端は食物を切るためによく適している。切歯の唇面はわずかに凸状であり，舌面は凹状であって，歯根と反対側の先端は鋭利になっている。上顎の中央部の2本の切歯は通常上顎の側切歯や

その他の切歯よりも大きくて長い。上顎側切歯は4本の下顎切歯よりも大きい。私は上顎中央の2本を大切歯[8]［中切歯］と呼び，上顎側切歯を中形切歯，下顎の4本を小切歯[9]と名付けている。

　犬歯は切歯のすぐ隣にある。その数は上下顎に2本ずつである。これらはイヌの歯のあるものに似ていることから犬歯と呼ばれている。犬歯の歯体部は切歯よりも丸味があって，厚味もある。歯根部と反対側の歯体部先端は丸みを帯びた尖端状である。

　犬歯[10]は，その構造上，ただ単に食物を突き刺すために非常に適しているばかりでなく，人々が食物を食いちぎり，引き裂こうと努めている間，食物をしっかりと保持しておくことにも適している。また犬歯は生存に適した食物をかじるためにも役立つ。そこで当然，ヒトは食物をこれらの歯の間に運ぶことになる。

　上下顎の左右犬歯のすぐ後方に，小臼歯[11]が2本，大臼歯[12]が3本ずつある。これらの歯は成人では前方の2本が後方の臼歯よりも小さく，また歯体部先端の隆起［咬頭］が少ないという関係から，あるいは前の2本の歯根数が後にある歯の歯根数より少ないという理由から，小臼歯と大臼歯に区別される。

　大臼歯の歯体部はほぼ正方形であり，その先端は平面的ではあるが，表面には小さな隆起［咬頭］や小窩がある。上下顎が閉じると，下顎臼歯の隆起［咬頭］は上顎臼歯の小窩に合わさり，逆に上顎臼歯の隆起［咬頭］は下顎臼歯の小窩に合わさる。この位置関係のために，臼歯は非常に固い食物を砕いて細かくするために適したものとなっている。こうして臼歯は，切歯と犬歯が嚙み残した食物を完全に破砕する。

　すべての歯の体部に歯冠という名が与えられているが[7]，この名がふさわしいものは臼歯の体部だけのように思われる。臼歯だけが先端にある隆起のために，古代の王冠とある程度類似しているからである。

　子どもが生まれたときには，通常歯は1本も見られない。歯は，生後一定期間，歯肉の中に埋まっている。この後，歯は次々に現れて，全部で20本になる。その内訳は，切歯8本，犬歯4本，臼歯8本である。

これら20本の乳歯は，ある著者たちが述べているような，根のない歯ではない。これらの歯が自然に脱落するときには，ほとんど歯根がないように見えるのはまさに事実である。しかし，これらの歯が不安定になる以前に抜去すると，体部に釣り合った，また乳歯でない歯［永久歯］の歯根と同じように長く，強く，そしてほとんど同じくらい硬い歯根が認められる。このことは成人で見付けられた乳歯の歯根や，数年前に新しく生えた歯［永久歯］のそばにある乳歯の歯根についてなされた観察によって，さらに確証できる。

　20本の乳歯は次々に抜け落ちるが，乳歯の歯根先端の少し奥には別の歯胚が入っていて，これから永久歯が形成され，乳歯が抜け落ちたとき，そしてときには抜け落ちる以前に萌出する。したがって，子どもは，歯胚も含めて[13]，52本の歯を持っていると言える。ただし大臼歯の下に例外的に認められる歯胚は勘定に入れない。私は乳歯と続いて生えた歯［永久歯］を抜いたあとで，大臼歯が生え代わった人を2度も見たので，時には大臼歯の下に歯胚があることをいっそう確信するようになった。

　大臼歯は決して生え代わらないものだと決めてしまっている一般的見解に反して，私は上記のように代生した例を多数引用することができる[14]。この事実はきわめて確かなので，私の見解を正当化するためにはただ1回の経験で十分である。

　歯根と呼ばれる歯の第2の部分はその大きさ，数，形のゆえに多くの注意を集めている。歯体部と同じ大きさの歯根もあれば，時には歯体部より大きいものもある。数について言えば，切歯，犬歯，小臼歯にはそれぞれ1本の歯根しかないことが観察されている。しかし，ときどき小臼歯には全長にわたって分かれた，あるいは先端部だけが分かれている2本の歯根があることもある。こうした歯根は内側か，あるいは外側に曲がっていることが注目される。

　私は歯根が3本ある小臼歯を抜いたことがあるが，このような歯は歯根が2本も3本もある犬歯[*1]と同様にかなりまれなものである。私は

犬歯を2本保存している．そのうちの1本は分離した2本の歯根を持つもので，ほかの1本は歯根全長にわたる溝によって互いに区分できる3本の歯根を持つように見えるものである．この歯根のうち1本は先端まですっかり分離しているが，ほかの2本は癒合して，別の1本よりも長く，体積も大きい歯根になり，尖端を形成して終わっているように見える．

　小臼歯のすぐ後方にある大臼歯は通常2-3本の歯根を有するが，時には4本，あるいは5本持つことさえある*2．これは下顎の大臼歯よりも上顎の大臼歯により多く見られる．上顎でも下顎でも同様に，最後方の臼歯の歯根数が前方の2本の臼歯より少ないこと，歯体部が前方の2本と比べて小さいこと，通常，歯根は2本しかなく，ほとんどいつも，その2本が全長にわたって癒合していることなどが観察される．この歯根の先端部はしばしば外側か内側に曲がっている．このために抜歯は非常に困難なものとなり，歯根が内側に曲がっている場合はなおさらむずかしくなる．

　歯槽はその中に収まっている歯の歯根と同数の小室に区分されている．これらの小室の間は海綿状の骨性の物質で占められている．この物質は柔軟性があり，簡単にしなうので，この柔軟性が大きな圧力のもとで歯が破壊されることを防いでいる．

　上顎大臼歯では，歯根は通常，下顎大臼歯の歯根よりも先の方で互いに大きく離開している．

　歯根に関して，臼歯ではさらに多くの変異体を観察することができる*3．歯根が先端部で互いに接触している臼歯や，また歯根が体部近くから互いに大きく離開している臼歯などがある．これらの歯は「根曲がり歯」[15]と呼ばれ，それを抜き取るためには，すでに歯根の間隙を占めていると記した海面質の部分をその歯とともにもぎ取らざるを得ないの

---

*1　図版27のf.12，f.13を参照．
*2　図版27のf.7，f.8を参照．
*3　図版27参照．

で，抜歯は非常に困難となり，また危険ともなる。

　臼歯のいくつかは1-2本の板状の歯根を有する。これらの板状歯根は2本の歯根が合体して，全長にわたって続き，境界を画している1種の溝によってしか区別できなくなったものと思われる。ときにこうした板状歯根の内部に，互いに分離している単純な歯根の中に見られるものとほとんど同形の2本の管腔［歯根管］を認めることがある。

　さらに歯根の先端部がさまざまな鍵形に曲がっている歯がある。これこそが抜歯しようとするときに非常な困難を生み出す歯である。特に，2本の鍵形の歯根が先の方で互いに反対方向に曲がっていたり，互いに接近しているときにはなおさら困難が増す。こうした場合，歯根がはめ込まれている歯槽中の個々の小室を形成する骨性の仕切り［根間中隔］を傷付けずに抜歯することは不可能である。また反対にこの仕切りが持ちこたえれば，鍵形の歯根は必ず破折する。

　ときどき波形の歯根を持つ臼歯が見られる。またさらに歯根が先端の方で分枝しているものもある。

　私は2ないし3個の歯胚が互いに結び付き，癒合してできているように思われる歯を見たことがある*4。これらの歯胚によって形成された歯は，互いに背中で結合して生まれて来た二人の子ども［結合体］とほとんど同様に癒合していた。こうした歯が別々の歯胚から形成されているという考えに至ったきっかけは，すでに癒合した歯根の境界溝について述べたが，それに似た非常に目立つ分割溝が歯体部の先端まで続いているのに気付いたことであった。もしこの種の歯に歯根が1-2本しかないとしたら，その歯体部の結合は私達が「ふたなり」と呼んでいる癒合したサクランボと同様にしてなされたものである。なぜなら，その歯がただ1本の歯根しか持っていないとしても，その核は二つあるからである。

　私の同僚の一人が次のような歯を私に見せてくれた。その歯は異なる

---

*4　図版27のf.15を参照。

2本の歯からできているように見え，歯根が形成する穹蓋部には3本目の歯の歯体部［歯冠］が結合しているというものであった*5。歯の形態に関して見られる多様性は非常に大きいので，自然がときどき歯に与える驚くべき不思議な姿の中で，自然が果たしていると思われる役割をすべて報告することは不可能である。もしも自然が，歯以外の人体部分の形についても同様の変化を与えたならば，奇形がない人を見ることはまれになってしまうであろう。

　スペイン王[16]の歯を処置するために1714年スペイン宮廷に派遣されたロデュミエ氏は，2本の歯が歯根部で結合してできている上顎右側最後方臼歯を私に見せてくれた。その歯は，氏がしばらく前にある女性から抜歯したものだが，その歯体部［歯冠］は分割されており，歯根は7本あった。これらの歯根は，明確ではないが，互いに融合しているように見えた。この歯のうちの1本は通常の大きさであったが，ほかの1本は普通のものよりも小さかった。小さいほうの歯には歯根が3本あり，大きいほうには4本あった。ロデュミエ氏はこの歯の歯体部［歯冠］が齲蝕になっていたからこそ抜去したのであった。このような歯はありふれたものではない。この種の歯はいくつかの歯胚が一緒に混じり合ったうえ，歯槽を分割すべき境界の隔壁［槽間中隔］が形成されなかったからこそ，このような形になり得たのである。

　切歯，犬歯および小臼歯の歯根はその側面［隣接面］が平らになっており，この平らな表面は槽間中隔に押し当てられている。一方，隣接歯の歯根の平らな表面も同じ槽間中隔の反対側の面にしっかり押し付けられている。

　この位置関係が，個々の歯の頸部や体部の側面が平らであればあるほど，歯を歯槽中でいっそうしっかりさせており，これらの歯が互いに接触し合って配列していることから相互の支持が得られるのである。

　歯は，歯根部分で歯槽にはまっており，歯肉で固定されている。歯肉

---

*5　図版27のf.16を参照。

は歯槽と同様に特別な弾力を持っている。以下に検討する三つの事柄の原因と考えるべきものはまさにこの弾力なのである。

第1は，30歳，40歳では基部の上にかなりの厚さを持っている下顎骨が，老人になると単に薄くなるだけでなく，歯槽までも完全に消失してしまうのはどういうことに起因するのか。

第2に，一度引き抜いたのち，すぐに元の歯槽に再植した歯は，どうしてその場に固定され，しばしば一生の間その場に留まっているのか。

第3に，対合する歯が失われて，もはや咬合することがなくなった上顎歯や下顎歯の体部［歯冠］が，ほかの歯の体部［歯冠］よりはるかに長いように見えるのはどのような理由によるのか。

これら三つの事柄は互いに異なっているにもかかわらず，歯槽の柔軟性によって説明できる。老人の下顎基部の上に位置する部分や歯槽に隣接する部分は，歯槽が柔軟であるからこそ，この部分が狭くなったり，歯槽がつぶれたりするのである。つまり，歯根がなくなったような場合には，もはや槽間中隔を大きく開いたままに維持できなくなり，これらの槽間中隔が互いに近付いて歯槽は完全に消滅するのである。このようにして歯槽に接する顎骨の部分はその広がりがいっそう少なくなり，また歯肉の占める容積もより少なくなり，その結果，顎のこの部分は薄くなるのである。

元の歯槽に再び植えられた歯は，歯槽自体の，また歯肉の弾力と柔軟性によって，と言うよりは，滋養液の流入のために引き起こされる衝撃や圧迫によって再び固定される。この滋養液の流入は歯槽や歯肉にいっそうの厚みを与えて両者を詰め寄せ，よりよく歯根を固定し，歯根を取り巻くためにより適したものにするのである[17]。

対合する歯を持たず，相手に自分自身を押し付けることのできない歯，またほかの歯を超えているように見える歯は[18]，自分の歯槽の中に押し戻されることはなく，弾力性のある歯槽の骨性線維によって締められて搾り出され，また歯根の形が円錐形であることも大いに寄与して，歯槽からはみ出さざるを得なくなると考えるべきである。

大臼歯の歯根は互いに離開しているため基盤が広くなって，歯槽内に強固に埋め込まれているので，硬いものを噛んだときに受ける圧迫に耐えることが容易になる．

　歯根は歯体部よりずっと長い．このため咀嚼中に受けるかなりの力に耐えられるようになっている．ある人たちは，歯をテコのように見なして，歯槽の開口部にはめ込まれて，ほかの部分よりもしっかりと締め付けられている環状部分［歯頸部］を支点と考え，歯槽の中にある歯の部分［歯根］はテコの長腕，歯槽の外に出ている部分［歯冠］はテコの短腕と考えた．力学の法則や日々の経験から，力が加わるテコの腕が長く，支点から遠いほど，テコが出す仕事の力は大きく，反対に作業する腕は短く，支点に近いほど仕事の力は大きくなることが知られている．その証明としては，腕が長ければ長いほど，また腕の先端が支点から離れるほど，一方，噛み口の先端は支点に近いほど，大きな力を出すヤットコの例をあげることができる．

　こうした位置関係は歯と歯槽との密接な結合をより強固にし，より安定させ，その結果，咀嚼中に，特に何か硬いものをかみ砕き，ちぎり，すり潰すときにしばしば繰り返し加わる衝撃，動揺，歪みなどに対抗するうえで少なからず役立っている．このことは歯を自然の状態に保つためには大きな利点であるが，しかし，何かの病気のために歯槽から歯を抜き取らねばならないときには，まったく反対の効果を生み出す．そしてテコの長腕と考えられる歯の長いほうの部分［歯根］が深い歯槽中にしっかりと埋め込まれて，あらゆる方向から包み込まれ，抵抗力を生み出している一方で，同じ歯の短いほうの部分［歯冠］，つまりテコの短腕と考えられる部分に力を加えるような場合には，いっそう抜歯が困難になる．

　歯根は歯槽と同じように共通の骨膜で覆われている．歯体部は歯頸部で歯肉と触れ合っているが，ここにはっきりしない凹凸が認められる．この凹凸によって歯肉は歯にいっそうしっかりと付着する．また歯肉の密着により食物中の塩分が歯槽中に入ることが妨げられている．

それぞれの歯根には1本ずつ，全長にわたる管腔［歯根管］がある。歯根管の内腔は8歳で生え代わった歯について見ると，8歳のときのほうが10歳のときよりも大きい。そして歯根管腔は，歯が長く，大きく，厚くなるに従って，その容積が常に小さくなってゆき，12歳では10歳のときよりも小さく，14歳では12歳のときより，18歳では16歳のときよりも小さいことが観察されているように，年をとるにつれてその容積が減少し，老人では歯根管腔がほとんど完全に消滅する。それぞれの歯根管は歯冠先端内部にある最も大きな洞［髄室］にまで達している。髄室は臼歯ではほとんど常に歯冠の咬合面にある隆起［咬頭］と同数の小洞，あるいは導管［髄角］に分かれている。髄質は1枚の膜で覆われていて，この膜が歯の内部に分布する小血管や神経を支持するうえで役立っている。

　上顎の切歯や犬歯の神経は，上顎神経と呼ばれる第Ⅴ神経の枝から来ている。この枝は眼窩の下に見られる導孔［眼窩下孔］を通って顔面に分布しているが，その途中で切歯，犬歯にゆく神経枝［前上歯槽枝］を出している。

　上顎臼歯は側頭窩の一部を形成している上顎骨の外側面の後方にある孔［下眼窩裂］を通る上顎神経の分枝［後上歯槽枝］から神経を受けている。

　動脈と静脈は常に神経と一緒に，同じ経路を通って歯に達している。歯の動脈は外頸動脈から来る枝［顎動脈］であり，静脈は外頸静脈へ注いでゆく。

　下顎歯の神経は，下顎神経と呼ばれる第Ⅴ神経の分枝から来ている。この神経枝は自分の名を冠した孔［卵円孔］を通って頭蓋骨の外へ出て，顔面のほかの部位へゆく数本の大きな分枝を出したのち，二つの翼突筋の間を下降する。そこで二つの主要な枝に分かれる。小さい枝［舌神経］は舌の中に入り，大きい枝［下歯槽神経］は下面の顆状および冠状突起と呼ばれる突起の間にある開口部［下顎孔］を通って下顎管の中に入る。下顎管の中を走るこの枝は，進んでゆく途中ですべての犬歯および臼歯

第1章 歯の構造，位置，周囲との関係および歯の起源と発育　　　　37

の歯根に神経線維を配るのである．この同じ枝がオトガイ孔と呼ばれる孔に至って二つの枝に分かれる．そして大きい枝［下唇枝］はこの孔を抜けて下口唇に分布し，また第Ⅶ神経の硬い部分[19])と交通する．ほかの1本［オトガイ枝］は本来の道を続け，途中切歯に神経枝を与えながらオトガイ結合にまで至る．

　下顎歯に分布する動脈もまた外頚動脈の支流である．そして下顎歯から出る静脈は上顎歯のものと同じく外頚静脈へ注いでゆく．

　歯の内部に見られる洞［歯髄腔］のほかに，歯体部は内側と外側とに区別できる二つの物質から成り立っていることが観察される．内層は歯根を構成している物質［象牙質］と同じ性質である．一方，外層は歯根の構成分とは非常に異なっている．この層は厚さが高々 1/3リニュ［約0.8 mm］である[20)]．この層は，エナメル質と呼ばれ，非常に白く，また非常に硬いのでキリやヤスリを働かせるのはきわめて困難である．エナメル質は歯が萌出する以前に形成され，ほぼ20歳頃まで強化され，美しくなるが，これ以降は絶えず繰り返される摩擦によって擦り減り始める．

　この物質を顕微鏡を使って調べてみると，次のようなことがわかるであろう．すなわちド・ラ・イール氏[*6]の観察によれば，「エナメル質は無数の細い線維からなっており，この線維はその根本のところで歯の内側部分［象牙質］に付着しているが，その付き方は爪や角の付着部位とほとんど同じである」この有名なアカデミー会員はさらに続けている．「この構造は破折した歯の中にきわめて容易に認められる．すなわち，細い線維の起源をたどると歯が歯肉と接触している部位に達し，この部位ですべて強く屈曲し，歯の基部［咬合面］に対してほとんど垂直になっていることが認められている．このため，これらの細い線維はこの部位にかかる負荷よく耐えられる」．

　ド・ラ・イール氏はこの細い線維は爪の線維のように生長すると信じ

[*6]　数学者，王立科学アカデミー会員．1699年のアカデミー紀要．

ている。氏はさらに述べている。「ある種の歯ではそのエナメル質内にある細い線維はすべて束になった状態で存在し，その端で互いに結合している。しかし，歯の内側部分では厳密には癒合していない。このことは臼歯の基部［咬合面］で非常にはっきりと見られる。もしもこの線維の先端が少しずつ擦り切れると，二つの束の分離は，食物の硬い部分が入り込むほど大きくなる。またこの頃に歯の基部［咬合面］に小さな開口部が形成される。歯の内部が姿を現すようになり，その結果歯は後に壊れることになるであろう」。

たとえエナメル質がここまで擦り減って来たとしても，必ずしもこのために歯が壊れてしまうことはない。なぜならエナメル質が失われているにもかかわらず，歯は保存され，保持されるからである。これは老人でしばしば見られる。しかも齲蝕に罹患した部分をヤスリで削除したあとでさえも見られることである。さらにまた上半分ほどが失われてしまった歯，したがって，エナメル質が除去されてしまった歯がそのまま齲蝕にもならず，疼痛もなく，数年間そして時には20年間も保持される例を見ることがある。

エナメル質の線維は一度擦り減ってしまうともはや修復されないので，そうなると歯の内部の物質はこれまで以上に侵されやすくなる。このため，歯は熱さや冷たさにこれまで以上に敏感になって，大いに苦しむことがあり，また歯はいっそう齲蝕に罹患しやすくなる。

胎児の顎では歯槽は完全には形成されていないか，少なくとも完全に形成されているようには見えない。上下の顎にそれぞれ10ないし12の歯槽しか現れないのだから。胎児の歯槽には深さがほとんどなく，その仕切板［槽間中隔］もきわめて薄い。歯が萌出する以前には，胎児の歯槽はこれと同数のくぼみによって外側から区別できる。これらの小さな歯槽の辺縁はきわめて薄く，その開口部もまた，その頃は硬い線維膜のように見える歯肉によって閉ざされている。後に歯肉はしなやかに，軟らかく，そのうえ朱色になり，生後6-7ヵ月までこのままである。歯肉を切開して，その中に何が入っているかを調べると，形成初期におい

ては，それぞれの歯槽が，軟らかで粘性の，ほぼ歯のような形をした物質を含んでいることがわかる。この物質は軟らかく，多孔性で，多数の血管で覆われた小胞状の膜に包み込まれている。これらの血管は，歯が形成されたあとに分布する血管と同じ血管であるが，歯胚が発達・生長するために十分な養分と材料を運ぶために歯胚にからみつくように分布している。膜の上に見られる血管の様子から解剖学者たちの一部はこの膜を絨毛膜[21]と名付けた。

このように膜に包まれ，血管により潤されている，この軟らかで粘性の物質は，一般に歯の核と呼ばれているものである。ある者はこれを「まゆ」と呼び，ほかの人々は「歯胚」と呼んでいる。この歯胚は下顎においては上部から，上顎においては下部から，はじめに1種の液を供給するが，この分泌液は膜の外表面に広がる。この液は硬くなり一つの層を成し，これはやがて歯体部の先端［切縁］を形成することになる。この同じ歯胚がさらに新しい液を供給して第2の層ができる。この液は第1の層に付着し，次いで第1の層と歯胚の膜との間で骨性化する。これらの層は生長して広がってゆく。歯胚の膜は長くなり，一方，歯胚の液は引き続き新しい層を形成するために歯胚の膜の孔を通って少しずつしみわたってゆく。このようにして歯は形成され，生長する。上に報告したことから，多数の層が重なって歯の容積を増し，ついには歯胚自体が骨性化して，歯の生長が完成するのだということが容易にわかる。この骨性化こそが歯の血管を消退させ，歯髄腔を歯根の先端部ではほとんど目立たなくし，さらに高齢者では，ときどき完全に消失させてしまうのである。

ほとんどすべての解剖学者は歯を形成する層の順序が上に明らかにした順とは違っていると主張している。彼らは最後に形成される層が外側にあり，最初に作られるものが内側にあると主張している。しかし，この意見に対して，私には最新の見解がより真実に近いと思われるので，私はこれを採用した。私が引用するのはウインスロー氏[*7]の説である。新生児の屍体解剖によって，歯の層について上述の順序を私に教示し，

その順序がこれまでの定説と正反対であることを示してくれた人が，まさに氏であった。ウインスロー氏によれば，氏に先立って，故メリー氏[*8]が同じ観察をしており，このことは，王立科学アカデミーの秘書官であり，有名なド・フォントネル氏の前任者であったジャン＝バティスト・デュアメル氏によって記された科学アカデミー史[*9]の中に見られるという。

　結局，歯は栄養を取るにつれてあらゆる方向に大きくなる。歯が歯槽を押し広げる理由はこれである。歯は長くなりつつ，歯槽を包んでいる歯肉を生長する力と繰り返す衝撃で押す。歯が歯肉を押し広げるので歯肉の線維は離開し，断裂する。このようにして歯は姿を現し，少しずつ伸び始め，ついには自然な歯の大きさに達する。

　歯がたやすく萌出するためには三つの条件が必要である。そのうち二つは歯の側の条件であり，3番目の条件は歯肉に関するものである。

　第1に，歯を包んでいる歯肉を破るためには歯は十分に硬くなければならない。くる病[22)]の子どもでは，歯の硬さが不十分であると，歯は萌出することなく，歯槽の中に閉じ込められたままであり，骨が軟弱であるという欠陥が一掃され，歯が本来持つべき硬さを獲得してはじめて萌出する。

　第2に，歯の先端が歯肉を破るために適した形をしていなければならない。したがって，臼歯は切歯のように切れ味がよくもなく，犬歯のように尖ってもいないので,歯肉を突き破るためにはあまり適していない。

　第3に，歯肉は軟らかく，しなやかでなければならず，また厚すぎてもよくない。

　子どもでは歯は遅かれ早かれ自分の力で生え出る。体質によってはその力が非常に強いので，生まれたときに子どもが歯を持っていることも

[*7]　パリ大学医学部教授，王立植物園および王立科学アカデミーの解剖学教授兼供覧者，王立図書館における国王のドイツ語通訳。
[*8]　パリ市立病院の主席外科医，王立科学アカデミーの解剖学者。
[*9]　第2版，第7章

ある．これはフランス国王ルイ14世その人について観察されており，国王は歯を持って生まれて来たのである．

歯は生後4ヵ月で萌出することもあるが，普通は6ヵ月，7ヵ月，8ヵ月で萌出する．そして生後15ヵ月以降になってはじめて歯が生える子どももいる．

最初の歯は通常，口腔前方の下顎に現れる．2‐3週間後に2番目の歯が同じ下顎に萌出する．これら2本の切歯が萌出した頃，下顎切歯が1本ずつ順々に萌出するのに反して，上顎に切歯が2本ほとんど同時に現れる．これに続いて下顎で最初に生えた歯の隣りに2本萌出し，次いで上顎に2本現れる．下顎にはじめの4本が生えたあとで下顎犬歯2本と上顎犬歯2本が生える．これが乳切歯と乳犬歯の普通の萌出順序である．

臼歯は2歳頃になってようやく生える．すなわち下顎に4本と上顎に4本である．こうして子ども達は2歳頃に20本の乳歯が生えそろう．普通にはこれらの歯がこの順序で次々に生えてくるはずではあるが，臼歯の何本かが犬歯よりも先に現れたり，犬歯が上顎側切歯より先に現れることもある．

乳歯が萌出し終わると，子どもは7歳頃までこのままの状態でいる．この頃にさらに別の4本の歯が前記の歯の後方に萌出する．14歳でさらに4本生えてきて，最後は20歳頃に智歯と呼ばれる4本の歯が萌出し，歯は全部で32本となる．

時に智歯が50歳以後になっても萌出しないことがある．また私は智歯が高齢者に生える場合には，ときどき近接部位に充血や膿瘍さえ引き起こすことを観察した．これらは，智歯の歯冠が歯肉を無理に押し広げたために，歯肉の肉質線維が過伸展したことに起因するとしか思えない．こうした合併症は多数の症例によって確認されており，そうした症例はのちに本書中で報告する予定である．

7歳から8歳頃に乳切歯，乳犬歯，乳臼歯が萌出した順に抜け落ちる．乳歯が少しも動揺しておらず，また抜けかかってもいない限り，乳歯に

はきちんと形成された歯根がある。いかに解剖学者達の一部が，前述のように，乳歯には歯根がまったくないと主張していようとも。しかし，奇妙なことは，乳歯の体部が歯根から分離するが，実のところ，歯根に何が起きているのか分からず，このため乳歯には歯根がまったくないと結論されるのである。

　乳歯が脱落する真の原因を理解するためには，乳歯の体部が歯根から離れる様子を解明しなければならないであろう。しかし，これは今日まで解決されていない問題なので，乳歯が脱落する，つまり歯槽から離れる際に観察できることを報告することでよしとしなければならない[23]。

　乳歯が脱落する時期で，永久歯が乳歯に代わる以前には，歯は歯槽の中に重複して存在する。そして永久歯が大きくなるにつれて，乳歯を押し出し，これにとって代わる[24]。

　ときどき乳歯がこれに続く永久歯の圧迫に抵抗することがあるが，こうしたとき永久歯は歯肉をあるときは内側［舌側］で，あるときは外側［唇側］で突き破り，曲がって萌出する。乳歯が引き抜かれるか，自然に脱落すると新しい歯は立ち直り，以前に乳歯が占めていた場所を取り戻す。しかし，臼歯の場合はこれと同じではない。なぜなら乳歯を押し出しにくる永久歯は乳歯よりも大きく，平たいので，中央部で押し出すからである。このため永久臼歯はまっすぐに萌出するのである。

　注目すべきことは時に何本かの乳歯がまったく生え代わらずに，新しく代生した永久歯とほとんど同程度にしっかりと安定したままでいることである。こうした乳歯は，永久歯が生え代わったのちになしうるような，あらゆる用途に役立ち，その機能を果たすことができる。

原綴と訳注

1) tissue，現在では "tissu" は「組織」と訳されるが，現代の用語と区別するため，川喜田に従って「織り目」と訳した（文献3，507頁，1980）。
2) 第2版では，この後にアリストテレス，ユルバン・エマール，ガレノスを引用し，歯がほかの骨よりも硬く，また発生や発育がほかの骨と異なることを加筆している。またフォシャールは脚注にアリストテレス著『動物部分論』

第 2 巻 第 9 章，第 3 巻 第 7 章を引用文献としてあげている．ただし，後者は『動物誌』第 3 巻 第 7 章の誤り．
3）dent de sagesse
4）grande incisive
5）incisive latérale
6）incisive moyenne
7）"corps de la dent" は「歯冠」と訳すべきものであるが，フォシャールが切歯や犬歯のように王冠に似ていない歯に対しても "couronne"「歯冠」と呼ぶことは不適切だとしていたため，「歯体部」と訳した．
8）grande incisive
9）petite incisive
10）canine
11）petite molaire
12）grosse molaire
13）第 2 版では，この部分が「子どもは通常生え代わることのない 12 本の大臼歯を含めて」と修正され，「歯胚も含めて」が削除されたため，不正確な表現になっている．
14）フォシャールは『歯科外科医』第 1 巻 第 25 章で大臼歯の代生例を 4 例記載しているが，自分自身で観察したものは 2 例であり，ほかの 2 例は患者から得た情報として記している．
15）dent barrée
16）ルイ 14 世の孫にあたるフェリペ 5 世（1683–1746）を指している．
17）第 2 版では，この後に「私はまた，咀嚼中に食物があらゆる方向から歯肉や歯槽の外側を圧迫することが，歯肉と歯槽の接近，すなわち圧縮に大きく関与していると考える」と加筆されている．
18）第 2 版では，この後に「もはや対合歯との摩擦によってすり減ることもなく」と加筆されている．
19）「第Ⅶ神経の硬い部分」とは何を指しているのかは不明．
20）第 2 版では，この後に「歯体部の先端にゆくにつれて，厚くなっている」と加筆されている．
21）第 2 版では，「絨毛膜とは，子宮内で胎児を発育させている膜のうち最も外側にある膜の名である」というフォシャールの脚注が付けられている．
22）rikais，この単語は現在一般に使用されている仏和辞書には見当たらないため，英語の "rickets" から類推して「くる病」と訳した．なお，第 2 版の第 1 巻 第 1 章で，フォシャール自身が "rikais" の注として書いている "enfans en charte" も不明である．
23）当時，乳歯の脱落，特に乳歯根の消滅は未解明の大問題であったようで，第 2

版では，この後の段落に初版出版以降に提唱されたと思われる新しい説を引用してフォシャールの見解が述べられている。
24) 第2版では，この後の段落でユルバン・エマールの著書を引用しながら，永久歯の形成過程について論じている。
25) 図版1に"N"は記されていない。f.13に2個記されている"M"のうち下方の"M"は，本来"N"になるべきもの。第2版では修正されている。

図版1
f. 1. 上下顎をすべての歯を備えた歯列とともに側面から見て示してある。ただし，上方，下方，後方は省いてある。
　A.A.A.A. 全長にわたって側面から見た歯肉
　B.B. 下顎左側の表面
　C.C. 咬筋
　D. 上顎前切歯あるいは大切歯
　E. 上顎側切歯あるいは中形切歯
　F.F. 下顎切歯あるいは小切歯
　G.G. 上顎および下顎の犬歯。上顎犬歯は下顎犬歯を少し覆っている。
　H.H.H.H. 上顎および下顎の小臼歯
　I.I.I.I. 上顎および下顎の大臼歯
　K.K. 上顎および下顎の最後方臼歯
　L. 歯に分布する血管索。動脈，静脈，神経などからなる。
　M. 露出した歯根管
f. 2. 上顎大切歯を全長にわたって前面から，すなわち唇側から見て示している。
f. 3. 同じ上顎大切歯を後面から，すなわち舌側から見て示している。
f. 4. 同じ上顎大切歯を側面から見て示している。
f. 5. 上顎中形切歯を全長にわたって前面から，すなわち唇側から見て示している。
f. 6. 下顎切歯を全長にわたって前面から，すなわち唇側から見て示している。
f. 7. 同じ下顎切歯を後面から，すなわち舌側から見て示している。
f. 8. 同じ下顎切歯を側面から見て示している。
f. 9. 上顎犬歯を全長にわたって前面から，すなわち唇側から見て示している。
f. 10. 同じ上顎犬歯を後面から見て示している。
f. 11. 上顎小臼歯の1本を全長にわたって外側から見て示してある。
f. 12. 同じ上顎小臼歯を側面から見て示してある。
f. 13. 下顎大臼歯の1本を全長にわたって外側から見て示してある。
　I. 歯冠［咬合面］
　M. 歯体部［歯冠］，あるいはエナメル質部

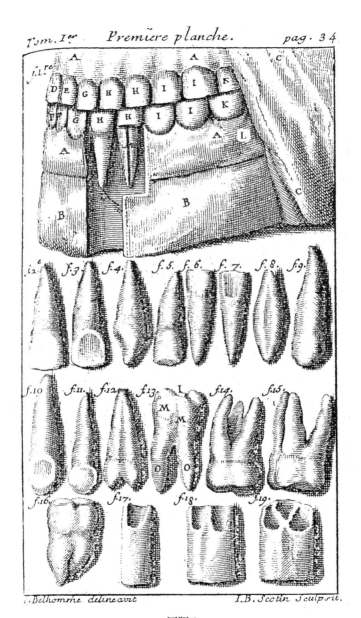

図版1

N. 歯頸部，歯体部の一部をなしている[25]。

f. 14. 上顎大臼歯の1本を全長にわたって外側から見て示してある。

f. 15. 同じ上顎大臼歯を側面から見て示してある。

f. 16. 下顎最後方臼歯の1本を全長にわたって外側から見て示してある。

f. 17. 隣接する歯槽から切り離した，1個の洞ないし房を持つ歯槽の入口すなわち開口部を示している。大切歯，中形切歯，小切歯，小臼歯の歯槽には通常洞は1個しかなく，形は類似しているので，この種の歯槽は一つしか板刻させなかった。

f. 18. 隣接する歯槽から切り離した，2個の洞ないし房を持つ歯槽の入口すなわち開口部を示している。

f. 19. 隣接する歯槽から切り離した，3個の洞ないし房を持つ歯槽の入口すなわち開口部を示している。歯槽は通常これ以上多くの洞を持たないので，時に4－5個の洞を持つ歯槽も見られるが，これらは板刻させなかった。

第2章

歯の有用性と歯を保存するためのわずかな注意[1]

　歯の誕生と形成はひとえに自然のなすところである。しかし歯の保持には通常，歯科技術の助けが必要である。
　人々が歯の誕生や形成について学ぼうとしないことは驚くにあたらないばかりか，この怠慢は少しも害にならない。しかし，歯を保存する方法をまったく学ぼうとしないことはこれと同じではない。生来自分の健康管理に注意している人が，それとは奇妙な対照を見せて，明らかに健康に役立つと思われる歯の保持を怠っている。この怠慢は非常に有害なものとなる。なぜなら健康は，結局のところ，食物の消化に依存しており，前もって食物が十分に噛み砕かれていなければよく消化されないからである。歯の作用によらずに，食物は十分に砕かれることはない。また歯は健康でよく保持されている場合に限り，十分に働くことができると言える。
　私にはこれらの見解の正しさを証明するために，さらに長い議論をして暇つぶしをする気は少しもない。分別があり，自分の健康に注意を払う人々を説得するためには，私がこれまでに述べて来たことで十分である。これ以上詳細な論議は，私が主な対象としている実地外科の分野よりもむしろ医学や理学の領域に属するものであるから，私の主題とは異質のものとなってしまうであろう。
　歯が健康の保持にきわめて大切であることはもちろんであるが，声の

心地よさ，発話，言葉の調音，顔の外観などにとっても歯は不可欠である。

　口腔内には，歯の配列と歯の形によって，音声を調和するように構成したり，修正したりできる2種類の囲い［歯列弓］が形成されている。このため舌がその運動によって適切に空気を打つと，耳や感覚を魅了するのである。まさに歯列弓の調音効果によって，発話は，歯並びが悪かったり，一部の歯が欠けたりして調音効果がないときよりも，ずっと明瞭で上品なものとなる。これは公衆の前で話をしなければならない人々や，音楽に専念している人たちが自分の歯に注意を向ける強い動機となる。これにさらに肺を大切にしたいという思いをつけ加えることができる。それは，次のことが明らかであり，経験的にも示されているからである。すなわち，歯がよく保持されていると，空気が口腔を通ってあまりにも速く出入りすることを防ぎ，また歯が舌とともに1種の門，あるいは堰を形成して空気が通る量を適度にしている。このために，肺はあまりに早く，あまりに容易に汲みつくされることもなく，干上がることもない。

　歯はさらに顎や唇を支持するためにも役立っている。このことは，歯の脱落後に認められる顔の変形から納得できるように，顔の魅力にとって少なからず重要である。

　人々が歯を何本か失ったとき，特に女性の場合には，どのような不自由を強いられることであろうか。このような人たちは，歯を保存する努力をしなかった本人の怠慢を非難している歯の欠損を人目に曝さずには，口も開けず，物も言えず，ほんの少し笑うこともできないのである。

　ほかにも，こうした怠慢が生み出す悪影響を，たとえば口から出る悪臭，むかつくような歯の変色や歯の不潔など，多数あげることができる。歯の欠損は，考えただけでも私たちを悲しませるものである。それゆえ，歯の欠損を予防しなければならず，少なくともこれを治療する必要がある。

原綴と訳注

1) 第2版では，第1巻 第2章は「乳歯萌出時の子供の病気と適切な治療法および歯に関する2冊の新刊書への批判」となっており，「歯の有用性と歯を保持するためのわずかな注意」は第1巻 第3章に記されている。

第3章

歯を保存するために守るべき食養生と生活態度

　歯の保存がいかに大切であるかということを述べたあとでは，歯を首尾よく保持するためになすべき方策を記す必要がある。この方法とは主に食養生を守ることと，歯のために一定の注意を払うことである。

　歯の保存と同時に健康の維持にも適切な食養生として，私たちが第1に行うべき注意は，努めてよい汁を持つ食物を選ぶことであり，さらにこれを胃の中に送り込む前に，きわめてていねいに噛み砕かなければならないことである。古い諺に曰く「長い間噛まれた食物は半分消化されたも同じこと。胃袋も怒りはしない」と。この点に関して人々がどのくらい多くの過ちを犯しているかは筆舌に尽くせないほどである。人々は養生を怠り，暴飲暴食にふけり，注意もせず急いで食物を飲み込んでいる。不十分な咀嚼ほど大きな障害を引き起こすものはない。なぜなら，食物が歯によって十分噛み砕かれていない場合は，胃の中で行われる分解は長引き，労苦が多く，不完全なものとなるからである。こうなると，甘く芳香のある血液の代わりに，反対に濃くて酸っぱい，要するにある点で悪質な血液ができるであろう。歯は，歯の血管内を通る血液を介して，あるいは胃や胸から湧き上がる蒸気が口腔を通り抜ける際に歯に触れるために，必ずこの影響を受けることになる。

　キャベツ，ニラ，ネギ，カブ，グリンピースのような野菜，ブタ肉，塩漬けの肉や魚，それにチーズや牛乳などを過度に摂取することは歯に

とって有害である。なぜなら，これらはすべて悪質の乳糜を作り出すからである。

ジャムやボンボンをはじめ，あらゆる砂糖入りの食物は歯の崩壊に少なからず力を貸している。それはこれらの食物から出る粘着性の汁が歯肉の中にしみ込んで歯に張り付き，このことから，遅かれ早かれ歯の変調が引き起こされるからである。また注目すべきは，食欲をそそる魚を多量に摂る人たちは，そうでない人よりも歯の病気に罹りやすく，より早く自分の歯を失ってしまうことである。

砂糖菓子が好きで，しばしば食べている人がきれいな歯を保持していることはまれであり，なんとかまともな歯を持っているにすぎない。それゆえ砂糖菓子を食べたあとでは口腔内をぬるま湯で漱ぎ，歯肉や歯に残っているものを溶かして取り除かなければならない。

私は上記を根拠にして，歯に有害と記した食物を完全に断つことが不可欠であると結論するつもりはない。ただその摂取を制限し，経験的に有害であるとわかるような食習慣を付けなければよいのである。

飲食を慎んだり，控えめにしたりすることは少なからず重要である。たとえ義務や宗教からそのように強制されない場合でも。過食の結果起こる病気を知れば，それは私たちを慎み深く，節制させ，すべての面で自制できるようにするために十分である。

このほかに歯を保存するためになすべき注意は，硬すぎる食物などを噛みちぎったり，たとえば歯で憑かれたようにクルミを割ったり，麻糸や亜麻糸や絹糸を切ったり，また見せびらかすために非常に重い荷物を持ち上げたりする人たちのように歯で力仕事をしないことである。このような力仕事をすれば，歯は擦り切れたり，動揺したり，割れたりして，歯を失う危険に曝され，時には実際に歯を失うことになる。

歯の間にはさまっている肉を取り除くために，金や銀や鋼で作られた楊枝を使うことは，針や包丁の先を使うことと同じく避けるべきである。なぜなら，こうした用具の硬さや冷たさが歯に有害であり，特に銅製や鉄製の場合には顕著である。こうした器具の使用は原則的に避けねばな

らない。それは唾液がこうした材質から硫酸塩を溶かし出し，それによって歯が腐食されるからである。細い羽根の楊枝がほかのどれよりも好ましい[1]。

　タバコの煙もまた歯にきわめて有害であり，歯を黒く見苦しくする[2]。そればかりでなく，注意してパイプの先端を保護しないと，先端が歯と擦れて，少しずつ歯を擦り減らし，間違いなく歯の敏感な部分を露出させるであろう。このことは経験から立証されるが，人々は通常これに注目していない。タバコの煙は別の有害な作用を引き起こす。つまりタバコの煙は口腔内を熱くするが，たちまち冷たい空気が歯を襲う。この両極端がある種の体液に好機を与えて，歯の中や歯肉の中，あるいはその近隣部位に定着させることになり，その結果，疼痛やきわめて不快な充血，さらにはこうした病変の中で最も厄介な齲蝕さえも引き起こすことがある。

　上記により，私は人々に喫煙の習慣を止めるよう望んでいるわけではない。私は，人々が細心の注意を払って歯をきれいに保つために，また口腔内を度々漱ぐよう努力しない限り，喫煙のために歯が黒くなってしまうことを知っているが，一方でまたタバコの煙が体液を排泄させることによって，歯の保存に役立ちうることも知っている。私の意図はただ単に，喫煙の直後には口腔内を極端な冷たさに曝してはならないということに気付いてもらうことにある。

　パリのある歯科医はタバコを目の敵にしていて，歯に有害であると主張し，タバコを鼻で嗅ぐことさえも快く思わない。嗅ぎタバコを節制することは望ましいことではあろうが，しかし，過度の場合を除いて，そのために歯にとって不都合なことが起こるとは思えない。タバコを嗅ぐことは充血を起こしている人には有益となることさえある。タバコは体液を鼻から流出させることで体液を方向転換させ，体液が歯に注がれないようにするが，これは少なからぬ利益である。

　喫煙の直後に歯が非常に冷たい空気に曝された場合に起こる事態とほとんど同じことが，熱い固形物を食べて口腔内がまだ熱せられていると

き，すぐに，またはほとんど間を置かずに別の極端に冷たい食物を摂った場合に歯に生じる。どんな飲み物でも極端に熱い状態や極端に冷たい状態で摂取すれば，ほとんどの場合その無分別な飲用のために，上記と同様の，歯の保存にとって有害な効果を生み出す。多くの人々はほとんど沸騰した飲み物と氷入りの飲み物とを同時に飲んでいるが，この飲み物の熱さと冷たさの差違によって体液が，さらに滋養液までもが歯の中に停滞し，定着しうること，またこうして定着した物質がひとたび発酵し，歯の織り目を断ち切ることになれば，歯を完全に破壊する齲蝕を引き起こすことなどを考えてもみないのである。

　これらの効果はすべて，一方で熱さがその部位を拡張させ，体液を希釈するため，また一方で冷たさがその部位を収縮させて体液の流れを遅くして定着させ，この液体を入れている管の中で，言わばこの液体を濃縮するために生み出されるのである。そして少しでも規則正しい食養生を守らずにいると，これが原因で脈管の閉塞が生じ，多くの場合閉塞に続いて歯が破壊されるという厄介な結果が生じることになるのである。

原綴と訳注
1) 爪楊枝は古くから用いられており，ローマ人たちは銀製，乳香樹製の楊枝あるいは鳥の羽軸を使用していたという（山崎清，56-57頁，1930）。フォシャールは歯の手入れ法として，ぬるま湯に浸した海面で歯を擦り，ぬるま湯で口を漱ぐことを勧めている（第1巻 第4章）。
2) タバコは16世紀にフランスにもたらされたが，当時タバコは毒とも薬とも考えられており，歯への影響も論争の的であった（Dechaume & Huard, 594頁, 1977）。

第4章

白い歯を保存し，歯肉を引き締める方法
このために有用な，あるいは有害な
練り薬，粉薬および水薬

　人々が通常歯を清掃したり，白くするために使っている練り薬，粉薬，水薬などは，よい効果を生み出すよりも有害となることのほうが多いので，ここで私は歯や歯肉の薬と称するものの中に含まれる有害な成分を明らかにして誤解に気づいてもらい，同時に最も適切な薬を人々に教示しなければならない。

　レンガや磁器や軽石を含んだ練り薬や，これに類した材料で作られた練り薬は決して使ってはならない。この種の薬は歯の上に塗ると，エナメル質をすり減らし，また刺激的で腐食性の成分が歯肉に害を与える。

　歯をまっ白にすると評判の雪花石膏は焼いて灰にしたタルクにほかならず，これから非常に白い粉を作り，この粉にイカの骨，酒石塩［炭酸カリウム］，焼き塩，サトゥルヌスの塩［酢酸鉛］，焼き明礬，あるいはほかの似たような材料を混ぜて作る。非常に多くの人たちがこの調合に欺かれて来たが，もしもその効果を徹底的に調べるなら，有用であるよりは有害であることに気づくであろう。

　スイバの汁，レモン汁，礬の精［硫酸］，塩の精［塩酸］などは，たとえどの位の量であろうとも，非常に用心深く用いなければならない。なぜならこれらは通常，使用後に歯の表面を黄変させ，しかもこの色は除去できないからである。塩酸や硫酸が歯に及ぼす悪影響は単にこれだけではない。これらの薬液は，しばしば，またある期間続けて歯に塗布

していると歯を腐食し，虫食い状にしたり，多数の小さな穴をあけたりする。エナメル質にさえもこのように激しく作用するので，ましてこれらの薬液が歯肉に触れたならば，そのためにどの位歯肉が傷付けられるかということは想像に難くない。しかし，その場しのぎでいかさまな歯科師の秘密のすべてはこのような薬を使うことにある。実を言うと，これらの薬は歯の周囲にある汚れを消失させて歯を白くする。しかし，このようにして白くなった歯を拡大鏡で，ないし拡大鏡がなくとも，何度も調べてみれば，人々はいかさま師たちが使った水薬が歯の表面全体に与えた破壊にたやすく気づくであろう。なぜなら歯の表面全体に穴があいていることがわかるからである。こうして運悪く始められた破壊が行き着く先は齲蝕である。傷んだ口腔を人目に晒して，自身がいかさま術者の無知による犠牲者であることを明らかにしている人たちが毎日見られる。私はこんなにも長い間，人々がいかさま師にだまされていたことに驚かされる。とは言え，人々は治したいのだ。そこで自分が熱望している治癒を約束する者を簡単に信じてしまい，有害な薬がもたらす厄介な結果を思ってもみないのである。

　自分の歯を白くしたり，きれいにするために小さなブラシ，あるいはラシャやリンネルの布片を使っている人たちは，こうした材質があまりにもざらざらしていて，これらをみだりに頻繁に使うと，しばしば歯肉や歯を傷めることに気づかずに使っているのである。私がきちんとした理由から勧めるのは以下の方法である。すなわち，上記の習慣を捨て，ぬるま湯に浸したごく柔らかな海綿で歯を下から上へ，上から下へ，外側からも内側からも擦ってきれいにしたあとで，口腔内をぬるま湯で漱ぐことを毎朝きちんと行うことである。またぬるま湯に1/4量の火酒を混ぜるならば，さらに歯肉を丈夫にし，歯を安定させるうえでより効果的である。もし都合でぬるま湯が使えないならば，前もってしばらく水の中に指を浸しておけば，ひどい冷たさを避けられるので，冷水も使えるであろう。

　夜間に歯にこびり付いた残滓を除去するために，羽根楊枝の半円形の

先端を毎朝使うことは適切である。残滓はしばしば歯肉と歯の間に入り込んでしまうが，楊枝をそこまでは入れられない。この場合は指で，下顎では持ち上げるように，上顎では押し下げるように歯肉を圧迫すればよい。

　歯を磨くために非常に適したものがある。それは適切に整えられたタチアオイの根の先であり，これは歯肉を傷めることなく歯を白くする。

　歯を保存するためにはこうした簡単な手入れでは必ずしも十分ではなく，すでに除外した原料よりも適切な成分からなる練り薬や粉薬を使用する必要がある。

　赤サンゴを2オンス［約61.2 g］，粒状の竜血[1]を1オンス［約30.6 g］，小粒の真珠または真珠種，イカの骨を各1/2オンス［約15.3 g］，ザリガニの目，アルメニア陶土，橙色土，焼いて灰にした赤鉄鉱石[2]を各3グロ［約11.5 g］，焼き明礬を1グロ［約3.8 g］とり，これらすべてを手に感じないほどの細かい粉にし，十分量の澄んだバラ蜜に混ぜて，軟らかな練り薬を作る。この混合物を全量が入ると思われる大きさより2倍大きい容器に入れることに注意されたい。その理由は材料が発酵して，冬より夏にはなおさらのこと，異常に上がって来るからである。さらにこの混合物を1日に1-2度木製スプーンでかき混ぜるように注意する。

　望むなら桂皮油または丁子油をそれぞれ4-5滴加える。これによってよい香りが増すばかりか効果をも増す。

　この練り薬は歯を清掃し，白くするために素晴らしい効果があり，また壊血病やしばしばここに侵入するほかの辛い体液の作用で弛緩することが多い歯肉を丈夫にし，再び引き締めるためにも有効である。そのうえこの練り薬は歯のエナメル質にまったく悪影響を与えない。

　歯や歯肉を維持し，保存するためには，1週間に1-2度この練り薬を軟らかい海綿の上に1グロ［約3.8 g］とり，これで歯を下から上へ，上から下へ，外側からも内側からも擦る。もし歯肉をさらに丈夫にする必要があるならば，この練り薬を指先にとり，1日に2-3回ずつ，8-10

第 4 章　白い歯を保存し，歯肉を引き締める方法

日間続けて歯肉を擦りなさい．また歯を白くするためには次に記す 2 種の練り薬も使用できる．これらは歯を白くするために非常に適している．

　ラック樹脂[3]，調整したサンゴ，竜血，阿仙薬[4] をそれぞれ 1 オンス［約 30.6 g］，桂皮，丁子，除虫菊の根をそれぞれ 6 グロ［約 22.8 g］，紫檀，イカの骨，焼いた卵殻を各 1/2 オンス［約 15.3 g］，焼き塩を 1 オンス［約 30.6 g］とり，これらすべてを粉にし，細かな絹糸の篩にかけ，次に大理石の乳鉢の中で十分量のバラ蜜と混合する．

　もう 1 種の練り薬を作るためには，シカの角，象牙，ヒツジの足の骨，マンネンロウ，パンの硬い皮をそれぞれ 2 オンス［約 61.2 g］用意し，これらを別々に焼いて炭にする．橙色土，乾燥したザクロの果皮，モンペリエの酒石をそれぞれ 1/2 オンス［約 15.3 g］，桂皮を 2 オンス［約 61.2 g］とり，これらすべてをきわめて細かな粉にし，篩にかけるか，乳鉢で突き，その後十分量のバラ蜜と混合する．この練り薬はしっかり栓ができる陶器の壺にしまっておき，必要に応じて使用する．

　人によっては粉薬のほうがより便利であろう．私はここに優れた組成を記す．
　サンゴを 1 オンス［約 30.6 g］，竜血，るつぼまたは陶製の壺の中で焼いた蜂蜜をそれぞれ 1/2 オンス［約 15.3 g］，真珠種，イカの骨を各 2 グロ［約 7.6 g］，ザリガニの目，アルメニア陶土，橙色土，焼いて灰にした赤鉄鉱石をそれぞれ 1.5 グロ［約 5.7 g］，桂皮を 1 グロ［約 3.8 g］，焼き明礬を 0.5 グロ［約 1.9 g］とる．すべてを非常に細かな粉にしたのち混合する．この粉薬を使用する際は，上質の海綿に少量を載せ，これで歯を擦る[5]．

　歯を白くするために，粉薬や練り薬よりも水薬を好む人もいるので，人々の好みに合わせて 2 種の水薬の組成を記す．これらの水薬は，通常

の滓よりも強く歯にこびり付いている歯垢や黒斑を除去したいときにだけ，十分に注意して使用する。

　レモン汁を2オンス［約61.2 g］，焼いて灰にした岩明礬[6]，普通の塩を6グレーン［約318 mg］ずつとり，これらを上薬を掛けた陶器の皿に入れ，少しの間沸騰させる。これらを火から下ろしたのち，白いリンネル布で濾過する。
　この水薬を使用するときは，薄い布を巻いた小さな棒を用意し，この棒を水薬の中に浸し，これで歯を軽く擦る。この際，布を濡らしすぎてこの水薬があまりに激しく歯の周囲に作用しないように注意する。この水薬の使用は2-3ヵ月に1度に留める。頻回に使用したいと思うならば，普通の水を1/4量加え，この水薬の組成を薄めてその酸度を弱めなければならない。

　上記に劣らず，同じ目的に適している別種の水薬は次のように作る。アルモニアック塩［塩化アンモニウム］，岩塩をそれぞれ4オンス［約122.4 g］，岩明礬を2オンス［約61.2 g］とる。これらを粉末にしたのち，ガラス製の蒸留器に入れ，この粉末から水分を蒸留する。この液を保存し，上記の水薬と同じように，これで歯を擦る。使用に際しては上記水薬の使用時と同じく慎重に使用するように注意する。
　これらの薬剤は非常に優れているとは言え，人々がこれらの薬を使う以前に歯をきれいにしようという注意をしなければ，これらの薬は歯にとって大きな助けとはならない。歯の簡単な手入れを若い頃から続けて来たおかげで，これらの薬が無用に，あるいはほとんど働く余地のないものになることは珍しくない。

　歯を清掃するために，タチアオイの根を推奨したので，これを適切に調整する方法を記す必要がある。
　ある人たちは，タチアオイの根に赤い色を付けるために，赤ワインの

中や，明礬，フェルナンブールの蘇芳材，コチニールなどを加えた酢の中で煮て，さらに赤ワインや明礬入り酢などに漬けたりする。別の人々はいっそう使い心地をよくしようと，赤ワインなどにオシスモモ，蜜，砂糖などを加えてシロップを作り，その中にタチアオイの根を一定期間漬ける。また別の人々はワインの澱の中などでこの根を煮ている。しかし，これらの組成の大部分は根の中に十分しみ込むことも，根に十分な湿り気を保つこともできないので，このように調整した根はのちに調整以前よりも乾いて固くなる。それゆえ，次に述べる調整法が，これまでに発明されたどの方法よりも優れているとあえて断言するのである。

　タチアオイの根を調整して根の軟らかさと湿り気を維持するためには次のようにする。すなわち，この根を秋に取り入れ，いちばんまっすぐで，滑らかな部分を選び，必要なだけの長さを切り取り，天日にあてるか，あるいはほどほどの暑さのところに置いてまったく湿り気がなくなるまで乾燥させる。次いで根の外皮を石目ヤスリ，または粗目ヤスリで取り除くが，これは根をいっそう滑らかにし，また以下に記す組成の液が根に浸透しやすく，根が容易に赤く染まるようにするためである。

　甘扁桃油を，これがなければ極上のオリーブ油を4リーヴル［約1,960 g］，アルカナの根を1/2リーブル［約245 g］とり，これらを一緒にスズメッキした銅製の小さな容器に入れて，弱い炭火にかける。同時にこの油が燃えないように普通の水をコップ1杯加え，これを7-8分間緩やかに沸騰させる。次に容器を火から外し，しばらく冷まし，すでにアルカナの根の赤い色素は油に移行しているので，アルカナを除去する。ただちにこの油の中にすり下ろしたサッサフラス，丁子，桂皮，フローレンスのアイリス，カヤツリグサ，コエニドロ，芳香性のシュロ，白檀を1オンス［約30.6 g］ずつ，あらかじめ乳鉢の中で砕いてから加える。その後，緩やかな熱を保つために，灰をかぶせて弱めた火に再び容器をかけ，2-3時間置く。容器を火から下ろしたのち，タチアオイの根をこの調整液の中に十分浸るように入れ，頻回に根を動かし，この容器を上に記したように灰をかぶせて弱めた火に1日2-3時

間かけるようにする。この液が根にしみわたるには 8 - 10 日間で十分である。その後この油から根を取り出す。必要があれば，また別の根を入れて液がすべて根にしみ込んでなくなるまで繰り返し利用できる。タチアオイの根をこの液から取り出すときは，その都度，根をリンネルでよく拭かなければならない。

　この種の油以上にタチアオイの根のしなやかさと軟らかさを維持するものはないうえに，この液はすでに述べたような方法で芳香が付けられているので，非常に心地よい香をこの根に与えるのである[7]。

　この根をさらに赤く，より完全なものにするためには粒状の竜血を 4 オンス［約 122.4 g］，良質のラック樹脂を 2 オンス［約 61.2 g］とる。これらを粉にし，16 オンス［約 489.6 g］の精留した酒精［エチルアルコール］か，同量のハンガリーの女王水と混合する。このとき酒精が沸騰するので，全量が入るより 1.5 倍以上大きい長頸フラスコの中で混合する。このフラスコにきっちり栓をして，灰をかぶせた火の上に 24 時間かける。この間，溶けやすくするために，ときどきフラスコを揺らすように注意する。

　この混合物を上記の時間煎じたのち，火から下ろし，この煎出液を指につけて根を擦る。この最後の調整によって根はつやつやした美しい赤になる。このようにして調整した根は，歯を清潔に保つために使用される。

**歯肉を再び引き締め，不快な息や口腔の悪臭を消すために
好都合な洗浄液**

　スペインのワイン，蒸留したキイチゴの葉の汁をパリの目盛りでそれぞれ 1/2 ショピーヌ［約 250 ml］，桂皮を 1/2 オンス［約 15.3 g］)，丁子の蕾，橙皮をそれぞれ 2 グロ［約 7.6 g］，ラック樹脂，焼き明礬をそれぞれ 1 グロ［約 3.8 g］とり，これらすべてを細かい粉にする。さらにナルボンヌの蜂蜜を 2 オンス［約 61.2 g］とる。これらをガラス瓶に

入れ，この混合物が4日間，ほどほどの，しかもほぼ一定の熱で煎じられるように，この瓶を暖炉の隅の灰の上に置く。5日目にこの液を厚手のリンネルで絞り出して濾過し，必要な時に使用できるように，きちんと栓ができる瓶の中に保存する。

　歯肉を再び引き締める必要があるときには，この液を1匙コップの中に入れる。はじめにその半分を口を漱ぐために使う。口に含んだ液を右側にやったり，左側にやったりして，しばらく口腔内に含んでからこの液を捨て，残りの半分をとり，歯肉に必要な強化の程度に応じてこの液を口に含んでいる。このとき指で歯肉を擦り，次にぬるま湯で口腔内を洗浄する。同じことを毎朝起床時と毎夜就寝時に繰り返す。清潔を保つために，この液を望む限り長時間使い続けることができるが，この場合には早朝空腹時に使用するだけで十分である。

　この薬剤をさらに有効なものとするためには，この薬液全量に対して白ワインと一緒に蒸留した桂皮汁を1/2ショピーヌ［約250 ml］加える。

　歯肉がむくんでいたり，腫れていたり，じくじくしていたり，潰瘍ができていたりする場合には，この薬液を使用する前に歯を清掃し，歯肉の腫瘍をハサミで切除し，あとの章で述べるように，この部位から血液が出切るように十分血を搾りだし，さらに歯肉をまったく混じり物のない粉末状の焼き明礬で一度擦らなければならない。

前項と同じ用途に好都合な別の洗浄液

　普通の水をパリの目盛りで3ショピーヌ［約1,500 ml］とり，陶器の壺に入れる。この壺に火で真っ赤にした厚手の鉄を4回押しつけ，ただちにこの水の中に粗い粉末にした桂皮を1オンス［約30.6 g］，焼き明礬を6グロ［約22.8 g］，粉末状のザクロ果皮[8]を1オンス［約30.6 g］，ナルボンヌの蜂蜜を3オンス［約91.8 g］，蒸留したミルテ[9]の葉の汁，蒸留したキイチゴの葉の汁，ヘンルーダの汁，治傷水[10]をそれぞれ4オンス［約122.4 g］，火酒を1/2ショピーヌ［約250 ml］加える。これらすべてをよく混ぜ，壺にきっちり栓をして，天日にあてる

か，ほどほどの熱さのところに置いて24時間煎出する．煎じ終わったならば，この液を厚手のリンネルか，布製の濾し袋で濾過する．そこへさらにトモシリソウのエキスを2オンス［約61.2 g］加える．これを栓で密閉できる瓶の中に保存して，前記の薬液と同じように使用する[11]．

原綴と訳注

1) sang dragon，インドヤシから採れる赤色の樹脂．粉末にしたものには止血，収斂作用がある．
2) la terre hématide，第2版では "la pierre hématide calcinée" となっているので，同じものと解釈した．
3) gomme laque，東南アジアで種々の木に棲む昆虫（Coccus lacca）の雌が産卵時に分泌するもので，収斂作用を持つ．
4) cachou, terre du Japon，収斂剤，止血剤として用いられた．
5) 『歯科外科医』第2版には，「歯を清掃し，白くするための粉薬」として初版とは異なる処方が2種類記されている．
6) alum de roche，明礬を結晶化したもの．
7) 『歯科外科医』第2版では，このあとさらに「アオイの根やムラサキウマゴヤシの根の調整法」が書かれている．
8) écorce de grenade，収斂剤として用いられた．
9) mirte, myrte，収斂剤として用いられた．
10) eau vulnéraire，マンネンロウをはじめとする種々の芳香性植物を蒸留して得られる液．抗炎症作用がある．
11) 『歯科外科医』第2版では，このあとに歯肉の壊血病（les affections scorbutiques des gencives，現代的には歯周病）に対して有効な水薬の処方が2種類記されている．「著者の処方による，乾燥性，収斂性，鎮痛性で，歯肉を引き締め，壊血病によって引き起こされる歯肉の炎症を和らげ，歯を強化する水薬」と「著者の処方による，口腔疾患の大多数に対して用いられる，アルコール分の多い，乾燥性，芳香性，抗壊血病性の水薬」の2種である．後者の水薬の処方を紹介したあとでフォシャールは「この水薬は見出しにも記したように，歯肉の壊血病に対して最も有効なものである．この水薬は歯肉が腫脹し，容易に出血することを防ぎ，歯肉を強化し，これに生気を与える．（中略）歯の動揺や歯槽への固定の悪さがせいぜい中等度で歯肉は軟らかく蒼白で，むくんでいたり腫れていて，経過が長く，容易に出血する人，要するに壊血病の人は，この水薬を朝1回，夕食後1回，就寝時に1回使用し，歯肉が十分丈夫になるまで続けなさい．（以下略）」と指示・解説している．

第 4 章　白い歯を保存し，歯肉を引き締める方法

　さらにフォシャールは歯肉の壊血病の臨床症状について，『歯科外科医』第2版の第1巻 第22章「壊血病が歯，歯肉，さらに顎骨に及ぼす悪影響とこの病気に起因する障害の治療に適切な手術」の末尾に次のように述べている．

　さらにもう1種類の壊血病がある．この壊血病についてはいかなる著者もまだ論述する注意を払っていないように思われる．また，本症はほかの部位を侵すことなく，歯肉，歯槽，それに歯を侵すのである．この病気は，軟らかく，蒼白になり，突出したり，腫脹したりしている歯肉が罹るだけでなく，こうした悪い変化を受けていない歯肉もまたこの病気を免れるものではない．この病気は下顎の歯肉を下から上へ，上顎の歯肉は上から下へ，指で強く圧迫すると，歯肉からかなり白っぽく，すこしねばねばした膿が押し出されることでそれと認められる．この膿は多くの場合，歯肉と歯槽本体との間にあり，また時には歯槽と歯根との間にある．この病変は顎の舌側よりも唇頬側のほうに頻繁に生じ，また上顎切歯や犬歯よりも下顎の切歯や犬歯のほうに多く生じる．しかし，上顎切歯，犬歯も臼歯よりはこの障害に苦しめられることが多い．この病気の原因は，この部位に巡って来る体液の変性が引き起こす小さい脈管の破裂，あるいは断裂にあると考えられる．一方，この体液は隙間に流れ出て，つまり体液が食い破り，破裂させたこれらの血管の周囲に溢出して，必ずその場で発酵し[12]，そこで腐敗し，ある程度瘻孔に似た小さな潰瘍を歯肉と歯槽本体との間に，あるいは歯槽と歯根との間に形成する．膿が歯と歯肉縁，つまり歯肉の先端との間から，特に指で歯肉を圧迫したときに出て来る様子が見られるが，この膿が由来するのはまさにこの部位からなのである．奇妙なことに，私が観察したところでは，抗壊血病性のものであれその他のものであれ，内服薬による治療を受けた人はすこしも治らない．このことはこの病気が内的な原因，つまり全身に広がった原因から生じているのではなく，歯によって引き起こされた局所的原因あるいは偶発的原因から生み出されたものであると信じる理由となるであろう．私はこのことを，この病気のために歯が失われたときには患者の歯槽や歯肉は非常によく癒合し，瘢痕を作って固まり，もはやこの部位にはまったく膿が現れないということを観察して確信した．上に述べたことから，この病気は侵された歯が口腔内から除去されてはじめて完全に治癒するのだと結論しなければならない．しかし，歯の喪失は次の方法によって回避できる．それは歯を清潔に保つことと，必要があれば私がすでに第1巻の35頁に組成を記した乾燥性，収斂性，抗壊血病性の2種の水薬のいずれかに指先を浸し，これで毎日歯肉を強く擦って歯肉の腫脹を取り去ることである．さらに食後には，少量の水とブドウ酒を混合したもので口腔内を十分漱ぐように注意しなければならない．ま

た歯肉から膿を押し出すために，うがいのたびに歯肉を指で擦りながら強く押すように注意しなければならない。さもないと，この膿は歯肉を食い尽くし，歯槽を侵蝕するので，間もなく歯は動揺し，そして遂には支えを失って脱落することになるであろう。

12) ワインバーガーは『歯科外科医』の解説書（"Pierre Fauchard Surgeon-Dentiste"）の第13章「フォシャールと歯槽膿漏」の中で，フォシャールの時代には微生物の存在が知られていなかったにも関わらず，フォシャールが "fermenter"「発酵する」という語を用いていることは興味深いと述べている（文献15，86頁，2015）。

第5章

歯，歯槽，歯肉における固有の疾患，症候性あるいは偶発的疾患の一般的原因，予後，診断および疾患の一覧

　歯の病気を生み出す原因は一般に2種類ある。一つは内因であり，もう一つは外因である。内因は通常，量的，質的に不良で，辛い，すなわち腐蝕性のリンパ液の悪質化によるものであり，その悪影響のため歯のように人体の中で最も硬い部分も，これを構成する骨の薄板の織り目[1]が蝕まれ，引き裂かれて，遂には破壊されてしまう。

　このような性質のリンパ液は，壊血病患者やるいれきを患う者，特に梅毒患者で認められる。

　滋養液が過多で，そのうえ何らかの形で悪質化しているとき，または，歯槽の壁の間にぴたりと収まっている歯の中に滋養液が過量に分配されたときには，滋養液が歯に非常に危険な効果を生み出すことがある。同様に炎症性体質がある場合，血液は歯髄腔やその周辺に蜂窩織炎性膿瘍や丹毒性膿瘍を形成しうる。血液はまた激しい歯痛を引き起こすことがあるが，この歯痛は，幸運に恵まれるか，誰か賢明な医師の指示による一般的な治療，局所用薬剤の使用，早期あるいは適切な時期での何らかの手術によって歯が救われない限り，歯を喪失してはじめて止まる。

　人々が守っている食養生や眠りすぎ，過度の夜更かし，家の中に閉じ籠もりすぎる生活やはしゃぎすぎる生活は，歯の保存や喪失に少なからず関与している。

　乳母の乳が良質であることは歯がしかるべき時期に萌出するために非

常に重要なことである．この乳の質のよさが，生歯の頃，すなわち歯の先端を覆って歯の萌出を妨げている歯肉の膜を歯が突き破ろうとする頃に，子どもに引き起こされる多くの厄介な合併症を予防したり，軽減したりするために役立つ．

あらゆる激情は消化を乱すことも，血液全体を酸っぱく，あるいは濃くすることも，閉塞を引き起こすこともあれば，健康を保持するうえで毎日行わねばならない分泌や排泄を妨害することもある．こうした激情が体液全体をある程度まで乱せば，歯の病気を引き起こす内因の中に数え入れることができる．

リンパ液が過剰にある粘液質または粘着質の人々は誰でも，一般にしばしば歯痛に悩まされるばかりでなく，歯を失いやすい．

大部分の妊婦もまた容易に同じ運命を辿ることになる．月経が止まっているので，それ以前は月経によって除去されていた余剰血液が，血液全体に加わったままになる．このため通常はこの余剰血液が歯や歯肉にうっ滞することになり，ほかの時期よりむしろ妊娠中に女性は歯や歯肉の病気に悩まされることになる．また閉経以後女性は，上と同じ理由で，妊婦と同様に，しばしばこれらの病気に悩まされることも知られている．

黄疸と呼ばれる病気は血液全体に大きな混乱を起こすので，歯でさえもその混乱の影響を受け，時には黄疸がこの部位に引き起こす膿瘍のために歯が脱落するほどである．

外因は内因に劣らずその数が多く，また生み出す結果も同程度に厄介である．胃や肺から立ち上るあまりに濃い蒸気は，煙突にこびりつく煤とほとんど同様に，口腔内にこびりついて，粘稠な歯垢を形成するので，口腔内はどろどろになる．この歯垢は歯に非常に有害である．歯と歯の隙間，歯と歯肉の間に入り込んだ食物の一部も頻回に口を漱ぐことを少しでも怠ると，同じ効果を生み出す．

冷たさや熱さもまた歯や歯肉に閉塞を引き起こすが，この結果は歯にとって危険なものである．年老いると風邪やカタルになるが，その影響を歯，歯槽，歯肉が被ることは非常に多い．

第5章 歯，歯槽，歯肉における疾患の一般的原因，予後，診断および疾患の一覧　　67

　人々が歯を使って行う力仕事が，歯と歯槽，歯と歯肉との密な接触を破壊し，この結合を分断して歯を動揺させ，歯を根こそぎにする。この力仕事が激しいものであれば，この力が歯をさまざまな方向へと脱臼させて歯をねじ曲げ，そしてさらに歯を破壊するか，あるいは本来の場所からもぎ取ってしまう。
　薬剤でさえも，歯を保存する意図で歯に使いすぎると，非常に多くの場合，歯の破壊に一役買うことになる。なぜなら歯を保存するうえで最も大切な部分，すなわちエナメル質を薬剤がすり減らし，削り取るからである。
　過度の喫煙，砂糖菓子や渋い果実の食べすぎなどは歯にきわめて有害である。
　落下して歯を打ったり，歯を激しく殴られることは歯を失う原因としてよくあるものである。
　さらに歯の清掃を怠ったり，あるいはほとんど気に掛けないことが，歯を破壊する病気の最もありふれた原因である。
　歯の最大の敵は俗に「生きた銀」[2]と呼ばれている水銀である。水銀はそれ自体で有害であるばかりでなく，人体の中で生み出しうる悪影響によって，水銀製剤の大部分が持っている腐蝕性によって，また私たちの体内で種々の成分と結合して生ずる化合物によって，あるいは水銀が，特に適切に排泄されない場合には，非常に長く体内に留まることによって有害となる。水銀は歯肉を著明に腫脹させ，歯肉を蝕んで破壊する。水銀はまた歯根の内側あるいは外側を覆っている膜にも破壊的に作用する。
　水銀は言わば歯を解体し，根こそぎにし，歯を脱落させたり，水銀自体が引き起こす齲蝕によって歯を破壊する。この有害な作用はあまりにも頻繁に見られるが，水銀の使用法にほとんど慣れていない人々が使用法を誤った場合には特に多い。性病に最も経験豊富な医師や外科医たちでさえ，どんなに注意して水銀を使おうとも，あらゆる技を用い，できる限りの手当をしながらも，水銀による歯の破壊をほとんど防ぐことが

できない。鏡職人，鉛職人や鉱山で働くすべての職人たちにとって，水銀が身体に与える悪影響，特に歯に及ぼす悪影響はほとんどの場合避けがたい経験となっている[3]。

こうした原因から生じる悪い効果によって，歯は，ほとんど常に多少とも激しい疼痛を伴う多数の様々な病気に罹るのである。

歯の病気は三つの部類，つまり異なる種類にまとめることができる。

第1類には，外因によって引き起こされるすべての歯の病気を入れる。

第2類には，歯槽に入っている部分や歯肉に覆われている部分を襲う潜在性の，すなわち隠された歯の病気を入れる。

第3類には，歯によって引き起こされる症候性の病気を入れる。

第1類　外因によって引き起こされる歯の病気

1. 歯にこびり付いた，白っぽくて粘稠な歯垢。
2. 歯にこびり付いた，サフランのように黄色い歯垢。この種の歯垢のどれもこれもが通常，歯石に先行するものであり，歯石の下準備のようなものである。なぜなら歯石の基層を形成しているものがこの歯垢だからである。
3. 黄色っぽい歯石，これは新たに形成され，石膏のような硬さで歯に密着している。
4. 灰色っぽい，または黒っぽい歯石，これは何年も前に形成されており，新しいものよりもずっと硬く，また非常にしっかりと歯の表面に付着しているので，歯の一部を成しているとしか思えないほどである。
5. 歯の表面で完全に石化した歯石，これは非常に大きな容積の石化した塊を形成する[*1]。
6. 歯の黄ばみやエナメル質の曇り。これはエナメル質の表面にこびり付いた汚れや粘り気によって起こり，放置された鏡のガラス面にこびりつく埃や湿気とほぼ同様に作用する。

---

*1　図版2を参照。

7. 灰色がかった，または黒っぽい汚れのために生ずる歯のエナメル質の曇り。
8. 緑がかった汚れのために生ずる歯のエナメル質の曇り。
9. エナメル質に固有の実質性の黄ばみ。これは歯に変質した物質が侵入したために起こる，あるいは腐敗した滋養液のために生ずる。
10. 歯に固有の実質性の鉛色化。これは滋養液を滲出させるような，激しい打撃の作用のために生ずる。
11. エナメル質の実質より白く，髄室まで入り込んでいる斑点。
12. エナメル質の侵蝕，または結節形成。これらは不規則にエナメル質を破壊し，傷んだエナメル質の表面の最もくぼんだ箇所には黒い汚れが付着する。
13. エナメル質はさらに実質の別種の破壊を受けやすい。エナメル質は広く全体的にすり減ることも，その一部が摩耗することもある。中でも歯冠の先端［咬頭］が別の歯などと噛み合って摩耗する。
14. 歯には種々様々なしみる感じが生じやすい。しみる感じの一部はエナメル質が過度に摩耗してはじめて生ずる。
15. ある種の酸っぱい果実を食べることで生ずる歯にしみる感じ。
16. ある種の音の作用で引き起こされる歯にしみる感じ。
17. ある種の物体に触れると，その作用で生ずる歯にしみる感じ。
18. 隣接する歯よりも長くなっている歯［挺出歯］は，一部自然に反しているのであるから，病気の歯と見なさなければならない。なぜならこうした歯は口の美観を損うばかりでなく，隣接歯に不都合を引き起こし，また発音[4]を障害する。このために挺出した歯はヤスリで削除しなければならない。
19. 歯列から外れた歯は，それらが過剰歯であろうとなかろうと，形態の欠陥として，したがって1種の病気と見なさなければない。
20. 過度に熱い，あるいは過度に冷たい液体の作用で生ずる歯痛。
21. 齲蝕の種類は一般的には2種類，特殊なものを加えると数種類になる。軟らかく，腐蝕性の齲蝕は第1の部類であり，乾燥性の齲蝕

は第2の部類である。

以下に歯体部の齲蝕の特別な場合をいくつかあげる。

22. 軟らかく，腐蝕性の齲蝕。
23. 乾燥性で，パテを詰めたような齲蝕。
24. 一部は軟らかく，一部は乾いた複合性の齲蝕。
25. 破折を合併した齲蝕。
26. 表在性齲蝕。これはエナメル質の厚さだけ，あるいはその一部までしか進まない。
27. 深在性齲蝕。これはエナメル質を超えて内部にまで進む。
28. 非常に深い齲蝕。これは歯髄腔にまで達する。
29. 歯体部［歯冠］の先端にできる齲蝕。
30. 歯の唇頬面にできる齲蝕。
31. 歯の舌面にできる齲蝕。
32. 歯の隣接面にできる齲蝕。
33. 歯の血管索［歯髄］の肉性，または茸状の腫瘍［歯髄ポリープ］。これは齲蝕がかなり進んだ齲窩の中に見られる。

歯体部の破折
34. 歯が長軸に沿って破折する場合。この種の破折を亀裂あるいは裂け目と呼ぶことができる。
35. 斜に破折した歯は刃のように切れる残根，すなわち断端が尖った歯の残骸を残すが，これはほとんどの場合に舌や頬に傷を負わせる。そうした場合には断端をヤスリで鈍にしなければならない。
36. 歯が水平に破折する場合。これはありふれた歯の破折であり，特に抜歯の最中には起こりやすい。墜落や打撃もまた歯の破損の原因になる。歯によっては非常に脆くて，食事中に折れるようなものもある。
37. 歯には一般に罹りやすい別の病気がある。この病気を動揺とか偏位とか呼ぶが，また完全脱臼とか不完全脱臼と呼ぶこともできる。

38. 歯が頬側へ脱臼する場合。
39. 歯が舌側へ脱臼する場合。
40. 時には近遠心側へ脱臼する。
41. 歯が脱臼したうえさらに，歯槽の中で回転し，一方の隣接面が頬側へ向き，他方が舌側へ向くようになる場合。
42. 歯が何らかの激しい衝撃によって脱臼し，歯槽から完全に外れていながらもなお歯肉に付着している場合。この場合は脱臼歯を再び元の場所にはめ込むことができる。ほとんどの場合，脱臼歯はその部位に，以前と変わらぬ健康を保ち，非常によい状態で数年間，時には生涯保持される。この場合は完全脱臼である。
43. 歯が脱臼して水平になり，一方の端が舌に触れ，ほかの端が唇や頬に触れるようになる場合。この場合も完全脱臼である。
44. 歯が何らかの物体に押されて脱臼し，隣接歯の高さを超えるような場合。
45. 歯が，墜落の作用，あるいは歯の外部先端に加わる激しい衝撃によって脱臼し，自然の深さ以上に歯槽の中にめり込む場合。

第2類　歯の見えない部分，歯槽に入った，または歯肉に包まれた部分に生ずる病気。これらの病気は目につかないので，ほとんどの場合，非常に経験豊富な人々によってはじめて識別される

1. 歯頸部の齲蝕はこの種の病気の中でいちばん早期に起こり，また最もありふれたものである。
2. 歯根の穹窿部［根分枝部］にできる齲蝕。
3. 歯根を侵す齲蝕。
4. 歯の表面はどこも侵さずに，歯髄室の内側や歯根管の内側を侵す齲蝕。
5. 歯根の破折，すなわち残根。
6. 歯髄室や歯根管の内部を覆っている膜の蜂窩織炎，すなわち丹毒性炎症。

7. 歯の内部に形成される膿瘍。
8. 歯胚の欠損。
9. 歯根の外側を包んでいる膜の炎症。
10. 歯の血管索［歯髄］の閉塞。
11. 上記血管索［歯髄］の炎症。
12. 歯の血管索［歯髄］の化膿。
13. 上記部位全体の緊張性の疼痛。
14. 歯の鈍痛。
15. 歯の突き刺すような痛み。
16. 歯の拍動性の疼痛。
17. 歯槽，歯槽の骨膜，歯肉の萎縮，すなわち痩せ細ること。萎縮は，齲蝕も歯石もなく，歯痛もまったくない歯の脱落を引き起こす原因として十分なものである。

第3類　歯に起因する病気，これらは続発性あるいは症候性と呼べる
1. 歯に起因する歯槽の腐蝕。
2. 歯に起因する歯槽の骨瘤。
3. ある歯の過剰発育によって生ずる歯槽の圧迫。
4. 歯槽の内側や歯根の外側を覆っている骨膜の炎症。
5. 歯槽の腫脹，これは歯槽の海綿状の物質が，多量の腐敗したある種の体液で濡らされたときに起こる。歯がこの病気の原因となることがある。
6. 歯槽の単純破折，これは抜歯やその他の原因で生ずる。
7. 歯槽の複雑破折，これは同じ原因で起こり，実質の破壊を伴う。
8. 単純出血，これは抜歯に際して生じ，時に非常に激しくなる。
9. 歯の血管の断裂による出血，断裂は歯が破折した結果起こる。
10. 歯槽の破折による出血，これは歯槽に癒着した歯を乱暴に抜去した結果起こる。
11. 歯肉の外傷による出血，これは抜歯時に歯肉の一部がもぎ取られ

たり，引き裂かれたりして起こる。
12. 子どもの歯肉の瘙痒症，これは歯が歯肉を圧迫して生じる。
13. 歯萌出時の歯肉の疼痛。
14. 歯に起因する歯肉の潰瘍。
15. 歯に起因する舌の潰瘍。
16. 歯に起因する口唇や頬の潰瘍。
17. 歯に起因する歯肉の腫脹。
18. 歯に起因する歯肉や口蓋の膿瘍。
19. 歯に起因する歯肉の瘻孔。
20. 歯が引き起こす口蓋の瘻孔。
21. 歯に起因する頬の瘻孔。
22. 歯に起因する顎の瘻孔。
23. 歯に起因する歯肉の腫瘤。
24. 口腔の悪臭。これは歯の周辺で腐敗した異物のために生ずる。

さらに第3類の中に，歯によって引き起こされる病気，症候性あるいは関連性と呼べる下記の病気を含めることができる。すなわち，
25. 歯の早期脱落，これはある種の歯の病気の結果生ずる。
26. 歯が引き起こす嘔気。
27. 歯の病気が引き起こす嘔吐。
28. 歯の病気が引き起こす下痢。
29. 歯痛に起因する発熱。
30. 歯痛に起因する不眠。
31. 歯痛に起因する精神錯乱。
32. 歯に起因する頭痛。
33. 歯に起因する子どもの痩せ。
34. 歯に起因する痙攣。
35. 歯に起因する流涎。
36. 歯に起因する耳下腺や扁桃の潰瘍や腫脹。

37. 歯痛に起因する耳の疼痛と膿瘍。
38. 歯痛に起因する眼炎，つまり目の炎症。
39. 歯痛に起因する頬の腫瘤，あるいは腫脹。
40. 齲歯によって引き起こされ，維持されるポリープ。
41. 歯痛に起因する涙腺の瘻孔。

　これら三つの類に含まれる歯の病気はその数が103にも達している。たぶん将来，実地診療により，また上記諸疾患の経過の詳細な観察により，さらに数種類の病気が認められるであろう。歯の治療に従事していた人たちの著書を見ると，今日まで歯に関連した病気の種類や病気の相違を明確にすることがおろそかにされていたように思われる。これはたぶん歯の病気を十分詳しく調べなかったためであり，また病気の状態にある歯の観察を注意深く行っていなかったためであろう。
　最も早期に起こる歯の病気は歯が萌出する以前に現れる。そしてこの病気は非常に重いので時には命にかかわる。
　歯が引き起こす最初の病気は歯肉の瘙痒症，すなわち，むず痒さであり，これは歯が萌出すべき部位に生ずる。この瘙痒症に続いて間もなく流涎症，すなわち，子どものよだれ症が始まるが，これは一般によだれを垂らすといわれているものである。次いで歯肉の腫脹が強い疼痛を伴って出現する。この疼痛は時として下痢，嘔吐，痙攣，発熱，傾眠，嗜眠を引き起こす。これはまた自然治癒や医術の適切な援助がない限り，時に死をもたらす。この時期の子どもを救うためには適切な器具を用いて歯肉を切開し，歯を萌出させることが必要である。
　もし子どもが死ななければ，引き続いて時としてアフタ，すなわち小潰瘍が生じるが，破れる前にはその上端は白い。扁桃は腫脹し，時に耳下腺もまた腫脹する。そしてそのために大きな膿瘍が生じる。
　これらの病気の経過中に，歯を形成するはずの歯胚が侵される危険が大きい。つまり，歯胚が消滅して，この歯胚が形成するはずであった歯がまったく現れない事態が生じる危険がある。歯が萌出しないという事

態は歯肉の膿瘍の膿や潰瘍の膿が貯留して，この歯胚を消滅させてしまうときに見られる．さらにまた何らかの衝撃や墜落のため，あるいは不適切な時期に乳歯を抜いてしまったようなときにも歯胚は破壊される．

生後1年未満の子どもに起こる通常の病気は，まさに歯が歯肉を突き破ろうとして歯肉に対して行う圧迫に起因している．こうした病気の一部は，さらに年齢が進んでから生える歯の萌出に際しても生ずるが，そうした例はずっと稀である[5]．

歯が口腔内に姿を現すや否や，歯には新しい外科的援助が必要となる．齲蝕は歯を破壊する主な病気であり，生涯を通じて歯に最も多く闘いを挑む病気である．私たちがまず専念することは，まさに齲蝕と闘うことであり，齲蝕が引き起こした傷害を修復することである．

齲蝕は数種類に分類できる．もし齲蝕の生ずる部位や原因の相違を考慮すれば，手術方法や全体的治療の点で異なった考え方を必要とする数種類の齲蝕を特定できるであろう．

壊血病性の齲蝕，梅毒性の齲蝕，るいれき性の齲蝕など．

軟らかな齲蝕，つまり腐敗性の齲蝕，そして乾燥性の齲蝕．

表在性齲蝕は最も厄介でなく，最も危険が少なく，また最も容易にその進行を止められるものである．

反対に深い齲蝕は強い疼痛を引き起こし，しばしば抜歯を検討することになるが，齲蝕が髄室や歯根管にまで及んでいる場合はなおさらである．

乾燥性の齲蝕はパテに類似していて，ほかの種類の齲蝕に変化しない限り，疼痛を起こすことはない．

内因による齲蝕は通常歯根を侵す．侵される部位は歯根の外表面や内表面，または歯髄腔の内表面を侵す．

外因によって生ずる齲蝕は通常，歯体部の外表面，すなわちエナメル質を侵し，時には歯頸部，まれには歯根を侵す．ただし，それは歯がまだ歯槽の中で動揺しておらず，また歯肉から離れていない場合のことである．

内因によって起こる齲蝕は外因から生ずるものより識別が困難である。歯根や歯頸部だけが齲蝕になっている場合には，病変が歯肉や歯槽によって隠されてしまうので特に識別がむずかしい。こうした齲蝕はしばしば，拍動性の激しい疼痛が続くことから，あるいは齲蝕に多く合併する，多少とも大きな腫脹，腫瘤，膿瘍が持続して見られることから推測してはじめて発見できる。内因性齲蝕の結果は外因による齲蝕の結果よりも厄介なものである。
　外因から生じる齲蝕はよりたやすく識別できる。これはありのままに病変が現れるからである。外因性齲蝕は治療もまた，長期間放置されていたものを除き，よりたやすい。なぜなら，原因を除去し，迅速に手当を施すことがより簡単だからである。つまり，患歯の齲蝕部をヤスリで削除する，剥離器で削る，焼灼する，あるいは鉛充填するなどの適切な処置を施せばよいからである。
　齲蝕があまりに進行した場合は治療不可能となり，患歯の全体，少なくともその一部は崩壊することを避けられない。
　侵蝕性の齲蝕，つまり，梅毒，るいれき，壊血病などの病毒によって引き起こされる虫食い状の齲蝕は，ごく短期間に大きく進行する齲蝕である。これらは最も恐るべきものであり，また最も治療が困難なものである。
　軟らかく，腐敗性の齲蝕は，通常その進行をたやすく止められる。乾燥性の齲蝕はいちばん心配の必要が少ない齲蝕である。なぜなら，齲蝕部を鉛充填する，削除する，焼灼することで十分であり，また疼痛もなく，さらに抜歯の必要がないからである。
　齲蝕は，どのような種類のものであれ，またどのような原因によるものであれ，侵した歯の部位に応じて，多少とも重大な結果を生み出す。齲蝕に対して行われる手術は，個々の歯における齲蝕部位や齲歯の状況に応じて，あるいは歯体部や歯根での齲蝕の広がり方に応じて，容易にもなれば，困難にもなる。
　齲蝕が最も多く歯を侵す時期は25歳から50歳までである。どの年代

でも歯は齲蝕になるのだが，上記の年代ではほかの年代よりも多く罹患する。

　歯は，よく手入れされている限り，人間でも野獣でも体内のどの骨よりも緻密で硬い。とは言え，破折を免れるものではなく，歯がすでに齲蝕になっている場合はなおさらである。

　歯はあらゆる部位であらゆる方向に破折する可能性がある。破折は不注意に歯に力を加えるとき，墜落，歯に大きな衝撃が加わったときなどにしばしば起こる。特に，まだ動揺していない歯を抜去する必要があって，器具を用いて歯に力を加えなければならないときに多く起こる。さらに歯根が相互に結合し，癒合して歯槽にぴたりと固着している場合がある。この種の癒着はきわめてありふれているのだが，癒着のためしばしば歯槽の破壊，あるいは歯自体の破折が引き起こされる。このような癒着があるときには，上記2種どちらかの事故を起こさずに抜歯することはできない。

　歯はほかの骨と同様に，横つまり水平方向にも，斜めにも，長軸方向にも破折する。一度歯の一部が離断すると決して結合しない。それは一つには歯に分布している血管が十分な量の滋養液を供給できるように配列されておらず，血管が癒合できないからであり，また一つには歯に固有の実質が密に詰まっていて，滋養液が通過できないためである。さらにまた運動，空気，そして歯に触れる物体などが協同して離断した歯の部分が結合することを妨害するからである。

　たとえ破折した歯を結合することができないとしても，歯の破折はやはり何らかの外科手術を施す契機となる。その手術とは，破折後に残された歯の残骸，つまり残根を除去するためのものであるか，あるいは残根の尖って，鋭く，よく切れる角を削って，平らにするためのものである。時にこうした残根は破折の結果生じた欠損を治すうえで役立つし，また技術はこれを非常に上手に治せるので，この手術[*2]を自然が行っ

[*2] ほぞ付き人工歯［有釘人工歯］，第2巻 図版34を参照。

たものと容易に見誤ったり，混同するほどである。

　関節部で骨に起きた位置の変化はすべて，完全な外れにせよ，不完全な外れにせよ，脱臼の中に分類すべきである。したがって，歯の関節における位置の変化も同じく脱臼に分類すべきである。

　歯は収まっている歯槽からさまざまの仕方で外れる。歯に生ずる位置の変化はすべて脱臼と見なすことができる。そして脱臼は移動の多少に応じて完全脱臼，あるいは不完全脱臼と呼ぶことができる[6]。

　ある歯が不安定になった場合，それは脱臼の始まりである。歯が自然のよい位置にあったあとで，唇側に傾いたとき，歯は唇側へ脱臼である。歯が舌側に傾いたとき，それは舌側への脱臼である。歯がその側面の一方［近心側］あるいは他方［遠心側］に傾いたとき，その歯は近遠心側への脱臼である。

　ある歯が歯槽の中で捻転し，その結果歯の側面［近遠心側面］の一方が唇側に，他方が舌側に向いてしまう場合，それは完全脱臼である。

　ある歯が伸びたように見えたり，隣接面より長くなったり，歯頸部や歯根が歯肉から上に出たようなとき，これは歯槽が，あるいは歯槽に入っている物体が歯を押し出すために起こるのだが，その歯が下顎にある場合には下から上への半脱臼であり，上顎歯の場合には上から下への半脱臼である。

　何らかの原因で歯槽から完全に外れているが，歯肉とはどこかで接触を保っている歯は，完全に脱臼した歯であり，これを完全脱臼と呼ぶことができる。

　時折，種々の原因によって歯肉が舌側で退縮し，一方，歯は歯頸部で唇頬側の歯肉と接触を保ち続けているという事態が起こり，また歯肉が痩せ細って片方の面が露出したような歯は歯槽から外れて，ほかの歯の列［歯列］を横切るかのように歯の頭部，すなわち歯冠を舌に擦りつけ，一方，歯根は口唇や頬部を擦り，しばしばこの部位に穴を穿つ，つまりここに潰瘍を形成するという事態が生じる。このように歯槽から外れた歯は，さらに別種の完全脱臼を起こす。つまり歯肉が唇頬側で退縮した

場合は歯の頭部が頬部に触れ，その歯根が舌に触れることになる[7]。

この種の歯の脱臼，すなわち歯の位置の変化も，すでに述べたほかの脱臼も本概論中に教示した種々の外科手術によって整復できるが，それには手[8]や器具，紐やその他の手段を用いる。結果の善し悪しはこの種の事故の原因や周囲の状態に応じて異なる。

位置の変化の中で最もありふれていて，ほかの病変に先行するものは歯の動揺，すなわち初期の脱臼である。

臼歯は頬側よりも舌側へ脱臼することが多い。反対に切歯は舌側よりも唇側へはるかに多く脱臼する。この種の位置の変化のどれもこれもが非常に厄介で，非常に不都合なものであり，また等しく咀嚼を妨害するものである。とは言え，中でも舌側への脱臼は最も厄介なものの一つである。なぜならこのために舌が疲労し，傷付けられるからである。歯が唇頬側へ傾いた場合は，歯が口唇や頬部を傷害するというよりもむしろ患者を不安にする。これらの脱臼の中で最も不都合が少ないのは歯が近遠心側に脱臼した場合や，部分的に右から左へ，左から右へ捻転して，一方の隣接面を舌側に，ほかの隣接面を頬側に向けるような場合である。

歯が水平に脱臼した場合はとりわけ厄介である。歯の先端［咬合面］が隣接歯よりも突き出るように脱臼した場合，咀嚼は非常に困難になる。これは下顎では下から上への，上顎では上から下への脱臼，または位置の変化と呼ばれる。いずれの場合にも，歯を本来の歯槽にはめ直すために，また可能なら元の歯槽内に固定するために，あらゆる手段を講じる必要がある。整復と固定は，脱臼の原因を除去し，歯肉を強化することによって，しばしば成功する。脱臼した歯が整復・固定されるまで二度と動かぬように，また歯の機能を果たしうるように人工的に固定する。歯科技術は，のちに本概論中に見るように[9]，この目的を達成するための手段をすでに持ち合わせている。それゆえ歯が脱臼した場合には，これらの手段を余すところなく用いなければならない。

エナメル質は，齲蝕によく似ているが，齲蝕とは異なる病気にもまた罹りやすい。エナメル質の表面はときどき不均等で凸凹になり，多数の

小さな穴があいて，ほとんど不均一なオロシガネのようになる。私はこの病気をエナメル質の侵食あるいは齲蝕傾向と名付けている。この病気は何らかの腐蝕性物質がエナメル質を食い荒らすことに起因するのだが，この場合，錆が金属表面に与える作用と同様の効果を，腐蝕性物質がエナメル質の表面に及ぼすのである。この病気は歯の表面を磨いて治療する。

　歯はさらに色の変化を非常に受けやすい。歯に触れる種々の液の性状に応じて，また歯の細孔がこの液の悪影響を受けやすいか否かに応じて，歯は多少とも黒っぽくなったり，黄ばんだりする。時にはある種の薬剤を塗布したり，使用することによって歯の色を元の状態に戻すことができる。しかし，この病的な色が薬剤の塗布によって減弱しない場合に，これに固執しすぎるのは危険である。この場合はいたずらに歯を元のように白くしようとして歯を失う結果に陥るよりも，むしろその計画を中止すべきである。

　エナメル質は歯石，あるいは歯の酒石と呼ばれる酒石様の物質やほとんど石のような物質によって覆われることが非常に多い。この物質はエナメル質の表面に非常に強く付着し，こびりつき，結合しているので，多くの場合，歯と一体をなしているかのように見える。この歯石は時に真の外因性齲蝕の先触れとなる。歯石は除去も簡単であり，予防もたやすい。この病気の主な原因は怠慢と不潔である。

　歯はさらに，歯の上で生じるある種の雑音やきしむ音の影響を受けやすい。これらは歯にしみると表現される，かなり鋭い疼痛を引き起こす。この痛みはある種の果物を食べた際にも起こる。この疼痛は，歯の細孔の状態や空気や液のしみ込み方に依存して生じる。つまり空気や液がどのように変化し，これらがどのように細孔の中に入り込んで歯の神経の先端にまで達するかである。この病気はごく短時間で自然に治り，その後に危険なことは起きない。さらに痛みが耐え難いものであったとしても，ごくありふれた薬でただちに止まる。

　さらに別種の歯にしみる感じがある。その一つは，特にくる病の子ど

もでは，歯の脆さ，あるいは軟らかさに起因し，もう一つは臼歯の先端［咬合面］のエナメル質や犬歯の尖端や切歯の刃状部［切縁］のエナメル質がひどく摩耗した場合に生ずる。どちらも時が経てば，薬を使用せずに治癒する。

時に日の光が透過するほど実質が透明な歯が見られる。こうした歯は特にくる病患者に見られる。そうした歯の中には多少とも軟らかいもの，硬いもの，脆いものがある。

歯の構造上の欠陥も場合によっては１種の病気と見なすべきである。これは単に口の形を醜くするだけでなく，大きな不都合を与えたり，また厄介な結果さえ引き起こすことがある。なぜなら奇形の歯に手術を施してこれを抜去したり，自然の状態に戻さなければならない場合，この歯体部［歯冠］や歯根の形の悪さが原因となって，しばしば実質が，骨であれ肉であれ，かなりの損傷を受け，それに続いて非常に強い疼痛，激しい出血，膿瘍，瘻孔，さらに骨疽さえ起こることがあるからである。

歯がまったく齲蝕に侵されていないにもかかわらず，きわめて激しい歯痛に悩まされることがかなり頻繁にある。この疼痛は歯洞［歯髄腔］を覆っている敏感な膜が何らかの炎症を病んでいることから起こる。この場合，疼痛は緊張性である。もしこの膜がある辛い，つまり腐蝕性の漿液で濡れると，疼痛は突き刺すような焼き付くようなものとなる。

ときどき同様の疼痛が，歯根や歯槽を覆っている膜が濡れたり，炎症を起こすことからも生じる。また歯の靱帯，血管索［歯髄］，歯周囲部の炎症などが原因となって現れることもある。この種の疼痛に続いて非常に恐るべき事態が起こるので，決しておざりにしてはならない。ただちに食養生，瀉血，ある種の鎮痛性，消炎性局所薬などによって治療しなければならない。これらの処置によっても疼痛が止まないならば，ただちに抜歯を決意すべきである。

時に齲窩の中や歯垢や歯石の中に虫が認められる。これは歯の虫[10]と呼ばれている。またこれを証明する観察も有名な著者たちによってなされている。私は歯の虫をまだ見たことがないので，これを否定も肯定

もしない。しかし，私はこうしたことは自然の法則上あり得ないことだと理解しており，同時に歯を蝕み，齲蝕を作るものはこの虫ではないと考える。その虫は，食物や汚れた唾液を介して，食物中に混入していたある種の昆虫の卵が齲窩の中に運び込まれたために，またこのようにして持ち込まれた卵が孵化し，次いで虫が生まれ出たために，その場に発見されたのだと思う。とにかくこの虫は，ただそこにいるというだけで何らかの処置をすべき理由とはならないので，虫がいても特別考慮する必要はない。

　時には歯石が怠惰な人の歯や，形の悪い歯の上に積み重なって歯を覆い，包みこんで，若鶏の卵ほどもある石に似た塊を形成するまでになる*3。このような石化物は時として強い力を加えなければ除去できず，また時には石化した歯石の塊と一体になってしまった歯を抜かなければならない。歯石は歯にとって最大の敵の一つであり，たとえ歯石がちょうど歯の上にあるのではなく，歯肉の上にあったとしても，歯石を除去するために十分注意して，しすぎることはないであろう。

　歯の上に軽々しくヤスリをあてることは，ヤスリの使用がまさに適応であるとしても，歯にとって有益であると同時に有害でもある。

　歯肉の病気は歯の萌出によって引き起こされる。生歯時の歯肉の突出や腫脹は，歯肉のエプーリス，パルーリス，潰瘍，腫瘤，瘻孔などと同様にきわめてありふれた病気である。これらの病気は特別の徴候をもって発症する。上記疾患のどれもが種類の異なる別の病気へと容易に変化する。それらの特徴は，実地家であればたやすく識別できる。その特徴から予後を知ることは容易であるが，多くの場合，治療を得ることはそれほど容易ではない。それは本巻の第 16，17，18，19，20，21，22 章でさらに明らかになるであろう。これらの章では上記疾患のそれぞれを特に取り上げて十分に論じているからである。

　歯の喪失から生ずる支障や病気は重大なものである。歯が失われると

---

*3　第 1 巻 31 章，第 3 の観察，図版 2 参照。

口は醜くなり，発音は障害され，胸まで不快になることさえある．齲歯の残骸は，時に私たちに耐え難い苦痛を与え，口腔内を臭くしてむかつくほどにする．口腔の悪臭は，また歯の不潔，口腔内の潰瘍や瘻孔によっても，また胃の中での発酵物が腐敗したり，胃内に消化の悪い食物が過度に詰め込まれたときに胃から立ち上る蒸気によっても，あるいは不健康な肺から立ち上り呼気を耐え難い悪臭に変えてしまう臭気によっても，同様に引き起こされる[11]．

　歯槽，歯肉，歯は種々多数の病気に頻繁に侵されるが，これらを治療するためには，きわめて多様な状況を包括する理論と実践から成る種々の手当が必要である．本概論にはそれらを可能な限り収録した．

原綴と訳注

1) tissue，第1巻 第1章の訳注1参照．
2) argent-vif，アンブロワズ・パレはこの名の由来について「生きた銀は，これが銀色をしており，またほとんど四六時中動いていて，まるで生きているように見えるので，こう名付けられたのである」と記している（文献26, 508頁, 1664）．
3) 職業病としての水銀中毒については，すでにベルナルディオ・ラマッツィーニ（1633-1711）がその著書『労働者の病気』の中で述べているという．
4) articulation，下顎の運動ともとれるがフォシャールは第3章でも第6章でも歯が発音にとって大切なものであると述べていることから，ここでは構音と解釈し，発音と訳した．
5)「歯が引き起こす最初の病気は，（中略）そうした例はずっとまれである」の部分は，第2版では加筆修正されて，第1巻 第2章「乳歯萌出時の子供の病気と適切な治療法および歯に関する2冊の新刊書への批判」の中に配置されている．
6)「歯は収まっている……不完全脱臼と呼ぶことができる」の部分は第2版には記載がない．
7)「何らかの原因で……舌に触れることになる」の部分は第2版には記載がない．
8) ここでは"la main"「手」と書かれているが，「指で歯肉を十分に圧迫したり」とか「15分間指で押さえて」といった表現が見られる（第1巻 第26章）ので，指で圧迫したり，固定することを意味していると思われる．
9) 第2巻 第8章，第9章．
10) ver dentaire，歯の虫については第1巻 第7章，93-94頁および第8章 103頁

の訳注の付記参照。
11) 第2版では,このあとに「さらに歯槽や歯肉は崩れ,破壊され,歯は齲蝕になったり,摩耗したり歪んだり,位置が変化したりする。歯は年をとれば失われるが,歯をなおざりにすればしばしばより早く失われる」と加筆されている。

第6章

歯の知覚と歯にしみる感じ

　歯を扱って来た人々の間で，歯の各部の知覚に関する意見は分かれている。ある人たちは歯には知覚がないと考え，ほかの人たちは反対に歯は感じることができると考えて来た。歯を単純にほかの骨と同様としか考えなければ，歯には知覚がないということも正しい。しかし，歯を膜で覆われ，血管や神経が通っている部分として考えてみれば，歯にはその他の身体部分と同じように知覚があるという特性を否定できないはずである。

　歯に対する考え方をこのように変えれば，知覚の有無に関してまったく相反しているように思われる二つの見解も簡単に両立させうることが容易に理解できる。しかし私は，すでに述べた理由から，また日々の経験から後者のように考えるほうがよいと思う。日々の経験から，歯を侵す病気は疼痛を引き起こすこと，したがって歯には知覚があることがわかるからである。

　歯の知覚についてさらによく理解するためには，私がこの概論のはじめに歯を構成する各部分について述べたこと[1]を思い出す必要がある。思い出したとして話を進めると，私は歯の知覚は大きく2種類に区別できると思う。その一つは固定性，持続性疼痛と呼ばれる感じであり，通常，人々が歯が痛いと言うときに経験する痛みである。もう一つは歯にしみる感じとか，一過性の疼痛とか言われるもので，これはある種の織

物を手で擦ったときに感じる不快感，あるいはある種の器具が互いに擦れ合う音を耳にしたとき経験する不快感にもたとえたり，そう表現したりできる感じである。

　歯痛には多くの種類がある。最もありふれているものは刺すような痛みと呼ばれるものと，緊張性の疼痛と言われるものである。この2種の疼痛は齲蝕や充血の場合に感じられる。種々様々な疼痛がある理由を理解するためには，歯に齲蝕や充血が生じたとき，そこで何が起きているかを考えれば十分である。

　齲蝕の場合，空気が神経線維や小血管の膜を乾燥させ，収縮させて，これらを突っ張らせてしまうので，線維や膜はもはやここを流れる体液に応じて容易に伸びたり曲がったりできなくなる。このため体液はそうした血管壁を押し開き，拡張させるよう努力することになり，この努力が緊張性と呼ばれる疼痛の原因となる。

　一方，小血管がちぎられたり，破裂すると，ほどなく体液が溢出し，この体液が間もなく変質し，腐敗して，変化した体液に触れている膜や，血管を刺激することになり，これによりちくちくした感じが生じるであろう。

　充血の場合，侵されている部位は歯の周囲，特にここを取り囲んでいる膜である。この膜の血管は膨張して，膜をいっそう厚くし，歯をいっそう強く締め付けるようになる。この結果生ずる疼痛は，刺すようなものであるよりむしろ緊張性の疼痛である。ただし，血管の狭窄が非常に強いためにそれ以上進めなくなった体液が血管膜を破るといった事態が起これば別であるが。非常に真実らしく思われるこれらの説明は歯を扱う人々に役立つことであろう。なぜなら，彼らが病巣を完全に除去するにせよ，苦痛を鎮めたり和らげたりするにせよ，あるいは耐え難い痛みをいくぶん軽くするだけにせよ，上述の説明によれば，ある状況において首尾よく対処するための適切な治療法が容易に発見できるからである。たとえば充血があれば，血管が充満して塞がれているためだとわかるので，瀉血も局所外用薬の一部も適切であると判断できる。

歯にしみる感じは別の種類の感覚であり，それがいかに不快なものであろうとも，一般に疼痛と呼ぶことはない．しみる感じを定義して，この感じを理解させるために記した内容に私自身ほとんど満足できていない．私が説明できる以上に人々はこの感じがどのようなものかを経験からよく知っている[2]．

一般的見解は，酸っぱい体液が歯根を覆っている膜の線維の間にしみ込み，そして歯がこの膜によって圧迫されると，この状態で汁が膜の線維に作用して，歯にしみる感じが引き起こされるというものである．

私はスグリの実や酸っぱいサクランボなどの，ある種の果実の汁が歯根を覆う膜を構成する線維の隙間にしみ込めるということを否定するものではない．また，こうした汁がこの膜を膨張させ，何本かの血管で体液の流れを妨害し，神経を引っ張り，このため多少とも不快で痛い感じを引き起こすということにも賛同する．しかし，これは感じの起こる場が歯体部［歯冠］にあると思われる歯にしみる感じとはまったく異なるものである．

歯にしみる感じは歯体部だけに，あるいは，さらに歯の表面に限局して生ずるものであると私が考える理由は，歯の表面を布で強く擦るだけで歯にしみる感じをただちに軽減できるからである．また，さらに私が述べたことを明らかに証明し，反対の見解を打ち破るように思われる経験がある．それはスカンポを噛むと，普通は歯にしみる感じが突然止まることである．こうしたことは，もし歯にしみる感じが一般に言われているように酸によって引き起こされるとするならば，決して起こらないであろう．人々が噛むスカンポは酸性であるから，歯にしみる感じを止めるどころか，反対にしみる感じを増悪させるはずである．さらに，もしこの不快な感じが小血管内で酸のために凝固した汁に起因するなら，またスカンポの汁が小血管内にあるとされている閉塞を除去するために，この小血管の中に入り込む必要があるとするならば，スカンポの効果があのように迅速に現れることはきわめて理解が困難であろう．それよりも，ある物質が歯の表面に作用してエナメル質で終わっている神経

線維を変化させたとき，スカンポの汁の一部が非常に素早くエナメル質の中にしみ込んでこの神経線維に作用すると考えるほうが真実味がある．さらに，口を少し開いて口腔内に吸い込んだ空気の一部が触れるだけで，非常に不快な歯にしみる感じが引き起こされることに気づくならば，人々は上の見解を確信できる．空気が口腔内を通るときに，かなり強く歯に押し付けられてその結果，歯が歯根を覆っている膜を圧迫することになるということを人々は決して信じる気にはなれないだろう．それより次のように仮定するほうがずっと自然である．すなわち歯の中に入り込めるほど十分に尖った，微細な粒子が，一方の端だけを骨の線維の間に入り込ませ，他端は外に突き出したままにしているとすると，このために歯の表面にきわめて細く，小さな剣が林立したかのようになる．そして通過する空気はこの小剣をたやすく振動させられるので，これから歯にしみる感じと呼ばれる，不快で，厄介な感じが生ずるという仮定である．こうした推測は非常に真実味があり，私が次のように結論する理由となっている．すなわち歯には知覚がある．知覚は歯根を覆っている膜によるものばかりでなく，歯のすべての部分に広がっている神経や膜の線維によるものもある．一つだけ注意しなければならないことは，エナメル質ではこの知覚がほかの部位よりもかなり劣るということである．その理由はエナメル質の織り目が非常に詰まっており，またエナメル質の孔が非常に小さいので，ここにたやすく入り込めるものがないためである．したがって，エナメル質以外の部位に激しく，強い苦痛を引き起こす原因であっても，エナメル質には同じ苦痛の感覚を引き起こすことは不可能である．しかし，エナメル質の中に認められる神経線維の特別な様態から，エナメル質は歯にしみる感じが起こる唯一の場であるということがかなりの真実味をもって推測できる．

ここで私が歯にしみる感じの中に分類しているある不快な感じ，つまり人々が帽子の布の上やほかの似たような物の上を手で撫でたときや，ある種の器具が互いに擦れ合う音を，ある程度の距離で聞くときに，特に切歯や犬歯に感じられる不快な感じについてここで詳細に説明しても

よいのであろうが，この感じは通常，歯科師の援助を必要としないものであるため，またこの問題に対して与えられている説明が私には非常に疑わしいと思えるので，読者にこのような推測を読む苦痛を免除した方が，また私の職業が規定している境界から外れない方がよいと思う。

原綴と訳注
1) 第1巻 第1章参照。
2) 第2版では，「しみる感じを…（中略）説明できる以上に人々はこの感じがどのようなものかを経験からよく知っている」の部分は削除されている。

第7章

歯の齲蝕の種類とその原因

　前章で歯にしみる感じと歯の疼痛について説明したので，本章では齲蝕の検討に移る[1)]。

　歯の齲蝕は歯の実質を破壊する病気である．この病気は歯の骨性線維の間にしみ込む体液によって引き起こされる．すなわち歯はその線維が破壊されるがゆえに齲蝕になり，この線維はこれを構成している小部分の位置が変化するがゆえに破壊され，さらにこれら小部分は揺り動かされるがゆえにその位置を変えるのである．

　歯の織り目を破壊するごく普通のものは歯の周囲に停滞している体液である．そしてこの体液中の個々の粒子がその特殊な衝撃を歯の粒子へ伝え，遂にはこの衝撃が歯から小片を次々に引き剥がして齲窩を形成し，この齲窩は歯の表面全体が黒っぽく見えるもととなる．引き剥がされた小片のほうは，粉々にされ，その容積が非常に小さくなってしまうので，体液のあらゆる動きに従って，体液とともに運び去られる．

　この傷害を引き起こす原因には内因と，外因がある．外因としては打撃，激しい力仕事[2)]，歯に軽率にヤスリをかけること，ある種の物質の塗布，変質した唾液，食物がある．内因は全身の血液中にある，あるいは特別悪質なリンパ液中にある原因である．

　歯に加わる打撃や激しい力仕事が，どのようにして齲蝕を引き起こすかを理解することは困難ではない．これらの力が歯全体に及ぼす震動の

ために歯の小部分が血管を圧迫し，引っ張り，引き裂くことにより，あるいはこれらの力が血管の膜に直接作用することにより，血管内にある体液を溢出させうるからである。齲蝕はまたヤスリの作用によっても引き起こされることがあるが，それはヤスリが歯髄腔を露出したり，またはヤスリが歯髄腔に近づきすぎたときである。腐敗した唾液，刺激的な食物，疼痛を和らげたり歯を白くするために塗布されるある種の腐蝕性の物質もまた齲蝕を起こすことがあるが，この場合はこうした物質の粒子が唾液と一緒に歯根に沿って膜の線維の隙間に入り込み，すでに前章で述べたように血管を破壊したり，侵蝕したりするためである。

　全身の血液に内在する原因が齲蝕を引き起こすのは，内在する原因によって血液の流動性が減少するか，血管が非常に細いため，体液が血管を拡張させようと努めても拡張して体液を通す余地がない血管の中で，血液が閉塞を起こすような場合だけである。

　このようにして，時折，齲蝕に頭痛，発熱などが合併する理由も，反対に時として齲蝕が気づかぬうちに，疼痛もなく進行する理由も理解できるであろう。これらすべては齲蝕が形成される部位によっている。なぜなら齲蝕部位に神経線維があったり，あるいは齲蝕部位に体液が滲出した場合には，停滞・貯留した体液の発酵に比例するにせよ，しないにせよ，この体液が必ず神経線維に作用するからである。

　一方，齲蝕がエナメル質の一部にでき始めた場合には，ここには神経線維が少なく，またそこにある線維は幾分弱っているので，齲蝕がまったく気づかれずに進行することも，齲蝕が疼痛を引き起こさないことも当然である。ただし，すでに述べたように，エナメル質が食い尽くされたときは，膜が何らかの腐敗した物質の作用や，空気の衝撃に曝されることも当然である。

　齲蝕がある程度進行してしまうと，神経線維や血管の先端が空気の作用により非常に乾燥して，齲蝕の進行が止まり，齲蝕物質が乾燥して1種のパテのように固まり，さらに歯そのものと同じくらい硬くなる。

　歯が乾燥性齲蝕と呼ばれるような齲蝕に侵されることはしばしば見ら

れる。乾燥性齲蝕に触れることには十分慎重でなければならない。それと言うのも，この種の齲蝕には疼痛がなく，通常この齲蝕が拡大することを恐れる必要はないからである。また乾燥性齲蝕は手術によってその進行が早まることがある。とは言え，齲窩がかなり大きい場合には，また齲窩に鉛を充塡できると判断した場合には，のちに歯の鉛充塡の項で教示する方法に従って齲窩を清掃したのち，齲窩に鉛充塡することが適切であろう。この手術により食物やほかの物質が齲窩に貯留することが防止できるからである。

　歯は体内のどの骨よりも齲蝕になりやすい。その理由は歯の織り目が他より密なためであり，その結果，歯では血管が他部位より細くなり，停滞，閉塞，狭窄などが他部位より生じやすくなるからである。そのうえ歯が占める位置ゆえに歯はほかの骨よりも，先に記した傷害を引き起こしうる物質の作用を直接受けるからである。したがって，歯は非常に多数の外因によって齲蝕になるが，これらの外因はほかの骨に同じように作用することはない[3]。さらに経験から歯の中にはほかの歯よりも齲蝕になりやすいものがあることも知られている。

　臼歯は切歯や犬歯よりも齲蝕になりやすい。上顎切歯は下顎切歯よりも傷みやすい[4]。さらに最後方臼歯は，年齢がかなり進まなければ，簡単には齲蝕に侵されないことが知られている。

　ある歯が齲蝕になったあとに，同一顎の反対側にある同種の歯［同名歯］が同じように齲蝕になることはしばしば認められる。私は何回となくこのことを観察しているので，私にはこれが単に偶然によるものとは思われない。この現象に関して驚くべきことは，必ず同種の歯［同名歯］が齲蝕になるばかりでなく，私が観察したように，通常は同じような部位が，時には完全に左右対称に侵されることである。この現象の成因を説明することは非常にむずかしいと思われるが，次のように考えてよいであろう。すなわち，左右対称に齲蝕になる歯はその外形ばかりでなく，硬さや構造も同じなので，腐敗した体液が一側の歯を侵すことができれば，もはや何ら苦労せずに対側歯の実質を侵すからである。これが今日

まで私がこの問題に関して行った推測である。

　齲蝕や歯痛を引き起こすと考えられる原因は上述のものがすべてではない[5]。

　俗人ばかりでなく，一部の著者でさえも，歯の疼痛や齲蝕のすべてが歯の虫によって引き起こされること，そしてこの虫が少しずつ骨の線維の織り目や神経線維を食い荒らすことを信じていたばかりか，現在もなお信じている。もしそうであるならば，歯の疼痛や齲蝕はたやすく説明できるばかりでなく，その説明によれば人々はわざわざ医者[6]にかかる必要もなくなるであろう。この説は歯の虫に関する経験と称するものに基づいている，つまりヒヨスと呼ばれる植物の実を焼くとその煙で歯から虫が落ちると言うものである。アンドリー氏[*1, 7]はこの作り話をほかの類似の出来事と同様に扱っており，その記述は虫の発生に関する氏の著書[8]の第9章で読むことができる。

　リヴィエール氏[*2]は齲蝕部で生まれる虫を歯痛の原因の一つとして認めているが，氏はまた齲窩中に残っているあらゆる種類の腐敗した物質は，それが分泌物であれ，食物であれ，この虫を生み出せるが，粘り気のために歯にこびりつきやすい甘い物はとりわけよくこの虫を生み出せると考えている[*3]。

　アンドリー氏は，不潔のため歯の表面に蓄積した歯垢の下で発生する虫が顕微鏡を用いて発見されたことを報告している。氏の報告によれば，この虫はきわめて小さく，その丸い頭には小さな黒い斑点があり，その他の部分は細長く，顕微鏡を用いて酢の中に発見された虫とほとんど同じであった。氏はさらに，この虫は歯を少しずつ食いかじり，歯に悪臭を生じさせるが，激しい歯痛は起こさないと付け加えている。氏はまた強い歯痛がこの虫によって引き起こされると思うことは誤りであると考えている。アンドリー氏は，上記著書の第9章第1節ではさらに，歯の

---

*1　パリ大学医学部教授，国王陛下の進講者，雑誌 "Journal des Sçavans" の寄稿者の一人。
*2　モンペリエの医師。
*3　Tit. I. 1. 6, c. I. 461 頁。

虫は非常に軽いむず痒さを伴う鈍痛しか引き起こさないことを強調している。

　私はこの虫の存在を自分の目で確認するために，自分にできるだけのことを行った。私はドゥ・マントヴィル氏[*4]の優秀な顕微鏡を使用して，抜いたばかりの歯の齲蝕部や，歯の周囲に蓄積している種々の硬さの歯石を多数観察したけれども，そこに虫を発見することはできなかった[9]。

　私はアンドリー氏の敏腕とその誠実さを確信しており，氏の報告事項が真実であることを疑うものではない。しかし，氏の論述をすべて読めば，自称の歯の治療師たちが虫を殺すために適切だと触れ込んで，あんなにも自慢している彼らの特効薬を使用しなければならない場合は，ごく少ないことが容易にわかる。それと言うのも治療を必要とするような疼痛は，この有名な著者によれば，ほとんどの場合この虫が原因では起こらないからである。

　歯は時折，内因によって齲蝕になるが，エナメル質やその表面が完全で，少しの変化もない以上，歯の虫がどのようにしたところで，内因性齲蝕を引き起こしたとは考えられない。

　私はまた歯根や根分岐部［穹窿部］が，歯石の層もまったくなく，この種の虫が宿るために適した歯垢の蓄積もないにもかかわらず，齲蝕になることを観察した。私はこの例やその他の例から，虫がまったく関与せずに惹起される齲蝕があることを確信している。

　さらに私はどんな場合にも，この虫が歯の齲蝕の唯一の原因であるとは絶対に信じられない。たとえ虫が原因であるとしても，それは私が以下に提唱する齲蝕の治療法をいかなる点でも傷付けるものではないであろう[10]。

原綴と訳注

1) 第2版では，このあとに「歯はその構造がほかの部分よりも齲蝕になりやす

[*4] パリの宣誓外科医。

い状態にあるにせよ，あるいはその他の原因によるにせよ，人体のほかのどの骨よりも齲蝕に罹患しやすい」と加筆されている．
2）全身の力仕事でなく，歯で栓を抜いたり，見せ物的に歯で重い物を持ち上げることを指している．
3）「したがって，歯は非常に多数の外因によって（中略）作用することはない」の部分は，第2版では「そして齲蝕の大部分が外因によって引き起こされることは次のことから証明される．すなわち，欠けた歯の代わりに義歯としてはめ込んで使用する他人の歯やほかの動物の歯が，時に口腔内で天然歯と同様に齲蝕になることである．この場合，内因はこれにまったく関与しておらず，外因がほとんどすべての齲蝕を引き起こしていると考えなければならない．しかし，奇妙なことは次のような例が観察されることである．すなわちヤスリや骨膜剥離器を用いて完全に齲蝕を除去した歯や巧妙に鉛を充填した歯は非常に長い間，しばしば一生涯，特に齲蝕があまり遅くならずに処置された場合，選んだ歯科師が経験豊富であった場合にはなおさら，それ以上齲蝕になることもなく保存されることである．歯を齲蝕にする原因の大部分が外因に由来するのであるから，この同じ原因が齲蝕のあった歯に処置前と同じ刺激や同様の悪化を与え続けているはずではないかと批判できるであろう．私はこの異議に対して次のように答える．すなわち腕の良い歯科師が適切に処置した歯がたやすくこの不都合を被ることが滅多に見られないことは，齲蝕になった歯の表面の状態がそこに加えられた手術のために変化したからであるか，あるいは以前にこの部位を侵した原因が厄介な悪化を起こしにくくなったからであると．実際，歯が適切に，熟達した人の手で治療されると，これが保存されることは確かなことである」と加筆・修正されている．
4）「上顎切歯は下顎切歯よりも傷みやすい」の部分は，第2版では，「臼歯の次は切歯と上顎の犬歯であり，これらは下顎の犬歯よりも悪くなりやすい．なぜなら上顎の切歯や犬歯はいつでも，飲むにつけ食べるにつけ，あるいはただ空気を吸ったり吐いたりする際にも，その位置のゆえにいつでも熱さや冷たさに対して無防備で，これらに曝されることが多いからである」と加筆・修正されている．
5）「これが今日まで私が（中略）上述のものがすべてではない」という記述は第2版では削除されている．
6）phisicien，現代仏語では "physicien"．
7）Nicolas Andry（1658‒1742）．
8）"De la génération des vers dans le corps de l'homme"「人体内での虫の発生について」（Paris, 1700）．
9）第2版では，この後に「これと同じくらい私にこの虫を信じ難くさせているものは，歯の不潔により齲窩に虫が発生すると多数の著者たちが主張してい

るにもかかわらず，いまだにそれを発見できないとエマールが述べていることである」と加筆されている。
10) フォシャールは，歯に虫がいることを否定してはいないが，それは齲窩に食物とともに持ち込まれた虫の卵がそこで孵化して出て来たものだと考えて自然発生を否定している（第1巻 第5章）。ちなみにルイ・パストゥールの「自然発生説の検討」が発刊されたのは1861年のことである。

　フォシャールはまた，第2版，第1巻 第10章で，充血して太くなった血管を誤認して，齲蝕が虫によって起こされると人々が信じるようになったのではないかとも述べている（第1巻 第8章の付記参照）。

第8章

歯の齲蝕について，齲歯を剥離器で削る前に観察が必要

　齲蝕は歯に起こりうる最も重大な病気の一つである。その進行によって歯は破壊され，食い尽くされてしまうためである。齲蝕の進行を止めるためには，私が以下に述べる手段によらなければならない。さらに私は齲蝕を克服しうるような場合も指摘する予定である。

　個々の歯の中心部にある歯髄腔が齲蝕やその他の原因で露出したときには，通常その治療は種々の手術や最良の特効薬の助けを受けなければ望むことができない。さらにこれらの治療法を秩序立てて十分な期間続行したところで，あまりに進行してしまった齲蝕の治療に成功することはまったくの偶然と言える。

　こうした場合に起こる最も幸運なこととは，歯の中に入り込んでいる神経線維が齲蝕部の付近にないこと，齲歯に来ている血管がすべて何らかの原因で乾いてしまうこと，あるいは神経線維や血管がもはや知覚が失われてしまうほどに衰弱してしまうことである。

　これは非常に明確な事実なので，私たちは非常に大勢の人々が秘訣があるといって自慢している特殊な薬は，次の場合に限って奏効したように見えたのだと結論することができる。すなわち歯の血管が，齲蝕を引き起こした体液そのものの作用によってすでに衰弱したり，乾燥してしまった場合[1]だけである。こうしたとき，この薬売りたちは公衆にこれら薬と称するものが無効であることを気づかれずに，治癒を自分たちの

手柄にしてしまうのである。
　これらの薬売りたちが齲蝕やその他の病気によって生ずるあらゆる種類の疼痛に使用している，ある種の膏薬や水薬を用いて，たとえ時に疼痛が減弱したとしても，こうした薬のおかげで疼痛が治まったと考えてはならない。こうした薬は病気の再発を防げないので，これらの薬の人気は長続きせず，薬売りたちはその代わりに，これまたほとんど益のない無数の別の薬を次々に用いなければならなかった。
　これらのもぐり治療師が，こうした水薬や膏薬が持つと言う特性，すなわち長く続いている痛みを間違いなく取り去り，再発もないと言う特性は，疼痛にひどく悩まされている人々を納得させる強力な魅力である。毎日毎日，新たにもぐり治療師を激賞する声を聞くが，この種のもぐりの治療師たちに関して持つべき判断基準を過去の経験から一度確立してしまえば，こうした大道治療師たちについて語ることはもはや無用であろう。実のところ，連中は公衆の信じやすさを悪用しているにすぎないのだから。しかし，この連中は信じやすい人々を騙して金を貯めることはたやすいと思っており，このたやすさは非常に大きな誘惑なので，この連中を倍増させずにはおかない。またこうした連中の中にはあらゆる種類の者が，男も女も，あらゆる職種の者が見られる。
　連中の一部は自分たちが歯痛を特別なエキスで，ほかの連中は膏薬で治すと称している。またある連中は祈禱したり，十字の印で奇跡を起こすと約束し，別の者たちは歯を食い荒らし，人々が悩んでいる病気の主犯であると彼らが考え，そう言っている歯の虫を殺すための特効薬を持っていると主張している。このようなペテン師連中は公衆を欺いているのである。歯の虫は《時にたまたま虫が歯にいることがあるとしても》決して激しい疼痛を起こさない。このことはアンドリー氏が非常に詳しく観察している。さらに自分たちは非常に腕がよいので，人々が信じてくれるならば，きわめて頑固な歯痛を耳を乱刺することによって，あるいは静脈を塞ぐと称して，耳を真っ赤な鉄で焼くことによって治すと主張している。

第8章　歯の齲蝕について，齲歯を剥離器で削る前に観察が必要　　　　99

　このような偏見を有利にするために，有名なヴァルサルヴァ氏[*1,2]が歯痛を和らげるために，焼きゴテをあてるべき耳の部位をきわめて入念に決定した事実を引用できることは承知している。ヴァルサルヴァ氏はまた鉄ゴテの大きさやそのあて方をも規定した。あまりにも有名で，その意見も立派な著者の権威のために，この処置を行って有効な場合もありうることを進んで信じたいところではあるが，しかし，通常歯に起こる疼痛がこの方法で治るとは私には信じられない。
　私はブルターニュの町，ナントに歯の疼痛を耳の焼灼で治すことで有名なトルコ人の時計職人がいたことを知っている。さらに，よく治るという評判にもかかわらず，この男の手に落ちた人たちの大部分は，その苦痛を和らげるために結局私を頼らねばならなかったということも承知している。その後，ほかの多くの人々がこの治療法を用いて，これまたほとんど成功していないことを私は見て来た。ほかにも人々が歯痛によいとほめそやしている無数の治療法があるけれども，そのほとんどは非常に馬鹿馬鹿しくて無茶なものなので，それらを細かく説明することは無益であり，煩わしくもある。しかし，その中で一つだけ，その奇妙さのゆえに，ド・ブラントーム氏が言及しているものを報告しよう。「私は《氏自身が語っている》海の上で歯の炎症にかかったために2日間彼女[*2]《エリザベート・ド・フランス[3]，スペイン王フェリペ2世の妻》に会いに行かなかった。彼女は娘のリベラックに私がどこにいるのか，病気ではないのかとたずねた。そして私の病気を知ると彼女はお抱えの薬剤師を私のもとへ派遣した。薬剤師はこの病気に対して特効的な薬草を持参し，それを私の手のひらにのせたところ，疼痛は，それが突然生じたときのように，たちまち消えてしまった」[4]。
　齲蝕がまったく，あるいはほとんど歯髄腔に及んでいない場合には三つの治療法[5]がある。第1は桂皮油か桂皮エキスと丁字エキスとを混合

[*1] 哲学および医学博士，ボローニア大学の解剖学教授，ボローニアの廃疾者病院の外科医。
[*2] 有名な女性。『エリザベートの生涯』179頁。

して，あるいは別々に用いる方法であり，第2は焼きゴテをあてる方法，そして第3は鉛を利用する方法である。

ディオニス氏*3 は齲蝕が咬合面上，すなわち歯体部の先端の表面にあるときには，これを硫黄油つまり硫酸で焼くことを，またその際，細密画を描くために用いる細い筆で侵された歯に硫酸の小滴を運ぶことを勧めている。氏はさらに齲蝕が拡大するならば，そこに焼きゴテをあてるべきであると述べている。これほど腕のよい外科医の功績に傷を付ける気持ちはないが，私はこの処置法は非常に危険であると言いたい。なぜなら，この硫酸は腐蝕性であるため，その緩徐な作用によって疼痛をいっそう鋭く持続的なものにするばかりでなく，歯の織り目を食いちぎることで，歯痛をさらに激しくさせ，増強させうるからである。そのうえ硫酸の作用を制御することは不可能で，硫酸は齲窩全体に広がり，健康な部位をも，齲蝕になった部位と同様に侵さずにはおかない。加えて硫酸と混じり合った唾液がその後必ず歯肉の上に広がるので，歯肉に何らかの傷害を引き起こす可能性がある。したがって，私がすでに示した三つの治療法だけに留めたほうがよい。

齲蝕が軽度である場合は，あとに述べる器具を用いて齲蝕部を除去し，齲窩に鉛を詰めれば十分である。齲蝕が少し進み，疼痛を引き起こす場合には，齲蝕を除去したのちに，毎日，齲窩に桂皮油か丁字油で湿した小さな綿球を詰めなければならない。この処置は，知覚のある部分を綿球の圧迫に慣らすために，次第に綿球の形を整え，突き固めるように注意しながら十分長い間続けるべきである。4-5日後に齲窩の中に滞った膿を再び排除する。この注意によって疼痛の再発はしばしば防止され，また歯の骨の線維に小さいけれども十分な剥離が生じ，齲蝕の進行や疼痛の持続が阻止される。この方法を十分長く続けたのちでも疼痛が治まらない場合には，齲窩に焼きゴテをあてる。その後しばらくして鉛を充填する必要がある。充填の実施は，時に鉛を保持できないような性状の

---

*3　氏の著書『手術法概説』"Traité d'opérations" 509 頁．

齲窩が見られるので，齲窩の性状が許す場合のみではあるが。
　齲蝕が歯髄腔にまで進行した場合には，歯髄腔に膿瘍を形成することがある。私は膿瘍形成を多くの人々で観察して来たが，こうした人たちには切歯や犬歯に齲蝕があり，これが強い疼痛を引き起こしていた。膿の排出が認められるとすぐに私は，齲蝕部の除去を膿の流出を妨げていそうな部分だけに留める。そして探針を齲窩の中に入れ，先端が歯髄腔に達するまで進めて膿の排出を容易にする。膿が排除されるや否や疼痛は止む。このように処置してから2-3ヵ月間安静にさせ，その後に齲窩に鉛を詰めてさらに齲蝕が進行することを防止する。
　本章において私は，大道治療師が機会あるごとに連中の特効薬と称するものの効果が有効かつ確実であると請け合い，彼らが歯の病気を根本的に治療するためにはこの薬で十分であると人々に保証して，歯の病気に対して技術が提供できる一切の処置を排斥していることを正当な理由をあげて強く非難した。とは言え，ある種の局所外用薬が歯や歯肉やその隣接部に貯留している体液の流れを変え，体液を排除できることにより，充血を散らして歯痛を和らげるうえで何らかの貢献ができることを私は否定するものではない。次に私の経験から最も有効であると認められた2種類の局所外用薬の組成を記すことにする。

歯痛のための膏薬
　タカマハカの樹脂とカレニュの樹脂，つまりヤニを各1オンス［約30.6 g］ずつとり，これをとろ火に掛けて十分量の乳香油に溶かす。そこに阿片チンキのエキスを1グロ［約3.8 g］加える。これらを十分に混合したのち，火から下ろして冷ます。これをリアール硬貨大のタフタ地の布か，黒ビロード布の上に塗って膏薬とする。この膏薬は左右の側頭動脈の上に貼付し，自然に剥がれるまでそのままにしておき，剥がれれば新しいものと取り替える。そしてその必要を感じなくなるまで続けて貼付する。

充血を散らし，歯痛を和らげるための練り薬

除虫菊の根，黒胡椒，生姜，飛燕草，ニクズク花，丁字の蕾，桂皮を各1/2オンス［約15.3 g］ずつ，海の塩を1オンス［約30.6 g］とる。これらすべてを細かい粉に砕き，上薬をかけた陶器の容器に入れる。その上に12オンス［約367.2 g］の上質の赤酢を注ぎ，とろ火に掛けて沸騰させ，木の箆で常にかき混ぜながら，濃い蜂蜜ほどの硬さになるまで煮詰める。煮詰まったら火から下ろし，陶器の壺の中に保存する。使用に際しては，この練り薬を小さなソラマメ位の量だけとり，軟らかなリンネル布の小片に包み，それを充血や疼痛のある側の歯肉と頬の間に入れる。

この練り薬の作用によって，多くの不快を伴う喫煙やかみタバコによるよりもいっそう多量の唾液を出させることができる。歯痛が軽減するか，充血が治まり始めたとき，この練り薬を除去し，必要になれば再びこれを入れる。この練り薬を口腔内に長期間置き過ぎると，薬が頬の内部を熱して，時にその部位に小水疱を形成することがある。しかし，この水疱は口腔内をぬるま湯で漱ぐことによって容易に消退する。

これら2種類の薬によって時によい結果が得られる。特にこれと並行して丁字油か桂皮油を[6]，少量の綿か綿撒糸に浸して齲窩に詰めるようにした場合，また適切に瀉血や下剤投与といった処置を併用した場合には結果がよい。瀉血や下剤投与は患者が多血症で，充血を起こしやすい人である場合には怠ってはならない[7]。

原綴と訳注

1) 第2版では，この後に「さらにこの腐食性の体液が炎症や疼痛を止めるほどまで十分に温和になった場合だけである」と加筆されている。
2) Antonio Maria Valsalva（1666-1723）を指しているものと思われる。
3) Élisabeth de France（1545-1568），アンリ2世とカトリーヌ・ド・メディシスの娘，1559年フェリペ2世の後妻となり，23歳で産褥中に死亡した。
4) 第2版では，この後に「エマールは呪文，手で触れること，ある種のお札，あるいは手に薬をのせることなどによる歯痛の治癒は想像力によってもたら

第 8 章　歯の齲蝕について，齲歯を剥離器で削る前に観察が必要　　　　103

されたものに過ぎないと述べている．（以下略）」と先人の見解を引用した解説が続く．
5) 第 2 版では次のように書かれている「四つの治療法がある．第 1 はヤスリや骨膜剥離器による方法．第 2 は鉛の充填．第 3 は桂皮油か桂皮のエキスと丁字油か丁字のエキスとを混合して，あるいは別々に用いる方法．そして第 4 は焼きゴテをあてる方法である」．
6) 第 2 版では，この部分は「丁字油か桂皮油と阿片エキスとを等量ずつ混ぜたものを」と加筆・修正されている．
7) 第 2 版では，この後に尿の効用について下記のように述べられている．「私は次に記す処置法で，ほとんど全部の歯が齲蝕になっていて，きわめて頻繁に充血や疼痛に悩まされている多くの人々の症状を非常に軽くして来た．それは毎日，朝と就寝前に，自分が病気でないと思われれば，排泄したばかりの自分の尿を匙に数杯分とり，これで口を漱ぐことである．この際，尿はしばらく口腔内に含んでおく．この方法は継続しなければならない．この処置法は非常に有効であるが，これが非常な緩和をもたらしうるのと同程度に不愉快であることも事実である．（以下略）」
　上記の記述に関して，ワインバーガーは「フォシャールは彼の時代を完全に超えていたわけではなく，当時の奇妙な見解の一部を共有している」と評している（文献 15，71 頁，2015）．

付　記
　第 2 版では，初版の第 8 章に相当する「第 9 章　齲蝕について」に続いて「第 10 章　歯が摩耗したり，齲蝕に罹患したり，疼痛を引き起こしているときに，歯を穿孔する方法」が設けられ，髄腔内に形成された膿瘍を穿孔する手技について記している．初版ではこれに相当する章はないが，穿孔術そのものに関しては症例報告として，第 1 巻 第 37 章，第 2 の観察に 1 例，第 3 の観察に 2 例記している．
　第 2 版の第 1 巻 第 10 章では，いわゆる歯の虫に関しても「抜歯したあとで歯根の先端を注意深く見てみれば，ここでは血管のかなりの部分がその緊張と炎症のために，異常なまでに太くなっていることがわかるであろう．こうしたことはこれ以外の場合には決して起こらないことであり，これ以外の場合では血管を虫眼鏡，つまり顕微鏡を使わずに見ることはほとんどできない．たぶんこれらの拡張した血管，非常にはっきりと見分けられる血管が，人々が感じる激しい疼痛の直接原因は虫であると信じ込むきっかけを与えたのであろう」というフォシャールの見解が示されている．

第9章

歯の表面に形成される歯石と歯に及ぼす悪影響

　一般の人々や一部の著者たちが硬結と呼んでいる歯石は歯の表面に蓄積し，そこに留まるうちにある程度の大きさをもった石の殻のようになる物質である。

　歯を失う原因できわめてありふれたものは，除去できるときに歯石を除去してもらわず，またこの異物があることに気づきながら，歯肉の病気や時に齲蝕を引き起こす異物を除去してもらわなかった人々の怠慢である。歯石は歯肉が退縮する原因であり，時には歯肉の退縮に続いて歯の齲蝕を引き起こす。

　歯石がどのようなものであるかをさらによく理解するためには，歯石が作り出される原因，および歯石が少しずつ，ほとんど気付かれずに形成される様子について考察する必要がある。私は主な原因が三つあると思う。

　第1の原因は，歯と歯肉との隙間や歯と歯の隙間に貯留する食物の滓である。この滓は唾液に浸されてねばねばした泥土のようになる。そしてこの泥状の滓は，唾液が口腔内をあまり潤さなくなるか，あるいはまったく潤さなくなると，吸い込まれた空気が最も流動性のある部分［水分］を奪い去るので，たちまち乾燥してしまう。

　第2の原因は，呼吸によって口腔外に押し出される，発散物を含んだ空気にある。この空気は発散物中のどろどろしたものやねばねばしたも

の，重いものなどを歯の上に付着させ，上に述べたように泥状の滓が乾燥して下造りした歯石の層にこれらを付加するのである。

　第3の原因は，前記の2者ほどは歯石形成に関与していない。この原因はリンパ液が何らかの変質を受けた結果，腐敗して塩分や多くの地性成分[1]を含むようになった唾液であり，これが歯体部に塩分や地性成分を沈殿させるのである。この第3の原因を認めない限り，私が時折，観察したような，時に歯根をも例外とせず，ほぼ歯全体を包んでいる歯石の殻をどのように説明できるものかわからない。上述の見解について私が意を強くした契機は，歯体部を包んだこの物質と，1721年の雑誌『ジュルナル・デ・サヴァン[2]』の中に見られるように，一度ならず舌の根元に発見されている奇異な物体との間に類似を認めたことである。歯を包んだこの物質は石様であって，変質した唾液に似た，腐敗したリンパ液でなければ作り出せなかった奇異な物体と同様であった。

　私はある女性の舌の下から，上述の物体に似た石様の物体を取り出したことがある。この物体は舌小体の付着部と舌との間で，舌下静脈の近くにあり，小さなアーモンドのような形をしていた。この物体の形成原因としては，濃縮されて歯石様となったリンパ液の成分以外には考えにくいであろう。この奇異な物体はこの女性の発音［構音］を妨げることも，声を弱めることもまったくなかった。

　歯石の最初の層がいったん形成されると，これに毎日新しい層が上へ上へと積み重なって増大してゆく。それは膀胱の中の石をはじめ，層が付加することで増大してゆくすべての石に生ずることとほとんど同じである。

　舌の動きは上顎切歯の舌側面に付着する歯石の大部分を破壊してしまう。ところがほかの歯，特に下顎の歯ではほとんど全部が歯石に包まれている。それは，この物質が自分の重みで常に歯に付着する一方で，舌がこれを上顎切歯の場合のようには除去できないからである。もし歯石を除去してもらうことが遅れると，この物質は歯肉と歯の間に入り込み，そこに留まっていると，歯肉を腫脹させ，拡張させる。そのため続いて

歯根が露出し，歯は動揺し，ほんのわずかな接触にも耐えられなくなる。

　歯を清潔に保つことを怠る結果生じる病気は歯石だけではない。この種の怠慢は口の悪臭をも引き起こす。この悪臭は侵された人にとっては非常に始末が悪く，ほかの人々にとっては耐え難いものである。この病気は通常，歯と歯の隙間や齲蝕のため形成された穴の中に残存し，その場で腐敗した食物の残滓によって，はじめて生じるものである。これらの障害を速やかに治療する方法は，(1) すでに指示した食養生を守ること，(2) 必要があれば歯の清掃をしてもらうこと，(3) すでに教示した方法で歯の手入れをすることなどである。

原綴と訳注

1) partie terrestre どのような物質を指すのかは不明。
2) "Journal des Sçavans" 1665年に創刊号が発行されたフランスで最も古い雑誌。文学関係の記事が主だが，科学的新発見の記事も載った。現代仏語では "Journal des Savants"。
3) 本訳書中の図版は，原著中の図の約1.2倍に拡大されているため，実物大ではない。

図版 2

f.1. 下顎右側臼歯の上に形成された歯石様，石様の物体を実物大[3]で示してある。
　　A. 歯根，この歯の体部の上には歯石がぴったりと付着し，蓄積し，石のようになっていて，歯と一体をなしていた。
　　B. B. B. B. この石様物体の非常にでこぼこした突起，この突起は歯肉の上に位置を占めていた。

f.2. 反対側から見た，同じ石様の物体を示してある。
　　C. 反対側から見た同じ歯の歯根
　　D. 舌に面していた平らで均一な表面
　　E. 上顎の歯がぶつかって形成した穴，あるいはくぼみ

f.3. 最も強く凸状になり，でこぼこがいちばん少ない面から見た同じ石様の物体を示してある。
　　F. 均一で凸状の面，これは咬筋に押し付けられていた。
　　G. いちばん丸味があり，最も強く凸状になった表面。この部分は外側に突き出て，頬に押し付けられていた。

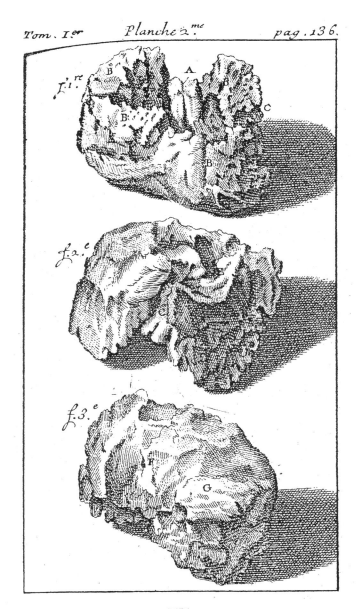

図版2

第10章

以下の章で述べる実践に関する全般的概念

　歯はほかのすべての骨と比較すると，その大きさはとるに足らぬものに思えるとは言え，多数の病気が歯を侵すので，私たちはしばしば手術に頼らざるを得なくなる。この手術を私は以下に教示し，特にその一つ一つについてできる限り明解に，詳述する予定である。

　歯に施す手術には以下のものがある。歯を清掃すること，歯間を離開すること，歯を短縮すること，齲蝕を除去すること，歯を焼灼すること，鉛を充填すること，歯を立て直すこと，歯列を整えること，歯を固定すること，単に歯を歯槽から抜くこと，歯を再び同じ歯槽に植えること［再植］，抜歯した歯を別人の口腔内に植える［移植する］こと，さらに歯が欠損した部位に人工歯を補填することなどである。

　これらの手術はいずれもが，これを実施する者に，手際よく確実で巧みな腕と，完全な理論とを求める。さらにこれらの手術を適切に開始したり，延期したり，断念したりすることを決断するためには，これまためったにないような申し分ない知識が求められる。実際手術の手引書をすべて覚えることはできても，手術がまったく不適当な場合に手術を行ってしまうことがある。このような不都合が起こる理由は病気の真の原因を知らないためか，あるいは治癒を得るための真の方法を知らないためにほかならない。

　したがって，次のように結論できる。すなわち，完璧な歯科師となる

ために必要な学識は，多くの人々が思っているほど狭いものではない。また無知な者の手に身を委ねることほど軽率で危険なことはなく，初歩の初歩も知らずに，この非常に緻密な仕事の実践を企てる者の大多数は無謀で傲慢な者たちである。

　私は論ずべき実践［歯科治療］の基礎とすべき原則を確立した。以下の章では個々の手術について個別に記す。また，私が扱う病気の治癒を得るために使用すべき器具や薬剤についても述べる。それと同時に，用心すべきあらゆる状況をできる限り指摘して，病人の健康やこの技術［歯科医術］の評価を犠牲にするようなことは決して行われないようにしたい。

第11章

歯との関係から見た口腔各部位の位置，手術を受ける患者の位置と術者の位置，および患者と術者の種々の姿勢

　歯は，歯同士の関係，および歯が釘状関節[1]で固定されている上下顎の歯肉や歯槽との関係において検討しただけでは十分ではない。さらに歯の位置を口腔全体，特に口腔の主な壁面を構成する諸部位との関連において考察する必要がある。

　歯列は上下顎でそれぞれ馬蹄に非常によく似た半円形を形成している。この半円形［歯列弓］の中央部は口腔の前方に位置しており，この部位にある歯は半円形［歯列弓］の両端にある歯に対して前方にある。これら前方歯は口唇と舌との間に位置している。前方歯の口唇側から見える面を前面あるいは外面［唇面］と呼び，反対側の面を後面あるいは内面［舌面］と呼ぶ。内面［舌面］は舌の先端と対応しており，舌の先端に席を与え，舌を囲んでいる。これらの前方歯とは切歯と犬歯である。切歯，犬歯のあとに続き，側方に位置している歯は小臼歯，大臼歯と呼ばれる歯である。上下顎の半円形［歯列弓］で最も後方，口腔内で最も奥まった端にある歯は，前方歯に対して後方歯と呼ばれる。口腔側方にある歯の，頬側から見える面は外側面［頬面］と呼ばれる。これと反対の，舌と触れあう面は内側面［舌面］と呼ばれる。前二者［舌面と頬面］の間にある面は臼歯の先端では冠状面[2]［咬合面］と呼ばれる。この面は犬歯や切歯の先端では尖ったり，刃状になっている。歯の横の面は側面［近遠心面］と呼ばれる。

第11章　歯と口腔各部位の位置関係，患者と術者の位置と姿勢

　下顎の歯では歯体部が歯根に対して上方にあり，上顎の歯ではその反対に歯体部が歯根の下方にある．この位置関係が歯の力学や機能の点でいかに有用であるかを人々は十分に知っている．しかし，人々は歯の病気，または歯に施す手術を考えるとき，特にこれらについて記述するときに，この位置関係の正しい表記の適用に必ずしも常に注意を払ってはいない．こうした歯の位置関係のために，一部の人々は当惑したり，歯のある部位をほかの部位と混同したりする．この欠点は上顎の歯を上歯，下顎の歯を下歯と名付けることによって回避できる．また個々の歯の諸部位を解剖学者たちが確立した通常の用語法に従って分類，亜分類すべきである．

　同様に下顎の歯に関しては，これらの歯［下顎歯］の体部下方を歯頸部と名付け，またこれらの歯［下顎歯］の先端は上部と呼べる．歯頸部と上部との間にある部分は中央部，外，内，側部などと呼ばれる．

　上顎の歯に関しては，反対に歯体部の上部をその歯［上顎歯］の歯頸部と呼び，同じ歯の先端を下部と呼ぶ．また上部と下部との間にある部分は下歯［下顎歯］の場合と同様に分類，亜分類し，下顎について記したものと同様に命名する．

　さらに歯に手術を行う際に障害となる頬の位置，舌の位置，口唇の位置についても考察する必要がある．歯の病気をよりよく見分け，より快適に手術するために，また手術中に頬，舌，口唇などを傷付けないためには，これらを適切な位置に置かなければならない．

　患者が受診したときには病変がよく識別できるように，患者を都合のよい位置に置くよう注意しなければならない．手術を容易にするために，患者を堅固で安定した，清潔で座り心地のよい肘掛け椅子で，背もたれには毛や柔らかな枕が付いていて，ある程度の高さがあり，人の背の高さ，ことに術者の背の高さに応じて上げたり下げたりできる椅子に座らせるべきである．

　患者を肘掛け椅子に座らせ，足は地面に置き，身体を背もたれに寄り掛け，患者の腕は椅子の肘掛けの上に置き，患者の頭を背もたれにあて

る。必要に応じて患者の頭の位置を変えて観察する。あるときには背もたれの中央部で身体を多少後ろに反らせ，あるいは右後方にまたは左後方に反らせて，頭を水平面に置くようにする。またあるときには頭をある程度右から左前方へ，または左から右前方へ傾ける。あるときは右から左側方へ，あるときは左から右側方へ傾ける。要するに，患者にとってできるだけ窮屈でなく，同時に術者にとって最も都合のよい姿勢にする。手際よく手術するためには，こうした状況に注意するだけでは十分ではない。さらに歯科師の位置，種々の姿勢，腕，手首，手，指の動きに関することをこれに加えなければならない。

　手術を行うためには，術者は患者の右側，あるいは左側に，時には患者の前方に，まれにはその後方に位置を占める。

　患者の右側に位置した場合，術者は右手を手術に必要な器具を持つために使い，左手は患者の頭上から回して患者の頭を都合のよい位置に置いてそのまま固定するために，また口唇，口角，頬，舌を手術する歯から遠避けて適切な位置に保つために用いる。さらに左手の指は，治療が必要な部位を手術の間把持したり，保持したり，支えたりするために用いる。同様に術者は口腔の筋肉の疲労が少なくなるように，顎がより安定するように，また歯を手術中に顎が脱臼しないように，オトガイをも固定する。

　術者が患者の左側に位置する場合，もし両手利きであれば，左手で器具を持ち，左手で手術を行う。この時，右手は患者の頭の上から回し，口唇や頬などに対して必要となる作業を行う。

　もし両手利きでないなら，右手で器具を把持し，左手で上に記した部位の位置を整えたり，それらを支える。この際，術者にとって不可欠な日光を自分自身で遮らないように，できる限り患者の前方に位置しないようにする。日光は歯の病変を見分けたり，その治療のための作業をする際にはほかのどのような光よりも好ましいものである。

　齲蝕治療などの場合には，すでに指示した姿勢以外に，術者は，ある程度自分の位置を高くしたり低くしたり，さらに多少とも自分の身体や

頭を一方にあるいは他方に傾けたりして，手術を施している部位を決して見失わないようにする。こうしたことは腕や拳または器具を把持している手を持ち上げる間や下げる間に，また腕や手を内側に，あるいは外側に，前方に，あるいは後方に多少とも動かしている間に行い，また術者が自分の指を曲げている間や伸ばしている間にも，指を器具の上で滑らせている間にも行って，こうしたすべての動作やあらゆる姿勢によって，歯や歯肉またはその一部，あるいは歯や歯肉を取り囲む異物を切除したり，削り取ったり，除去したりできるようにする。

　上で提唱した位置や姿勢はごく普通のものであって，これらは症例の必要性に応じて無限に数が増える可能性がある。これが位置や姿勢を任意で，選択によるものと考えなければならない理由である。しかし，このほかに必要に迫られて一定の位置や姿勢をとる場合があり，これについては多大の関心を払わなければならない。たとえばある人が頭部の挙上筋または下制筋の働きを失ってしまった場合，あるいは何らかの充血，膿瘍，麻痺，厄介なリウマチ，または何らかの強直のために，腰を曲げたり，頭を上げたり，下げたり，回したりできず，また頭を横に傾けることもできないほど不随意になっているような場合である。このような状態にある患者の口腔内の最後方の歯に処置を加えようとする場合，またこれに似た状況では，患者を肘掛け椅子に座らせることはもはや論外になる。患者が病床についていない場合には，こうした患者のためには長椅子，ソファー，またはベッドに変える必要がある。患者が病床にある場合には，問題となることは，枕やクッションを十分に重ねたり，その位置を工夫したりして，患者をできるだけ都合のよい位置に保つことだけである。患者をソファーや長椅子に寝かせたときにも，同じことに注意する。この場合は，患者が肘掛け椅子に座っている場合と同じくらい，そしてたぶん，それ以上に快適に患者の口腔内を手術できるであろう。なぜならこのように仰向けに寝た患者の位置は非常に好都合なものだからである。

　私は抜歯に携わる人たちのほとんどが通常，患者たちを地面に座らせ

ていることに驚いている。これは不適切でもあり，不潔でもある。加えてこの姿勢は歯を抜かれる人たちにとって，特に妊婦にとっては，窮屈で恐ろしいものである。そのうえ，妊婦にとってこの姿勢は非常に有害である。私にとってさらに驚くべきことは，著者によっては，これは絶対に止めるべきものであるにもかかわらず，現在でもなお，この姿勢が最も好都合であると教示していることである。

原綴と訳注
1) gomphose，「釘植」あるいは「釘状関節」。
2) couronne，第1巻 第1章では "couronne" を臼歯の体部［歯冠］を指す語として用いている。また咬合面を指す語として第1巻 第8章では，"tablette de la dent" を用いている。

第12章

抜歯前，抜歯中，また抜歯後に注意すべき事項

　ある歯が別の歯の萌出を妨げているとき，また歯の変形がひどい，または有害であるとき，あるいは齲蝕になっており，しかも隣在歯を害する危険があるときには，その歯を抜かずに済ますことはできない。乳歯と呼ばれている子どもの歯は，それが自然に脱落すると思われるならば，また特殊な病気に罹っていてそれ以上抜歯を延期できず，抜かざるを得ないものでない限り，抜歯手術を行う必要はない。子どもの歯槽は決して堅固なものではない。一方，子どもの歯の歯根は人々が考えているよりも丈夫でしっかりしている。したがって，子どもの歯を抜く際にやっかいな合併症を引き起こす可能性がある。なぜなら抜歯をする際に加わる力に耐えられるほど，子どもの歯槽は丈夫ではないため，歯槽そのものが傷付けられたり，一部が歯とともに除去されることさえ起こりうるからである。さらに永久歯を形成する歯胚，すなわち抜去しようとする歯の下に隠されている歯胚もまた変質させられたり，破壊される可能性がある。こうしたことが起こると，続いて生えるはずの歯が何年もあとになってやっと生えて来たり，あるいはまったく生えなかったり，たとえ生えたとしても非常に質の悪い歯であったりという結果になるであろう。私はこうした事態を何度も見ている。さらに時には乳歯がまったく脱落せず，生え代わらないことある。

　したがって，子どもの歯がまったく動揺していないときには，抜歯を

できる限り延期しなければならない．とは言え，乳歯に起因する疼痛が時に非常に耐え難いものになったり，また乳歯を侵している齲蝕がきわめて高度になったり，隣在歯にとって非常に危険なものとなったりして，抜歯手術を延期できなくなることがある．この場合にはただちに抜歯しなければならないが，すでに記した厄介な合併症を回避するために，慎重に，分別をもって実施しなければならない．

　一部の人たちは，子どもの口腔内に位置異常歯が2本あって，その一方は曲がり，他方がまっすぐである場合，まっすぐで，よい位置にあるように見える歯を残して，曲がった歯を選んで抜くことによってよい結果が得られると信じている．だが彼らは間違っている．なぜなら彼らが抜いた歯こそ，まさに残しておくべき歯であったという事態が生ずるからである．と言うのも，曲がった歯がまっすぐな歯を妨害しているのではなく，まっすぐな歯こそが，他方の歯に萌出する自由を与えずに，他方の歯を曲げ，歯列の外へ追いやったのである．

　不幸にも歯に関する知識がほとんどない連中の手にかかった人々は，間もなくこうした質の悪い術者たちが犯した誤りに気づくに違いない．連中が残した歯はほどなく脱落し，しかもこれに代わる歯はもはや生えて来ないのだから．もしも各自がただ一つの職業にしか手を出さず，そしてその職業に関して十分に訓練されていれば，この種の事故の発生をこれほど頻繁に見ることはないであろう．しかし，別の職業の出身でありながら，おこがましくも歯に関する仕事を行う者が非常に多いので，私には間もなく歯の病気に悩む人の数よりも歯科師の数のほうが多くなるのではないかと思われるほどである．抜歯に手を出している刃物屋さえいる．おそらく連中の作る器具が連中に抜歯を試みたいという欲求を生み出すのであろう．私もパリで一人，この手の男を知っている．この男は，すでにその界隈で歯抜き屋として有名になっているのだが，何人かの大道治療師が手術する様子を見て，抜歯は自分にとって庖丁を作ることと同じくらいたやすいと思い，歯抜き屋の仲間に加わった．そして機会があると必ず自称の器用さを実地に移し，自分の器具を試すのであ

る。この男はいつも歯全体を抜いたわけではないが，少なくともその一部は除去した。しばらく前にある人がこの男のもとに，小臼歯に黒い斑点のある子どもを連れて来た。これを見てこの有名な歯抜き屋は，この歯は気づかぬうちに齲蝕になったものと判断した。彼はこの歯を抜こうとしたが，抜去したものは歯冠だけであった《その歯は間もなく脱落するはずの乳歯であったのだから》。この事態を正しく判断するにはあまりにも見識を欠いていたこの新米治療師は，力を入れ損なって，歯が割れてしまったのだと思い込んだ。手術を不完全なままにしておかぬように，彼はさらにこの歯の歯根と誤認したものを抜き取った。このとき男は抜いたものが歯根ではなく，完全な歯であり，これこそが最初に抜いた歯冠に続いて生えるべき歯であることを知って非常に驚いた。なぜなら乳歯は，すでに私が別の箇所で注意したように，脱落寸前にはほとんど歯根を有していないからである。しかし，この男は，この見事な手術に立ち会った人たちに何も悟られないほど十分な平静さを持ち合わせていたので，歯が1本足りなくなったこの子どもをそのまま帰宅させた。こうして生じた歯の喪失は，いつまでもこの立派な歯抜き屋のかなりの無知と無謀の証拠となり，またいかなる種類の人をもいつでも区別なく信頼してしまう軽率さの証拠ともなるであろう。

　上記のような不幸な治療上の事故を避けるために守らなければならない原則は，必ずはじめに萌出した歯を抜き，通常，乳歯よりも堅固で，これよりも美しい色をしていることによって簡単に区別できる永久歯を残すことである。

　位置異常歯が，私が提唱した方法のいずれによっても矯正できず，さらに別の歯がこの歯を妨害していたり，この歯のために口が変形しているような場合，必ずこれを抜歯してこの歯に起因する不都合をこの歯とともに除去しなければならない。

　エキス[1]，焼きゴテ，鉛によって治せない齲歯は，次の四つの重要な理由によって抜歯すべきである。

　第1に，抜歯しない限り，ほとんど止むことのない激しい疼痛。

第2に，齲蝕が隣在歯に及ぶことの防止。
　第3に，齲窩中に貯留する膿から発散する悪臭を消失させるため，および歯垢を除去するため。歯垢は，痛む歯がある側の歯で食物を噛めず，その部分が働かないために付着するのである。
　第4に，歯の齲蝕は，普通の治療では治癒しないような諸病変をしばしば引き起こすため。こうした病変の原因を首尾よく除去したいと望むならば，病変の根源にまで遡り，必ずその原因を確認しなければならない。
　最近になって判明したことだが，齲歯があるときに引き起こされる炎症は単に頬や頭部にその座を占めるだけではなく，さらに咽喉にまで広がって，扁桃周囲膿瘍を形成することがある。
　充血が高度であり，厄介な合併症を伴っているときには，経験豊かな医師や外科医の意見を求めずには何事も企図してはならない。病変が歯肉や同側の頬部に限られ，ほかのいかなる合併症も伴わず，しかも歯に特別激しい疼痛がない場合には，腫脹した部位に何か刺激のない鎮痛性の局所薬を貼布するだけで十分である。この部位に膿瘍が形成されている場合には，膿瘍を乱切刀か，よく切れる歯肉剥離器で切開して，膿を排出しなければならない。そして切開のあとで患者に牛乳かぬるま湯で口腔内を漱がせる。
　齲蝕から生じる疼痛があまりにも激しくなった場合，また患者が長い間痛む歯の上で食物が噛めない場合は，もしその歯まで器具を入れられるならば，抜歯する以外の方策はない。痛む歯を抜去し，近傍に形成された膿瘍から排膿することによって，患者は手術後間もなく治ったと感じる。
　腫脹や緊張のために器具を歯に近づけられない場合は，その患者に1回，必要があれば2回目の瀉血を行い，前もって牛乳の中で煮ておいたねっとりしたイチジクの実を歯肉に貼布する必要がある。患者にはこの生ぬるい牛乳を口腔内に含ませ，また患部を潤し鎮めるために，ときどき口腔内で牛乳を動かさせなければならない。次に牛乳，パンの中身，

第12章 抜歯前，抜歯中，また抜歯後に注意すべき事項

卵黄，サフラン粉で巴布薬(パップ)を作る。もしこの巴布薬が腫脹や硬さを減少させるために不十分であれば，軟化力のある草で作った巴布薬を用いるが，これは患歯と同側の頬部に貼布する。

　これらの薬を使用したのちに，もし疼痛や腫脹が消失したり，このあまりにも激しい疼痛が再発せず，患者が患歯で食物が噛める場合には，その歯を抜くべきではない。また侵された歯が切歯や犬歯や小臼歯である場合にも抜歯すべきではない。なぜならこれらの歯は口の美観に役立っているので，可能な場合は常に抜歯を回避しなければならない。

　たとえ腫脹が消失したり，または腫脹が軽減したとしても，疼痛が持続しているならば，この疼痛を除去し，齲蝕の進行を止めるためには抜歯以外の方法はないことを考えて，ためらわずにその歯を抜くべきである。

　時に，歯に突然非常に激しく，非常に頑固な疼痛が起こることがある。こうしたときは，それが齲蝕も変形もない歯であったとしても，抜歯しなければならない。

　私たちは齲蝕のために非常に激しい疼痛に苦しんでいる妊婦や乳母を毎日目にしている。こうした人たちからの抜歯は，たとえ妊娠中であっても，少しもむずかしいことはない。また抜歯が乳を変質または涸渇させ，別の厄介な合併症を引き起こすという世俗の見解に反して，抜歯によっていかなる障害も起こることはない。確かにこのような偏見を抱いた妊婦や乳母の想像力は時に非常に乏しいため，彼女らがこれから受ける手術の最中に加えられるに違いない荒々しい処置を空想しただけで，いともたやすくおびえてしまい，ほかに理由もなく彼女ら自身の恐怖心だけで，彼女らが恐れている悪い効果を生み出してしまうことがある。私はこのような状態にある女性たちに起こりうる合併症の原因として，妊婦や乳母がこのような手術に際して抱く恐怖心以外のものは考えられないので，このような場合の歯科師の巧妙さというものは，まずこうした人たちの怖じ気づいた心をできるだけ和らげ，彼女らを説得して決心させることにあると思う。それには，手術の時間は短いものであるが，

彼女らの病気に長期間伴う疼痛，不眠や不安などから起こりうる合併症のことをきちんと考えさせ，その上で母親が月足らずで出産したり，乳母が乳飲み子に悪い乳を飲ませたりして，子どもたちを苦しめないために，悪い部分を除去しようと人情に訴えて説得する。こんなにもほろりとさせるような理由で妊婦や乳母たちに決心させてしまえば，彼女らの齲蝕や疼痛のある歯を抜き取ることにいかなる危険もあるとは思えない。しかし，彼女らの心を首尾よく鎮めることができない場合には，合併症のことは別にして，手術に適した時期の到来を待たねばならず，その間，疼痛の緩和に努力しなければならない。

　切歯や犬歯は直鉗子を用いて抜歯を行い，また臼歯はヤットコ，押し棒，あるいは鉤子で抜歯する。歯が動揺していたり，ほとんど保持されていないとき以外は，どの歯に対してもヤットコを使用すべきではない。歯がしっかりしているように見えるときはペリカンを使用し，のちに教示するように対処しなければならない。

　口腔内の手術に用いる器具は，患者に恐怖心を起こさせないように，患者から見えない場所に隠すよう常に注意しなければならないが，抜歯しようとするとき，手術中の器具不足を見越してこれを補充できるように，一度に多数の器具を使用できるように準備してあるときには，なおさらのことである。

原綴と訳注
1) "les essences"，第2版では，「桂皮油や丁子油」と修正されている。

第13章

牙関緊急時の開口法
口が何らかの事故のために固く閉じて，手術しなければ患者に食物を摂らせることも，口腔内で起きていることを識別することもできないほどになったときに，口を開かせる方法

　ディオニス氏[1)]はその著書，『外科手術教程』中の歯を扱った章で[*1]，歯科師が歯に対して行うすべての手術を書いているが，その第1に，上下顎の歯が互いにしっかり噛み合っていて，歯を上下に開いて食物を摂ることができないような場合に，口を開かせるための手術法を書いていることには理由がある。また，この著者が開口手術を優先して記述したことにより，開口不能の場合にはごく普通に歯科師に援助を求めることがいっそう確立されるのである。すなわち，開口手術では，歯を保存したり，できる限り歯の損傷を少なくすることに注意すべき状況，つまりもっぱら歯科師に関係するような状況が多数あるからである。
　それゆえ，私は口腔内の諸部位に対して行うべき手術を論ずる前に，非常に体系的で非常に経験豊かなこの著者[*2]が，歯科手術を述べた順序に従って開口手術について述べる。
　牙関緊急，すなわち顎の強直は多くの原因によって起こる。あるときには体内の何らかの病気の結果，あるいはいずれかの重い外傷を受けたときに，人体のあらゆる機械仕掛けに生ずる乱調から生じる痙攣性の動

[*1]　505頁。
[*2]　ディオニス氏。パリの宣誓外科医，数年来王立植物園の解剖学，外科学の供覧者である。またラ・ドフィーヌ夫人と王子，王女殿下たちの首席外科侍医であり，さらに以前も現在も非常に評判のよい多くの解剖学や外科学論の著者である。

きによって歯が固く閉じる。この乱調は神経系を侵し，動物精気[2]を混乱させて，非常に激しい痙攣を引き起こす。そしてこの痙攣のせいで，閉口諸筋は固く閉じられてしまうので，口を開くことも口を閉じる力に打ち勝つこともほとんど不可能になる。これら閉口諸筋は非常に強力かつ頑丈なので，非常に大きな力を用いない限り，この筋肉の痙攣性強直に打ち勝つことはできない。それゆえ，このような場合にはここで述べる手術に頼らざるを得ない。またこの手術は順序正しく，適切な器具を用いて行われねばならない。

　時には，正気を失った人，つまり錯乱状態にある人が，あくまで口を開けまいと抵抗して，歯が固く閉じられてしまう。こうした状態では激しい力を加える必要が生じる。さらにこれと同じ現象は恐怖に襲われた子どもや，へそ曲がりの，あるいは強情な子どもの妄想や，数日間続く女性のヒステリー性気分によっても引き起こされる。カタレプシー患者も同じ障害を受けやすい。これらいずれの場合でも同じ手術に頼らざるを得ない。

　口を力ずくで開かせようとするときは，これを順序正しく，注意深く進めなければならない。またできる限り歯を厄介な損傷から守り，同時に歯を脱臼させぬように，また下顎骨折を起こさぬように十分注意しなければならない。なぜなら，いかにこうした事故がありえないと思われようとも，開口手術の際には時折，生じるものだからである。

　この手術を行うために適した器具は穿孔手術に用いるような開口器[*3]と口腔鏡[*4]である。口腔鏡には種々の形のものや，さまざまな構造のものがある。またさらに手術後，口を開いたままに保つために箝口器[*5]を用いる必要がある。上下の歯が互いに固く閉じているとき，歯をこじ開けるためには，上下の歯の間に開口器，またはこれと同じ効果を出しうるほかの器具を挿入しなければならない。この器具を歯の間に入れる

---

*3　図版3のf.1を参照。
*4　図版3のf.2を参照。
*5　図版3のf.3を参照。

ためには，噛み合っている歯の先端同士の間に見られる隙間の中で最も広いところを利用しなければならない。歯列が不正な人や，歯の長さが不同の人，特に切断鉗子やヤスリで歯の長さを揃えていない人などの口では，時として切歯や犬歯の部位で十分に広い隙間が見られる。

　開口器を挿入したならば，それを種々の方向に回しながら，あるときは開口器を持ち上げたり，押し下げながらこれをできるだけ押し込む。このようにして下顎歯を上顎歯から引き離し，上下顎歯の先端同士の間に，閉じてある口腔鏡の前方端が挿入できるまで隙間を広げるよう努力する。

　口腔鏡を挿入したのちは，上下顎歯の間に入れたこの器具の先端を開く。もしネジで組み立ててある普通の口腔鏡を使用しているならば，この器具に沿ってはめ込まれたネジを回す。もし，二重梃子の働きをもつ接合点が1ヵ所の口腔鏡を用いているなら，その2本の腕を互いに近づけるように腕の先端を力一杯押す。すると反対端は互いに離れて望みどおりの効果を生み出す。

　ここで述べた単一接合点の口腔鏡は，その嘴の部分に比較して腕の部分が非常に長い。またその嘴部の外側には，上下顎歯の先端の間にいっそう具合良く挿入できるように，小さな溝あるいは線を横向きに刻んでおくとよい。

　口を開かせるために役立つ諸器具を用いて開口手術を行っている最中には，器具を頑丈で十分堅固な歯にあてるように注意する。もしも器具を動揺歯，脆い歯，安定の悪い歯，あるいは齲蝕になった歯にあてると，歯を倒したり破損したりすることがあるからである。これは万やむを得ない場合以外は回避しなければならない。

　私が上に述べた方法によったところで，筋肉の強直が生み出す抵抗力に常に首尾よく打ち勝てるとはかぎらない。というのはこの抵抗力は時に非常に強いので，これに打ち勝つどころか顎骨を折ってしまうかもしれないからである。ステノン氏[3)]や，彼に続く多数の著者たちが行った計算から，この筋肉の力がどのようなものであるかを知ることができる。

ここで述べているような場合に，この筋肉が生み出す障害は，歯が均一で歯並びがよいために，どのような器具も挿入できないときには，ますます克服困難になるか，あるいはまったく打ち勝ち得ないものとなる。

このようなときは，患者の生命を救うために，不本意ながら歯を1本犠牲にすることを決意しなければならない。個々の歯の有用性を考慮すると，ほかに先んじて抜くべきであると思われる歯は，上顎または下顎の第1，あるいは第2小臼歯である。これらの歯を失うことによる外観上，咀嚼上の障害はほかの歯の喪失によるものよりも少ないからである。

口が閉じていて，ほかの手段では開けようのないときに，上記の歯を抜くためには押し棒を使用しなければならない。使用時，押し棒は抜去すべき歯の，歯肉にごく近いところに当て，鉛の塊[*6]あるいはそれと同等の重さのもので，押し棒の柄の上を叩く。このようにしてこの歯を唇頬側から舌側へ打ち抜くと，患者を養うために十分な食物を口腔内に送り込む突破口が得られる。ここから流動食を口腔内に入れると同時に患者の鼻を塞いで患者にこれを飲み込ませる。

この手術は最後の最後で，この手術を行わなければ栄養不足で患者が死ぬことは必至というときにしか行わない。この手術は非常に厄介な不都合を起こしやすい。なぜなら，この方法で抜かれた歯は，これほど固く閉じた口腔内から引き出すことはほとんど望めず，口腔内に残ったままになるからである。この歯は口腔内をあちこち動き続け，誤って患者が飲み込む危険もある。この厄介な不都合を避けるためには，もしある歯がほかの歯よりも長いようなことがあれば，努めて最適な器具，たとえばペリカンのような器具を利用し，長く伸びた歯の1本を唇側に引き抜く。これによって同様の状況下で押し棒を使用して抜歯しなければならないときに起こるような，口腔内に歯が入ったままになると言う事態を回避する。

開口障害の際に，歯を舌側に押して抜こうとするときには，抜くべき

[*6] 第2巻，図版28のf.1参照。

歯が唇頬側で咬合歯よりも長くないこと，そして押し棒の幅が抜こうとする歯の歯体部の幅より広くないことに注意しなければならない。なぜなら，もしこれらを無視すると，本来の意図を満足させるためには1本を抜歯するだけでよいにもかかわらず，何本もの歯を抜去したり動揺させたりする危険に陥るであろうから。

　このような場合，抜歯を決意する前に，歯を近くから注視し，それができなければ，探針*7を用いて，歯と歯の間に小鳥の翼の羽根くらいの大きさの管を通せるほどの隙間があるか否か調べる必要がある。この管に嘴つきの匙，あるいは吸い飲み，じょうご，円錐型の瓶，またはこれに類似のほかの器具を付ければ，患者の口腔内にブイヨンスープを望むだけ入れるためには十分であろう。これができれば，患者の口を力ずくで開けたり，患者の歯を抜いたりすることは慎むべきであろう。こうした注意によって患者の歯を保存するという利益が得られ，患者の口を醜くすることもなく，咀嚼を害することもまったくない。

　場合により，十分口を開かせるために力を加えざるを得なくなる別の原因は，耳下腺の膿瘍の結果できる瘢痕や，口腔の入り口にできた潰瘍によって生じたひきつり［瘢痕収縮］である。どのような原因によるものであれ，いつでも私が教示した方法とほとんど同じ手順をとり，同じ器具を用いる必要がある。そして口を開いたあとでは，これらの障害がなくなるまで口を開いた状態を維持するために溝付きのくさび形箝口器を用いるように注意する。こうすることによって同じ手術を何回も繰り返す必要はなくなり，さらにこの手術に期待すべき成果はすべて得られるであろう。

　何らかの瘢痕がある場合には，箝口器を用いて持続的に伸展したところで，収縮した，つまり短くなった閉口諸筋の線維を弛緩させ，伸長させることにも，また下顎に十分な動きを与えて下顎本来の機能を果たせるようにすることにもほとんど役立たない。

（128頁に続く）

---

*7　図版6のf.1を参照。

図版3 ここには口を開けるために役立つ三つの器具の図を示している。
f. 1. 口を開けるために役立つ開口器を示している。
　A. 開口器の体部
　B. B. 互に反対方向に彎曲した開口器の両端
f. 2. 拡張器の形をした口腔鏡を示している。
　C. 2本の組み合わされた腕の前端，その外表面には溝が刻んである。
　D. D. 腕の後端
f. 3. 溝つき楔形の箝口器を示している。これは口を開いたの状態にしておくために役立つ。
　E. 一方の側面から見た図
　F. 溝
　G. 箝口器に通された紐。箝口器を固定するために用いる。

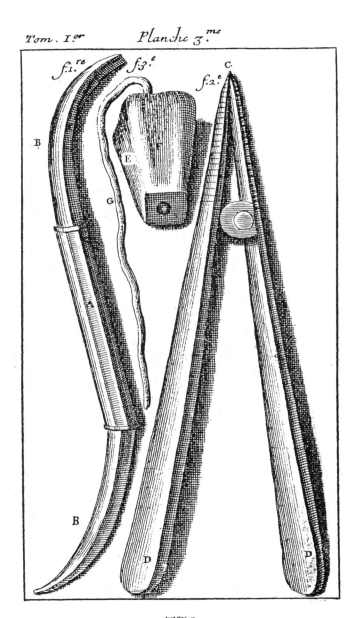

図版3

上記の箝口器はツゲの材か，ナナカマドの材で作らねばならない。この箝口器には，ある種の瓶の栓に孔を穿つ場合と同様に孔を穿ち，その孔にリボンか紐を通すとよい。この紐により箝口器を口から容易に引き出すことができる。さらにこの紐によって，箝口器が移動したり，食道の中に入り込んだり，また患者がこれを飲み込んだりと言うような起こりうる不都合を回避できる。また，この紐を患者の頭布に結び付けて，箝口器が歯の先端を越えて滑り込むことを防止し，箝口器が確実にその効果をあげるために最適の状態にすれば，患者を不快にすることなく，上記の厄介な事故はすべて予防できる。箝口器は使用する度ごとに，薄くて清潔な布で包むよう注意する。これらこそが，開口障害時に注意すべき最も肝要な状況であり，また開口方法について述べた著者たちが書き落としている事項である。

原綴と訳注
1) Pierre Dionis（1643-1718），フランスの外科医。"Cours d'opération de Chirurgie"『外科手術教程』のほかに『血液の循環と新発見に基づく人体解剖』（パリ，1690），『産科概論』（パリ，1718）などの著書がある。
2) esprits animaux，かつて，心臓と脳で生成されたのち，すべての臓器に分配され，各臓器に活性を与え，また活力を維持すると考えられていた気体あるいは粒子を言う。すでに1628年にウィリアム・ハーヴェイが「動物の心臓ならびに血液の運動に関する解剖学的研究」を発表しており，またここに引用されているディオニスはハーヴェイの血液循環論の支持者であった。
3) Stenon（Niels Steensen）（1638-1686），デンマークの解剖学者，地質学者，ステノン管（耳下腺管）の発見者。

第14章

歯肉の構造，広がり，周囲との関係およびその働き

　歯肉を侵す病気を論ずる前に，その構造に関する知識を与える必要がある。この基礎知識は，歯肉に生ずる傷害をよりよく理解し，傷害を予防することに，あるいは適当な薬剤の使用や，技術［歯科医術］的に適切な手術の実施により，これらを治すために役立つであろう。

　歯肉を構成している実質は引き締まっており，また十分に硬い材質からなっている。この実質は線維性というよりもむしろ腺様に近い。またこれは口腔内部を覆う皮膚［粘膜］[1)]と骨膜との間にあり，これらに包まれている。歯肉実質にも種々の脈管，すなわち動脈，静脈，神経，リンパ管が多数貫き，これを潤している。これらの脈管のほとんどすべては分岐してその数を増し，歯肉に隣接する部分に分布している血管が延長して形成する毛細血管の数と同じになる。

　歯肉は，右側の最後方歯から左側の最後方歯まで，上顎でも下顎でも同様に，内方にも外方にも広がっている。歯肉はさらに外方に向かって，側方と前方へ，すなわちそれぞれの歯の歯頸部から頬や唇の内側を覆っている皮膚［粘膜］に達するまで広がっている。また歯肉は，下顎の内方へは歯頸部から舌根部の周辺に達するまで，上顎の内方へは口蓋周辺に達するまで広がっている。

　歯肉は個々の歯の歯頸部に付着し，強固に密着している。外方からは，歯肉は歯の唇頬面に密着し，内方からは歯の舌面に密着している。時に

は，歯と歯の間に，特に歯が欠けている場合には，歯肉が存在する。歯が欠けると歯槽は一部分崩れて縮み，歯肉が歯のあった空間を占拠する。この空間を歯肉は，歯頸部の舌面を覆っている歯肉が，唇頬面を覆っている歯肉と出会うように癒合して埋める。歯頸部の位置から互いに近づき，歯槽の位置で互いに触れ合い，再び合一して，内外から伸長，すなわち成長した部分が遂には互いに出会って，歯肉は癒合する。このようにして歯肉は，歯が欠けると，歯槽の空隙を一部分埋め，歯根のあった場所を覆うのである。

乳児期には歯肉は当然のことながら，切れ目なく平坦で，完全に歯槽を覆っている。しかし，乳児の歯肉は歯の萌出によって分断される。このことが，歯が脱落したとき，歯槽が元の状態に復する準備ができている理由であり，歯肉はかつて歯の萌出によって分断され，互いに引き離される以前に占めていた部位と同じ空間を占めることによって旧に復するのである。

以上の記述から歯肉は単に歯頸部を覆っているだけでなく，上下顎骨のうち歯槽がある部分の表面をも覆っていることが，また歯肉の実質と歯との結合，および顎骨表面との結合は骨膜を介してなされていることがわかる。

歯肉の主な働きは，歯根が収まっている歯槽の中に歯をいっそうしっかりと，より安定させることにある。歯肉は歯の保持者である。また歯肉は形よく，半月形に切り抜かれていれば口の美観にも貢献する。笑いとともに歯肉が姿を現すとき，歯肉は新鮮な朱色を見せるが，これは歯の白い輝きを引き立て，逆に歯の白さによって歯肉の朱色は引き立てられる。この色彩の対照は歯と歯肉縁の規則正しい配列とともに，目にこの上ない優雅さを提供する。

原綴と訳注
1) peau．フォシャールは皮膚と粘膜の区別をしておらず，両方とも"peau"「皮膚」としている。

第15章

歯の萌出によって引き起こされる歯肉の病気，および歯の萌出を容易にするために適した手術

　歯肉と歯の結合と両者の関係の重要性に鑑み，私は本章では最もありふれた歯肉の病気を特に扱うことにする。これらの病気はほとんどの場合，歯の織り目を破壊し，歯肉や歯に無数の厄介な合併症を引き起こす。

　歯肉の病気には，歯が萌出するときに引き起こす疼痛[1]，単純性腫瘤，エプーリス，すなわちきわめて不快で非常に厄介な腫瘤[2]，潰瘍，瘻孔，それに壊血病などがある。

　生歯に伴う疼痛[3]，特に臼歯や犬歯の萌出時の疼痛はきわめて激しいものである。またこの疼痛から生じる合併症は非常に危険であり，多くの子どもの命を奪うことさえもある。これらの合併症は，発熱を伴う非常に鋭い痛み，頬や目，さらには顔面全体の充血，痙攣，咳嗽，カタル，嘔気，嘔吐，下痢，不眠などを引き起こす。

　これらの症状はすべて，骨膜や歯肉の神経線維に起こる牽引の結果に他ならないと思われる。この牽引を引き起こすものは歯の萌出である。したがって，このように厄介な合併症を予防するためには，早期に技術的に可能なあらゆる手段をとることが非常に重要となる。

　これらの合併症の激しさを予防し，和らげるためには，歯肉をより軟らかく，しなやかで柔軟にするように努力しなければならない。歯肉がこのような状態にあれば，歯肉を押す歯はあまり苦労せずに歯肉を突き破る。子どもには早期におしゃぶりを与えなければならない。このおしゃ

ぶりは，その冷たさによって痛みを和らげ，わずかの時間で炎症を鎮める。またおしゃぶりは，疼痛のために興奮した子どもがこの硬い物体を口の中に入れたとき，その硬さが歯肉を圧迫してその裂開を容易にする。さらに子どもの歯肉を，アオイの汁かナルボンヌの蜂蜜に漬けたタチアオイの根で擦る必要がある。さらに野ウサギの骨髄や脳，年老いた雄鶏の脂肪，あるいは切り取ったばかりの血に染まった鶏冠などを用いても有効である。これら4種類の処置法は多数の有名な実地家によって大いに推賞されているが，これらよりもハマムギの根から作ったエキスのほうが好ましい。

　また精製大麦，ダマース産の干しブドウ，ねっとりしたイチジクの実，タチアオイの根から煎薬を作ることができる。この煎薬に少量の氷砂糖を加え，これに薄手の布を浸し，この布で歯肉を頻回に湿らせる。ワサビの油も非常によい薬と言える。

　歯痛によって引き起こされる顔の神経の痙攣に対しても，子ウシの骨髄を用い，これで子どもの顔を擦る。

　一方，歯の萌出によって引き起こされる体内の［内科的］病気に関しては，特にリンパ液の酸敗が認められたならば，シカの角のゼリーを乳母の乳やブイヨンに溶かして子どもに飲ませなければならない。

　これまで述べたもの以外に，熱や痙攣を鎮めるためには，瀉血や腹を空にする浣腸のような，医師によって指示される一般的治療法も無視してはならない。これらすべての治療法でも子どもの苦痛が緩和されず，歯肉が赤く腫脹して緊張しているならば，また歯肉を通して歯体部が見えたり，指やゾンデで歯体部を感じとったりできるならば，この部位で歯肉を切開してもまったく危険はない。またこの手術は切れ味のよい歯肉剥離器で，速やかに行わなければならない。この切開手術が適切になされれば，病人の苦痛をただちに緩和し，病気のあらゆる症状を消失させ，子どもの命を救うことができる。この際，歯肉に行う切開は歯の大きさに見合ったものでなければならない。切歯や犬歯に対しては，その先端に沿って長軸方向に切開を行う。臼歯に対しては，十字切開を行う。

第 15 章　歯の萌出によって引き起こされる歯肉の病気　　　133

このとき歯冠［咬合面］の陥凹部や突出部の上にある歯肉を正確に切開するように気を配り，上述の歯冠［咬合面］の陥凹部に索が残らないように切開する。もし，索が残されると，これが萌出する歯によって常に引っ張られ，押し出されることになり，このため以前よりも激しい苦痛が引き起こされるであろう。こうした状況に注意することは重要である。しかし，生歯時の病気を記述した先人たちは，この点に関する注意を行っていなかった[3]。

原綴と訳注

1) 第 2 版では，このあとに「《この種の疼痛などについては，第 2 章に述べたので，ここでは触れない》」という注意書きが加えられている。
2) 第 2 版では，エプーリスの説明として「すなわちきわめてまれであるが，非常に危険な膿瘍」と記されている。
3)「生歯に伴う疼痛」以下の部分は，対処法や十字切開も含めて，第 2 版では加筆・修正されて，第 1 巻 第 2 章「乳歯萌出時の子どもの病気と適切な治療法および歯に関する 2 冊の新刊書への批判」に記載されている。

第16章

歯肉の単純性腫瘤，およびこの病気を治療するために適した手術[1]

　私は，種々様々な歯肉の腫瘤を認めた。真の腫瘤はある種の歯肉の擦過傷や歯肉の潰瘍に続いて生ずるものであり，これらは歯肉を潤している血管が破られたり，引き裂かれた部位で，その開口部に血液や滋養液が貯留してできる突出膨隆，つまり伸長を介して生ずるのである。この種の腫瘤の中には，ただ肉だけからできているものがあり，その肉は多少とも硬いものや軟らかくぐにゃぐにゃのものがある。ほかに海綿状のもの，ポリープ状のもの，硬性癌状[2]のもの，潰瘍状のもの，あるいはカルチノーム様[3]のものがあり，時には骨様のものや石様のものさえある。

　その他に，不適切にも腫瘤と名付けられているものがある。これらは異質な体液の浸潤が引き起こした，単なる歯肉の腫脹にすぎない。この体液は，歯肉の実質を緊張させ，同時に歯肉を潤している血管に歯肉辺縁部で限界を超えて伸張させる点で異質である。この種の腫瘤，もっと適切にいえば非常に大きく，広範な歯肉の過剰発育が，時には歯冠［咬合面］を覆ってしまうことも見られる。

　これは最もしばしば歯肉を傷付ける病気の一つである。私たちはこの病気を，それが単なる腫脹にすぎないものであるにせよ，通常の言葉に合わせて腫瘤と呼ぶことにしよう。この場合，歯肉は過度に軟らかく高度に海綿状になり，非常に緊張してきわめて過敏になるので，人がその

第16章 歯肉の単純性腫瘤およびその治療法

部位にちょっとでも触れたり，あるいは患者が唾を吸うようなことがあると，そこから出血が見られる。歯もときどきその影響を受けて動揺し，また迅速に治療しなければ，この際に歯が失われることにもなる。

　この病気の最もありふれた原因は，歯石が歯の周囲にたまり，歯と歯肉との間に入り込むことである。それによって脈管が圧迫され，体液の通過が妨害される。このため体液は懸命にこの脈管を拡張させるが，体液は多量に入り込むので，通過障害が起こり，血液や漿液が充満して血管やリンパ管を緊張させる。ところが，この血管やリンパ管の壁はほとんど抵抗力がないため，自ずとあるいはほんのわずかな力で破れてしまう。このため結局は歯肉は腫脹し，膨張し，また非常に容易にたびたび出血することになる。

　歯が動揺しているとき，歯肉が腫脹してその部位が痛むときに，人々は噛むと痛みが起こるので，痛む側で食べることを避ける。しかし，このような注意をすると，この疼痛は日に日に強くなる。むしろ病んだ部位で噛んだ場合に痛みが止むであろう。なぜなら食物が歯や腫れた歯肉を圧迫して，腫脹を減退させると同時に疼痛も軽減させることになるからである。

　もしこの過剰発育をなおざりにすると，これは必ず進行する。進行の度合いは，異物の圧迫の程度が強いか弱いか，あるいは異物が留めている体液が多量であるか否か，また薄いか濃いか，悪性か良性かに従って，多少とも大きく，またある程度急速に，あるいは緩徐になる。このとき，こうした体液は，それが固有の脈管内に留まっているにせよ，近隣の隙間にしみ込んでいるにせよ，その部位に長い間停滞していることにより，発酵し，酸敗して，歯肉の実質を切断し，削り取り，引きちぎるようになる。このため腫脹に加えて，糜爛や多少とも大きな潰瘍が生じる。もし歯肉の腺様実質中に含まれる体液が道を開いてゆけないとすれば，それはこの体液が入っている排泄管が詰まっているからであり，またこの体液が分解されて発散することも，血液中に逆戻りすることも，化膿して排泄されることもできないからである。この際，体液が貯留すること

によって，体液の最も薄い部分が蒸発し，最もどろどろして，最も滓の多い部分が停滞して濃くなる事態が起こり，その結果，硬い腫瘤や，硬性癌様の腫瘤が生み出される。

このように浸潤している体液が，繰り返し動脈が与える衝撃によってたえず叩かれて性質が変化することがあり，その結果，発酵によって酸敗したり，腐蝕性になったり，硬性癌[4]を作るような，またはカルチノームつまり癌[5]になったりできるような物質に変性する。時にこの同じ物質が引き続き隣接する骨を腐蝕することがある。

こうした厄介な出来事を予防するためには，このような場合に適した手段のすべてを用いる必要がある。すなわち歯の表面と歯肉縁との間に入り込んでいる歯石を注意深く取り除かなければならない。また細い包帯を先端まで巻き付けた乱切刀[*1]あるいはよく切れる剥離器[*2]で歯肉を乱切し，ハサミで歯肉の突出部を切除しなければならない。歯肉がさほど腫脹していず，また除去すべき歯石がまったくない場合は，歯肉に小さな切開を多数，十分深く加えることによって腫脹を除去すれば十分であろう。こうした状況に注意したあとで行うべきことは，まだ歯肉の中に浸潤して残っている可能性がある体液を消散させることだけである。またこの体液を散らしたあとでは歯肉を強化しなければならない。内因があるためにこの種の病気が引き起こされることは，かなりありふれたことなので，常にこの内因にも対処できるよう注意する必要があるが，一方でアイリス，サルビア，イトスギの実，カシの葉やカシの実を赤ワインで煎出して作った煎薬で歯肉にたびたび温罨法を施す。歯肉の多少とも突出した部分を切除しようとするときには，これを次のような方法で行う。

口腔の前方の歯肉を切開したり，一部を切除したりするためには，まっすぐで切れ味がよく，十分尖ったハサミ[*3]を用いる。同様の手術を上

---

*1　図版5のf.3を参照。
*2　第2巻，図版18を参照。
*3　図版6のf.2を参照。

下顎の側方に加えようとするときには，彎曲しているほかは直バサミと同じように作られた曲バサミ*4を使用する。だがこの曲バサミは通常，外科で使用されているものよりもやや彎曲が強い。次いで，術者はハサミを右手に把持し，左手の指で口唇を持ち上げたり押し下げたり，また頬を引き離したりする。これは手術中に動作が自由に行え，また健康な部位から出血させずに，手術をより確実に実施できるようにするためである。このとき歯肉の突出した部分は，その全体を完全に切除し，次いで下顎の歯肉を手術したときは，示指で歯肉を下から上に圧迫する。一方，上顎歯肉の場合は歯肉を上から下へ圧迫する。これは腫脹を十分に取る目的で行う。その後に歯肉を軽く湿らせるために，先に教示した薬剤を使用する。これらすべての処置を行って，すでに報告した厄介な結果を予防する。さらに，場合により，直バサミや曲バサミを口腔内のあらゆる部位で特殊な状況に応じて自由に使い分ける。

　もしこうした賢明な注意にもかかわらず，病気が異常なものになったり，さらに大きく進行した場合，あるいはこの病気が硬性癌，潰瘍，カルチノームつまり癌に変化するまで放置されていた場合には，このような症例に対して指示されるであろう治療法を用い，きわめて優秀な医師や外科医の助言に従って治療を進める必要があろう。

原綴と訳注
1) 第2版では，初版，第1巻 第15章の導入部と第1巻 第16章の記述を合わせ，さらに加筆・修正された内容が第1巻 第17章「歯肉の諸疾患」に記されている。
2) schirreuse，当時どのような病変を指していたかは不明。現代仏語では squirrheuse。
3) carcinomateuse，当時どのような病変を指していたかは不明。
4) schirre，当時どのような病変を指していたかは不明。現代仏語では squirre。
5) en carcinome, ou en cancer，当時どのような病変を指していたかは不明。

---

*4　図版6のf.2を参照。

第17章

エプーリス，すなわち歯肉の表面から突出した肉性の腫瘤，およびその治療に適した手術

　エプーリス[1]は歯肉に特有な真の腫瘤[2]である。ギリシャ人たちもこれが歯肉の外に出るので同じように呼んでいた。これは前章ですでに述べたように歯肉の突出つまり伸長によって生ずるので，歯の隙間に沿って生じることは決してない。この腫瘤は歯肉の糜爛，潰瘍あるいは傷から生じる。

　エプーリスには２種類のものがある。第１類では肉が軟らかく，白っぽく，そしてポリープ様のものである。この種のエプーリスは濃厚で粘稠なリンパ液を多く含んだ血液によって生み出されるからである。これらの肉には痛みもなく，知覚さえもない。第２類のものでは，肉が硬く赤っぽい，そしてこれは胆汁，あるいは地性成分[3]に豊んだ血液によって生み出される。これには常に痛みがあり，硬性癌や癌の性質を持つ傾向がある。

　これらの腫瘤は常に歯肉の実質を潤している体液，つまり滋養液の悪化によって引き起こされる。赤っぽい腫瘤では最も強く閉塞しているものは血管であり，白っぽい腫瘤では最も高度に閉塞しているものはリンパ管である。第２類の赤っぽい腫瘤の場合に感じられる疼痛は，一部では線維の緊張によるものであり，また一部では物質の辛さによるものである。第１類の白っぽい腫瘤はリンパ液の悪質化によって引き起こされる。赤っぽい，あるいは黒っぽい腫瘤は血液，あるいは胆汁の悪質化に

よって引き起こされる。ときどきどちらの腫瘤も慢性化して，器具の刃にさえも抵抗するほどの硬度，つまり硬さを持つことがある。このことは，リンパ液の悪質化によって引き起こされる腫瘤よりも，胆汁性で地性の血液によって引き起こされる腫瘤の方に多く生ずる。

　これらの腫瘤には，通常，首のような形の付け根がある。腫瘤に分布する血管が新しい材料を休みなく供給し，知らぬ間に腫瘤の体積を増大させる。もしこれらを早期に摘出する注意を怠ると，これらは進行してきわめて危険な結果をもたらす。これはいやと言うほど経験することである。

　私が示した二つのエプーリスの図[*1]によって，この腫瘤が時にどの程度の大きさに達するものであるかわかるであろう。最も大きなものは5年間で図に示した大きさにまで増大したのだから。

　口腔の右側にある，硬い，たこ様，カルチノーム様，あるいは石様の腫瘤を切除しようとする場合には，患者を安楽椅子に座らせるか，ベッドに寝かせ，背中と頭をクッションの上，あるいは背もたれに押し付ける。術者は，患者が安楽椅子に座っている場合には患者の前に位置し，また患者がベッド上にいる場合には，ベッドの右側に位置しなければならない。術者は手術に用いる器具を右手に把持し，一方，左手の拇指と示指で摘出しようとする腫瘤を固定しながら，口唇と頬を傍らに寄せる。もし指ではこの腫瘤を引き出すことが無理であるなら，外科用の摂子か支持鉤子[*2]で保持する。腫瘤は，最も適切な器具を使って，できるだけ歯肉の近くで切除する。このとき顎骨を露出しないよう注意する。それは，顎骨が空気に曝されたり，口腔内の歯垢の悪影響を受けたりして，腐蝕を引き起こすことを避けるためである。一方，骨が腐蝕している場合には，腐蝕部全体にわたって骨を露出し，それから通常の方法に従って治療を進める。

---

*1　図版4を参照。
*2　図版7のf.2, f.3を参照。

骨の状態を確かめるためには，歯科師用探針*3，あるいは通常の小探針を用いて，腫瘍を摘出した後の傷の中の状態を識別する必要がある。

腫瘍が口腔の左側にある場合には，器具を左手に把持して患者の左側に位置し，一方，右手で口唇と頬を傍らに寄せ，また右手で腫瘍を固定しなければならない。その他の点では右側を手術するときと同様に行う。

もし位置を変えずに手術したいと思うならば，手術を加える人の頭の上から左手を回しさえすればよい。ただし，手術法に関してすでに指摘した諸状況に注意する。

手術を終えたならば，生ぬるいワインで口腔内を漱がせると同時に傷口に蜂蜜入りワインを浸した綿撒糸をあて，これを指でしばらくの間圧迫する。もし手術中に切れた血管から多量の出血があるならば，1ないし数個の綿撒糸を明礬水，その他の収斂性つまり局所止血性の液中に漬けて用いなければならない。さらにしっかり止血するために，何枚かの圧定布を重ねて傷口を覆って，歯肉と頬の間にある空間を十分に埋め，十分に圧迫できるようにしなければならない。さらに出血が頑固である場合には，さらに圧定布を外側から頬にあて，先に指示した口腔内の圧定布を十分に圧迫できるように，包帯で適切に保持することもできる。この方法によって，しっかりと安定した支えが得られるので，どんなに出血が頑固であろうとも止血できる。

本疾患の手術後の治癒は，ひとえに口腔内をすでに教示した薬剤でたびたび漱ぐことによる。この薬剤中に綿撒糸を浸して，これを傷口にあてる。この綿撒糸は，腫瘍が新たに形成されない限り，少なくとも1日に2，3回新しく替える。腫瘍はときどき再発する。再発した場合には，硝酸銀棒を繰り返しあてることにより再発した腫瘍の増大を抑制し，これを除去するように努めなければならない。また硝酸銀棒は硝酸銀棒挟み*4と呼ばれる銀製の容器を用いて患者の口腔内に入れるが，この容

---

*3　図版6のf.3を参照。
*4　図版8のf.2, f.3を参照。

第17章　エプーリス，すなわち歯肉の腫瘤，およびその治療法　　　　141

器は口腔内の奥まった部位に硝酸銀棒を楽にあてられるように，普通用いられているものより長くなければならない。この器具はきわめて便利で，非常に具合よく硝酸銀棒を固定できるので，硝酸銀棒を口腔内にあてるときには，必ずこの器具に取り付けなければならない。これは硝酸銀棒が指やピンセットから滑り落ちて，口腔内を傷付けるばかりでなく，患者が不幸にしてこれを飲み込んでしまい，胃に傷害を引き起こすことを避けるためである。硝酸銀棒が指やピンセットから滑り落ちる事故は，ときどき起きているが，この事故は私が教示した注意によって予防できる。ある術者の不注意から，硝酸銀棒を誤飲する事故にあった患者を救うために呼ばれた場合には，患者に多量の牛乳か油を催吐剤とともに飲ませ，その後もう一度牛乳か油を患者に飲ませる必要があろう。さらに硝酸銀による傷害を防ぐため，硝酸銀棒をあてるべき部位から水分を十分拭い去るよう注意すべきである。これは，唾液が硝酸銀棒からその粒子を溶かし出すことをできる限り予防するためである。なぜなら，硝酸銀棒から溶かし出された粒子は口腔内に傷害を起こすことがあるばかりでなく，この粒子を含んだ唾液を飲み込むようなことがあれば，食道や胃にさえも傷害を起こすことがありうるからである。これは二番目の注意によって常に回避できる。加えて患者に口腔内を何度も漱がせて，いやな味を取り去ると同時に硝酸銀が生み出す痛みを軽減する。この方法により，この病気は，わずかの時間で完全に治癒する。ただし，すでに述べたように，骨の腐蝕を合併している場合，あるいは壊血病，るいれき，梅毒といったような，何か悪い原因による内因性の悪性の合併症がある場合は別である。こうした合併症がある場合は，医学の援助を求めなければならず，また再発した場合には医学と協力して同じ手術を繰り返し，同じ薬剤を再び使用しなければならない。というのは，この種の病気の再発は，患者が血液全体を悪質化させるような別の病気に冒されている場合に，ときどき見られるからである。

　治療法として，上記のようなありふれた症例に対するものを教示しただけでは十分ではない。さらにきわめて異常な症例に対する手術法の注

（144頁に続く）

図版 4 ここには2種の石様の物体を示してある。

f. 1. 石化した大きな腫瘤，つまりエプーリスを，口腔内の諸部位に付着していた面から示している。

　A. 口腔内の諸部位に付着していた部分
　B. B. いくつかのごつごつした突起

f. 2. 同じ石様の物体を最も凸状になっている面から見て示している。

　C. 非常に深い陥凹部。この表面は不規則不均一で，天然の鍾乳洞によく似ている。
　D. D. この物体のごつごつして不規則な突起。

f. 3. この同じ石様の物体の第3の面を，焼きごてをあて，石様の物質の一部を石灰にして深い穴を作った面から見て示している。

　E. 焼きごてで作られた穴
　F. F. この同じ石様の物体のごつごつして不規則な突起

f. 4. 石のようになった小さな腫瘤，あるいはエプーリスをその頭部と付け根が見えるように示している。

　G. この腫瘤の本体
　H. 頸部

f. 5. 同じ腫瘤をその上方から外周が最も大きくなる面で示してある

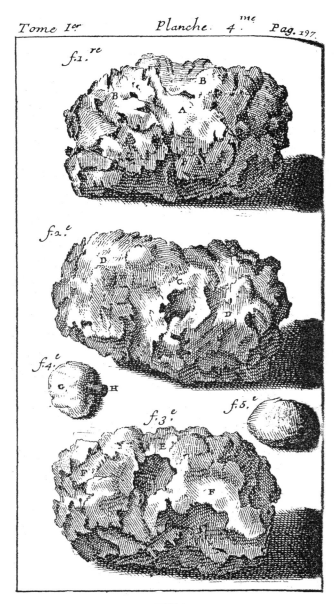

図版 4

意点を述べる必要がある。すなわち，口腔内に突然発生した腫瘍が，時とともに巨大になり，骨様，あるいは石様の硬さに変化し，これが密着している骨性部分とほとんど一体をなしているような腫瘍を摘出しようとする場合の手術法に関するいくつかの特別な注意点である。このような性質の腫瘍は，外科用メスや折り込みメスでも，ハサミでも切除できない。この種の腫瘍は抜歯に使用する器具のうち，腫瘍の大きさと位置関係から，最も便利なものを用いて摘出するか，あるいはまた指物師のノミに似たノミを用い，その上を小さな槌で叩いて摘出するか，あるいは庖丁のように柄を付けたノコギリで切り取る必要がある。手術を加えるべき部位の状態に，これらの器具の大きさを合わせなければならない。この方法によって，カルムリーヌ氏がウス氏から切除した腫瘍ないし石様の物体[4]，観察の項で詳述するが，バスエル氏からの報告にあるような腫瘍[5]を除去することができる。さらに，腫瘍摘出後にこの病気を手当するためには種々の状況に注意する必要があるが，これらの注意は本概論の各所から容易に読み取れるであろう。

原綴と訳注
1) époulis，歯肉腫　現代仏語では "épulis"。
2) excroissance
3) partie terrestre，どのようなものを指すか不明。
4) 第1巻 第31章，第1の観察の中に記されている。
5) 第1巻 第31章，第3の観察の中に記されている。

第18章

パルーリス，すなわち歯肉に，充血，炎症，時には鬱血，漏出，滲出によって形成される膿瘍，およびこれを治療するための手術法

　パルーリス[1]は，ギリシャ人たちによってこうに呼ばれていたが，その語源は「近傍」と「歯肉」を意味する二つのギリシャ語であり，歯肉そのもの，また歯肉と頬の間，頬内側に発生する。パルーリスはほとんど常に，歯の齲蝕や，残根つまり抜去を怠った歯根の齲蝕，あるいは腐蝕を受けた歯槽に起因する炎症を契機に現れ始める。辛く腐蝕性の体液は，骨を腐蝕させ，発酵させ，激しく作用して骨を蝕むが，この体液が破壊する骨ばかりでなく，さらに膜性，神経性の骨外膜［骨膜］にも激しく作用して強制拡張を引き起こし，非常に強い痛みを感じさせる。動物精気[2]も同様に刺激されて不規則に逆流し，近くの脈管を循環する体液がその管の中で言わば停滞する契機を与える。それは神経線維が普通よりも緊張しており，このように緊張した神経が，神経線維と交差したり，絡み合うようにして分布している血管やリンパ管を圧迫するためである。この圧迫は体液の流れを停止させ，あるいは何らかの妨害をするためには十分である。これにより，閉塞が形成され，この閉塞によって血管は強く拡張し，ついには破裂することになる。この結果，溢血を伴う腫瘤が形成されるが，これは患者のひ弱さや血管の充満度に関連して，体液が多少とも酸敗したり，発酵したり，あるいは沈殿したりする傾向に応じて，多少とも大きく，また多少とも奥行きのあるものとなる。さらに齲蝕部から出た体液そのものが，歯肉の線維の隙間に入り込むよう

になると，線維を互いに離開するので，炎症や腫脹などを引き起こすことがある。

またパルーリスには別の原因もありうる。それは血液全体の特別な悪質化，あるいは外因，つまり加齢による衰え，墜落や何らかの打撃を受けたことなどである。原因が何であれ，この腫瘤は，いくつかの点を除けば，ほとんど常に同じであり，このためその治療法に大きな相違はない。

上述の原因のいずれかによって引き起こされたパルーリスは，その初期では単純な炎症と見なし，進行したときは膿瘍化傾向のある腫瘤と見なさなければならない。この状態で，確実な膿瘍と同様に，きわめて厄介な結果をもたらすことがある。パルーリスはしばしば顎骨の腐敗を引き起こすからである。なぜなら，歯肉にはほとんど厚味がないので，膿は間もなくこの骨の外膜，つまり骨膜に侵入してこれを破壊し，続いて顎骨固有の実質に侵入してこれを破壊するからである。

この種の膿瘍を病む患者のもとに招かれたときは，膿瘍の位置を知る必要がある。膿瘍はあるときは非常に低い位置に，またあるときは非常に高い位置に，あるいはきわめて前方に，あるいはきわめて後方に位置している。ときどきパルーリスが引き起こす炎症や腫脹が耳，目，鼻から口唇にまで，さらにはオトガイに至る顔面全体に広がることがある。この際は膿瘍を生み出している原因がどのようなものであるのか，本当のところを知るように努める必要がある。特に歯を調べ，その状態を確認しなければならない。もし齲歯があり，しかも抜歯可能であれば，その部位の緊張や疼痛が抜歯の妨げにならない限り，抜歯を遅らせてはならない。抜歯や残根の抜去は，実施可能であれば，それだけで膿瘍を消退させることがしばしばある。反対に抜歯のために膿瘍が悪化することがあるが，それは不適切な抜歯に固執して力ずくで抜歯したときである。

歯が齲蝕になっているが，抜歯を延期しなければならないときは，その間に繰り返し十分に瀉血し，鎮静剤，緩和剤，緩下剤の浣腸を行うと同時に節食や適切な食養生に心がける。頻回に病状を診察して進行具合

第18章 パルーリス, すなわち歯肉の膿瘍, およびその治療法

を判断する。たびたび歯肉を, あらかじめねっとりしたイチジク, アオイやタチアオイの葉, そして少量のヒカゲミズを入れて煮ておいた牛乳で軽く湿らせる。歯肉が腫脹して緊張している部位には, 牛乳の中で十分に煮た非常にねっとりしたイチジクを1, 2個あて, 一方, 頬外側からは頬全体に, アルテアの香油をオトギリソウの油を等量混合しただけのリニメント剤を塗り, その上に吸い取り紙と圧定布を一重にあてて, 固定用の包帯で圧迫せずに全体を固定する。まさにこの方法によって患部の線維を弛緩させ, 軟化させて, 疼痛を和らげ, 充血を逸らせ, 溶解しそうな物質は消散させ, 化膿しそうな物質は十分熟させて消化することができるのである。

もしこれらの方法をすべて用いてもなお病気が大いに進行したり, また腫瘤のある部位がほかの部位よりも隆起して, そこに少しでも波動を感じたりするならば, 激しい疼痛が緩和したり, まったく静まったりしたときでさえも, 腫瘤中にある膿に即座に出口を与えることをためらう必要はまったくない。腫瘤が膿瘍になりそうなときには, 膿瘍が自壊して膿が出るまで待たずに, 腫瘤に孔を開けなければならない。さもないと, 膿に時間を与えて, 膿が骨にまで侵入したり, 顔以外の部分にまで広がったりすることになるからであり, また手術が遅れることによって経過が長い厄介な病気, おそらく非常に醜い変形さえも伴う病気を引き起こす恐れがあるからである。手術をあまりにも遅らせた結果, 頬やオトガイのいずれかの部位で腫瘤を穿孔せざるを得ないこと, あるいは自壊して膿が口腔内側, あるいは外側に流れ出て齲蝕に伴う瘻孔を作り出すことは, かなりしばしば起こることである。

波動により, 貯留した膿の存在を確信したときには, ただちに膿瘍に穿孔して, 速やかに膿の排出を促し, また手術を早期に行わなかった場合に起こりうる合併症を予防する。この際, 十分大きな孔を最も低い部位に開けるよう注意する。この手術は切れ味のよい骨膜剥離器か, 柄を刃と一緒に小包帯を巻いて補強した乱切刀を用いて行うことができる。この小包帯は刃を隠して患者の不安感をなくすことにも役立つ。乱切刀

の刃のうち包まずにおく部分は，切開するために必要な先端付近だけにしなければならない。術者は乱切刀を右手に把持する。患者を適当な位置に置き，膿瘍が上顎や下顎の前方にあっても，右側にあっても，術者は患者の前方あるいは右側に立って，右手で手術を行い，一方，左手の示指と拇指で口唇と頬を歯から引き離す。孔が開いたならば，膿瘍の周囲を圧迫して付近の洞の中にあるかもしれない膿を排出させる。そのあと蜂蜜入りワインで煎じたサルビアの煎薬で口腔内を漱がせる。そのうえこの煎薬はさらに傷口からすべての洞の中に膿瘍用注入器[*1]を用いて注入できる。この注入器の管は必要があれば口腔の奥まで支障なく注入できるように十分に長く，また彎曲したものにする。注入器で煎薬を注入すれば洞をよりよく洗浄できるが，静かに注入して注入部位の開裂を避けるように注意する。完全に治癒するまで同様に歯肉を洗浄し，傷を湿らせたり，薬剤を注入したり，さらに包帯を交換したりするたびに同じ煎薬に浸した綿撒糸を傷口にあてる。

　左側に手術を加えなければならない場合には，術者は位置を変えずに，左手を患者の頭越しに回して左手で頬を引き離し，その間，右手で手術する。なお患者の右側から左側に位置を変え，左手で手術し，右手で頬を引き離し，ほかの点は先に指示したように行うこともできる。

　齲歯が抜去されていない場合は，できるだけ早く抜歯する。もし歯槽も骨膜もまったく変化を受けておらず，また血液全体が少しも悪質化していなければ，治癒はこの小手術のあと間もなく訪れる。

　膿瘍が上顎の歯肉にある場合は，下顎の歯肉にある場合よりも治癒は早い。なぜなら，顎の傾きに従って体液が自分自身の重みで膿瘍の開口部のほうへ導き出され，この孔からより容易に排出されるからである。同じようなことが下顎で起こることはない。なぜなら，膿がその重さと位置のために膿瘍の嚢の中に貯留し，膿が接触している部位をその貯留と辛さによって侵蝕するからであり，またこのようにして時には瘻孔を

[*1] 図版 8 の f.1 を参照。

作り，腐蝕さえも引き起こすからである．それゆえ，この種の膿瘍は，特に下顎の歯肉に生じたものは，早期に切開するように注意しなければならないのである．下顎の膿瘍の場合は，洞の中に貯留している膿をより確実に排出させるために，歯肉を下から上に何度も圧迫しなければならない．加えていっそう速やかな癒合を促すために，圧定布を洞のある位置に顔の外側からあて，常に下から上へ圧迫するようにする．この圧定布は圧迫包帯を巻いて固定しなければならない．この方法こそが，速やかに治癒を促すためにも，また膿瘍を切開しても上記の注意をしない場合に，膿があまりにも長い間貯留して生ずるような障害を避けるためにも，最も確実な方法である．

　私たちは，この種の膿瘍のもっともありふれた原因は歯の齲蝕であること，また時に非常に厄介な結果となるパルーリスを予防するために最大限注意すべきことで意見が一致しているので，齲蝕に罹患した歯や残根を，早期に抜歯してもらうことを忘れぬように，特に下顎に齲蝕があるときは，忠告してしすぎることはないであろう．パルーリスが最も頻繁に生じる部位は下顎なのであるから．下顎骨は人体の骨格のうちで最も強固なものの一つであるので，ここを侵す腐蝕を治すためには，しばしば繰り返し焼きゴテ[*2]をあてる方法によるばかりでなく，さらに下顎の開閉に役立つ筋肉の一部に折り込みメス[*3]で切開を加えたり，強力な焼きゴテをあてて筋肉を破壊したりして，腐蝕が及んでいる範囲全体にわたって下顎骨を露出するという，このような場合に限られた，痛ましい処置を行わざるを得なかった．そして下顎骨の腐蝕は時に非常に広い範囲に及んだため，下顎骨のかなりの部分を摘出せざるを得ないということも起こったのであった．その最近の例をムードン城の城守りであるオランダという人に見ることができる．この人は下顎左側臼歯の数本が齲蝕になっていたが，この齲蝕は歯槽に及び，さらに歯槽から顎骨

---

*2　図版8のf.4を参照．
*3　図版5のf.1を参照．

本体に広がってきわめて大きな膿瘍を形成したため，わずかの間にこの人を非常にみじめな状態に陥れた。国王陛下がしばらくの間滞在する予定でムードン城へお越しになったので，ド・ラ・ペイロニー氏*4, 3)がこの患者を診察するように乞われた。氏はこの患者が大手術を行い，さらに強力な焼きゴテを繰り返しあてなければ救えないような状態にあると判断した。

　ランベール氏*5, 4)はド・バルコ氏*6の息子に約2年前同じような治療を施した。ランベール氏はほとんど同じ治療法によったが，氏もまた患者の下顎骨の腐食部をオトガイ結合から下顎角まで摘出しなければならなかった。この患者は完全に治癒し，その傷跡はほとんど目立たなかった。

　これら2例の観察は周知のものである。これらは宮廷で大評判となったのであるから。そしてどちらの患者も見たアーネル氏*7, 5)がこれらの症例を私に報告してくれたのである。

　私は齲蝕以外の原因がない，こうした非常に大きな腫瘍を多く見て来た。けれども，ほかの原因による腐食に続いて生じる腫瘍があることを知らないわけではない。とは言え，このような病気に伴う状況を注意深く調べるように配慮することは非常に重要である。

　何にもましてしばしば見られるものは，ある程度大きなこの種の腫瘍である。そしてその予後は，腫瘍を生み出している種々の原因に従って，あるいは腫瘍を予防するために行った手当や，腫瘍形成後にこれを消散させたり，完全に治すために行った治療に応じて，厄介なものにもそうでないものにもなる。私は非常に多くの腫瘍を首尾よく治療して来た。

　この種の腫瘍がある際に，歯肉に切開を加えたり，歯肉に切り口を保持しておきたいと望む場合には，通常これはあまりにも早く閉鎖してし

---

*4　国王陛下の首席外科侍医。
*5　国王陛下の世襲外科医。
*6　ド・ヴィルロワ将軍殿執事。
*7　元フランス軍およびドイツ軍々医，外科学博士。サヴォワ大公国の故大公妃殿下の外科侍医。

まうので，すでに作った開口部を切れ味のよい器具で十分に拡張し，この拡張を維持しなければならない．切れ味のよい器具を再び口腔内に入れて患者を怯えさせることを避けるためには，包帯や綿撒糸または綿で作った止血栓，あるいは適切に作った栓を使う必要があろう．なお，栓は外側に，決して嫌な味や香がしない蠟や，適当な蠟膏つまり硬膏を塗って用いる．さらにタチアオイの根で作った栓を用いることもでき，このほうが首尾がよいくらいである．開口部を維持するためには，特にこの目的に最もよく適合するように調製した海綿を選択して使用すべきである．とは言え，傷が浅くなるにつれて，栓を小さくしてゆくことに注意する賢明さが必要である．この注意を怠り，栓をあまりにも長期間入れたままにしておくと，非常に危険なことになるであろう．私はこのことを経験から学んだが，これは起こりすぎるほど起こることなのである．

　ベロスト氏[*8, 6)]が『病院外科医』[7)]と題する概論の中で，有名なマガトゥス[*9, 8)]に続いて，栓の軽率な使用に対して非常に強く反対しているが，これには理由がある．氏は経験上，氏自身が断言しているように，それと知らずに，氏より前にマガトゥスが述べた意見と同じ見解に達したのであった．

　栓の使用法に関してマガトゥスに従った人は誰もいなかった．なぜなら，この著者はフランスの外科医たちには知られていなかったうえ，私たちの言葉と違う言葉で論述しており，さらに1世紀以上前に死去していたからである．ベロスト氏が自分自身の発見をしたときには，マガトゥスの著書はすでに稀覯本となっており，必死に探し求めた人たちがやっとのことで2冊発見することができただけであった．しかもマガトゥスの著書を入手できたのは，ベロスト氏の著作が印刷されてからかなり時間がたってからのことであった．有名なベロスト氏の著書には，氏が自分自身で行った傷に栓や止血栓を詰めることによる悪影響に関する観察や新発見が収められている．そしてアンブロワーズ・パレ[9)]がすでに栓

---

*8　サヴォワの大公妃殿下の首席外科侍医．
*9　1世紀以上前に，名声の高かったイタリア人医師．

の濫用について述べているとは言え，私たちが恩恵を受けているのはベロスト氏からである。さらにベロスト氏の著書のおかげで，思慮深く行動する外科医たち，自分の技術に磨きをかけようと努めている外科医たちのすべてが，栓なしで済ませることが不可能な場合以外には，この栓の使用を慎むという流儀を体得しているのである。

　歯肉の腫瘍がやや大きい場合には，歯や歯根の抜去によってできた開口部を，折り込みメスや骨膜剥離器，ハサミなどで十分に広げなければならない。時には，歯肉の一部だけでなく，腐蝕があろうとなかろうと，歯槽の一部を除去したり剥離したり摘出したりして，膿を排出させ，薬を注入するために役立つ十分大きな開口部を作らざるを得ないことがある。

　腫瘍が大きくない場合や，できはじめの場合には，治療には抜歯だけで十分である。

　ウィンスロー氏はこの種の腫瘍に侵された人たちをたびたび私のもとへ紹介して来た。最後にはデュフォール氏[*10]が，約1年前にエタンプに駐在していたセルブの隊長を連れて来た。この隊長は上顎左側の小切歯［側切歯][10)]の齲蝕のために引き起こされた膿瘍に侵されていた。どの人も皆，膿瘍を引き起こしていた齲歯を抜去したあとは，完全に治癒し，いかなる薬を用いる必要も，ほかのいかなる手術を行う必要もなかった。

　齲蝕に合併して顎骨が腐蝕を受けている場合には，様々な観点からこの腐蝕を治療することが必要になるであろう。治療は，腐食を生み出していると思われる種々の原因の悪性度に応じて，腐蝕の広がり，腐食の深さ，腐食が隠されているか，露出しているかなどに応じて変わる。もしこの腐蝕の程度がひどく，また厄介な状況を伴っているならば，前もってよい忠告を得ておかなければならない。忠告を求める相手は，優秀な医師や外科医たちにこんなにも恵まれているパリの町では，たやすく見

＊10　パリの宣誓外科医。

付けられる。こうしたとき，医師や外科医たちと共同して事にあたれば，この腐蝕が絶対的に不治のものでない限り，同様な症例に今まで何度も試みられて奏効した薬剤や，また古今の数々の著者たちによって公衆に伝えられている薬剤を使用して手当すれば，この腐蝕は治癒するであろう。それゆえ，ここではこうした薬剤の列挙を控えておく。しかし，あまりひどくない表在性の腐蝕用の薬剤で，しかもあらゆる種類の腐蝕に適用できるものをいくつか教示しよう。

　丁字油と桂皮油に綿撒糸を浸し，これを腐蝕した骨の上にあてる。これがしばしば剥離を促すために十分な手当となる。また酒精中でフローレンスのアイリスと少量のトウダイグサを浸出させたものも同じ効果を生み出す。硝酸銀棒をあてることは表在性の腐蝕に対しては大いに推奨できる。硝酸銀は腐蝕を受けた骨の中にしみ込んで健康な部位にまで達し，腐蝕の進行を遮断し，剥離を促進する。また硝酸銀は焼きゴテとほとんど同様に作用するが，あまり深くは浸透せず，血膿をあまりよく吸収しないという相違がある。樟脳入り酒精［カンフルアルコール］や，フィオラヴェンティの樹脂剤[11]や，さらに焼きゴテなども，表在性の腐蝕に対して使用できる。その腐蝕がどんな性質のものであろうと，どのような薬剤を投与できようとも，どのような手術を行おうとも，私はわざわざ繰り返して述べるのだが，もし齲蝕に罹患した歯や残根を前もって注意深く抜去しておかない限り，決して治療は成功しないのである。同様に腐蝕が梅毒性や，るいれき性の原因による場合にも，この種の腐蝕はこれらの病気の症状の一部にすぎないのであるから，前もって本質的な病気［基礎疾患］を治さない限り腐食は治癒しない。基礎疾患の有無こそ歯肉や頬やオトガイに生じた瘻孔の治療にあたって十分に調べなければならないものである。一般にこの瘻孔は最後に挙げた原因のどれかに起因しており，歯の齲蝕は常にこれらの原因疾患の最もありふれた前兆［前駆症状］なのである。

原綴と訳注

1) paroulis，歯肉膿瘍　現代仏語では "parulie"。
2) 第1巻 第13章，訳注2）参照。
3) François Gigot de La Peyronie（1678-1747），モンペリエ生まれの外科医。
4) プロヴァンスに生まれ，マルセイユで外科医として活躍していた Antoine Lambert のことと思われる。
5) Dominique Anel（1679頃-1730頃），フランスだけでなく，オーストリアやイタリアでも活躍した外科医。
6) Augustin Belloste（1654-1730），パリに生まれ，パリで外科を学び，軍医となって各地の病院で外傷治療の経験を積んだ。
7) "le Chirurgien d'Hôpital"
8) Magathus，これは Cesare Magati（1579-1648）のことと思われる。マガティはボローニャで医学を学び，ローマで開業する傍ら，解剖と外科を学んだ。1612年フェララ大学の教授となり，銃創や瘻孔に対する簡潔で迅速な治療法を勧めた。
9) Ambroise Paré（1509-1590），近代外科学の父といわれるフランスの外科医。床屋外科医から出発して，軍医として戦場で経験を積み，結紮による止血法を普及させた。のちにアンリ2世，フランソワ2世，シャルル9世，アンリ3世の外科侍医を務めた。
10) "la petite dent incisive"，第1巻第1章のフォシャールの記述に従えば，小切歯とは下顎の中，側切歯を指すための用語で，上顎切歯に対しては用いない。第2版では "la moyenne dent incisive"「中形切歯」と修正されている。
11) baume de Fioraventi，イタリアの医師 Fioraventi（1515-1588）が作り出したもの。

第19章

歯肉に生じる潰瘍とその治療に適した手術

　歯肉は，自然の状態では硬くて丈夫であるとは言え，しばしば軟らかく，ふにゃふにゃに，また弱々しくなる。歯肉がこのようになるときは，歯肉を潤す体液を運んでいる脈管が締め付けられたとき，あるいは体液を分配している腺に閉塞が起きたときである。歯肉の実質の腫脹は，それが閉塞によるものであれ，あるいは体液が浸潤して，脈管や腺の中とほぼ同量が歯肉の線維の間に貯留していることによるものであれ，歯肉が一側を硬い部位に押し付けられており，その反対側がしなやかな皮によって包まれているので，それだけいっそう起こりやすいのである。神経もある程度の疼痛の際には牽引されていて，これが圧迫されると，その走行中に出会う脈管をよりいっそうたやすく，いっそう強く締め付けることになる。歯肉の腫脹は，もし脈管網が様々な方向に撓（たわ）むことができるならば，かくも容易に，またかくも頻回に起こることはないであろう。なぜなら上で指摘した機序によって，血管やリンパ管の一側を緊張した神経が圧迫したとしても，脈管はその反対側を顎骨の表面や，歯肉全体を覆っている緊張した皮膚［粘膜］によって圧迫されなければ，これらの脈管が神経の緊張によって引き起こされる圧迫に対して，言わば譲歩できるからである。もしこうした状況と脈管の充満および血液や体液の濃縮とを結び付けるならば，なぜ歯肉はこんなにもたやすく腫脹するのか，また一度歯肉が腫脹するとなぜ糜爛や発疹［粘膜疹］がここに

生じて，簡単に多少とも大きな潰瘍に変化するのかということは容易に納得できるであろう。なお，時にこれらの糜爛や発疹［粘膜疹］が壊血病性，梅毒性，るいれき性などの原因によって生み出されることがある。

私は上記の病気が有する特質を詳述するつもりはない。これらの病気の影響が私が扱う病気と関係がある場合に限って，その病気に言及する。

歯肉の潰瘍の中には時に口腔内の泥垢や，変性した唾液によって，あるいは打撃を受けて歯肉が圧迫され，傷付けられたことによって引き起こされるものがある。

この種の潰瘍は時によりほとんどあとに影響を残さない。特に，はじめに全身的な原因とともに局所的原因を除去しつつ，この潰瘍を治療するよう心掛けたときにはなおさらである。他方，壊疽，脱疽，きわめて強く激しい痛みや不眠，さらには錯乱といったような非常に恐るべき合併症を起こす潰瘍もある。それゆえ，この種の合併症を予防するためには，どんなこともおろそかにしてはならない。このような厄介な症状のいずれかを認めたならば，ただちにこの種の病気に最も経験豊富な医師および外科医の忠告に頼ることが慎重な態度である。

これらの糜爛または潰瘍に続いて，上述の厄介な症状がまったく現れないとき，あるいはこれらの症状がまだあまり進行していないときには，骨は露出しても，変化してもいないので，糜爛ないし潰瘍を下記の洗浄液を用いて治癒させることは容易である。すりおろした癒瘡木を2グロ［約7.6 g］，ウマノスズクサの根を3グロ［約11.5 g］，キジムシロを1グロ［約3.8 g］，ルリトラノオ，サルビア，リグストラムの花をそれぞれ一つかみとる。これらすべてをパリ市の単位で1ショピーヌ［約500 ml］の水で7‐8分間煮る。次いでこれを濾過し，搾り出したのちに，この濾液の中に没薬チンキを3グロ［約11.5 g］，甘味を加えた塩の精［塩酸］を1/2グロ［約1.9 g］，ベンガラ，あるいは紅礬を1スクループル［約1.1 g］加える。

この水薬は口腔内を頻回に漱ぐために用いたり，また注入器で潰瘍の上に直接注いだり，柔らかで，清潔で，きれいな布を小さな棒の先に少

し巻きつけ，この棒でこの薬剤を潰瘍に塗布したりする。この布は潰瘍に薬を塗布しようとする度ごとに新しくするか，少なくとも洗うように注意する。望むならば，小さな綿撒糸をこの水薬で湿らせて潰瘍の上にあててもよいが，この際，綿撒糸をたびたび新しく替えるように注意し，また患者が何か食物をとる度ごとに，口腔内から綿撒糸を取り出させ，患者がこの綿撒糸を食物と一緒に飲み込まないようにする。これを飲み込むと，患者は嘔気や嘔吐を起こし，胃の具合を悪くし，不快な思いをし，次第に健康を害することにもなるであろう。同じ理由から，口腔内に何らかの薬剤を用いるときは常に同じ注意を払わなければならない。それと言うのも，患者に毎食前に口腔内を漱がせることは，うがい薬やほかの薬が口腔内に残しているかもしれない悪い後味を除去し，またこの頃には口腔内に多量にある泥のような粘稠な付着物をきれいに洗い去るために非常に適切だからである。

　潰瘍が軽度で良性である場合には，硝酸銀棒，礬の精［硫酸］，あるいは塩の精［塩酸］で潰瘍を焼くだけで十分である。そのうえ，患者には節度のある，また便通をよくする食養生を守らせる。

第20章

歯の病気の際に歯肉に生じる瘻孔とその治療に適切な手術

　人体のあらゆる部位は，昔の人が"fistule"「瘻孔」と名付けた病気に侵されやすい。私たちもこの病気を，開口部とその奥がフランス語で"flûte"「フリュート」と呼ばれ，ラテン語では"fistula"「フィストゥラ」と呼ばれる楽器の開口部と管腔に類似していることから同じ名前で呼んでいる。ほかの部位に劣らず歯肉もこの病気に罹りやすい。歯肉の瘻孔は実際のところ，涙腺の瘻孔や肛門の瘻孔のように多いものではない。しかし，時に歯肉の瘻孔は顎骨に障害を引き起こし，非常に重大な結果をもたらす。この瘻孔は，私がすでにパルーリスやその他の病変の項で注意を喚起したように，顎の骨の髄まで侵すのである。この歯肉の瘻孔は通常，歯の齲蝕，エプーリス，およびパルーリスに引き続いて生じて来る。つまりこの瘻孔は，潰瘍，腫瘤，あるいは膿瘍を人々がなおざりにしたり，順序立てて治療しなかった結果なのである。

　歯肉の瘻孔はほかの部位の瘻孔と同様に，入り口が狭く，奥が幅の広い潰瘍であって，しばしば空洞，硬結，たこ［胼胝］，腐蝕などを伴っている。

　歯の齲蝕が歯肉の瘻孔を生み出し，またこれを存続させる最もありふれた原因であるので，もしまだ抜去していない齲蝕になった歯や歯根があれば，これらを前もって抜去してはじめて瘻孔の治療は成功するのである。抜歯後に，歯肉の状態や歯肉に接する骨の部分を調べる。そして

瘻孔のあらゆる合併症を見付け出すように，また個々の合併症に伴う状況がどのようなものであり，また瘻孔の性質を多少とも悪くしている状況が何であるかを知るように努める。

　瘻孔に齲蝕が伴っていない場合，これを治すためには瘻孔をその奥底まで十分に広げればよい。この際，いかなる瘢痕収縮も洞も残らないように注意する。次いでたこ［胼胝］を切除するか，あるいは硝酸銀棒を繰り返しあてて，これを焼き尽くしてしまう。この硝酸銀棒が焼灼するうえで効果的であれば，硝酸銀棒は，この場合にも口腔内の焼灼を必要とするあらゆる病気の場合にも，ほかのどのような焼灼剤よりも好ましい。この部位に硝酸銀棒をあてるときには，すでにエプーリスや歯肉の肉性の腫瘤の章で述べた，適応の有無に関する諸状況を注意深く観察しなければならない。硝酸銀棒は人々がその効果を思い通りに操っている焼灼剤である。そのうえ，硝酸銀棒は，ほかの焼灼剤がこれより徐々に，これより激しく作用し，時には破壊したい部位よりむしろ健康な部位に傷害作用を及ぼすのに反して，あてたその瞬間に効果を生み出すのである。さらに，口腔内に使用した薬は，包帯によっても，器具によっても固定できないのであるから，硝酸銀棒以外の焼灼剤を口腔内に使用することは軽率であると言えよう。硝酸銀棒が頑固なたこ［胼胝］を破壊するために十分でないような場合には，操作する上で硝酸銀棒と同じ利点をもつ焼きゴテを使用したほうがよいであろう。

　たこ［胼胝］を破壊し，瘻孔の奥を広げて，露出したならば，歯肉の癒合とその強化を容易にするために瘻孔を十分に洗浄する必要がある。

　パルーリスや膿瘍の場合に教示した薬は，この効果を得るために適切かつ十分なものである。

　歯肉に，扱いにくく非常に複雑な瘻孔がある場合は，パルーリスの章で齲歯との関連で推奨した注意事項を前もって考慮しなければ，この瘻孔を治癒させることはできない。この注意とは，この瘻孔を作り出したり，これを存続させたりしている原因を除去するために全力を注ぐことにある。そのうえこれらの瘻孔の治療には，ほかの部位に生じる瘻孔と

同様に，外科医術を職業とする人たちに広く知られている薬を適用する。こうした場合には外科医の助言を必ず求めるべきである。上述の方法こそが歯肉の瘻孔を完全に治す真の方法であり，見様見真似の治療師たちの一部が，あらゆる種類の瘻孔によいとしきりに自慢している自称特効薬を使用せずに済むのである。

第21章

壊血病が歯,歯肉,さらに顎骨に及ぼす悪影響と壊血病による障害を治療するために適した手術

　私はここで壊血病の広範な細目までも扱おうとするものではない。私の意図は,この病気が歯,歯肉,歯槽,さらに隣接部位に及ぼす悪影響や,これを治療するための主な方法に限定して教示することにあるからである。

　壊血病が歯肉に生み出す病変は,かなりの腫脹,蒼白,黄色調,しつこく耐え難いむず痒さ,汚い潰瘍,少しでも歯肉に触れると起こる出血,水様で強い悪臭がある血液,時には大量となる出血,さらには壊疽,脱疽である。

　壊血病が歯に引き起こす病気は,歯の動揺,歯の脱落,不安定化,齲蝕などであり,このため歯はそのすべてが,あるいは一部が脱落する危険に曝される。また,こうした事態は壊血病の悪影響のためにしばしば起こるのである。これらすべての病変が生じる際には必ず患者を激しい痛みで苦しめる。このときの痛みは壊血病性疼痛と呼ぶべきである。

　血液あるいはリンパ液の変質が歯槽や上下顎骨に生み出す障害は少なからず重大である。歯槽の壁は,ほとんどの場合,壊血病性の血膿によって侵蝕されて腐蝕する。その結果,歯槽が失われるばかりでなく,歯も失われることになる。もし壊血病性,腐蝕性,侵蝕性の体液の作用がさらに奥まで浸透すると,この体液はその浸透した全範囲にわたって顎骨を腐蝕する。この体液が作用し,前進する程度に応じて,腐蝕もまた範

囲を広げ，深さを増し，程度が強くなる。時に壊血病によって引き起こされた腐食部分の剥離を見ることがある。この剥離片は一側の歯槽ばかりでなく，顎骨の本体の一部を，上顎洞や下顎の骨髄腔に至る部分まで含んでいることがある。このために時には治癒し難い瘻孔，多くは治癒不能の瘻孔を形成し，その瘢痕には必ず非常に不快な変形が伴うのである。

確かにこれらの障害のすべてを予防するためには，全血液中に含まれる全身性の原因と闘うことが主であり，したがって，きわめて経験豊富な医師たちに頼ることが主になるとは言え，このような場合に適切な手術および薬剤の適用は，壊血病性の原因がすでに作り出してしまった，あるいはその後に生み出される悪影響から歯，歯槽，歯肉を守り，これらを保存するためにきわめて有用であることに変わりはない。それゆえ，これらの悪化が壊血病性の原因によるときでも，口腔内の諸部位の局所的な悪化を治療するために注意すべき諸状況を学ばなければならないのである。壊血病のために口腔内に潰瘍ができたり，損傷を受けている人たちには頻回に口を漱ぐように勧めて勧めすぎることはない。この方法によって壊血病患者の唾液が本来の激しさで歯肉や歯に作用することを防ぐばかりでなく，もしそれが固形食であれ，流動食であれ，食物をとる前に，適切な水薬で口を十分に漱ぐよう意を用いるならば，そして忘れずに毎食前にこれを行うならば，さらに別の少なからぬ利益を得る。すなわち，壊血病性の血膿を混じた唾液が胃の中に入り，この唾液が胃の中での発酵素[1])［酵素］を変質させ，胃の線維を刺激することが回避される。さらにかくも腐敗した唾液の混合物が，乳糜の道を介してあらゆる脈管の中に入り込み，こうして体液全体を新たに汚染しながら，膵液，胆汁，乳糜，さらには体液全体に生み出す変質，必ずや壊血病をさらに治し難いものにするであろう変質をも回避することができる。上に教示した注意によって，こうした障害のすべてを予防できるのである。

もし歯肉が腫脹し，血液や壊血病性の体液で充満しているならば，これらを排出させるためには乱切刀か切れ味のよい骨膜剥離器で十分な乱

第 21 章　壊血病が歯，歯肉，顎骨に及ぼす悪影響とその治療法　　　　163

刺を多数行わなければならない。この乱刺は歯の配列順序に従って行う。
　歯肉が強く腫脹したり，腫瘤状になって，歯肉本来の表面から突き出ているときには，歯肉または歯槽から引き剥がせるものはできるだけ，切れ味のよい直バサミや曲バサミを用いて，これを除去する。どのような場合に直バサミのほうが曲バサミより好ましく，またどのような場合に曲バサミが直バサミより好ましいかという点については，すでに本概論の第 16 章で述べた。
　歯肉に潰瘍が形成されていても，歯肉が腫瘤状でもなく，突き出てもいない場合には，治療は以下に記す薬を適用するだけでよい。これらの薬は傷口や潰瘍の上に直接注入器で注いだり，適当な水薬で湿らせた綿撒糸や小さな布の上に塗ったり，あるいは小さな棒の先に巻き付けた布に浸して患部を軽く湿らせたりして口腔内に適用する。また，腫瘤，つまり突出部を切除したあとの歯肉に対しても同様の手当を行う。この種の手当はたびたび繰り返して行わねばならない。また患者は手当と手当の合間に何回も口腔内を漱いで，この場合にはほかの場合よりも，ずっと恐るべきものとなる辛くて腐蝕性の塩の作用を防止しなければならない。私がここで述べていることは，この種の病気の治療に従事している人々の経験によって確認されている。たとえば，軍艦の上で，海の港で，大きな病院で，同様に沼地が多い水辺の町で，このうつる病気[2)]がありふれていて，恐ろしい荒廃を引き起こしている所で確認されている。たとえ壊血病がパリやその他のいくつかの地区では，さほど悪性でもなく，また広まってもいないとは言え，この病気は体格の悪い人たちの多くに対しては，その猛威を振るわずにはいないのである。
　歯肉からの出血，歯肉の腫脹，疼痛を伴う歯肉の痒み，これらの症状すべてが頑固であったり，しばしば再発することは，明らかにこれらの原因が通常は壊血病性のものであることを示している。したがってこの原因はなおざりにすべきでなく，一般的な薬や特別の薬の使用が必要となるのである。
　歯肉の腫脹をとるために，歯肉の織り目の間にしみ込んだ体液を消散

させ，発散させることに非常に適した薬を，壊血病を専門的に取り扱うために特別に記した著作の中で何人かの著者たちが指示してはいるけれども，それでも，あえて私はさらに特効的な薬を数種教示しておきたい。

腫脹した歯肉を軽く湿らすために，ヒソップ，サルビア，トモシリソウ，マンネンロウ，タバコ，オランダガラシの葉をそれぞれ軽く1つかみ，イブキトウノオの根を1/2つかみとって，これらで洗浄薬を作る。十分量の白ワインと普通の水を半々に混ぜ，その中でこれらすべてを煮る。この液1ショピーヌ［約500 ml］の中にトモシリソウのエキスを1.5グロ［約5.7 g］加える。これは歯肉を軽く湿らせたり，歯肉を頻回に洗浄するために使用する。

歯肉の腫脹が引いたときには，歯肉を丈夫にするために次の薬を使用する。

礬の精［硫酸］と普通の塩をそれぞれ1スクループル［約1.1 g］，トモシリソウのエキスを2グロ［約7.6 g］とり，これらすべてを4オンス［約122.4 g］のバラ香水と同量のオオバコの汁の中に混ぜ，歯肉を引き締めて丈夫にするため，これで歯肉を軽く湿らせる。

歯肉の小潰瘍や何らかの手術の結果できた傷，あるいは壊疽のため実質が失われた結果できた傷に対しては，塩の精［塩酸］数滴と硫酸加酒石[3]を数グレーン入れたバラ蜜で歯肉をたびたび擦らなければならない。この薬は，エナメル質を傷める恐れがあるので，使用するときはできる限り歯に触れないよう注意しなければならない。

下記の薬もまた適切であり，これは歯に害がない。障脳を1グロ［約3.8 g］，氷砂糖を2オンス［約71.2 g］，粉末状の岩明礬を2グロ［約7.6 g］，没薬チンキを1オンス［約30.6 g］とる。これらすべてを1ショピーヌ［約500 ml］の火酒の中で混合する。この洗浄剤を，壊血病によって壊疽に陥った歯肉の部分や，また同じ原因から小潰瘍を生じた部分をときどき軽く湿らせるために用いる。これはさらに上記の煎出液からなる洗浄薬，つまり含嗽薬の効果を高めるためにも，また何か壊血病性の病気に侵された人々の口腔内を漱ぐためにも用いられる。これらすべての薬はその効

第21章　壊血病が歯，歯肉，顎骨に及ぼす悪影響とその治療法　　　　165

果がほとんど常に保証されているのだが，その他に，私が教示した諸状況が認められたときには，ペルーの乾燥性の芳香樹脂も優れた薬として使用することができる。その処方はエルヴェシウス氏[*1]の治療法集録，第3版の410，411頁に見られる。この著者は壊血病を治療するうえでのこの薬の効用について非常に入念に述べている[4]。

　患者が，ほかに適切に処方された内服薬を指示通りに服用し，よい食養生を守れば，上記すべての外用薬によって，壊血病が口腔内に引き起こす合併症を克服することができる。内服薬や食養生がなければ，治癒は根治的でもなく，またあまり好ましくないものとなる。

　壊血病が口腔内に生み出す合併症は，全体液中にある本質的な原因から現れる症候に過ぎないので，このような場合に医学が提供する強力な援助に頼ることが不可欠である。なぜなら，壊血病は非常に対処し難く，非常に厄介な病気であり，医学的援助により，通常，壊血病に伴う致命的合併症から解放されることが期待されるからである[5]。

原綴と訳注
1) ferment
2) フォシャールは壊血病を "maladie contagieuse"「うつる病気」と考えていたが，これは微生物が介在する伝染性の病気ということではなく，「次々に発生する病気」という程度の意味ではないかと推定する。また壊血病の治療および予防に新鮮な野菜やレモンが有効であるという報告がなされたのは1753年のことである（文献 3，397 頁，1980）。
3) tartre vitiolé，どのような物質かは不明。
4) 第2版では，「私が教示した諸状況が認められたときには，さらにペルーの乾燥性の芳香樹脂，つまり故エルヴェシウス氏の著書に記された乾燥性の芳香樹脂も優れた薬として，これに頼ることができる。その組成を以下に記す」と書かれ，続いて「この芳香樹液の調整法」，「壊血病に合併する口腔の病気に対する同じ著者による含嗽剤」の見出しの下に，処方と使用法が解説されている。
5) 第2版では，図版の説明のあとに「さらにもう1種類の壊血病がある」と始

─────────────
*1　オルレアン公爵殿下の侍医。フランドルの諸病院の総監。

まる，いわゆるフォシャール病（歯槽膿漏，歯周病）の記述がある（本書，第1巻 第4章，訳注11参照）。

図版5　ここには歯肉の病気に対して使用する3種の器具を示してある。
f. 1. 薄くて，先端が非常に鋭い折り込みメスを引き出した状態で，その全長を側面から見て示している。
f. 2. 先が尖った直バサミを少し開いた状態で示している。このハサミの刃は非常に幅が狭い。
f. 3. 乱切刀をその柄と刃の大部分を小包帯によって覆った状態で示している。

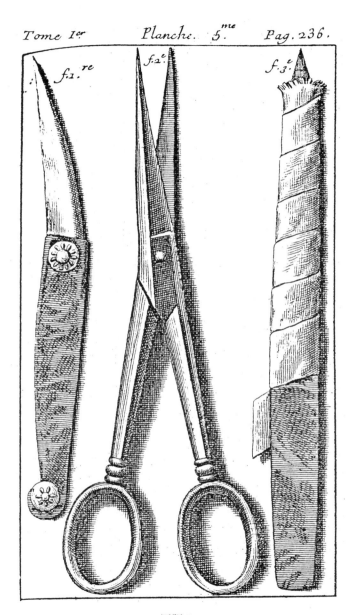

図版6 ここには歯，歯槽，そして歯肉の病気に使用する3種の器具を示してある。
f. 1. 一方の端に小球が付いているが，他端には小球がない，銀製の小探針を示している。
f. 2. 刃の先端がともにやや鈍になっている曲バサミを示している。
f. 3. 上端が左から右へ，下端が右から左へ彎曲した歯科師の探針を示してある。
　A. 探針の体部つまり柄
　B. 上端；下端よりも彎曲が弱くかつ下端より細い。
　C. 下端；上端よりも彎曲が強くかつ上端より太い。

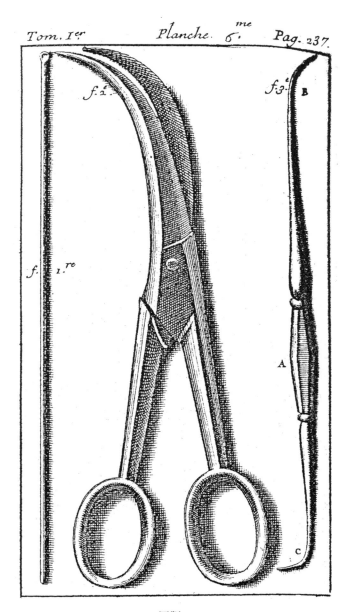

図版6

図版7 ここには歯肉の病気に使用する3種の器具を示してある。
f.1. メスを示している。
 A. 一側が切れるようになっており前端が尖っている刀身，刃の反対側は峰になっている。
 B. 柄
f.2. 外科医用鉗子を示している。
f.3. 支持鉤子を示している。
 C. 柱身
 D. 彎曲した前端
 E. 柄

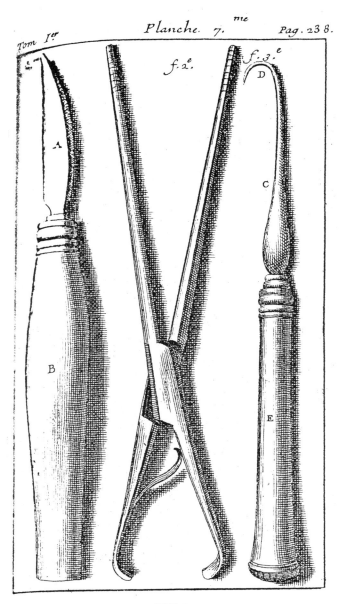

図版 7

図版8 ここには歯，歯槽，および歯肉の病気に使用する4種の器具を示してある．
f. 1. 管を備えた中型の注入器を示している．管は彎曲しており，口腔内で使用できるように十分長い．
 A. 注入器の本体　B. ピストンの輪　C. 注入器の彎曲した管
f. 2. 硝酸銀棒挟みの主要な部分を，硝酸銀棒を挟み，カバーを外した状態で示している．
 D. D. 硝酸銀棒入れ
 E. 硝酸銀棒
 F. 硝酸銀棒用挟み爪
 G. 挟み爪を締めるのに役立つ小さな輪
 H. 硝酸銀棒入れのネジ
f. 3. 硝酸銀棒挟みの一部で，硝酸銀棒と挟み爪のカバーとして働くもの．
f. 4. 焼きゴテを示している．
 I. 柱身
 K. 彎曲した先端
 L. 小球部
 M. 柄

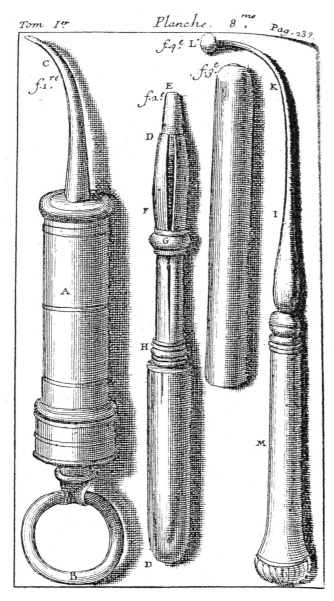

図版 8

第22章

歯の齲蝕の結果として，歯に最も近い部位に，次いで離れた部位に生ずるきわめて重大な障害

　歯および歯肉の種々の状態に関するすべてを十二分に取り扱ったので，私は歯の病気の結果，歯および歯肉に隣接する骨質の部分に引き起こされる非常に厄介な合併症のいくつかについて報告しなければならない。

　齲蝕および歯に起こる炎症はしばしば，特にそれがなおざりにされたときには，この部位に腫瘤や膿瘍を生み出す。そしてこの膿は歯肉と歯槽との間ばかりでなく，顔面の筋肉と骨膜との間や，骨膜と骨との間に蛇のように入り込んでゆく。これらの膿瘍はあるときは下顎側から，あるときは上顎側から広がって，齲蝕に伴う瘻孔を形成する膿瘍がしばしば見られるほどである。この瘻孔はしばしば歯槽から頬骨へ，さらには上顎骨の上角や涙管にまで達し，時には上顎洞や下顎の骨髄腔にまで達することがある。

　下顎歯の齲蝕は時に少なからず激しい荒廃の原因となり，下顎全体ないしその一部分の喪失を引き起こすことがある。さらに悪いことに，これはほかの病気では死にそうもない人たちの命にかかわることにもなる。

　齲蝕の進行は常に私が上で指摘した部位だけに限局するわけではない。すなわち，齲蝕が上顎骨の歯槽に広がったときには，しばしばこのために上顎骨が口腔の上部に形成している天蓋［硬口蓋］が破壊される。

第22章 歯の齲蝕の結果として生ずるきわめて重大な障害

口蓋の骨［口蓋突起］や鋤骨もこのときには同じ運命となる。その結果，しばしば骨実質の広範な破壊・消失が生じる。しかもこの部位は決して再生しないので，ここに大きな欠損部ができ，唾液や食物は鼻から漏れ，鼻汁は口から出るようになる。このため構音も障害されて患者はもはや，ちょっとした言葉も明瞭に発音できないほどになり，また鼻に抜ける声しか出せなくなる。また息を吸ったり吐いたりすることも少なからぬ影響を受けるようになる。

　だからと言って，私は齲蝕だけがこうした合併症の唯一の原因であると主張するものではない。梅毒，壊血病，るいれき性疾患，さらに水銀の有害な作用などがごくありふれた原因であることを私は知らないわけではない。しかし，私が齲蝕に起因するものとして上に記した合併症はすべて別の原因でも起こるのだが，それらの原因の中で，齲蝕の頻度があまりに高いことをもまた認めなければならない。この主題はすでに有名な著者たちによって取り上げられているので，私はこれ以上のことを述べないことにして，本書の第2巻 第20，21，22，23章で，私が発明したいくつかの口蓋栓塞子の記述とその使用法を報告するだけに留めたいと思う。これらの栓塞子は，今日まで使用されているものよりも口蓋の割れ目をしっかり塞ぐ目的に適していると思われる。口蓋骨の実質が破壊されて，口蓋骨そのものの脱落により，あるいはこれに隣接する顎骨の一部分の脱落により，口蓋に孔や割れ目ができた場合，外科学が目的とすることは，この孔をできる限り完全に塞ぐことであった。しかし，今日まで外科学はこの目的をきわめて不完全にしか達成できていない。この事実こそ私がこのような場合に遭遇しうるすべての困難を克服できるような器具を研究・考案した理由である。私は，上に列記した章で5種類の栓塞子について記述し，その図を示す予定であるが，これらの栓塞子を使用することによって，口蓋の孔を塞ぐという目的は達成されると思う。

第23章

歯に関する10例の観察

第1の観察　実践経験が乏しい歯科師によって不適切になされた，ヤスリの軽率な使用について

　ある非常に巧みな歯科師の弟子が師の名声を受け継いだ。しかし彼の行った手術のあるものから，彼が師の手腕のほうは受け継いでいなかったことが知られる。数年前に彼は年齢が14歳くらいの少女の下顎切歯2本にヤスリをかけて，歯の内部にある歯髄腔を露出させた。このため間もなくこの少女には非常に激しく，耐え難い疼痛が起きた。そこで少女は2本の切歯を抜いてもらおうと決心し，私のもとを訪れた。私はこの2本の歯を調べたが，これを抜くことが適当であるとは考えなかった。抜歯しなくとも少女の疼痛を軽減できるであろうと期待したからであった。私は2本の歯の歯髄腔に波動を認めた。このことから私はそこに小さな膿瘍があると判断し，また膿を排出させれば，疼痛を癒すことができるであろうと考えた。このために探針の先端を歯髄腔の中に入れ，この歯髄腔の内側を覆っていると同時に，腔内の膿をも包んでいる膜を探針を用いて突き破った。これにより少女は非常に楽になり，数日後にはもはや痛みを感じなくなった。

　2, 3ヵ月後に，この同じ2本の歯が原因で少女の歯肉に充血が起こり，膿瘍へと変化した。私はこの膿瘍を穿刺せざるを得なかったが，それは

のちに，この病気を引き起こした2本の歯に鉛を充填できるようにするためであった。そのためにしばらく間をおいて，この病気の経過がどうなるかを観察した。私の目的に反するものは何も認めなかったので，歯髄腔に空気や食物や唾液が入ることを防ぐために，私はこの2本の歯に鉛を充填した。

　この歯科師の犠牲者は上に述べた少女1人だけではなかった。それというのも，年齢が48歳くらいで，下顎の切歯と犬歯が長いために，非常に不便な思いをしていた修道院長もこの歯科師を訪れたあと，ほとんど同じ運命を辿ったからである。この歯科師は同じようにして院長の歯にヤスリをかけ，院長に，私が上の観察で述べたような激しい疼痛や病気を引き起こしたのであった。

　　考　　察
　この観察は，むやみに歯にヤスリをかけるべきでないことを，また経験の乏しい歯科師の不注意と傲慢によって引き起こされる病気を治療するためには，並外れた注意が必要になることを教えている。またこの観察は歯を失わせずに治療できる場合は，できる限り保存しなければならないことをも明らかにしている。上記のような例はまれであるが，いずれも歯科師の未熟，あるいは不注意によって生じるものである。なぜなら，何ら合併症を起こさずに，歯にヤスリをかけることは必ずできるからであり，それどころかこれによって歯をよりよく保存し，歯の外観をいっそう美しくするという利益が得られるからである。

　　第2の観察　通常のペリカンで抜かれた臼歯について

　パリのパン屋の親方ヴィユクシオ氏の妻は，1716年当時ソワッソンにいたが，下顎右側の第1大臼歯と下顎左側の第1大臼歯の齲蝕に起因する激しい痛みに襲われた。当地では妻の友人の一人がこの2本の歯を抜いてあげると申し出て，すでに2千本以上の歯を抜いたと自慢し，自

分の器用さを少しも疑うべきでないと彼女に断言した。病人は疼痛に悩まされていたこともあって，この者の言うことを信じて決心した。この術者は彼女の右側の歯を抜くことには期待どおり成功したが，左側の臼歯では同じようにはゆかなかった。この男は何度か失敗したあと，やっとこの歯を抜くことができた。しかし，左側の歯槽，歯肉，および口角にかなりひどい裂傷が作られたので，この患者の顔は間もなく恐ろしく酷いものとなった。続いて膿瘍が生じ，耐え難い疼痛が起きたので，この病人は，夫が噛み砕いて，ほとんど開けない彼女の口の中に麦藁(むぎわら)のストローで入れてくれる食物以外は摂取できなくなった。病人は6週間この悲惨な状態に置かれていた。彼女にとって幸運だったことは，同じ町に引き裂かれた部位を修復できるほど十分外科学に通じたイタリア人がいたことであった。

考　察

　この観察から抜歯に伴って生ずる恐ろしい結果がどのようなものであるかがわかる。さらにこうした手術を受けなければならないときは，巧みで経験豊かな人たち，つまり抜歯手術それ自体が困難な場合にも，不測の事故が生じた場合にも，病人に迅速で確実な救助を行える人たちだけを信頼することが，非常に大切であることがわかる。この患者が生き長らえたことは夫のおかげであり，また治癒したことは，こうした場合に必ずしなければならないことを行った，つまり引き裂かれた部位を十分に圧迫し，できる限り互いに近寄せて縫い合わせたイタリア人の巧妙さのおかげである。

第3の観察　食事中に破析した歯のために生じた厄介な合併症

　1721年12月，パリの王立絵画アカデミーの画家であるオクタヴィアン氏は羊の足の煮込み料理を食べているときに，それまで口の中に入ったことも知らずにいた小さな骨が歯の間にあることに気づいた。しかし，

気にも留めずに骨を噛んで強く圧迫した．この小さな骨が顎の力に勝ったため，氏の下顎右側の第1大臼歯が破折した．このため，大臼歯の咬合面から舌側の歯頸部に及ぶ歯体部の欠損が生じ，歯髄腔が露出した．この破折と動揺のために，この歯は齲蝕になっていないにもかかわらず，氏に耐え難い疼痛を引き起こした．この病人は，自分を悩ませている苦痛からただちに解放されることを期待して，その歯を抜いてもらおうと決心した．この目的で氏は私の同業者の一人を訪ねたが，この男は抜歯に賛同せず，逆に齲蝕になっていない歯を抜くのはもったいないと言い，ある薬を氏に与えただけであった．この薬で病人は少しもよくならなかった．充血や炎症がかなり強くなったので，氏は新たに救助を求めなければならなかった．氏は私に来診を乞うた．往診した私は，氏が非常に悲惨な状態にあることを認めた．氏は非常に強く歯を食いしばっており，まったく液状の食物を吸い飲みに入れて摂取するときにも，このうえなく激しい痛みを感じるほどであった．氏の顔は，氏と認め難いほど強く変形していた．氏は激しい疼痛によって引き起こされた急性症候性発熱のために弱っていた．私はただちに瀉血を受けるように，また腫脹した部位に牛乳，パンの白味，卵の黄味，サフラン，百合油で作った罨法をあてて，これを朝夕新しいものに替え，さらに浣腸を受けるように氏に忠告した．また，これらの治療をすべて行っても，結局は氏の充血が膿を持ち，膿瘍となるのではないかと恐れているのだと氏に語った．

　これらの治療を行ってみたものの，果たして病人は数日間この悲惨な状態にあった．瀉血を繰り返し受け，同じ罨法を続けたが，氏は少しも軽快しなかった．しばらくして氏を再び往診するとき，この病人を知っているオルジュルーの師範外科医であるジュトン氏が，私と一緒に病人宅へ行くことになった．私たちは一緒に病人の口腔内を調べて，病気が少しも改善していないことを認めたので，罨法を別のものに，つまり軟化性の薬草で作ったものに取り替えるべきであると考えた．この罨法は前のものよりもずっと効果的であった．腫瘤はこの罨法を数回あてたあとに自壊した．この腫瘤の開孔部は乱切刀で切り広げる必要があったが，

そこから容血器[1)]1杯分の膿が排出した。しばらくすると新しい膿瘍が生じ，またこれを切開しなければならなかった。ここからもまた多量の膿が排出した。数日後にまた，3番目の膿瘍が，2番目のものの開孔部の上方に生じた。幸いなことに，この3番目の膿瘍は，やむを得ず第2の膿瘍に加えた切開を介して排膿された。この病人は破折歯がちょうど疼痛を起こしはじめたときに抜歯してもらい損ねたために，この病気のあらゆる厄介な合併症にひどく苦しめられた。この病人は2ヵ月近くもこの惨めな状態にあって，家から1歩も出られず，仕事に励むこともできずにいた。症状が十分に鎮まるとすぐに私は，経過が長い合併症の原因となった歯を抜き取った。これにより私は長い間，氏を苦しめて来た病気の治療を首尾よく終了したのであった。

考　察

　場合によってはどんなに注意しようとも，予見も予防もできないような事故が引き起こされる。時折，食物の中にその性質や形により，あるいはその硬さのために有害な物が混入していることがある。口に入れた食べ物に混入した小石を噛みあてたばかりに歯を折る人を幾度も見た。ほかにも骨やクルミを噛んで歯を折る人たちがいる。しかし，こうした場合に，上述のような病気が引き続き起こることは普通見られない。確かにこの患者がただちに適切な処置を受けていたならば，すべての合併症は予防できたことであろう。なぜなら，問題は疼痛が上述の膿瘍を生み出す前に，そして膿瘍に続く病気が起こる前に，破折歯を抜去してしまうことだけであったからである。またこうした病気の原因は，破折を介してこの歯の中に入り込んだ空気や腐蝕性の物質の作用にあるとしか考えられないからである。空気や腐蝕性の物質は歯の一部を構成する神経性や膜性の部分を刺激し，これらを引き裂いて，ひどい組織の破壊を生じさせ，この破壊は神経をますます刺激し，圧迫しつつ，血管やリンパ管の圧迫を引き起こし，この部位での体液の流れを止めた。この結果，上述の患者があんなにも長い間苦しめられた膿瘍が生じたのである。こ

の膿瘍は一般的な治療にも，特殊な治療にも非常に抵抗したので，治療は，長い間続けた末に，また歯の神経や膜の一部が消耗したときにはじめて成功した。この頃には歯およびその周囲部は感覚が鈍くなっていた。そしてこのときにやっと破折歯を抜去できる機会が再び訪れ，経験の乏しい歯科師の怠慢のゆえに，悩まされて来た苦痛に患者が屈服する直前に，この病人に鎮静と休息を与える機会が生まれたのであった。

第4の観察　40歳近くなってはじめて現れた下顎左側の最後方臼歯が引き起こした症状について

　1716年，トゥールの国王代訴人であるムスニエ氏は非常に強い炎症を伴う激しい頭痛に襲われていた。この炎症は嚥下筋を侵して，氏が液状の食物を飲み込むことをも妨げていた。氏を診察した医師や外科医はこのような症例を目の当たりにして，医学の知恵と手本から想起できることすべてを実施した。しかし，この病気が少しも治療に反応しないことを知って，彼らは遂に病人の口腔内を調べた。そして炎症が下顎左側の最後方歯に接している歯肉にまで及んでいることを認めたので，彼らはこの歯か，あるいはこれを収めている歯槽が齲蝕に侵されていると判断した。そして氏の病気はこれが原因で生じたものであると確信し，したがってこの歯を抜く必要があると考えた。そこでこの病人の歯を抜くために私が呼ばれた。診察して，私はこの病人には齲蝕がまったくないことを確認した。しかし齲蝕に罹患してはいないが，40歳近い年齢になってやっと現れ始めて，まだ完全には萌出していない，この最後方歯が氏の病気の原因であろうという見解には同意した。歯の上部の歯肉に切開を加えて，この歯の萌出を容易にすることはできないので，私はこの歯を抜くことをためらわなかった。そして他で述べた理由から[2]，ペリカンでこの歯を抜くことはできないと考えたので，この場合に最適の器具として押し棒と鉛の塊を使用した。私は堅固であるように見え，しかもほかの方法では抜き取れないような歯根や歯を，この器具を用いて

抜く方法について述べた際に[3]記した方式に従って実施した。抜去した歯を調べたところ，顎骨と同じくまったく健全であることがわかった。抜歯後，突然炎症が起き，続いて膿瘍が生じたが，病人はすぐに治癒した。

考　察
　この観察中に報告した，この病人に突然起きた症状のすべては歯と歯槽の間にある膜性，神経性の部位が圧迫を受けてはじめて引き起こされたものである。この部位は歯の生長とそれに抵抗する歯槽によって強く圧迫されていた。この種の例はありふれたものではない。生長しつつある歯が非常に容積の狭い，壁にほとんど柔軟性がない歯槽の中にあるために，十分に大きくなれないという状況から歯痛や頭痛などが起きている場合には，この歯による症状を消失させるためには，必ずこうした歯を犠牲にし，ただちに抜歯することを決意しなければならない。ただし，歯槽を破壊するような，抜歯以外の方策を意図する場合は別であるが。歯槽の破壊は問題の歯をペリカン，またはヤットコで強く動揺させて行う。もし歯を破損させずに首尾よく歯槽を破壊できれば，これだけで痛みを止めるために十分であろう。それは一度歯槽が破壊または拡大されると，歯はまったく疼痛を起こさずに十分生長することができるためであろう。しかし，歯が破折するようなことがあれば，歯槽から歯根を除去するための努力が必要となる。

第5の観察　健全で齲蝕にもなっていない歯によって引き起こされた病気について。この歯は耐え難い疼痛で病人を悩ませていたが，この歯を抜去すると疼痛はただちに止んだ

　1722年，ロトゥランの修道院長は，もはや耐え切れないほどの激しい疼痛を引き起こしていた上顎左側の最後方臼歯の抜去を求めて私を呼びに使いを出した。私は口腔内を調べて，院長の歯はすべて，苦痛を訴えている歯そのものも，まったく健康であることを認めた。このため，

懇願されたにもかかわらず，私はこの歯を抜く気になれなかった。院長が診察を求めた数人の同業者もまたその歯を抜き取ることを拒否した。院長は 8 - 10 日間，この疼痛を和らげるためにできる限りのことを行った。しかし，相変わらず激しい疼痛が続いていたので，私に二度目の往診を求めて，何が何でもこの歯を抜いてくれるようにと切望した。院長はさらに，疼痛を引き起こしている原因が例の歯でない場合，必要ならば別の歯も抜くようにと付け加えた。私は院長の懇願に応じた。この歯はまったく健康で，齲蝕になってもいなかった。しかし，私がこの歯を抜くとただちに疼痛は止み，このとき以後，上顎左側に歯痛を感じることはまったくなかった。

考　察

　上述の歯は，最も遅く萌出する歯のうちの 1 本なので，たぶんこの歯が留まっていられるほど十分な空間がその歯槽の中になかったのであろう。自然は，歯が歯槽の中に留まっていられるように，十分な空間を個々の歯のために用意していると推測される。それでも自然自体がしばしば変化するので，遅れて生える歯を入れるべき空間が，時にはあまりにも窮屈で，これらの歯を不自由なしには収めておけないのだと推定される。こうした歯が生長し続けた場合，滋養液がこれらの歯を大きくして遂には歯が自分自身の歯槽の壁によって圧迫されるまでになる。一方，滋養液によって増大した歯の容積が，歯槽そのものを押し広げ，強い緊張を生み，これが歯根の壁を圧迫する。このため，歯根に分布している神経もまた圧迫されるであろうし，またこの圧迫がある程度，激しい疼痛を引き起こすために十分な原因になるであろう。この観察によって，いかにして齲蝕になっていない歯が時に疼痛を起こしうるかということが説明できる。ほかにも齲蝕に罹患せずに歯が疼痛を起こす場合がある。すなわち歯が摩耗したとき，あるいは歯が動揺するほど歯肉が退縮したとき，また空気が歯冠の下の穹窿部，つまり歯根分岐部に入ったときである。これらに続いて炎症や非常に激しい疼痛が起こり，これらは近接部

へ波及するが，しかしどの場合にも齲蝕はまったくない。またこの種の疼痛は問題の歯を抜く以外の方法では鎮静できない[4]。

第6の観察　歯石が歯に及ぼす悪影響によって引き起こされた厄介な症状について

1年ほど前に，エッケ氏[*1,5]が私のもとへ下顎切歯の激しい疼痛に襲われている一人の女性を送って来た。私はこの女性の口腔と歯を診査したが，齲蝕はまったく見られなかった。しかしながら，歯肉を圧迫してこれをかなり腫脹させている歯石様の殻を認めた。それゆえ私はこの異物が疼痛の原因であると結論した。私はこの歯石を除去し，この異物が付着していた歯肉の部分を切除した。このため少量の出血が起きた。ただちに私は創部に数種の洗浄剤を使用した。翌日からこの女性は急速に回復し，3日後には完全に治癒した。この女性は早い時期にこの病気の原因を除去する注意をしなかったので，歯石が歯肉をひどく破壊して女性の歯は動揺していた。このため私はこれらの歯を，のちに説明するように[6]金線で固定しなければならなかった。

考　察

このような例は，各人の注意を喚起して，自分の歯を保存するよう配慮させるうえでよい例である。歯石が歯に作り出す変形は，これを見る人すべてにとって目障りなものである。そのうえ歯石は口腔内を臭くし，歯肉を蝕み，その結果，歯根を露出させて歯を動揺させるばかりでなく，しばしば歯を失わせもする。それゆえに歯石が歯の表面に形成され，蓄積することを防ぐために，歯を清潔に保つよう注意してしすぎることはないのである。特に歯石がすでに形成されてしまった場合，すなわち歯石の予防を怠った場合には必ずこの歯石を除去してもらうように注意し

[*1]　パリ大学医学部の教授。同学部の元学部長。

なければならない．

第7の観察　歯根が異常に大きく，抜歯後に患者が生命の危機に曝されるほどの激しい出血を引き起こした歯について

　アーネル氏[7)]が下記の観察を私に伝えてくれた．1692年，ジェンヌで開業していたこの外科医は，同じ町のある銀行家を救うため呼ばれた．この銀行家は，床屋のデュクロと呼ばれる元見習外科医が抜歯した際に起きた激しい出血によって多量の血液を失っていた．この歯は上顎臼歯のうちの1本で，その歯根は先端のほうで互いに大きく離開しており，しかも強く歯槽に癒着していた．そのため抜歯の際に，歯根と一緒に歯槽の一部と歯肉のかなりの部分が除去されるという事態が生じたのである．このような形態上の欠陥があるときには，必ず別の方法で手術しなければならないのであるから，抜歯の失敗はこの歯を抜去した者の責任であると言える．
　アーネル氏は，患者の家に着くとただちにこの出血を止めにかかった．氏は次々と各種の収斂剤や礬石の栓を用いたり，焼きゴテをあてたりした．氏は実質が失われて残された空洞に包帯や綿撒糸を一杯に詰め，その上から適切な薬に浸した圧定布を重ねてあてた．この包帯類は隣在歯の先端の高さをはるかに超えたので，氏は上下顎を互いに近寄せ，しっかり閉じさせた．そして提顎包帯と呼ばれる包帯をすることによって，顎を閉じたままの状態に保った．この外科医自身がいくつかの方法を試みたあとにも，午前10時から夕方の7時までに5，6回出血が再発したことから，これまでの方法では出血を阻止できないことを悟り，止血が成功しない理由は圧迫が不完全なためであると氏は考えた．それというのは，包帯類の上を押している下顎歯の幅よりも上顎の傷口のほうがずっと広いので，下顎歯は傷口の一部分しか圧迫できず，傷口の一部分は圧迫されない状態のままにあったからである．問題の出血を上記のように手当したあとで，アーネル氏はマスケット銃の大きな玉を平らにし

て，包帯類を圧迫するために十分厚く，包帯類を包むのに十分幅の広い卵形の鉛板*2 を作った。次に氏は病人の包帯類を交換し，包帯全体の上にこの鉛板をあて，その両端を側方へ曲げた。次に氏は咬合する下顎歯を鉛板の上に押し付けた。口を閉じると，すべての包帯類は動かぬように固定され，また十分均等に圧迫されていて，必要なだけ長い間このままの状態に維持することができた。この処置は成功しないはずがなかった。というのはこの外科医はそのうえ，病人の下顎を提顎包帯で包み，包帯の端を患者の帽子に結び付けて，顎を二度と開けないようにするという注意を払ったからであった。この最後の方法によって出血はただちに止まり，もはや再び出血することはなかった。

　出血のため，あんなにもひどく怯え，苦しめられ，打ちのめされたこの患者は，非常によい体質の持主であったことも手伝って，数日後にはまったく健康な状態に戻った。

　この数ヵ月前に，ジェンヌの病院で，別の外科医がある奉公人の同様の歯を抜去した際に，大量に出血し，いかなる方法によっても抜歯に起因する出血を首尾よく止めることができず，患者が死亡した事例を見たとアーネル氏は語った。

考　察

　上記の観察により，また私自身が経験した症例によっても，このような場合にはただ単に止血するために適した薬を塗布するだけでなく，さらに包帯類を全体に均等に配列したり，詰めたり，圧迫したりすることがいかに重要であるかがわかる。上記の鉛板とまったく同じか，ほとんど同じような板を利用しなければ，下顎歯だけでは，反対に上顎歯だけでも，常に均等に圧迫することはできない。

　あらゆる止血に適切な方法の中で最も確実なものは血管の結紮である。しかし，この結紮は抜歯によって引き起こされた出血に対しては実

---

*2　第 2 巻，図版 25 の f. 2 を参照。

施できない．それゆえ止血効果を生み出すために有効と思われることは，いかに些細なことでも無視してはならないのである．たとえ抜歯に続いて起こる出血が通常は非常に軽いもので，ほとんど自然に止まってしまうか，あるいは指で歯肉を十分に圧迫したり，少量のオクシュクラトン[8]で口腔内を漱いだりすることで止まるとは言いながらも，これだけで十分であると油断してはならない．もしこの観察中に報告したような，困難で厄介な症例にあたったときに，いかにすべきかということを知っていなければ，しばしば期待を裏切られる結果になるであろう．

第8の観察　口腔内に発生した二つの腫瘤，ないし歯肉の異常発育について

　1727年当時49歳のコルネイヤン伯爵は，ロデス司教区内のヴィルフランシュ・ド・ルエルグに居住していたが，以前から下顎左側の2本の小臼歯の舌側の歯肉に癌腫様腫瘤[9]が一つあり，また同じ小臼歯の頬側の歯肉にも別の腫瘤があった．舌側の腫瘤は鳩の卵大であり，頬側のものはインゲン豆大であった．これらの腫瘤は無痛であったとは言え，この病人を大いに不快にしていた．なぜならこれらの腫瘤が大きさを増し，しばらく前から伯爵が腫瘤のある左側で噛むことを妨げていたからであった．このため伯爵の口腔内は，歯の周囲を多量の歯石が層状に取り囲み，非常に不快なものになっていた．遂に伯爵はこの腫瘤が引き起こすかもしれない厄介な結果を恐れて，治療を受けるためにパリへ出る決心をした．伯爵は，ある理由から，ド・ラ・ペイロニー氏[10]を非常に信頼していたが，当時氏はヴェルサイユにいたので，伯爵はヴェルサイユにゆかなければならなかった．私は，1727年4月27日に伯爵の病状をマーユ氏[*3]，ド・ラ・ペイロニー氏と一緒に診察するため，呼ばれてヴェルサイユへ赴いた．私が到着し，私たち三人がこの病人の口腔内を

───────────

＊3　国王陛下の顧問であり，陛下の侍医，モンペリエ大学の医学博士であり，またカオール大学医学部の国王陛下勅命の教授．

診察し終えたとき，歯石を除去し，腫れをとるために，歯石のため腫脹した歯肉を切除して，歯肉から十分に血液を排出させることから始めるということで全員の意見が一致した。さらに私たちは下顎左側の第二小臼歯を，これは健全で齲蝕もないが，抜歯しなければならないと結論した。これは二つの腫瘍が付着している部位をいっそうよく観察し，また同時に腫瘍をよりやすく摘出できるようにという意図からなされたことである。

　私たちはまた上顎左側の第二小臼歯の歯根も抜去することに決定した。それはこの歯が高度の齲蝕になっているためであり，その歯肉部分に茸状の肉が付着しており，病人が左側で噛むことを妨げていると思われたからであった。C……氏が敢て試みようとはしなかった，これらの手術を終了したとき，私たちは病人を疲れさせないように腫瘍の摘出は午後に延期することにした。

　ド・ラ・ペイロニー氏は5時に患者の病床に戻り，小形の彎曲折込みメスを取り出し，このメスを使って，これ以上望みようもない手際よさでこれらの腫瘍を摘出した。

　数日間，私たちはこの歯肉の上にナルボンヌの蜂蜜と卵黄とで作った消化剤に浸した小さな綿撒糸しかあてなかった。さらにこの部位を強化するために，鉄入り赤ワイン[11]，バラ蜜，ラベル水[12]を混ぜ合わせて，しばしば洗浄した。するとほどなくこの病人は完全に治癒した。

第9の観察　2本の齲歯のために生じた，かなり大きな腫瘍について，この腫瘍は切除後に大出血を引き起こした

　オセールに近いサン・ブリに住むクロード・キュスフォという名の46歳のブドウ栽培人は，下顎右側最後方の2本の大臼歯が，1725年にはもはや何本かの歯根を残しているだけというほど齲蝕が進んでいた。この齲蝕のために，2本の歯の周囲の歯肉に大きな腫瘍が生じ，1年も経たぬうちに鶏卵ほどの大きさになった。齲蝕が作り出した腫瘍はかな

り硬く，また病人が十分口を閉じて食物を噛むことを妨げていた．それは上顎右側の臼歯がこの腫瘍の一部にぶつかり，腫瘍を押していたからであった．

　このように悲惨な状態になった患者は掛かりつけの外科医であるド・リスル氏に相談した．氏は患者にオーセル市立病院[13]の外科医たちに会いにゆき，この問題を相談するようにと助言した．この大きな腫瘍を見たオーセルの外科医たちは，患者にパリの慈善病院[14]へゆくように助言した．紹介先の修道士たちや病院の看護士たちは，この病気が異常なものであると判断し，また伝染性で不治のものと考えたので，この病人を収容することを拒んだ．このとき，この病院の外科医の一人がこの腫瘍は摘出すべきであるとの意見を述べた．この病人はさらにパリの宣誓外科医であるフレモン氏に会ったが，氏はよい助言の必要を感じて，同僚の何人かと一緒に診察するためにこの病人をサン・コーム[15]にゆかせた．この外科医たちは各自の所感を述べたあと，この病人を私のもとへ送ることに決定した．私はその病状を診察して，これは確かに重大な病気であり，少しもおろそかにしてはならないと考えた．私はもし外科医たちが治療を私に任せたいとお望みであれば，完全に治せると思うとこの患者に告げた．フレモン氏は親切なことに，私にならまったく安心して任せられるとこの患者に話してくれた．翌日指定した時間にこの患者は私の診療所を訪れたが，ここには私が前もって知らせておいた師範外科医，デュプレッシ氏，ソレ氏，ヴェルディエ氏が来ていた．診察を終えたとき，私たちはこの腫瘍を摘出しなければならないという点で意見が一致した．

　この手術に取り掛かるために，患者を安楽椅子に座らせ，患者の頭を背もたれに固定させた．私は蠟引きした数本取りの紐をとり，この紐を腫瘍の後方と左右に回して腫瘍を少し手前に引き寄せた．この紐の両端を左手に持ちながら，私は右手に小形彎曲折込みメスをとり，これで腫瘍を後部および両側部から切除し始めた．次いで支持鉤子をとり，これですでに割を入れた腫瘍を固定し，曲バサミで腫瘍の切除を続けた．こ

のようにしてカルチノーム様の腫瘍の大部分を切除した．これを完全に摘出できなかった理由は患者の状態と出血であった．このとき私は通常の収斂剤で止血した．手術は午前 10 時に始まり，11 時には患者はサン・ルイ島の自分の宿に向けて出発した．同じ日の午後 4 時に患者は再び私の診療所に来た．ビールとワインを飲んだあとで，大量の出血を起こし，ひどく驚いたからであった．私はまず見込みは十分あると病人を安心させ，それと同時にこの厄介な合併症を抑えるために働いた．

　その日，アーネル氏が私の診療所を訪れたが，彼は私に助言を与えて助けてくれた．以下に私たちが協力して行った処置を記す．各種の収斂剤を何度も塗布したり，代わる代わる傷口に綿撒糸を詰めたり，圧迫したり，さらに焼きゴテをあてたりしたが，効果はなく，その後も血液は新たに流れ出ていた．午後 8 時に私たちはこの病人を私の診療所に泊めることに決めた．私は病人に部屋とベッドを与えた．そして患者をこのベッドの上に，クッションに背をもたれ掛けて座らせた．こうしてから私たちは速やかに病人を救うための最も効果的な方法を探すことに専念した．私たちは改めて何度となく焼きゴテを当てたが，その目的は出血を止めると同時に残存する腫瘍を焼き尽くすことであった．これらの腫瘍や血管の上に幾度となく焼きゴテをあて，止血栓をあてて，十分に圧迫し，私が第 2 巻の第 12 章に処方を示す予定の収斂性水薬に浸した綿撒糸をあてた．私たちはこれらの包帯類をよく固定し，十分圧迫したままに保つよう大いに注意を払った．こうした方法によって何度か出血を止めて来たので，この出血は止まると思われた．しかしながらその後，出血は以前より激しさを増して再び始まった．このため私たちは硫酸銅の塗布を行うことにした．硫酸銅を粉末にしたり，粒状にし，これを止血栓に塗り付けた．これらを順序正しく，慎重に押しあて，私の収斂性水薬に浸した小さな圧定布を幾重にも重ねて，その上を覆った．これらの包帯類を約 15 分間指で押さえて圧迫した．この出血が止まったことを認めたので，私たちは圧迫を顎の押す力で行うことにした．そして病人に，圧迫を均等に十分維持できるように，下顎をしっかり閉じ続けて

いるように命じた。この出血が止まったのは深夜1時のことであり，私たちが患者のそばを離れたのは午前2時のことであった。そして患者の状態を確認したのち，はじめて休息しに行った。私たちは患者に一晩中座ったままで，決して眠らず，決して口を開かずにいるように命じた。患者の妻とその家の女中が，私たちの指示を患者に実行させるために患者を見守っていた。午前7時に私たちは患者を見にゆき，患者が命じられたままの姿勢でおり，出血も熱も疼痛もなく，ただ眠りたいと強く望んでいるだけであることを知った。私たちは病人の口腔内を調べ，口を十分に漱がせたが，1滴の血も流れ出ず，包帯類はそこに充填されたかのようであった。そこで病人に牛乳を飲ませたが，これは病人に栄養を与えるためと同時に，唾液と一緒に飲み込まれた礬が口腔内や，喉や，食道に生み出しているかもしれない悪影響を除去するためでもあった。こうした用心をし終えて私たちはほっとした。そして患者に完全に横になり，何も心配せず気持ちを楽にして休息するように言った。さらにこの患者を2日間私のもとに泊めた。3日目には患者は何の不安もなく，自分の宿に戻れる状態になった。私は包帯類が自然に剥がれるのを待った。腐食剤や焼きゴテで作った焼痂は5日目に何の障害も起こさず剥がれ落ちた。なおも癌腫様の腫瘤がいくつか残っていたが，これは焼きゴテで焼き尽くした。

　この患者は先に焼きゴテをあてた際に，あまり苦痛を感じなかったので，また焼きゴテをあてることは切れ味のよい器具よりも，この患者を不快にすることが少なかった。このため，私はこの腫瘤を何度も繰り返し焼きゴテをあてて焼き尽くすことに決めた。

　焼痂が落ちたとき，私はこの病気を引き起こした歯根を抜去した。さらにもう一度，最後の焼きゴテを，まだ焼き尽くさねばならないいくつかの腫瘤にあてた。この焼痂が落ちたときに顎骨が露出したが，そこに腐蝕は認められなかった。そこで私はこの部位に監督官の芳香樹脂[16]に浸した圧定布を幾枚かあてた。3週間もすると完全に瘢痕が形成された。このあと手術に立ち会った外科医たちが病人を再び診に来て，患者

が完全に治っていることを確認した。この治療期間中に患者は多少発熱したので，瀉血を行い，下剤を与えたところ，この熱は下がって再び上がることはなかった。治癒後もこの人は用事で何度かパリにやって来たので，私は彼の口腔内を調べたが，いつでもよい状態にあった。

考　察

　普通，齲蝕が原因で腫瘤ができることはない。齲蝕が引き起こす合併症は全血液中や，歯周囲部に見られる素因によってそれぞれ異なっている。もし，この腫瘤ができ始めたときにすぐにこれを摘出するか，焼き取っていれば，また齲蝕になった歯根を抜去していたら，これによって厄介な合併症を起こしたり，荒々しく危険な手術を受けざるを得ないこの重大な病気を予防できたことであろう。

　もし，この病人が私に，このような場合に必要となる方法に従って手術するために，あらゆる注意を払って準備する時間を与えていたならば，私は手術の準備を休息，節食，浣腸，下剤投与などから始めたことであろう。また患者を床に就かせ，適切な食養生を命じ，そして可能な状態になれば，ただちにこの腫瘤を摘出し，摘出できなかったものがあれば，これをただちに焼きゴテで焼き尽くしたであろう。また焼きゴテが止血するために不十分であったならば，礬の塗布を行ったことであろう。この方法によって私は出血を回避したことであろうし，私は患者を最も早く，また最も確実に治癒させたことであろう。なぜなら上記の方法こそこの種の病気に行うべき治療法だからである。

第10の希有な観察　歯肉の腫脹をとり，再び引き締めようと歯肉を切除したところ生じた出血について

　パリの最高法院で活動している弁護士のブルトニエ氏は，当時65歳くらいであったが，1725年の10月に，上顎大臼歯1本と下顎小切歯1本が，もはやほとんど歯槽中に保持できないほど強く動揺し，しかもほ

かの歯よりはるかに長くなっていることに気づいた。この動揺しているうえに長すぎる2本の歯は，氏が食物を嚙んだり，話したりしようとするとぶつかり合って，氏にかなりの不便を与えていた。氏は歯を失わずに，これを治すことができるか否かを知るために私に会いに来た。私は氏にそれはできるであろうが，首尾よく治すためには，歯の周りを取り囲み，歯を悪い状態に陥れている多量の歯石を除去することから始めなければならず，またこの2本の歯をほかの歯と同じ長さにするためには，この2本を短くする必要があり，こうした場合には，ほかの何よりも適切な金線で，これらの歯を隣り合う歯に固定する必要があると述べた。さらに歯から離れて，とさか状になった，蒼白で腫脹した歯肉縁［遊離縁］をすべてハサミで切除することが適切であり，そうすれば歯肉は再び引き締まるであろうと告げた。氏はこの処置に同意した。私は氏の歯を清掃し，あまりにも長く，また動揺している歯を短くすることから始めた。次いで私は歯肉の悪いところをすべてハサミで切除した。さらに余分な血液を搾り出すために，歯肉のほかの部分を指で圧迫した。そして歯肉の腫脹が十分にとれたとき，歯肉の圧迫をやめた。そのとき私は出血はすぐに止まるか，間もなく止まるに違いないと思った。普通，この種の処置のあとではまもなく止血したからである。しかし私の期待は裏切られた。血は相変わらず切除した歯肉から流れ続けた。そこで私は患者に血が止まらない限り，動揺している歯を金線で固定することはできないと告げ，そして帰宅しても，口腔内をオクシュクラトンで漱ぐことができるし，それでこの出血を止めるには十分であろうと言った。しかし出血は続いた。翌日，氏は私を呼びに使いを来させた。私は歯肉から出ている血が多量ではないこと，さらに間歇的にしか出血しないことを認めた。このためこの出血が重大なものにはなり得ないと判断した。私は患者に何も恐れることはないと思うと言い，必要なのは安心と休息であり，身体が暖まるような食物は何も食べてはならないと話した。しかし，氏が私の指示した食養生を守ったにもかかわらず，また口を漱ぐように助言を受けた数種の収斂剤を用いたにもかかわらず，多かれ少な

かれ出血は4昼夜持続した。持続する出血のため病人が衰弱したので，私は再び呼ばれた。私は出血している歯肉に焼きゴテをあてることを提案した。その場に居合わせた医師のド・ジュシュー氏[17]も同じ意見であった。そしてこの手術を実施したところ，出血は止まり，もはや再発することはなかった。

考　察

　この観察は特別な方法で処置しなければならないような，未知の症例が時折あることを教えてくれる。当初，私はこの出血を軽視していた。そしてその治療を怠った。それは私が今日までさまざまな人たちにこの種の手術を非常に数多く行って来たが，このような合併症はいまだかつて経験したことがなかったからであった。いかに私が，このような手術の際には，この部位の血管は太くないので何も恐れることはないと教えられ，そのうえこのような出血はめったに起こるものではないと納得していたとは言え，あれ以上長い間治療を怠っていたならば，この出血は患者を衰弱させ，死亡させるまで続いたことであろう。この出血は全身的原因および局所的原因によって引き起こされていたように思われる。つまり血液が壊血病性であったためにあまりにも液状で，あまりにもさらさらしていたためか，あるいは導管すなわち歯肉の小さな血管が静脈瘤のようになっていたためであろう。たとえそうなっていたにせよ，このような場合，つまり歯肉が蒼白で腫脹し，弾力がなく，かなり突出しており，ほとんど歯から離れ，たやすく自然に出血するといった悪い歯肉の特色が認められるときには，歯肉の悪い部分を切除することが絶対に必要である。それゆえ人々が上述のような出血に対する治療法を知っていて，歯肉がこのような状態にある場合には，悪い歯肉を切除して歯肉の腫脹を取り除くことを決して怠ってはならない。なぜならこれこそが最も効果的に動揺歯を再び固定する唯一の方法だからである[18]。

原綴と訳注

1) palette，瀉血を行うときに用いる容器。1杯で125g。
2) 第2巻 第10章 221頁。
3) 第2巻 第10章 220-223頁。
4) 第2版では，この後に「私はロテランの修道院長殿の歯をためらうことなく抜くべきであった。そのとき私は延期すべきだと判断したのであるが，正直に言えば，抜歯を不可避にしていた理由も知らない世間の人たちから，私がこの尊敬すべき人の健全な歯を抜いてしまったと言われることを恐れたからであった」というフォシャールの反省が記されている。
5) Philippe Hecquet（1661-1737）。博識と多数の著書で有名であった医師。
6) 第2巻 第9章 215-218頁。
7) Dominique Anel（1679頃-1730頃）。
8) oxicrat，1リットルの水に対して30gの酢を混ぜたもの。さらに砂糖や蜂蜜を加えることもある。現代仏語では"oxycrat"。
9) tumeur cartinomateuse，現在のような上皮性の悪性腫瘍という意味合いはなく，「表面から隆起し，しだいに大きくなって行く腫瘤」というくらいの意味であると思われる。
10) François Gigot de La Peyronie（1678-1747）。
11) vin rouge ferré，"eau ferrée"から類推して，赤ワインの中に真っ赤に焼いた鉄を入れたり，ワイン中で鉄を錆つかせたものと思われる。
12) eau de Ravel，硫酸1容とアルコール4容とを混合したもの。
13) l' Hôtel-Dieu d'Auxerre
14) l' Hôpital des Frères de la Charité
15) Saint Côme; Collège de Saint Côme，当時の外科学校を指す。これは現在のパリ第6区，地下鉄オデオン駅の近くにあった。
16) baume du commendeur，アンゼリカ，イペリクム，ミルラ，乳香，トルー，安息香，ロカイなどのアルコール溶剤。出血を止め，傷や潰瘍の痂皮形成を促進する。
17) Antoine de Jussieu（1686-1758）。フランスの有名な医師，植物学者一家の一員。
18) 第2版 第24章「歯に関する10例の観察」では，第10の観察のあとに「第11の観察　前例とほぼ同様の例」という見出しで，フォシャールの見習いが適切に処置したにもかかわらず，止血が困難であった症例を追加している。

第24章

生え代わった歯に関する6例の観察

第1の観察　69歳の人に生え代わった歯について

　1723年12月19日，私はド・マントヴィル氏宅にいたが，ここで国王陛下付きの画家であり，王立絵画アカデミーの教授であるアレ氏は，聖アンドレ・デ・ザルクの主任司祭殿はじめ多くの高貴な人々のいる前で，氏が69歳のとき口の前面に歯が1本生えて来たと断言した。私はアレ氏に口腔内を調べさせてほしいと頼んだところ，氏はこれを許してくれた。そして私はこの生え代わった歯が下顎犬歯であることを認めた。この歯はその白さから氏のほかの歯よりも確かに新しいように思われた。このことから私は氏の話が本当であると確信した。このことは確かにありふれたことではない。この年齢では口腔内に歯が1本もないことのほうが，この頃に新しく生えて来る歯を見るよりずっと当然のことなのであるから。

　しばらく前に，私とアレ氏がパリの宣誓外科医であるタルタンソン氏の家で出会ったとき，タルタンソン氏は私たちに，氏が75歳のとき口腔前面の上顎右側に，新しい歯が生えて来たと断言した。私はこの歯を調べて，この歯が以前に齲蝕になった歯と同種の歯であることを認めた。

考　察

　こんなにも晩年に起こる歯の代生は説明が困難である．もしこれらの歯が歯胚から再び生えて来るならば，いかにしてこの歯胚はこんなにも長い間その姿を現すこともなく，あるいは，歯が萌出したあとで硬くなるように，歯槽の中で硬くなり，生長できず歯肉を突き破れなくなることもなく，保存されうるのであろうか．もし反対にこれらの歯が歯胚なしに萌出するとしたら，これらの歯を形成する材料は何であり，またどんな経路を辿って歯槽の中に運ばれるのであろうか．私は高齢での代生を説明するためには，人々が代生の真の原因は何であるかをさらに明らかにするまで待ったほうがよいと思う．これは老人の顎の中を丹念に調べて観察を行うことによって実現できるであろう．もしこれに関して幸運にも何か新しい観察ができるならば，これらを人々に知らせるという真の喜びがたぶん得られるであろう．

第2の観察　　生え代わった大臼歯について

　現在はパリ，ボーヌ通りに住むドゥ・セーヴ氏の妻であるデゼイエ夫人は，1708年当時14歳であった．そして下顎右側の第1大臼歯が齲蝕になっていた．この歯が引き起こす疼痛のために，彼女はこの歯を抜いてもらおうと決心した．これを実行するために彼女は私に会いに来た．そして私はこの歯を抜いた．翌年デゼイエ嬢は口腔内を清掃するために私のもとを再び訪れた．そして私は彼女の口腔内を清掃しながら，抜去した歯が完全に生え代わっていることを見出した．

第3の観察　　生え代わった第二大臼歯について

　国王陛下付き俳優であるデュシュマン氏の長男は，1721年当時16歳であったが，高度の齲蝕になった下顎左側の第2大臼歯を抜くために私のもとへやって来た．私はその歯を抜いたが，1年半後にはこの歯は完

全に生え代わっていた。

第4の観察　二度生え代わった大臼歯について

ルーアンの非常に熟練した医師であるラルシュベーク氏は，1723年当時パリにいたが，私のもとに公爵とあだ名されるプレシのコレージュの召使を送って来た。私はこの男の下顎左側第2大臼歯を抜いた。この歯は，ある歯科師が抜去しようとした際に，たぶんこの歯を把持していた器具から歯体部が滑り出たためであろう，抜歯に失敗して，歯頸部近くで破折していた。この歯体部は歯肉と歯槽の間に潜り込んで，数ヵ月間残存していたが，この異物はこの男の口腔内を大いに荒廃させた。すなわち，歯肉の癒合は妨げられ，隙間が残ってここに食べ滓や腐敗物で満たされたため男の吐く息は非常に臭くなった。この歯体部が抜去されるとただちに歯肉は癒合し，悪臭も消失した。私はこの歯の歯根がどのようになったかは知らないが，この男が完全に治癒したことは明言できる。この召使は，当時40歳くらいであったが，ラルシュベーク氏と私に，この歯が生え代わったことも二度目であるし，抜歯しなければならなくなったことも二度目であると語った。

第5の観察　かなり遅れて生え代わった大臼歯について

元外科医で，現在デシャルグール通りで織物商を営んでいるフォシャール氏は，ごく最近私に，年を取ってから脱落した氏の下顎大臼歯の1本は27歳のときに生え代わったものであると明言した。

考　察

解剖学者の大多数が，生え代わる歯は20本しかない，すなわち切歯8本，犬歯4本，小臼歯8本だけであると主張しようとも，上の4例の観察，および多くの類似例によって，この先生方は代生の事実を十分検

討して来なかったことが知られる．それは大臼歯が一度ならず，時には二度，さらに三度までも生え代わるからである．これは動かし難い事実である．私は一度ならずこうした代生が起こることを見たのだから．そして私は大臼歯が生え代わる事実を知らない解剖学者がいることに驚かされる．私は大臼歯が必ず生え代わるとまで主張しているのではなく，大臼歯がしばしば生え代わること，したがって大臼歯は生え代わらないという主張は正しくないということに注意を喚起しようとしているのである．大臼歯の代生に関しては，ほかの歯の生え代わりに見られるような，一定の時期はない．大臼歯はいつでも，どんな年齢でも生え代わることがある．あるときは先行する大臼歯が脱落した直後に現れ，またある場合には，はじめの大臼歯が失われてから数年たってやっと現れる．もし，歯がどんなときにも歯胚から再び生えてくるならば，これらの歯胚の中には非常に遅れてその生成物を現すものがあることになる．たぶん多くの歯胚は歯を形成せずに姿を消しているのであろうし，またこのために決して生え代わることがない歯があるのであろう．

第6の観察　突然形成され，急速に治癒した膿瘍について．この膿瘍に続いて小臼歯が生え代わり，これは溶解して消失したが，別に上顎切歯が生え代わった

　1712年，パリの宝石商であるマリオン氏の未亡人，マルチノ夫人は下顎右側の小臼歯部の歯肉に激しい炎症が起きていることに気づいた．この炎症は非常に激しかったので，夫人に耐え難い疼痛を引き起こした．この炎症は12時間もたたぬうちに膿瘍に変化したが，これは夫人が1年前にパリの慈善病院のパスカル修道士に完璧に抜いてもらった小臼歯のあとにできた隙間にまで広がった．夫人は，この膿瘍の痛みに非常に苦しめられたので，バスエル氏[*1]に治療を求めなければならなかった．

---

*1　パリの宣誓外科医．

氏はこの膿瘍を調べたのち，乱切刀を用いて開口部を作ることが適切であると考え，ただちにこれを実施した。この開口部から溶血器[1]に半分以上の膿が排出された。これによって患者は悩まされていた苦痛から解放された。その後夫人は1日に何回も口腔内を熱いワインで軽く湿らせ，膿を排出させ，歯肉を近寄せるために，この部位をしばしば圧迫した。こうして5日もすると瘢痕が形成されて，完全に治癒した。その翌日パスカル修道士が抜いた歯のあとに，新しい歯が生え出て来た。この歯が代生したとき，この夫人は44歳くらいであった。この珍しい出来事のあとで，夫人にはさらにもう1本の歯が少しの苦痛もなく萌出した。この歯は2年程前から欠けていた上顎左側の大切歯［中切歯］であった。この2本の歯はほかの歯と変わりなく形成されているように見えた。夫人のほかの歯が最後に萌出した2本の歯と違っていた点はその色調だけ，つまり白さが劣るということだけであった。この生え代わった2本の歯はエナメル質が十分なものではなかったように思われた。なぜなら，はじめに生え代わった歯は1年もたたぬうちに，何の苦痛もなく，齲蝕にもならずに，溶けて消失したからである。この歯の体部や歯根は，その一部であろうとこれを抜くために誰一人手を貸したわけではなかったが気づかぬうちに消失した。この歯は完全に消失し，歯肉は完全に癒合した。

　2番目に生え代わった歯について言えば，この歯は約1年間存続し，その後疼痛もなく，ばらばらになって脱落した。この歯は残根しかなかったが，私はこれを1724年1月のはじめに抜いた。夫人は約11年間もこの残根を放置していたにもかかわらず，これが夫人に不快を与えたのは，私が抜去するほんの数日前からのことであった。この歯が生え代わったことは正に真実なのであり，これが乳歯であったとはいかなる点からも疑い得ない。それというのも夫人は，前にあった歯を抜去せざるを得なくなり，ある歯科師に抜歯をまかせたが，この歯科師はその歯を折ってしまい，残された歯根をデュモン氏が抜いたからである。またこの歯が生え代わって来た時期は，上述の残根を抜いてしばらくあとのことで

あった。

考　察

　はじめに生え代わった歯が萌出しようとして，歯肉に対して加えた圧迫がこの膿瘍を引き起こしたように思われる。これにたぶん脈管の豊富さに起因する充血しやすい体質が加わったのであろう。この二つの状況は，かくも突然に膿瘍を作り出すために十分なものであった。治癒がこんなにも早く得られた理由は，ひとえにこの膿瘍に開口部が，膿に骨を腐蝕する間を与えないうちに適切に作られたためであった。膿の侵入が生え代わる準備のできた歯を消滅させることはなかったが，これはたぶんこの歯が歯肉を圧迫する前に，腐敗した膿の作用に十分抵抗できるだけの硬さを獲得していたためであろう。もしこの膿瘍を包帯や栓で治療していたとしたら，またもしこの傷に探針を入れたり，洗浄していたならば，単に治癒を遅らせたばかりか，この歯が姿を現す前にこれを消滅させてしまったことであろう。2番目に生え代わった歯が疼痛もなしに萌出したのは，ひとえにこの歯が歯肉の中で幸運な状態に出会ったためであり，最初の歯の膿瘍から膿が排出されたことによって脈管の中に少し余裕ができたたためである。それゆえこの最後に萌出した歯はその萌出以前にも，その最中にも何の障害も引き起こさなかったのである。これらの二度生え代わった歯にはエナメル質がないか，あってもほんのわずかであったか，あるいは非常に質が悪いエナメル質であったように思われた。そしてその骨化が不完全であったので，この歯は消滅せずにはいられなかったのである。なぜならこれらの歯が咀嚼の作用によって摩耗したり，空気の衝撃や口腔内を潤す，体質によって多少とも強力な溶解液の衝撃によってたやすく溶解して，消滅したのであるから。

　これら二度目に，また多少遅く生え代わった2本の歯の存続期間が短かったことは，非常に硬いこと，そして良質のエナメルで十分に覆われていることが歯にとっていかに重要であるかを教えている。それはこの二つの条件がそろわなければ，歯は十分に役立つことも，長く存在する

こともできないからである。

原綴と訳注
1) palette. 瀉血を行うときに用いる容器。1杯で125g。

第25章

遅れて萌出する歯，あるいはまったく萌出しない歯に関する観察

　しばしば歯のない口腔を見ることがある．これは時には歯がまったく萌出しないことから生じたり，あるいは歯がまったく生え代わらないことから生ずる．私は子どもの頃くる病[1]であった人で，歯が非常に遅くなってはじめて生えて来ることを何回も見た．さらに同じような人たちで，ごく少数の歯しか生え代わらないことを観察した．トゥールでほとんどの歯が萌出していない5-6歳の男の子を見たこともある．この子は口腔の前面に数本の歯があるだけであった．
　私は種々の機会に幾人かの成人で，数本の下顎切歯がまったく生え代わっていないことを認めた．また，永久歯がまったく生え代わらないことだけが原因で上顎側切歯が欠けている別の成人を観察した．さらに私は人によっては，犬歯や小臼歯の何本かが，乳歯の脱落後に，乳歯は自然に脱落したにもかかわらず，まったく生え代わっていないことにも気づいた．

考　察

　歯が[2]，自然に脱落したり，適切に抜歯されたあとに生え代わったり，あるいは脱落もせず，抜歯もしないうちに，生えることは普通に見られることである．
　時には乳歯がまだ脱落しないうちに，その隣に別の歯が萌出すること

がある。しかし，自然が永久歯を作らずにいることはまれにしか見られない。代生が見られない場合，これは永久歯の歯胚が，必ずしも明らかでない原因によって消滅したためか，通常の経過で生え代わるはずの歯を作り出す歯胚が，まったく形成されなかったためかのいずれかである。原因はともかく，このような場合には，歯の不足による欠損部を天然歯利用の義歯，あるいはその他の義歯で置き換えて，この欠損を補塡すること以外に救済法はない。

原綴と訳注
1）第 1 巻 第 1 章の訳注 6 参照。
2）第 2 版では「20 本の乳歯が」と記されている。

第26章

さまざまに癒合した歯に関する5例の観察

第1の観察　ほとんど一体をなすように癒着した2本の歯が，齲蝕に罹患して，同時に抜歯された例について

　1705年，アンジュー州のル・リュードという町のR. P. ルコレという聖フランチェスコ派の修道士が私のもとへ，激しい疼痛を引き起こしている1本の大臼歯を抜いてもらおうとやって来た。私はこの修道士の口腔内を調べ，この歯は非常に傷んでおり，また苦痛を和らげるためにはこの人の望みどおりに行うほかに何の方策もないことを認めた。私はこの手術を行うために使用している器具で，抜くべき歯しか把持しなかったにもかかわらず，一度に2本の歯を抜いていた。私はそのとき大失敗をしてしまったと思った。しかし，一緒に抜いてしまった歯もまた同じように齲蝕になっていること，そしてこの2本の歯は互いにその歯根部でほとんど一体をなすように強く癒着し，合体していることを認めた。この修道士は相変わらず私が失敗したと思っていたので，私が修道士に説明したことが本当かどうか調べることに興味を示した。そこでよりよく確かめるために，私たちは小刀を取り出し，その刃をこの2本の歯の上にあて，この刃の上を石で叩いた。しかし，これらの歯を首尾よく分離することはできず，これらを粉々に砕いてしまった。このことは修道士に，もう1本の歯を抜かずに，一方の歯だけを抜くことは不可能

であることを説得するには十分であった．私は修道士に，二人が同じように興味をもったこの歯について懸命に説明したので，互いに納得して別れたのであった．

考　察

歯が歯根部だけで癒合している場合には，抜歯したあとでなければ癒合を認めることはできない．歯がその歯体部［歯冠］で結合している場合は，これと同じではない．この場合は抜歯手術を行う前に，この歯の持主に，別の1本を抜かずに一方の歯だけを抜くことはできないと予告しなければならない．こうすることであらゆる言い争いは回避される．しかし，抜いた歯を調べなければ隠れた癒合を発見できない場合には，癒合を認めたらただちに，その事実を患者に知らせなければならない．それは術者の判断理由を説明することによって，ひとえに自然の素因から起因する事故を，術者の腕前の悪さや経験不足によるものと患者が誤解することを避けるためである．

第2の観察　互いに癒合して，一つの歯体部［歯冠］を成している2本の歯について

1723年12月20日，パリのサン・マグロワール近くに住む，8歳になるル・モアヌ嬢が私のもとに連れられて来た．少女は歯痛に悩まされて，耐えがたい状態であった．この少女の口腔内を診察して，私は下顎右側犬歯が隣接する切歯と非常に強く癒合していて，この2本が一つの歯体部［歯冠］を形成していることを発見した．これら2本の歯の間には浅い溝のようなものが見られ，これは歯体部［歯冠］全体に伸び，先端のほうでは幅が狭くなっていた．この癒合歯は2本の乳歯から形成されており，まだ十分しっかりしていた．私はこの癒合歯に生え代わるべき歯を作り出すはずの歯胚を損なうことを恐れたので，この歯を抜かなかった．たまたまその日アーネル氏が私の診療所に来ていた．私は氏にこの

奇異な事実を見てもらった。このことはアーネル氏にも，そのとき私の診療所に居合わせたほかの幾人かの外科医にとっても同様に奇異に思われた[1]。

第3の観察　前例とほとんど同じ観察

　1724年1月16日，私はラ・ベルリー通りの香料卸売り商人のオジェ氏宅へ出向き，氏の8歳くらいの娘の歯を調べた。私はこの少女の上顎側切歯が隣接する犬歯と合体していることに気づいた。これは決して普通のことではない。私はこのことを両親，会計検査員であるダンドロー氏やそこにいたほかの多くの人々に説明した。

考　察

　互いに結合している歯について，その結合が二つの歯胚が混合したことによるものか，二つの歯槽の隔壁［槽間中隔］が形成されなかったために一つの歯槽しか形成されず，その結果2本の癒合歯，すなわち双子の歯［双生歯］ができたものかを識別することは容易ではない。このような歯を持っていることは，どんな場合にも大きな不利益である。それは，この双子の歯の一方が何らかの障害で駄目になったとすると，もう一方の歯も同じ運命を辿る危険が大きいからである。

第4の希有な観察　それぞれが槽間中隔に癒着していたために，危く隣接する齲歯と一緒に抜きかけた健全歯について

　1711年，ナントのある靴屋の親方が上顎右側の第1小臼歯を抜くために私に会いに来た。この歯は齲蝕になっており，親方に耐え難い疼痛を引き起こしていた。この歯は抜歯が非常に困難に思われたが，私は抜歯を試みずにはいなかったし，またこれに成功した。幸運なことに，私は手術中に第2小臼歯が，抜くべき歯と同じく，歯槽から出て来ること

に気づいた。この瞬間に手を止めたが，それはこれらの歯の外表部と槽間中隔が互いに強く癒着しているため，やむを得ず加えた力によって，この槽間中隔が破壊されて歯槽から引き離されたのだと考えたからであった。私はこれに気づくとすぐに，2本の歯を元の歯槽に戻して，この歯を固定した。次いでヤスリを使って，2本の歯を一つに結合している歯槽の部位を分離した。この方法によって私は容易に齲歯を抜き終えた。そして動揺した隣在歯は，以前のように再び固定した。もしこの処置法を考えつかなかったなら，私は上顎骨の歯槽部や歯肉に非常に大きな傷を作ってしまったことであろうし，さらに健全歯まで抜いてしまったことであろう。またそのあとにはきっと質の悪い歯が生え代わったであろう。

考　察

　抜歯の際に予見できない新しい困難に出会うことは日常的に起こることである。この困難に引き続いて起こる障害を回避する方法があるとすれば，それは慎重に，落ち着いて手術を進めることである。特に歯に加える最初の衝撃に注意すべきである。またこの最初の外力に対して歯が示す抵抗を十分観察しなければならず，特にこのときに隣在歯にどのようなことが起こるか注意する必要がある。もし隣在歯が動揺したならば，このことから，これらの歯がどこかで互いに接触していると推測すべきである。もしその動揺がより大きなものであれば，隣り合う歯が相互に癒着したり，槽間中隔や歯槽のほかの部分に癒着している可能性が大きい。このような場合，この観察の中で注意したように，また本概論の第1巻　第12章で，抜歯方法についてより詳細に教示したように対処しなければならない。人々が十分に修養を積み，慎重で，注意深く，巧みである場合には，単に数々の事故を回避できるばかりでなく，さらに実践を通じて，公衆が多大の利益を得ることができるような，新しい手術の方法を発明することさえできるのである。

第5の観察　中間の物体を介して結合した2本の歯について

　1712年，ナントの騎馬憲兵隊のある射手は，上顎左側の第二大臼歯が強い疼痛を引き起こしていたので，これを抜いてくれるようにと私に訴えた。彼の口腔内を調べ，この歯が齲蝕になっていることを認めたので，これを抜こうとした。しかし，私はいつでも癒着していることが疑われる歯は，あまり急いで抜かないように注意しているので，この歯を抜きながら，隣にある最後方大臼歯がこの歯を見捨てることを望まずに，これに続こうとしていることを認めた。このとき私は前方の歯をヤスリを用いたり，ほかの方法で，最後方臼歯から分離できると思ったので，前方の歯の抜去を一時中止した。しかし，最後方臼歯を第二大臼歯から分離しても，最後方臼歯を保存できる状況にはならなかったので，私は2本とも抜く方法をとらざるを得なかった。抜歯後，私は歯槽がこの2本の歯に，前記の観察でそうであったのと同じくらい，ぴたりと結合していることに気づいた。

考　察

　この観察は私たちに，抜歯にあたっては常に慎重であるべきことを教えている。それは歯根の形状のために歯槽の中に非常に強固にはめ込まれている歯があるからである。もしこのことに用心しなければ，このために大きな損傷が生じるであろう。このほかにも歯根部や歯体部の見えないところで，癒着している歯がある。時には隣同士の歯が中間の物体を介して，すなわち2本の歯がともに歯槽のある部分に癒着し，これを介して結合していることがある。いずれにしろ，まだ完全に抜歯していないうちに癒着に気づいた場合には，注意深く，慎重に対処することが良い結果を得るうえで大いに役立つであろう。

原綴と訳注
1）第2版では，「たまたまその日アーネル氏が（中略）同様に奇異に思われた」

の部分は削除されている。

第27章

変形歯や位置異常歯に関する12例の観察

　　第1の観察　不揃いで齲蝕になり，不恰好であったが，十分に手を加えたのちに，非常に美しく具合がよくなった歯について

　1723年，当時14歳くらいであったフェドさんは歯並びが悪く，歯は不揃いで薄く，先端は尖り，エナメル質の表面には溝があり，無数の小さな穴や黒い斑点が散在し，逆立てられたように多数の結節で覆われており，歯肉は強く腫脹していた。少年の口は非常に見苦しいものだったので，歯があるようには見えず，少なくとも非常に悪い歯しかないように見えた。この少年はプレシのコレージュで勉強しており，私は所用でその地を訪れていた。少年の師である司祭のガーロン氏は口腔の治療が可能かどうか知るために，少年を私に紹介した。この少年の歯に目をやって，私は一目でこれが非常に悲惨な状態にあることを知って驚いた。全部の歯が齲蝕になっていて，保存できるような状態ではないと思ったが，念入りに調べたところ，治療の余地は大いにあると考えた。私はガーロン氏とその場に居合わせた人々に，この少年の歯を時間をかけて，この歯を見たことのある人たちや，このような状態にある歯を見ていた人たち全員が驚くほどに美しく変えられると思うと言った。そこで司祭は少年の両親に私がこの件について予測していることを通知した。両親は息子に私の診療所にゆき，私に任せるようにと指示した。そこで私はこの

少年の歯肉の過剰部分を切除し，歯肉の腫脹をとるために，ここから十分血液を排出することから始めた。私はこの少年の歯を清掃し，必要がある歯の表面にはすべてヤスリをかけ，歯列から外れている歯は糸と銀の小板で位置を整えた。毎日，または1日置きに少年の歯を手術したので，これを2ヵ月足らずで確約したとおりに改善した。そして現在では，少年の歯は以前の変形して不格好な外見と正反対に美しく，具合がよい歯になっている。

考　察

　この若者の歯がこんなにも悪い状態になった原因は，手当を怠ったからにほかならない。もしこの歯を早い時期に清掃しておいたならば，歯垢や食物の一部がこれほどまでの作用を，歯のエナメル質にも歯肉の海綿状の実質にも与えることはなかったであろう。もしこの治療がさらに遅かったならば，首尾よく治療することは不可能であったことであろう。なぜなら歯肉そのものが蝕まれ，食い尽くされてしまうので，歯は動揺し，さらに歯肉や歯槽から脱落してしまったことであろうし，このために大部分の歯は失われ，残った歯も齲蝕のために完全に破壊されてしまったであろう。私がこの少年の口腔に対して行った修復は，やや遅かったとは言え，幸いなことにこれが厄介な病気をすべて予防し，また少年の歯をこれが以前に齲蝕になっていたとはほとんど気づかれないほど，見事に回復させたのであった。

第2の観察　位置異常で，歯体部［歯冠］の先端が口蓋側に傾いていた歯について

　1723年，パリに住んでいた会計検査官であるロラン氏の娘は14歳くらいであったが，上顎左右の側切歯がかなり歯列から外れており，これらの歯体部の先端は口蓋側に傾斜していた。私はまずこれらの歯を隣在歯から分離することから始めた。隣在歯との間をヤスリを使用して分離

し，ここに隙間を作った．この手術は，さらに糸と銀製の小板を用いて，問題の歯を正しい位置に戻し，自然の状態に復すうえで役立った．このようにして，私は3週間足らずで少女の歯をよい状態にすることに成功した．

第3の観察　前例とほとんど同じ観察

　同じ1723年，ミュール侯爵閣下の息子であり，パリ市長閣下の孫であるダスチュアルさんは12歳くらいであったが，上顎左右の側切歯が歯列から外れ，口蓋側にひどく傾いていた．私はこれらの歯を糸と銀製の小板を用いて整えた．そしてこれによって私は5週間のうちに完全に矯正に成功した．

第4の観察　位置異常で別々の方向に傾いた数本の切歯について

　同じ1723年，国王の廐役人であるド・ヴェルヴィル氏の息子が私の診療所に連れられて来た．この少年は10-12歳くらいであったが，2本の下顎切歯が歯列からはるかに外れて舌側に傾いており，3本目の下顎切歯は横に傾き，先の2本の切歯のうちの1本と少し交差して重なっていた．少年の歯列の乱れは下顎歯の無秩序，混乱だけにとどまらず，上顎歯もまた下顎歯と同じくらいその配列が不正であった．すなわち上顎右側の側切歯は口蓋側に傾いていた．また上顎大切歯［中切歯］の一方の隣接面は少し唇側に捻転しており，この歯の反対の隣接面は舌側に捻転していた．私はこれらの位置異常歯をすべて完全に修復したが，これには糸を7本利用しただけで，ほかには何も用いずに2週間で成功した．
　その後間もなく，私はパリ最高法院の判事であるドゥプルール氏の息子の歯を整えた．この少年は12歳くらいであったが，すべての切歯がかなり歯列から外れ，しかも変形していた．ある切歯の先端は舌側に傾き，ほかの切歯の先端は唇側に傾いていた．このためにこの少年の口腔

は非常に見た目が悪く，不完全なものとなっていた。これらの歯をヤスリを用いて清掃して，長短を揃え，互いを分離したのち，糸を用いてこれらを整えた。治療は6週間足らずで完全に成功した。

　間もなく，パリ最高法院の検事総長殿の妻である，ジョリ・ド・フルーリ夫人が，娘の口腔を診察させるために私をヤーヴの市門に近い，リースの女子修道院へ派遣した。夫人の娘は14，15歳くらいで，当時この修道院の寄宿舎にいたのであった。私は少女の切歯と犬歯がともに歯列からかなり外れており，長さが不揃いで，溝があり，多数の斑点が散在していることを認めた。またある歯は先端が舌側に傾き，またほかの歯は過度に唇側に傾いていた。私はこれらすべての異常を，上で教示したように治療することにした。そして大いに注意を払って歯を十分に分離したので，これらの歯はたやすく矯正し，不正を整えることができた。これは絹糸を12本使うことによって非常に首尾よく行われた。

第5の観察　上顎大切歯［中切歯］先端の破折および隣接する上顎側切歯の完全な破折について

　1727年1月，アムロ・ド・グルネ裁判長の子息は13歳であったが，転んで石にぶつかり，上顎左側大切歯先端のかなりの部分を破折し，また隣接する上顎側切歯は完全に破折したので，もはや歯根しか残っていなかった。この少年が私のもとに連れられて来たので，この歯根を抜去し，犬歯と第1小臼歯を，完全に破折した左側の側切歯のあとにできた大きな隙間のほうへ近寄せた。私は同じようにほかの3本の切歯も隙間に近寄せたので，この隙間は非常に見事に埋められて，今日では口腔の前面で歯を1本欠いているとは思えないほどである。この手術は1日置きに，5週間にわたって糸を用いることにより首尾よく行われた。その後，私は長すぎる歯にヤスリをかけ，先端を欠いた歯にもヤスリをかけたので，この歯が破折したとはほとんど見えないようになった。

第6の観察　歯列から外れた，ひどく不恰好な歯について。この観察から，ペリカンを用いてこの種の歯を矯正して自然な状態に戻せることがわかるであろう

　1712年，ド・ラセール氏の首席書記であり，アンジェのエーデ・ガベル商会の支配人であったマジエール氏の夫人は，パリのルナール通りに住んでおり，現在はサン・ドゥニ通りのフィーユ・ディウ修道院の修道女であるが，当時は14歳であった娘のもとへ私を派遣した。この少女は口腔の前面と上顎右側に高度の位置異常の歯が2本あり，それらは口蓋側に傾いていた。この2本の歯を整えるために，私はペリカンを用い，この2本を矯正してその自然な位置に置いたが，この手術は大きな苦痛を与えて少女を苦しめることはなかった。この2本をその位置に保持するために，また歯槽と歯肉の弾力によって再び元の位置に押し戻されることを避けるために，普通の糸を使ってこれらを固定した。私は非常に首尾よく行ったので，少女が位置異常の歯を持っていたとは見えないほどであった。1週間後に糸を外したが，この少女の歯は十分に固定され，見事に配列していた。誰一人として母親にこの手術を娘に受けさせるように忠告した者はいなかったが，それでも夫人は自分の娘を屋敷内の大勢の女性方に気づかれぬ間に，私のもとへ送ろうと決意したのであった。夫人宅の女性たちはこんなにも早い，こんなにも有益な変化に驚き，また喜んだ。

考　察

　歯科医が巧妙で器用で経験豊かである場合には，手術の成果は実施後非常に早く現れて来るが，こうした例は外科学のほかの分野では見られない。歯に非常に強く付着し，結合している異物を除去し，歯を清掃し，白くしようとする場合に，歯が新しく生え代わったかと見違えるほど，歯を良い状態にするために必要なものは，手術に要する時間だけである。歯を互いに分離するため，あるいは歯に適切な形を与えるためにヤスリ

をかけようとする場合は，手術が終わってしまえば，歯はもはや以前の歯とはわからず，以前よりもはるかに均一で整然として見えるに違いない。激しい歯痛に悩まされていた人が，迅速で，確実な手術によってたちまち救われるといったことが何回起こったことであろうか。歯並びが悪く，そのため口腔に欠陥が生じ，不愉快で，見るに耐えないものとなっている場合には，熟達した歯科師の力を借り，彼を信頼し，彼に任せて，この変形を改善することを望みさえすればよいのである。歯並びは，この技術の小さな奇蹟を見慣れていない人たちが驚嘆し，喜ぶほどにまで変わることであろう。これこそがマジエール嬢の歯を私が治療してから2時間後に，彼女に再び会った人々に起きたことなのであった。

第7の観察　不恰好な位置異常の歯について。この観察によって，歯列不正がどのようにして生ずるか，そしてどのように矯正するかがわかるであろう

アンジェに住んでいた家具屋のド・クレスピー氏は，幼少の頃，永久切歯や永久犬歯の萌出を妨害している乳歯を抜くことを承知しなかった。この不承知の結果，乳歯があまりにも長期間その場に留まり，永久切歯や永久犬歯が歯列を外れて萌出し，このため口がひどく変形するという事態が生じた。両親や友人たちがこの変形の重大さを氏に気づかせたので，氏は長く保存できないこの乳歯を抜いてもらう決心をした。氏がこの手術を完全に決意したのは22歳になってからのことであった。私は光栄にも氏とその家族の好意を得ていたため，1696年に，氏の歯に自然の秩序を取り戻すために呼ばれた。私は注意深く氏の歯の状態を調べて，歯列不正が高度のため，何本かの歯を抜かなければ歯列を整えられないことを認めた。私はまずほかの歯の自然な配列を妨げている，上顎および下顎の犬歯を抜くことから始めた。4本の犬歯のうち，非常に太く，また非常に長いもの3本を抜いたが，これらは極端に口の外に出ていた。一方，大部分の切歯は舌側に傾いていて，犬歯の舌側で重な

りあっていた。私はこの3本の犬歯を抜いたあとで，位置異常の切歯をペリカンで動揺させて，これらが本来あるべき配列に1本1本戻して整えた。次に，移動した歯を隣在歯を利用して蠟引きの糸で固定し，約2週間そのままにしておいた。その後，この糸を外したが，これらの歯は非常によく固定され，非常に見事に矯正されていたので，現在では問題の歯が位置異常の歯であったとは見えないほどである。歯を固定し直すために注意すべき諸状況については第2巻 第9章で述べる予定である。

考 察

永久歯の萌出に際して，ほとんど常に乳歯による妨害のために引き起こされる歯列不正を防止するためには，注意してしすぎることはない。乳歯が脱落しない場合には，永久歯は空席が見付けられず，まっすぐに萌出する代わりに，斜めに生え出る。永久歯が歯肉をその舌側または唇側で破って生え出ることが見られる。一方，乳歯は元の場所に保持されている。この時期にこそ必ず乳歯を抜去して永久歯に席を譲らせなければならない。さもなければ乳歯は永久歯に席を譲らないであろうし，乳歯を抜去しない場合には，乳歯が原因となって永久歯が傾斜する事態が起こるであろう。その結果，一本一本の歯が雑然と配列し，あるものは舌側に，あるものは唇側に傾斜することになり，このために口も変形するであろう。この不都合は，時に何本かの歯を抜き，その他の歯を矯正し，固定し直すことによってはじめて治療できるのであり，延期すればするほど，この手術はいっそう困難になり，いっそう長い間，苦しみ，不快な思いをするという不幸を味わうことであろう。人々は現在，この矯正手術の可能性も，矯正手術がもたらす素晴らしい成功も知らないのである。

第8の観察　2本の位置異常の切歯について

1719年，サン・ジェルマン・アン・レイに住んでいたオネイル夫人

は年の頃10-12歳の娘を私の診療所に連れて来た。この少女の上顎側切歯は位置がかなり異常であった。私はこの少女の母親とパリの宣誓外科医，デュヴァル氏のいる前で，この2本の歯をペリカンを用いて矯正し，自然な状態に戻した。次いでこれらの歯を糸で固定し，数日後にこの糸を外した。この少女の歯は完全に固定されており，非常に見事に配列していたので，これらの歯が異常な位置にあったとはまったく見えないほどであった。これらの歯が歯列から外れた原因は，単に乳歯の抜去を延期し過ぎたことにあった。

第9の観察　口蓋に生えているように見えたが，歯列に戻された歯について

同じ1719年，30歳くらいのド・ラ・バール氏は，上顎右側犬歯が口蓋側に偏位しており，この歯が欠損しているように見えたので，氏は私にこの歯を矯正してくれるように頼んだ。私はこの歯をペリカンを用いて整え，素早く糸で固定したので，私は，この矯正された歯が以前に口蓋側に曲がっていた歯と同じものであることをバール氏に納得させるために非常に苦労した。氏は私がそこに人工歯を入れたのだといつまでも言い張った。

氏の強情さは極端であったので，私たち二人は互いに怒りをぶつけ合うほどであった。私は今度だけは，自分がこんなにも首尾よくやり遂げたことを後悔していると感じた。1週間後，私が糸を外し，氏の歯が非常によく固定されている様子を氏自身が見て，ようやくこの歯の存在を納得した。そしてこの歯が氏の自然の歯であることを二度と否定しなかった。

第10の観察　前の例とほとんど同じ観察

同じ1719年，国王陛下付き俳優であるデュシュマン氏の姪，アンヌ・

マリー・ルヌール嬢は，上述と同じ上顎右側犬歯が同じように口蓋側にあったので，これを矯正してもらおうと私の診療所に来た。私はただちにペリカンを使って矯正した。私はド・ラ・バール氏の歯を矯正した時と同じ方法を用い，そして同じように成功した。

考　察

これら 5 例の観察によって，ある種の歯を矯正することは，適切な器具を備え，これらを十分使いこなすことができ，第 2 巻 第 8 章で述べるあらゆる状況に気を配る限り，多くの場合非常にたやすいことがわかる。第 2 巻 第 8 章では矯正があまり容易でない歯があり，また決して矯正しようとしてはならない歯があること，それはこうした歯では時として克服し難い困難に出会うためであることなどがわかるであろう。

第 11 の観察　歯列を外れた，ひどく不恰好な歯について

1719 年，シャルトル・アン・ボースのモラン神父は 22 歳くらいであったが，犬歯と切歯がひどく歯列から外れ，また非常に不恰好であった。このため私の同業者の幾人かに会って，これらの歯が矯正できるものかどうか尋ねていた。若干の同業者はそれは非常にむずかしいと思ったので，神父に何もしないようにと忠告した。神父が私の同業者の一人と出会った際に，たまたま一緒に私の診療所に来ることになった。私たち二人は神父の口腔を非常に注意深く調べた。この歯科師は私の先輩であり，また私よりも経験豊かであると思っていたので，私はこの歯科師に，このような場合に首尾よく治療するためにとるべき方法について意見を求めた。しかし，教示したくなかったためか，あるいは実際に私を助ける忠告ができなかったためか，私が望んでいたような回答を与えてはくれなかった。このため私は先輩の歯科師に向かって，3，4 日すれば，この神父の歯はまったく見事な配列になっているであろうと言わずにはいられなかった。この歯科師は矯正がこんなにも迅速にできるものとは知

らなかった。数日後，彼は好奇心から私の診療所へやって来ずにはいられなかった。そしてモラン神父の歯がまったく見事な配列になっている様を見て大いに驚いた。この歯科師はしばらくの間，私が予告したことが本当であったことに衝撃を受けていた。

考　察

非常に容易に実行できることが，十分な知識のない人々には実行不可能に見えるのである。私たちはこの事実を確認するような例を毎日目にしている。ある者が不可能であると思うことがほかの者によって簡単に実施される。モラン神父は自分自身でこの幸福な経験をした。もし神父が幾人かの歯科師たちの意見を甘受していたなら，神父の歯は今でも不恰好で，そのすべての機能を十分に果たすことができていなかったことであろう。

第12の観察　異常な位置にあったが，ペリカンを用いて短時間で矯正した歯について

何年も前のこと，会計検査院の検査官であるゴセ氏の夫人が，当時12歳くらいの娘を診察してくれるよう私に依頼した。私は少女の上顎左側の側切歯がひどく異常な位置にあり，口蓋側に傾斜していることを認めた。夫人はこの歯を自然の配列にすることは可能かどうか，また可能であれば，この歯のために少女の口に生じている変形をなくせるかどうか尋ねた。私は夫人が少女を毎日私の診療所へ通わせてくれさえすれば，1週間か10日間で簡単に糸を使って治すことができるであろうと答えた。しかし毎日，決まった時間に，種々の教科の先生が少女を教えるために訪問していたので，私の提案はまったく受け入れられなかった。それは少女の勉強の邪魔をさせたくなかったからであった。このため私は夫人にもしもお望みならば，数分間でこの歯を自然の状態に戻しましょうと言わなければならなかった。

私がこの手術を行うために求めた時間の短さに驚いて，夫人は迷わずただちに手術することに同意した。私は歯列から外れた歯をヤスリを使って分離することから始めた。それはこの歯が隣在歯によって強く圧迫され，また隣在歯がこの歯が本来占めるべき場所を少し狭めていたからであった。分離を終えると，ペリカンを用いてこの歯を立て直し，私が申し出たように，この歯を自然な配列状態に戻した。このため，夫人やその妹，そしてそこに居合わせたほかの多くの人々は大いに驚いた。そして夫人たちは私に，自分たちはしばしば故カルムリーヌ氏やほかの多くの人たちが歯を立て直し，配列を整えるやり方を見て来たが，それは決してこのような方法でもなく，またこんなに短時間でなされることもなかったと言った。私はこの歯を歯列の中に戻すとすぐに，これを両隣の歯に普通の糸を用いて固定し，1週間そのままにしておいた。この間，少女の口腔内を1日に4, 5回，治傷水[1]と等量に混ぜた鉄加水[2]で洗浄させた。この歯は非常によく固定したので，かつて自然の位置から外れていたとはまったく見えないほどであった。

原綴と訳注
1) 第1巻 第4章の訳注8 参照。
2) eau ferrée，水の中で鉄を錆びつかせたり，あるいは水の中に赤く焼いた鉄を沈めたもの。強壮剤とされていた。

第28章

歯の真性脱臼とそれに起因する癒着について
知ることができる観察

　1724年1月15日，ド・ヴィセ氏の中隊に所属する，フランス軍兵士ジャン・ユエ，通称ガレンヌの妻，ジャンヌ・ヴァリアンはサン・ジェルマン街のラ・コルヌ通りに住んでいたが，私の診療所に9歳くらいになる娘のカトリーヌ・ユエを連れて来た。この少女は口腔内の痛みでひどく苦しんでいたが，これは下顎左側小臼歯の完全脱臼によって引き起こされたものであった。私はこの少女の口を診察し，この歯が完全に歯槽から外れており，左右の隣在歯の間にあって，歯体部［歯冠］の先端［咬頭］が舌に触れ，歯頸部と歯根の一部は歯肉に包まれているといった形で倒れており，そのうえ歯根の先端［歯根尖］は歯肉を突き破っているばかりか，さらに下口唇舌側の口角近くに突き刺さっていることを認めた。歯体部を把持してこの歯を抜くことはむずかしい手技ではなかったので，難なく抜歯した。この歯を抜去したのち，私はこの歯が長い間あった部位を調べた。そして歯槽が浅くなり，歯肉は引き裂かれ，随所に潰瘍が生じ，さらにまた唇側の歯肉が口唇と癒着していることを認めた。このため癒着を折り込みメスで剝離しなければならなかった。私はこの子どもの口腔内をオクシュクラトンで洗浄させ，また，歯肉表面の潰瘍と唇頬表面の潰瘍が相対している部位で再び歯肉が口唇と癒合することを防ぐために，口唇と歯肉との間に，バラ蜜に浸したリント布を少し入れた。この病人は朝夕同じように包帯交換を受け，ごくわずかの日数で

治癒した。この歯の脱臼は内因によるものであった。もし歯槽が消滅していなかったならば，この歯は齲蝕になってもいなかったので，この歯を歯槽に再植しようと試みたことであろう。しかし，歯槽が埋められていたので，この歯の再植は，これが乳歯でなかったとしても，不可能であった。

考　察

　この歯がこのように脱臼したことはひとえに内因の結果である。つまり，歯を覆っている膜や歯肉を潤している滋養液が腐蝕性になったために，これが言わば歯肉を切り裂いて，歯を歯槽から引き離して，歯を脱臼させ，舌の方へ傾け，その歯根が唇側の歯肉を突き破るようにしたのである。この歯がその部位に放置されていたため，歯肉に一部を覆われたまま，歯体部［歯冠］の先端［咬頭］で舌に不都合を与え，また歯根の先端［歯根尖］で頰に潰瘍を生じさせたのである。もしさらに長い間抜歯を怠っていたとしたら，この歯は舌に潰瘍を作り，歯肉にさらに多くの潰瘍を生じさせ，またすでに形成されていた腫瘤をさらに大きなものにしたことであろう。このことから次のように結論すべきである。すなわち，このように脱臼した歯を認めたときは，遅滞なく抜歯し，私がこの症例で行った手順に従って処置しなければならない。これによってこの種の病気が起きた人を確実に救済することができるであろう。

第29章

元の歯槽に再植した歯，あるいは他人の口腔内に移植した歯に関する5例の観察

第1の観察　齲蝕のため抜歯したのち，再び元の歯槽に植えた歯について，幸運にもこの歯は再び固定された

　1721年，私はパリで，その身分も住所も知らないル・フォール氏の下顎切歯の1本を再植した。この歯は抜去してから再び氏の口腔内に植えるまで約15分間，私の机の上に放置してあった。しかし，この歯は非常によく元の歯槽に結合し，固定されたので，今日でもなお齲蝕になっているとは言え，以前と同じように安定している。私はこの歯に鉛を充填するつもりであったが，この人は歯痛が生じなかったので，私に会いに来ることを怠った。しばらく前から私は何回かこの人に会ったが，そうしたとき必ずこの歯がどんな状態にあるかを調べた。そしてこの歯が手術前と同じ状態にあることを認めた。

第2の観察　前の例とほとんど同様の例

　1725年4月10日，国王陛下のオルガン製作者であるトリビュオ氏の長女が私の診療所を訪ねて来た。この少女は上顎右側第1小臼歯の齲蝕から生ずる激しい疼痛に悩まされていたが，対処法について迷っていた。つまり，少女は苦しめられている痛みから解放されるために抜歯を望ん

ではいたのだが，この歯を失うことで生じるかもしれない口の変形を恐れて，抜歯を決断できずにいた。このため少女は，私がすでに彼女の妹に行ったように，抜歯したのちこの歯を植え直すことができるかどうか私に尋ねようと思い立った。

　私はこの歯が破折もせず，歯槽の一部を破壊することもなく，また歯肉をひどく損傷することもなく抜去できさえすれば，再植は容易にできると答えた。このとき彼女はきっぱりと決意した。私はこの歯を非常に注意深く抜いたので，また非常に運もよかったので，この歯はまったく折れもせず，歯槽も歯肉も少しも傷付くことがなかった。そこでただちにこの齲蝕になった歯を元の歯槽へ戻すことに着手した。

　こうして私は，この歯が以前にあった場所に植えた。次いで，この歯を注意して，普通の糸を用いて，左右の隣在歯に結び付け，数日間そこに固定した。

　この歯は非常に見事に固定されたので，この歯が歯槽から引き抜かれ，同じ部位に再植されたとは思えなかった。この歯は再植後の2日間に軽い疼痛を引き起こしただけであった。この疼痛は，歯槽を覆っている膜が何らかの刺激を受けたために生じたものかもしれない。あるいはこの疼痛は歯根が上述の膜の小片，またはある小部分を圧迫したために引き起こされたものかもしれない。それはともかく，この再植は何の合併症も起こさず，首尾よく行われ，この歯はほかの歯と同様に通常の機能を果たした。この歯は無感覚であったので，私はこの歯をよりよく保存するために，その齲窩に鉛を充填した。

第3の観察　歯槽から抜去され，首尾よく再植された齲歯について

　1727年4月29日，最高法院裁判長，ド・ラモワニョン・ド・ブラン＝メニル氏の子どもたちの家庭教師，ド・ラ・ロシュ女史は30歳で，パヴェ・オ・マレ通りのラモワニョン邸に住んでいたが，上顎右側第1大臼歯の隣接面と舌面が，齲蝕になっており，その疼痛から解放しても

らおうと私の診療所を訪れた．この齲蝕を診査してから，私は治療するためにはこの歯を抜去する以外に方法はないと女史に告げた．しかし，女史のほかの歯はすべて非常に美しく，まったく健康であったので，また女史にとってこの歯を失うことは，そのために口に生じるかもしれない変形を考えると耐え難いことであった．そこで私は女史に，もしこの歯を破折もせず，歯槽や歯肉にひどい損傷を与えずに抜くことができれば，この歯をあなたに植え直し，十分固定することは私にとってたやすいことでしょうと述べた．女史がこれを承知したので，この齲蝕を抜去し，ただちにこれを元の歯槽に再植した．そしてこの歯を左右の隣在歯に糸で固定し，女史の口腔内を1日に5, 6回，下記の洗浄剤で漱がせた．この洗浄剤は，鉄加赤ワインを1ショピーヌ［約500 ml］，バラ蜜を1オンス［約30.6 g］，私の処方による収斂剤を匙にたっぷり1杯とり，これらすべてを混和したものである．12日目に歯を固定していた糸を除去したが，この歯はとても見事に固定されていた．しばらくして私はこの歯の齲窩を清掃し，これに鉛を充填した．このとき以後この歯は少しも痛みを起こさず，またほかの歯と同様に役立っている．

　その後，私は年の頃23歳くらいのある女性に同様の手術をした．そしてこの手術が前述の例にもまして首尾よく行われたことを確認できた．

第4の観察　患者の過失から抜歯されはしたが，ただちに首尾よく，患者がそれと気づかずに，元の歯槽に戻された歯について

　1722年，すでに本章の第2の観察で述べたトリビュオ氏の次女は当時18歳くらいであったが，下顎右側第2小臼歯を抜いてもらおうと私の診療所を訪れた．この歯は齲蝕になっており，この少女に耐え難い疼痛を引き起こしていた．歯痛に苦しんでいた彼女は，抜歯を非常に恐れていたので，抜歯の決意をためらってこのうえなく悩んでいた．この歯は非常に小さく，近遠心側で極端に幅が狭く，ほかの歯の間で強く圧迫

されていた。

　こうした状況から，私は抜歯の対象となっている歯を抜く際に，左右の隣在歯を傷付けないように，ペリカンの腕の中で最も細く，左右の隣在歯の間を自由に通すことが十分可能なものを用いなければならなかった。私は彼女に，この歯は抜きやすい歯ではないことを告げ，落ち着いて，頭を動かしたり，自分の手を私の手の上に持って来たりしないように十分注意して欲しいと頼み，もし口腔内に器具を入れたときにこのようなことを行えば，私は悪い歯を抜き損なうか，あるいは別の歯を抜いてしまう恐れがあると警告し，そんな不都合な結果になるくらいなら，抜歯など試みないほうがよいと思っていると述べた。彼女はおとなしくしていると約束した。しかし，私が彼女の口腔内に器具を入れ，抜歯のために把持の動作をしようとしたとき，彼女は恐怖心から私の腕を力一杯握って押し戻し，顔を引いた。このため私の意に反して，器具は滑って隣の小臼歯の上にゆき，この歯を抜く結果になった。私は少しもあわてず，すぐに同じ動作を繰り返し，抜歯すべき歯もまた抜いた。このため彼女は１回目にはこの歯を抜き損じたのだと思った。私は手に持っていた健康な歯をただちに再植したが，このときは彼女に歯が完全に引き抜かれたとは言わずに，その歯は動揺しただけと信じさせた。私はこの歯を塗蠟糸で隣在歯に固定した。この糸を８−１０日そのままにしておいたところ，その歯は変色もせず，非常に見事に固定されたので，現在ではこの歯が歯槽から引き抜かれたことがあるとは思えないほどである。約１年後に，彼女が歯を整えるために再び私の診療所を訪れた。歯の長さを同じにするため，私が前年に引き抜いて元の歯槽に戻した歯にも，ほかの歯と同様にヤスリをかけたが，この歯はまったく抜去されなかったかのように安定しており，また感覚があった。このとき私は以前の出来事をこの少女に告げた。すると少女は，ある人が下顎左側小臼歯を誤って抜いてしまったが，この人は抜いた歯を元に戻すという賢明な処置をしなかったと私に語った。

　何かの事故で健全歯を抜いてしまったときは必ず，できる限り早く元

の歯槽に再植しなければならない．そうすれば多くの場合，その歯はそこに再び固定されるのである．

第5の希有な観察　他人の歯の感覚について．この歯は別人の口腔内に移植されて間もなくかなり強い疼痛を引き起こした

　1715年，私がアンジェにいたとき，ブールボネ第二大隊の大尉であったド・ロマテ氏は上顎左側犬歯を抜いてもらおうと私の診療所にやって来た．この歯はひどい齲蝕になっていた．隊長はその歯の代わりに，別の人から抜いて間もない歯を入れることはできないだろうかと尋ねた．それが可能であることを確認すると，隊長はすぐに，すでに予告しておいた自分の中隊のある兵士を呼びにやった．私はこの兵士の犬歯を調べて，その舌面があまりにも幅が広く，厚いことを認めた．しかし，選択の余地がなかったので，私はこの歯を使わざるを得ず，ヤスリでこれを小さくするつもりでいた．私はこの兵士の歯を抜き，長すぎたり，厚すぎたりする部分にヤスリをかけた．この歯は歯髄腔を露出せずには小さくできなかったので，この歯が移植した歯槽に固定されたならば，すぐに歯髄腔に鉛を充塡しようと考えていた．この歯は12-15日後に固定した．そのとき私はこの歯に鉛を充塡した．この他人由来の歯にはむしろ充塡すべきではなかった．その後ド・ロマテ氏に耐え難い疼痛が起きたのだから．この疼痛は翌日まで続いたので，私はこの歯から鉛を除去しなければならなかった．他人の口腔内に移植した歯に疼痛を感じることは，この歯から神経や膜は引き離されてしまっているので，私には想像ができなかった．しかし，私が鉛を除去したとき，疼痛はまるでこの歯を抜いたかのように，すぐに止んだ．そしてこの歯はロマテ氏のほかの天然歯と同じように役立っている．

　ド・ロマテ氏は1723年の暮頃にパリにきて，アーネル氏やほかの多数の信頼するに足る紳士方のいる前で，私が氏に移植した歯が6年間保持されていたこと，もし歯髄腔が露出していたために生じた齲蝕がこの

歯の体部を変質させたり，破壊したりしなければ，今でもこの歯を保持していたであろうこと，そしてロマテ氏がこの歯の歯根をバヨンのド・グラン＝シャン氏に抜いてもらいたいと思ったとき，ド・グラン＝シャン氏はあらかじめ歯肉を切開したうえで，この歯根を抜去したが，その際には，大きな苦痛を感じたことなどを私に明言した。

考　察

　ド・ロマテ氏が別人からの移植歯に感じた疼痛はどのように考えればよいのであろうか。これは，神経線維が移植歯の歯根中で，ある種の導管，つまり神経線維に歯髄腔までの道を与え，神経線維がここに結合することによって，彼本来の歯であるかのような感覚を与えるうえで役立つ導管を何本か見つけ出したと考えざるを得ない。

　人々はたぶん歯髄腔やここに入る脈管が非常に細いことを指摘し，また脈管が切断されると，ここに触れる空気の刺激で，中の体液がたちまち凝固してしまい，歯の滋養液の循環障害が起こるに違いないと主張するであろう。このような状態が大きな障害を作り出すことは認める。しかし，切断からの期間が長くなければ，神経線維が結合しないことを心配する必要はまったくない。歯槽側から来る体液は十分この障害を乗り越えられるので，歯槽から歯へ，歯から歯槽へと，この部位がまったく切断されなかった場合とほとんど同じように，交通することができる。このような移植歯で，神経の結合や分布が起こることは非常に確かなことのように思われる。それは，歯槽から引き抜き，元の場所に再植した歯，あるいは抜歯後ただちに移植した歯は，この歯が再び根づき，固定したあとでは，ずっと本来の位置にある歯と同じくらいにヤスリの作用に敏感であることが時に認められるからである。

　さらに，上記の歯と同様の移植歯は，歯槽の敏感な部分とまったく連絡がないとは言いながら，その歯髄腔に鉛が充填されると，この鉛は歯髄腔を塞いで，切断された脈管の断端から溢出する体液の出口を遮るため，この体液が異物となって，あらゆる部位の脈管を圧迫し，これによっ

て上述の疼痛を引き起こすことがある。

　この停滞した体液は，貯留することによって変質し，神経線維に作用してこれをちくちくと刺激しながら，強制拡張を起こし，これが人々に疼痛を感じさせるのである。そうであっても，この疼痛は鉛を除去したときに止むはずである。なぜなら貯留していた体液は自由に出られる状態になるので，辛さや腐蝕性のあるものはこの体液と同じ出口，また栄養物と同じ出口を通って排除される。そして唾液は歯髄腔の中に入っては戻りながら，鉛によって閉じ込められた膿が刺激していた部位を十分に洗い浄める。実にこれが疼痛を取り除くためばかりでなく，齲蝕を治癒させるためにも十分である。それゆえ，このような場合に起こることすべてに注意していなければならない。そして改めて歯を剥離器で削り，鉛充塡するためには，再植歯でも移植歯でもない齲歯に対して行う場合と同様に，適当な時間を置くように心掛けなければならない。

　人々は歯が歯槽から完全に引き抜かれてしまった場合には，再び元の歯槽中に固定されることは不可能であると信じていたし，まだ多くの人々がそう考えている。そして人々は，別人の口腔内に移植された歯がそこに結合して固定されるということをまだほとんど理解できずにいる。

　ある著者たちは上記の方法に倣うよう勧めて来たが，一方ほかの著者たちはこれにまったく反対して来た。私たちがこの方法の実践によって経験した喜ばしい結果は，私たちに歯の移植・再植が成功する可能性を確証するものである。

　ヴァロニュの外科医ド・ラ・モット氏[1]は氏の外科学総覧[2]，第1巻，第2の観察に関する考察の中で，氏が歯を抜去し，これを元の歯槽に戻したときに気づいたことを報告している。まず最初に，氏は歯痛が，まったく齲蝕になっておらず，単にその歯根を包んでいる膜が刺激されたことだけで生じているような歯を抜くことは，非常に有害であることを明らかにしている。そして氏は，もしこのような歯を抜いてしまったなら，速やかにこの歯を元の場所に戻すことを勧めている。そして当初の数日間，歯が歯槽に保持されるように細心の注意を払う限り，抜いた歯はた

やすく元の歯槽に根づくと確言している．氏はこれに関して多くの経験をしたと述べ，中でもヴァローニュのある紳士について次のように記している．この紳士の美しい歯をある人が抜いてしまい，紳士はこの歯をすぐに再植してもらった．この歯は元の場所に収まり，まったく見事に根づいた．紳士は，この歯を歯槽の奥につなぎ止めていた小さな神経が切断されたので，今後，自分は二度と痛みに苦しめられないだろうと思っていた．しかし，この紳士の期待は裏切られた．というのは数年後，この紳士は非常に激しい歯痛を感じたため，またもこの歯を抜いてもらうという手段をとらなければならなかったからである．この歯は何度もやり直してやっと抜歯できた．しかも下顎の一部が歯と一緒に除去されたので，このため極端に激しい疼痛が生じた．この事実からド・ラ・モット氏は苦しみのない喜びはないと結論している．しかし，氏は同じような場合には同じ手術を行うこと，すなわち健康な歯を不注意から抜いてしまったときは，これを元の場所に戻すことを勧めている．氏の言によれば，それはこの手術の結果が，上述のように厄介なものにならないことを十分に期待できるからである．氏は再植が首尾よく行われた例をしばしば見たと明言している．

　この同じ著者は次いで，上述の紳士の抜歯に際して生じた合併症について次のように説明している．「膜がその実質の一部に何らかの破壊を受け，このため歯槽の一部が骨まで露出した状態となっていたので，歯が骨の露出した部分と癒合し，一体となってしまった．このため顎の一部を取り去らずにはこの歯を抜くことができなかったのであり，またこうした合併症は上記の理由から同じような場合には必ず起こるであろう．しかし，この癒合は偶然によって起こるだけなので，これは少しも恐れる必要がない．この説明によって，私たちに再植した歯が再び膜で包まれるか，あるいは歯槽が膜で覆われるならば，このときには歯の骨質が歯槽の骨と癒合することを少しも恐れる必要がないことがわかる．なぜなら膜同士が互いに癒合するようなことはないと思われるからである．それゆえ，人々は，歯槽の一部を取り去ることをまったく恐れずに，

二度目の抜歯を行うことができることも理解できる。

　ド・ラ・モット氏がこの主題について私たちに伝えた観察は，歯を首尾よく元の場所に再植できる可能性，またさらに歯をある人の口から別人の口へ移植できる可能性を実証している。実際には再植や移植がすべて成功するわけではない[3]。長い間その部位に保持できない歯もある。

原綴と訳注

1) Guillaume-Mauquest de La Motte（1655-1737）。ヴァローニュに生まれ，パリ市立病院に学び，ここに奉職したのち生地に戻って，外科医，産科医として活躍した。
2) "Traité complet de Chirurgie"
3) 第2版では，このあとに「そして歯根の形が植えたいと思う歯槽の容積と，あるいは歯槽内部の形ときちんと釣り合っていないために，長い間その部位に保存できない歯もある」と加筆されている。

第30章

抜歯を試みて，右側の上顎洞内あるいは歯槽内に深く押し込まれた歯に関する2例の観察

第1の観察 大道治療師によって右側の上顎洞内に深く押し込まれた歯，およびこの事故の結末について

経験豊かな人々だけを信頼することが，重大な場合には，いかに大切であるかを認識できるように，私はここで，1720年ある大道治療師の手にかかった結果，オーヴェルニュのリマーニュにあるイソワール市に近い，アリエ河畔のノネット教区内，ボルクーユの領主，アマリトン・エキュイエ氏の息子アンリ・アマリトン氏が陥った痛ましい状態を報告しよう。問題の歯は犬歯の1本で，その大きさと位置のため，氏は大いに不都合を感じていた。この犬歯は上顎右側第1小臼歯の舌側にあり，かなり口蓋側に傾いていた。この歯に起因する不快と苦痛のために，アンリ氏はこの歯を抜いてもらおうと決意した。その決心のもとに，氏は同じ年の四旬節のはじめに，上述のノネットに住むロッシュという名の術者の手に身を委ねた。この男はこの患者に自分が最適と考えたとおりの姿勢をとらせた。次に男は孔のあいた鍵を犬歯体部の上に[1][切縁に]あて，その鍵の上を石で力一杯叩いた。この操作によって，男はこの歯をほぼ斜に同側の上顎洞内に押し込んだので，もはやこの歯は見えなくなった。この歯がこんなふうにして姿を消したとき，この見様見真似の治療師は周りにいた者に患者がその歯を飲み込んでしまったのだと断言

した。これは実に本当らしく思われた。人々がこの歯を探しても，見付けることができなかったからである。しばらくしてこの患者はその部位にかなり激しい痛みを感じた。このため掛かりつけのデュヴェル医師を呼びにやらなければならなかった。デュヴェル医師は，小さな硬い炎症を伴わない腫瘤が頬部の鼻に近い部位に生じていることを認めた。患者の口腔内を調べると，三つの非常に小さな瘻孔があり，ここから非常に臭い漿液性の体液が流れ出ていた。しばらくすると，この腫瘤に別の二つの瘻孔ができた。この件に関して，患者はクレルモン市へ赴き，ここの外科医たちに何度も診察してもらい，さらにパリではアルノー氏[*1]とプティ氏[*2]の診察を受けた。この両氏は病状の詳細が書かれている記録を吟味して，病気は型どおりに治療するにはあまりにも重症であると認定した。両氏は自分たちの意見を記し，これをクレルモン市へ送った。その地の外科医たちは，この症例が自分たちにはむずかしすぎると思ったためか，あるいは自信があまりなかったためか，治療を引き受けなかったので，患者は同じ年の7月にパリにやって来て，以前と同じくアルノー氏とプティ氏に救済を求めた。この二人の外科医はほどなくこの患者を窮地から救い出した。10-12日間の手当のあとに，プティ氏は幸運にも，例の歯を引き抜いた。しかし，この歯を抜去するためには，プティ氏がその歯根先端のために生じたものと考えていた腫瘤に切開を加えなければならなかった。その歯根を露出したのち，プティ氏は直鉗子でこれを把持して歯全体を引き抜いた。その後，患者は数日間，通常の治療を受けてついに治癒した。顔は少しも変形しなかったので，この患者に切開が加えられたことはほとんどわからなかった。この観察は，上述の病状が現れた当人であるボルクーユのアマリトン氏の親戚であるアマリトン・ド・プレジール氏によって私のもとに伝えられたものであり，これをプティ氏は私のために確認してくれた。

[*1] パリの宣誓外科医，世話人会の元会長。
[*2] パリの宣誓外科医，世話人会の元会長，科学アカデミーの解剖学者。

第2の観察　隣接する歯槽中に押し込まれた歯について

　1717年，私はアンジェにいたが，この町のある羊毛梳毛工が，先に述べた例と似た事故に会うという不幸に見舞われた。相違していた点はこの梳毛工の歯は，すでに抜歯されていた隣の歯槽中に押し込まれたことと，この患者はより迅速に救済されたことであった。この梳毛工は事故の7日後に私を訪ねて来た。問題の歯はその部位に生じた腫脹のため，手術の前にはまったく姿が見えなかったものの，私はこれを直鉗子で抜歯した。この歯が抜去されるとたちまち，患者はまるで私が別の歯を簡単に抜いたときのように治っていた。

考　察

　歯を抜いてもらうために，誰かれの区別なしに身を委ねることほど，当たり前に行われていることはない。しかし，患者に生じる厄介な事故の例によって私たちが抜歯の際に曝される危険，特に人々が無知な者たちや，だますためには何にでも無謀に手を出すことができるペテン師に身を任せたときに冒す危険を認識していないとすれば，当初は非常に簡単でありふれて見えるこの抜歯手術に際して，人々がときどき曝される危険を十分に理解することは困難であろう。上記の2例の観察はこの厄介な事故が本当にあることを実証している。これら二人の治療師のいずれもが，上記のように歯を押し込んでしまったが，それは二人とも不適切な器具を用いたからこそ起きたことである。この自称の術者たちは上述の歯を抜くことができず，しかも歯が姿を消したことから，患者が歯を飲み込んだのだと主張しようと思ったのである。そして人々がそうでないことに気づいたときはあまりにも遅かった。もし事故後，早い時期に診察に呼ばれた外科医たちが数例の類似した観察から学んでいたとしたら，また外科医たちがこの部位の構造について十分な知識を得ていたならば，そしてこれらの抜歯手術に際して行われた操作について外科医たちが真剣に考えたとしたら，病状がこんなにもひどく進行する以前に，

問題を認識し，これを治療することは彼らにとって容易であったことであろう。また，早期の治療は非常に有効であったことであろう。そしてこれによって病初期に患者たちの苦痛を和らげ，また病気を完全に治癒させたことであろう。

原綴と訳注
1) "sur la couronne de la dent", 第1巻 第1章でフォシャールは couronne「歯冠」という語は臼歯の体部にのみ用いるべきであると記していながら，ここでは犬歯に対して用いている。

第31章

歯の上,あるいは歯の周辺に形成された石様の腫瘤に関する3例の観察

第1の非常に驚くべき観察 膿瘍に引き続いて臼歯部に形成された腫瘤および20ヵ月の間に次々と生じた多数の厄介な合併症について

王立音楽アカデミーの音楽家であり,年金受給者である,ル・クワントル氏の甥のウス氏は,サン・アンドレ・デ・ザルクに近い,デ・ポワトヴァン通りに住んでいたが,乳母と一緒に落馬したときは4歳であった。落馬したときに彼は下顎の右側を打った。そして数日後その部位に打撲傷が目立つようになり,遂にはこれが膿瘍となった。3-4年後,同側の顎下部が徐々に腫脹し,そして浸潤した膿が硬い無痛性の腫瘤を作り出した。このためこの患者を診察した外科医たちは,落馬したときに彼の顎骨が折れたのだと推測した。外科医たちはまた,この腫瘤は問題の部位と彼らが折れたと推定した顎骨の周りに堆積した化骨様物質にすぎないと考えた。そして外科医たちは腫瘤の近くにあり,齲蝕に罹患していると彼らが疑っていた歯を抜く必要があると結論した。彼らはこれによって齲歯のために引き起こされるかもしれない事態を予防するのだと考えていた。患者にこの手術が施されたが,このために患者の苦痛は少しも和らぐことはなかった。患者が16歳のとき,萌出しようとしていた下顎右側最後方臼歯が,この部位で歯肉を牽引したために,二つ目の膿瘍が生み出された。歯肉に包まれた硬いこの膿瘍は先のものより

さらに圧迫が強かった。

　この膿瘍の膿の出口は口腔内にあったが，硬い無痛性の腫瘤は少しも消失しなかった。このため，この町のある外科医は罨法をあてることによって，貯留した膿の消散，あるいは排出を試みなければならなかった。こうした処置も先の処置と同様に効果がなかったので，この外科医は思いきって外側からこの腫瘤に孔をあけたが，傷口からは血液しか出なかった。この不首尾は外科医をより慎重にさせるために十分なはずであった。しかしこの外科医は頑固であったために，3日目に2回目の切開を加えずにはいられなかった。そして2回目の切開創からも同様に血液しか出て来なかった。これでもなおこの外科医に，その計画の遂行を思い留まらせることはできなかった。この外科医は本当に患者を苦しめた。6週間後に外科医は再び手術を行い，同じ部位に十字切開を加えたが，この切開によって動脈の小分枝が切断された。このため出血が起こり，これは非常に苦労したのちやっと止まった。これら種々の切開は血液に出口を与え，いたずらに血管から出血させただけで，外科医がこれらの手術によって挑んでいると信じていた当の腫瘤の大きさはまったく減少することはなかった。

　18ヵ月にわたる手当の間，人々はこの腫瘤を消退させるために何度も焼きゴテをあてた。しかし，これらの手術はすべて無駄であった。遂にこの患者は見捨てられて，救済されることも苦痛を緩和されることもなく，この悲惨な状態の中に5年間も放置されていた。反対に腫瘤の大きさはこの間にかなり増大した。この青年の両親は，この病気の長さにうんざりして歯科外科医であった故カルムリーヌ氏に相談した。カルムリーヌ氏は，この腫瘤が非常に小さな基部だけで歯肉に付着していることを認めた。そこで氏はこれを摘出することは非常に容易であろうと結論した。それというのも，この腫瘤は頬に少しも癒着していなかったからである。カルムリーヌ氏は自分の提案を初診から2週間後に実施した。腫瘤が摘出されると，頬部は歯肉に近づいた。これまでに無用な手術と無理解のために，この同じ頬部に作られていた傷は容易に手当され，速

やかに治癒した。この腫瘤を摘出する際に作られた傷も同じように間もなく治癒した。

　今までの手術とまったく違う，この手術によってカルムリーヌ氏はあんなにも長年続き，非常に恐ろしい結果を招いた数々の危険にこの患者を曝して来た病気を首尾よく治癒させたのであった。この腫瘤[*1]は現在，重さが1オンス5グロ［約49.7 g］あるが，摘出時にはさらに重く，また大きかったに違いない。軽率に行われた手術の結果生じた頬の潰瘍は瘢痕形成したものの，そこには小指を入れることができるくらいの孔のある不恰好で不快な瘢痕が残されてしまった。この孔は全周にわたって瘢痕化し，そのうえ頬を貫通しており，このため唾液や嚙み砕かれた食物の出口となっていた。この患者は自分自身の器用さで，この不都合を克服する方法を発見した。患者はこの孔を，どんなものも口腔内から外へ出られないように蠟の栓で頬の内側から塞ぎ，そのうえ外側の変形は十分にゴムを引いた付けぼくろで隠すことを思い付いた。私はこの石様の物体を所有している。それは，口腔内の重要な修復を私に求めたウス氏が，長い旅行に出発する前に，その石様物体を私に贈与してくれたからである。

　　考　　察
　この観察で問題になった石様の物体は，その織り地［組成］が酒石様の物質によって形成されているとは思えないようなものであり，むしろ骨性の線維が破壊されたときに，骨そのものの実質から漏れ出て来た骨質の滋養液によって作られているように見え，骨瘤の形成時に生じるものとほとんど同じように思えた。こんなにも奇妙で，こんなにも希有な病気を引き起こした原因は，私にはよく分からない。なぜなら私は，この病気の経過をまったく追っておらず，またこの患者を治療した医師たちや外科医たちとこの原因について話し合う機会がなかったからであ

[*1]　図版4を参照。

る。それゆえ私はこの病気の起源や進行に関する議論も推論もせずにおく。上述のように，この病気に関するすべての状況について十分に知らされていないので，私は読者に教訓を与えることからほど遠く，誤りへ導くかもしれないような漠然とした議論をする恐れがある。そこで私はこの観察に含まれる主な状況と私が十分真実であると納得した状況についてここに報告するに留めたのである。また，似たような病気を識別するために，また実地診療の中で，ほとんど同じ性質の病気に出会った場合，これを治癒へと導くためにはこれで十分であると思われる。

第2の観察　小さな茸に似た形で，石様になった腫瘤について

　1721年，パリ，クレリー通りの銀行家ブゴン氏の夫人から，私は下顎右側の歯肉に生じた腫瘤についての相談を受けた。この腫瘤は私が第1の観察で述べたものとほぼ同じ性質のものであった。そしてこの腫瘤が非常に硬いこと，またその付着部，すなわち基部はほとんど幅がなく，首のような形をしていることを認めた。その体部はまるで茸のような形をしており，ハシバミの実大であった。私はどんな薬であってもこの異物を破壊できるとは思わなかったので，腫瘤を摘出するという意見であった。この種の腫瘤からは通常きわめて少量の血液しか出ないので，結紮よりも切れ味のよい器具のほうが好ましいと思った。この夫人は，そのとき私がこの手術に耐えることを決心してもらうために行った説得をまったく聞き入れずに，翌年まで手術を避けた。1年後，この腫瘤がずっと大きくなったことに気づいて，夫人は腫瘤の摘出を決心して，再び私を呼び寄せた。私は瞬時に摘出を終えた。夫人はほとんど苦痛を感じなかったので，非常に驚いた。手術が終わったのち，私はゆっくりとこの腫瘤を調べた。そしてこれが骨，あるいは石のように非常に硬くて，カルムリーヌ氏が上記の病人から摘出した腫瘤とほぼ同じ硬さであることを認めた。私がこの夫人から摘出した腫瘤は，ほとんど同じような性質のものであったとは言え，これが早期に摘出されたために，上記の腫

瘤のように大きくなることはなかった．この手術の結果は非常に満足すべきものであった．この摘出部からの出血はごく少量であったし，その治癒も速やかであった．この夫人はそれ以後まったく不都合を感じなかった．また，再発することもなかった．

　この観察中の満足すべき成功と，実地診療の中で出会ったほとんど同じ症例の成功から，この種の骨性の腫瘤を迅速に，完全に，また侵襲を最小にして治癒させるための最も確実な方法は，これを摘出することであると結論できる．摘出は，折り込みメスと同じように，刀身に峰が付いているメスか，あるいはハサミを，この種の腫瘤の位置，大きさ，形，そして硬さに応じて，各自が選択して行う．

考　察

　口腔内に石様の物体，さらには本当の石が形成されることを見ても，それは驚くにあたらない．なぜなら，身体のあらゆる部分で，そこに形成された石様物体がしばしば見られるからである．このことは石膏様の物質や石様の物質が，あちこちに堆積する機会を与えるような原因があるためである．あるときにはこの原因は内因性であり，あるときには外因性であり，また別の場合には内因と外因が同じようにこの硬い物体の形成に協力している．

　この種の腫瘤を口腔内に認めた場合，もしこの発見が腫瘤形成の初期になされたならば，これをできる限り早く消退させるか，あるいは排膿させるように努力しなければならない．そしてもしこの方法によって満足に治癒させることができなければ，ためらうことなくこれを摘出しなければならない．摘出を遅らせた場合には，日に日に進行して重大な状況になってゆくであろう．この際,懸念すべき結果を回避するためには，術者が病変部の摘出を決意するだけでは必ずしも十分ではなく，患者自身やこの病人の健康に関心を持っている人々が，これに同意することも必要である．しかし，これらの人たちが正しい決断をする覚悟がほとんどできていないと思われることがしばしばある．それは誰もが苦痛と切

り離すことのできない手術を恐れているからである．それゆえ，これらの小心な病人の周りに呼び寄せられている人たちが病人に，治療のために是非とも必要な手術を避けている限り，どのような危険が及ぶものかをできるだけ理解させるとともに，病人たちの手術に対する恐れや嫌悪感を解消するために，あらゆる努力をしなければならない．

第3の希有な観察　臼歯の表面に形成された石様の物体について

　師範外科医バスエル氏は，自分の職業に関して注意深い人であったが，私に非常に珍しい，歯石様，あるいは石様の物体を見せてくれた．この物体が形成されていた部位は下顎右側臼歯の1本の表面であり，この歯はほとんど全体が石様になった歯石で覆われていた．

　この異物はバスエル氏が何年も前にある高齢の女性から摘出したものであるが，大きさが鶏卵ほどあり[*2]，上面は，いくつかの突起を除いて，凸状でかなり丸味を帯びており，下面は凹状であるが，ごつごつして非常に不規則であった．この物体が，対合歯によって圧迫されていた部分は多少凹状で陥入していて，この部位の表面はかなり滑らかであった．この物体が舌に触れていた部分は滑らかで平らであった．そして咬筋や筋突起側の口腔粘膜が接触していた部分は多少陥没していたが，かなり平滑であった．これは前記部位の圧迫によってこのような形になったものである．異物の頬側の面は凸状に突き出し，最もごつごつして膨らんでいた．臼歯は石様の物体とともに抜去されたが，その歯根はまったく異物に覆われていなかった．歯体部［歯冠］はこの石様の物質の中に埋め込まれ，隠されて，これと密接に連結し，強く結合していた．この歯石様あるいは石様の物質は頬側でも舌側でも歯肉の上に広がっていた．現在この異物の重さは7グロ［約26.8 g］ある．この外科医が老女の口腔内から摘出して以来，この物体は乾燥したに違いないので，摘出時に

---

*2　図版2を参照．

はたぶんもっと重かったことであろう。一方，大きさや形に関しては，たぶんこの異物がそのままの形で摘出されたものではないこと，ある部分が口腔内に残されたり，摘出するために使用された器具のために一部が破壊されたりした可能性があることに注意しなければならない。摘出される以前にはこの物体が頬を圧迫し，頬が腫れ上がっているように見えた。それゆえ人々はこの患者の頬は，かなり大きな体液性の腫瘤に侵されているのだと考えていたことであろう。さらにこの異物は上顎歯と下顎歯の先端［咬合面］が，通常通りに相互に近づくことを妨げていた。

考　察

この歯石様，あるいは石様の物体がこれほどまで大きくなった原因は，ひとえに初期にこの異物の摘出を怠ったことである。この老女がはじめに受診した治療者たちは，この異物の性質やこれを破壊する方法を知らなかったのである。これこそがこの病気がこれほど進行するまで治癒しなかった理由である。公衆は毎日同様の危険を体験しているが，無分別にも自分が信じている治療者の怠慢や無知だけが原因で，病気がこんなにもこじれてしまうことがたびたびあるとは気づかずにいるのである。そのうえ，人々が手術に対して抱いている根拠のない恐れから，病人は常に手術を避けようとする周囲の人々の意見に従ってしまう。人々が手術に耐えようと決意するのは最後の最後になってからであり，また，もはや首尾よく手術できない，あるいは大きな危険を招かずには手術できないときになってやっと決意することもまれではない。この老女がどのようにして，顎を脱臼することもなく，この石様の物体を歯の間に入れたまま，曲がりなりにも咀嚼することができたかを理解することは困難である。しかし，バスエル氏がこの際，老女に対して行った手術より適切なものも，これ以上満足に行われた手術もなかったことは容易に認められる。

第32章

歯に起因する激しい頭部痛に関する4例の観察

第1の観察　歯痛がなく，非常に激しい耳痛を引き起こした歯の齲蝕について。その疼痛は抜歯後に治まった

ナントに住んでいたド・ジボネ嬢は，約1年半前にパリに来たとき，歯を清掃してもらおうと私を呼びに使いを出した。私は女性の口腔内を調べて，下顎右側大臼歯の1本が齲蝕になっていることを認めた。私はこの歯が痛むかどうか尋ねた。すると彼女はまったく痛みがないと答えた。しかし，齲歯がある右側に耳痛が長い間続いており，耳に種々の治療をしたが，耳痛は少しも緩和しなかったと述べた。私はこの歯が耳痛の原因であるとは考えなかったので，それ以上齲蝕が進むことを防止するために，その歯に鉛を充填するだけに留めた。この歯に鉛充填したにもかかわらず，同じ疼痛が相変わらず続いていたので，女性はクティエ氏[*1]の診察を受けた。クティエ氏は齲歯が耳痛の原因となることがあるので，まず齲歯を抜去してみなければならないと言った。この女性は氏の意見に従い，間もなく完全に治癒した。

[*1]　パリ大学医学部の医師。

考 察

　この観察，およびその他多くの例から，齲蝕が種々の病気の主原因となりうることがわかる。ある場合には齲蝕による疼痛は頭部全体に及ぶが，ある一部分にしか起こらない場合もある。こうしたことは，しばしば非常に目立たずに起きて来るので，疼痛を引き起こしている真の原因はほとんど考え付かない。それゆえ，類似の症例にあたっては必ず歯の状態を十分に調べ，必要があればむしろ歯を犠牲にして，歯に起因し，非常に厄介な結果となる可能性がある病気から病人を解放しなければならない。

第 2 の観察　歯痛が頭痛を引き起こし，その頭痛は歯抜によってはじめて治癒することがわかる観察

　1715 年，ナントに住んでいたド・モブルーユ夫人は非常に激しい頭痛に悩まされていたため，掛かりつけの医師や外科医の診察を受けた。医師たちは夫人に多くの処置を指示した。この夫人は何度も瀉血を受け，下剤をかけられた。しかし夫人の病気が少しも軽快しないので，医師たちは夫人に沐浴や頭にヒルを付けることを指示した。夫人はこれらの指示を一つ一つ実行した。しかし，夫人が受けた治療法のどれ一つとして頭痛を和らげはしなかった。夫人には齲歯が 2 本あり，これらがずっと以前から痛んでいたので，自由に食べることができなかった。このことから夫人は，自分が苦しめられている疼痛のすべての原因は齲歯にあるかもしれないと考え付いた。名誉なことに，夫人は私の名前を知っていたので，当時私が住んでいたアンジェに私を訪ねようと決心した。私の診療所に到着したとき，私は夫人の口腔内を調べて，下顎の左右にある臼歯 2 本が高度の齲蝕になっていることを認めた。そこで私はこの 2 本の歯が頭痛の唯一の原因であると考え，ただちにこれら 2 本の抜歯を夫人に決心させた。私が抜歯を終えるやいなや，夫人は 6 ヵ月以上もの間苦しめられていた苦痛から完全に解放された。私がパリに移ってからも

夫人には何度も会っているが，それ以後まったく頭痛に苦しめられたことはないと私に証言した。

考　察

人々が頭痛と呼んでいる病気ほどありふれた病気はないが，頭痛の原因は無数にある。時により，それは歯の齲蝕によって引き起こされる。この場合は齲歯を抜去しなければ，病人を頭痛から解放することはできない。次の観察はさらにこのことを証明するために役立つであろう。

第3の観察　数本の齲歯によって引き起こされた，激しい頭痛について。長い間人々は原因に気づかず，また疑いもしなかった

ブルターニュに住んでいたトランス侯爵夫人は，ずっと以前から頭部全体に及ぶ疼痛のため気分が悪かったので，多くの優れた医師や外科医の診察を受けた。医師たちは夫人に頭痛はリウマチにすぎないと断言した。この見解に基づいて，医師たちは数多くの治療法を夫人に行ったが，どれ一つとして夫人の苦痛を軽減させなかった。この厄介な病状のために，4年前に夫人は以前から勧められていたブルボンへ湯治に行く決心をした。その目的でパリに来た夫人は，ある有名な医師の診察を受けた。この医師は，はじめ前述の医師たちと同意見で，夫人の病気をリウマチとして扱った。しかし，医師が夫人に行った治療法は効果がなかった。相変わらず夫人の頭部と歯には激しい痛みが続いていたので，医師は，遂に夫人が訴えている激しい頭痛は歯に起因するものかもしれないと推測した。そしてこの推測に基づいて，歯科師に診察してもらうよう夫人に助言した。名誉なことに，夫人は私の名前を知っていたので，夫人を診察するために呼ばれた。夫人の歯を診察して，私は下顎左側大臼歯の1本，上顎右側大臼歯の2本が相当高度の齲蝕になっていることを認めた。これら3本の歯に接触している歯肉は腫脹し，炎症を起こしていた。3本の歯を診査したのち，この齲蝕はすでに歯を保存できない程度にま

で進んでいること，この齲蝕こそが頭痛の唯一の原因であることは疑う余地がないこと，さらにこれらの歯を抜く必要があるとの私の見解を夫人に告げた。はじめ夫人は私の意見に反発したが，それが前記の医師の意見と一致していることに気づいて遂に2本だけ抜歯することを許した。この抜歯によっても疼痛は完全には消失しなかったので，5日後に夫人は3本目の齲歯を抜くために私を呼んだ。私は齲蝕になった上顎最後方臼歯を抜去した。夫人の疼痛はたちまち消失し，それ以降，この夫人はいかなる頭痛にも歯痛にも悩むことはなかった。

考　察

この夫人の頭痛は症候性のものであり，完全に齲蝕に依存したものであった。なぜなら齲歯を抜去し終えたときに頭痛が止んだからである。抜歯以外のどのような治療法を行ったとしても，この頭痛は夫人を苦しめ続けたことであろう。なぜなら問題は全身性の原因と闘うことではなく，3本の齲歯による局所的な原因と闘うことだからである。このような症例の経験がなければ，歯の齲蝕がこんなにも原因が不明確な頭痛を引き起こしうること，またこの頭痛が多くの優れた医師や外科医を長い間迷わせたことはほとんど想像できないであろう。そしてもし私がこのリウマチと誤診された頭痛から夫人を完全に解放する手術の実施をためらっていたならば，また旅行の苦労と出費をさせずに済ませた手術をためらっていたならば，医師たちはなおも夫人に苦悩の生活を続けさせていたことであろう。不適当な湯治のために生じたかもしれない危険な作用に夫人が身を曝さずに済んだことは別にしても。

第4の観察　歯，左側頭部，左耳，オトガイ，口蓋，および喉のきわめて激しい疼痛について。その原因を人々は知ることができなかった

1727年に，オルレアンに住んでいたシャボ嬢は27歳くらいであったが，左側のすべての歯，同側の側頭部と耳，口蓋，オトガイおよび喉に

激しい疼痛を覚えた。この病人は同じ町の優れた医師ユスタッシュ氏と師範外科医ノエル氏の診察を受けた。医師たちはこれは単なるリウマチであろうと考えた。それはこの女性が，特定の1本の歯だけが同側のほかの歯より強く痛むことはないと述べたからであり，そのうえ腫脹した部位や炎症のある部位がまったく見られなかったからであった。医師たちが瀉血，浣腸，下剤による通痢，および罨法を指示したので，女性は腕に2回，足に2回の瀉血を受け，何度も浣腸を受け，2度下剤をかけられ，罨法を続けたが，苦痛はまったく軽減しなかった。これらの治療を受けている間に，女性は上顎左側第二小臼歯が齲蝕になっていることに気づいた。彼女はノエル氏の見習外科医に診てもらったところ，見習はその歯を抜いた。このとき医師たちはこの病気の原因を発見し，それを除去したと思った。しかし，1時間後に疼痛は以前と同じ激しさで再び始まり，さらに数ヵ月続いたが，その後自然に消退した。1728年2月初旬，この女性はパリに来た。このとき同じ痛みに襲われたが，その原因は今回もわからなかった。女性はプティ氏を訪ねて診察を受けた。この熟達した外科医は，この件に関して私に会うようにとこの病人に助言した。それは氏が，この疼痛はどこかの齲蝕によって生じ，持続しているのであろうと考え，またさらにこれまでなされていた治療はこの病人の健康にとって有用であるよりも，むしろ有害であるかもしれないと判断したためである。病人は私を呼び寄せ，自分の病気について事細かく訴えた。そこで私は女性の口腔内を調べて，下顎左側第二大臼歯が，病人が訴えているあらゆる症状を引き起こすために十分なほどの齲蝕になっていることを発見した。また疼痛を止めるためには，この歯を抜去する以外に方策がないことをも認めた。患者は抜歯に同意した。そして抜歯し終えるや否や，この女性を苦しめていたきわめて激しい疼痛が完全に消失して，まったく再発しなかった。私がこの観察の中で報告したことは，この手術に立ち会った騎士ド・ルヴィル氏の知るところである。

第 32 章　歯に起因する激しい頭部痛に関する 4 例の観察　　　249

考　察

　歯に起因するこのような疼痛，これほど不明確でややこしい疼痛はまれである。しかし，人々が歯の齲蝕を予防する注意を払わなければ，このような症例にしばしば出会うことになるであろうし，また誰もこのような病気に罹らないとは確信できない。もしこの病人がはじめに経験豊かな歯科医師の診察を受けていれば，患者は苛酷な疼痛に長い間苦しめられずに済んだことであろう。また患者の健康にとって適切というよりはむしろ有害であるかもしれない多くの治療を受けずに済んだことであろう。この症例やその他の私が観察中で報告した多くの例から，我々自身の教育のためにも，我々を悩ませる病気の予防や治療のためにも，何事をも怠ってはならず，また我々が知らないことや，我々自身でできないことを軽視してはならないと結論すべきである。なぜなら，病気にならずに済む部位というものはまったくないうえ，病気は通常，無数の状況に伴って起こるからであり，またあらゆる病気を知り，これと闘うためには長い経験と非常に多くの実践が必要となるからである。

第33章

壊血病が口腔に引き起こす障害に関する2例の観察

第1の観察 壊血病によって今は亡きある女性の口腔に作り出された荒廃について

1711年当時ナント在住で，55歳であった今は亡きある女性は壊血病に侵され，口腔にひどい損傷を受けたので，ナントの町立病院に入院した。ここで約1ヵ月間治療を受けたものの，女性は完全に治りきらぬまま退院した。このためしばらくして女性はやむなく私に病状を訴えた。女性は口腔内に激しい痛みがあり，これに苦しめられていると訴えた。この訴えに注意を引かれて，私は女性の口腔を細心の注意をもって診査した。そして，かなり大きな2本の瘻孔がオトガイの下で，口腔の内側から外側へ貫通していることを発見した。私は二つの孔に探針を入れ，これによって歯槽の大半が腐蝕していることを知った。このためまだ保持されてはいるが，動揺している数本の大臼歯を抜くことを決意した。また三つの歯槽骨剥離片を口腔の外に摘出したが，そのうちの最も大きなものは長さが1.5プス［約40.5 mm］，幅が1プス[1)］［約27 mm］あった。私は腐敗した肉もすべて除去した。次いでこの女性をペルーの乾燥性芳香樹脂で手当した。この芳香樹脂を1日2回瘻孔に注入したところ，4週後にこの女性は完全に治癒した。

考　察

　この女性は治癒することもなく，また壊血病のために口腔内に生じた損傷が軽くなることもなく退院した。それは医師たちが局所的な原因を調べることを怠ったり，手術や適切な治療法で病因と闘うことを怠ったりしたからである。もし私が切開を加えて腐蝕を露出して，膿を排出できるように，また膿が洞の中に停滞しないようにしなかったならば，またもし腐敗した肉や腐蝕した骨片を除去しなかったならば，決してこの女性を軽快させることも，治癒させることもできなかったことであろう。そして首尾よく治癒させ得たのは，ひとえに私が治療に細心の注意を払ったためなのである。

第2の観察　壊血病によって青年の口腔内に生み出された腫瘤，腐蝕，潰瘍，および膿瘍について

　1713年，ブルターニュ地方のレンヌにあるサン・ジェルマン教会の司祭に仕える召使の一人が口腔を壊血病に侵された。この青年はレンヌでいちばん巧みな師範外科医にかかった。この外科医はかなり長期間この青年の手当をしたが，治すことはできなかった。この召使は自分の病気が相変わらず続いていることを知って，私に病状を訴えた。私はまずこの青年の口腔を調べ，次いで彼の数本の悪い歯を抜き，腐蝕した歯槽骨の小さな剥離片や骨片を多数除去した。そしてハサミを用いて，潰瘍を形成したり，腐って，吐く息に耐え難い悪臭を与えていた腫瘤をすべて切除し，またそこから多量の血液を搾り出した。次いで青年のほかの歯を清掃した。私はこの青年に瀉血を一度受けさせ，下剤を一度かけさせた。また細かくしたカラシ1オンス［約30.6g］を1パント［約930ml］のいちばん強い酢の中に入れ，熱い灰の上で煎じて洗浄液を作り，1日に数回，数日間にわたって口を漱がせた。その後さらに1ショピーヌ［約500ml］の白ワイン，同量のスズカケの汁，コップ1杯のミズタガラシのエキス，2オンス［約61.2g］のトモシリソウの精，2オンス

［約 61.2 g］のバラ蜜，4 グロ［約 15.3 g］の焼き明礬，これらすべてを一緒に混合して作った，もう 1 種の洗浄液で，この青年に毎日数回，口腔内を洗浄させた。患者はこのような治療を 3 週間受けたのち，完全に治癒した。

考　察
　この外科医が日常診療の中で，口腔疾患の知識をおろそかにしていたことを認めざるを得ない。なぜなら，この症例を治療するためには，小さな洞の拡大，腫瘤の切除，腐骨片の除去，口腔内および潰瘍の洗浄，悪い歯の抜去を行うだけで十分だったからである。これは外科医たちが同じような場合に，日常的に行って成功していることである。上記の例でも，同じ治療法に従うことだけがこの病気を首尾よく治すために重要だったのである。したがって，当初の治療が無効であったことは，この外科医の怠慢のせいであるというほかないのである。

原綴と訳注
1）第 2 版では「幅が 1/2 プス［約 13.5 mm］」となっている。

第34章

歯に起因する腫瘤，および膿瘍に関する12例の観察

第1の観察　齲蝕になってはいないが，ほかの歯との咬合によってすり減っていた犬歯のために引き起こされた膿瘍について

1723年12月19日，パリ大学のシェリエ・リサンティエ神父の上顎左側犬歯が非常に激しい疼痛を引き起こしたので，神父殿は外科医のド・マントヴィル氏を呼ばなければならなかった。この歯は健全で，非常に頑丈で，齲蝕にもなってはいなかったが，別の歯や食物との咬合や摩擦のためにすり減っていた。氏は神父の歯を調べて，齲蝕がまったく見当たらなかったので，私を呼び寄せるよう助言した。私はこの神父を診察しにゆき，その歯を診査して，かなり強い充血があること，この充血は膿瘍形成に向かっていることを認めた。私はシェリエ神父に次のように助言した。すなわち，タチアオイの根とねっとりしたイチジクを2,3個とり，これらを小さく切って，牛乳の中で煮たのち，この牛乳が生ぬるいうちに，これを口腔の痛む側にときどき含み，また間をおいてイチジクの一部を腫脹した歯肉の上にあてるように，そして牛乳とパンの身と卵黄とサフランとで罨法剤を作り，これを腫れた頬の上にあて，さらに身体を温かくしているようにと。これらを実行したので，すり減った歯の歯肉上に膿瘍が非常に迅速に形成された。そして翌日の夕方にはすでに，外科医はこの膿瘍を穿刺できた。外科医は外側からも内側からも

歯肉を十分に圧迫して多量の膿を排出させた。私たちはこの患者に，オオムギとキンミズヒキを水で煮て，そこに少量のバラ蜜を加え，これを熱くしてときどき口腔内を洗うように忠告した。これも実行したので，患者は数日で完全に治癒した。

第2の観察　臼歯の齲蝕のために引き起こされた腫瘤と瘻孔について

　1720年，モヴェ・ギャルソン通りに住んでいた金物商クレジエ氏の息子は，当時25歳くらいであったが，下顎右側第二大臼歯が相当高度の齲蝕になっていた。このため卵黄の半分ほどの大きさの腫瘤が右頬の外側にできた。この腫瘤は膿瘍となり，自然に穿孔したので，間歇的に排膿があった。患者ははじめパリのある師範外科医のところへ行った。外科医はこれを治すためには，乱切刀でこの腫瘤をさらに切開して，そこに何らかの膏薬を貼ればよいと考えた。切開を行ったが，外科医の期待は裏切られた。というのはこの処置を行ったあとでも瘻孔が頬に残り，そこから毎日，血膿が排出していたからであった。結局しばらくして，この青年は私に病状を訴えた。私は青年の口腔内を診察して，青年の病気は歯の齲蝕だけに起因している可能性があることを認めた。そこでためらわずにこの歯を抜いた。そしてこの歯が口腔から除去されると，わずかの間にこの患者は完全に治癒した。

第3の観察　齲蝕になった左側上顎大臼歯の3本の歯根，すなわち残根のため頬骨部に生じた膿瘍について

　1722年，銃兵隊の鼓手，サン・ミッシェル氏の息子には左頬骨上に瘻孔性の膿瘍があったので，母親がパリのある外科医に病状を訴えた。この外科医は少年の病気を調べて，膿瘍にハサミで数ヵ所に切開を加え，何らか薬を塗付しておくだけで十分であると考えた。そして考えを実行したが，まったく成功しなかった。この病気は相変わらず持続していた

ので，母親は近衛騎兵隊の軍医テュルファン氏に相談した。氏はこの母親に私のところへゆくようにと助言した。母親は私のもとへ当時 14,15 歳の息子を連れて来た。私は少年の病気を調べ，そして左大臼歯の歯根 3 本が強く腫脹した歯肉の奥に深くもぐり込んでいることを発見した。このためこれらの歯根［残根］を抜去するのは非常に難しいものになっていた。とは言え私はそれを首尾よく行った。その後間もなく少年は治癒し，左頬骨部に瘢痕を残しているだけである。瘢痕形成はこの種の病気には通常起こることである。瘢痕は，こうした病気が少しでもなおざりにされると，膿があまりにも長い間貯留することになり，この膿が脂肪質部分を食い尽くし，常にその部位に実質の欠損を残すために生ずるのである。

第 4 の観察　大臼歯 1 本の齲蝕のために顎下部に生じた膿瘍について，これは齲歯を抜いただけで治癒した

1722 年，コメディ・フランセーズに近いオテル・ド・アリアンスに住んでいた家具商のヴェルヌーユ氏の娘は当時 12 歳であったが，下顎左側大臼歯 1 本が高度の齲蝕になっていた。この齲蝕のために少女の顎下部に小さな膿瘍が生じ，これは瘻孔に変化した。彼女は齲歯を抜くために私のもとへやって来た。私はこの歯をただちに抜いた。この小手術は膿瘍を消失させ，この病気を完治させるために十分であった。

第 5 の観察　下顎前方の歯肉に生じた瘻孔について

1723 年 12 月 12 日，銃士デュ・ルレ氏は口腔前方の歯に非常に激しい牽引性の疼痛があると私に訴えた。この疼痛に続いて，しばらくすると下顎右側小切歯の歯根と犬歯との間に瘻孔が生じた。この瘻孔はかなり深く，少し圧迫しただけで，悪臭を放つ膿が出た。私はこの瘻孔を探針で調べたのち，上から下に長さ 3 - 4 リニュ［約 6.8 - 9.0 mm］の小

切開を加えた。そして歯槽を露出したところ，小さな孔が歯槽の上部および中部から始まって切歯の歯根先端の側方に至るまで穿たれていることを発見した。私はこの瘻孔を1週間にわたって，朝夕非常に小さな綿撒糸の栓で手当をした。綿撒糸の栓を，ヘンルーダの汁と白ワインを等量混ぜて，礬油［硫酸］を数滴まぜたものの中に浸したのち，これを瘻孔の奥まで入れた。その後は綿撒糸の栓を監督官の芳香樹脂に浸し，この栓の大きさを手当のつど小さくした。この処置をさらに1週間続けたところ，患者の瘻孔は完全に治癒した。

考　察

このような瘻孔が治癒することはまれである。一つには，この種の瘻孔に侵されている人々の大部分が瘻孔に留意しないからであり，また一つには患者たちが，こうした瘻孔の治療にほとんど通じていない者たちに病状を訴えているからである。そうでなければ，この種の病気は本来不治ではない。なぜなら治療上重要なことは私が行ったように手当をすることだけだからである。

第6の観察　ある歯の2本の歯根を侵し，下顎左側に腫瘍と膿瘍を作り出した齲蝕の作用について

1723年12月6日，伯爵邸の管理人であり，家具管理人でもあるブリザール氏の夫人は，左側下顎第二大臼歯の2本の歯根が何年も前から齲蝕になっており，この歯根の齲蝕によって同側にかなり大きな腫瘍が生じた。私はこの腫瘍を診査するため，またこの2本の歯根を抜去するために呼ばれた。これを私はフィノ氏[*1]とダルマニャック氏[*2]の立ち会いのもとに行った。この2本の歯根が残した空間のおかげで，私は小探

[*1] パリ大学医学部の教授，コンティ・ドユエリエール令嬢の侍医。
[*2] コンティ王太子殿下の薬剤師。

針を腫瘤の中に挿入することができた。こうして腫瘤の深さを確認したが，これは下顎骨の基部にまで達していた。このとき顎骨が露出していることに気づいた。そこで歯肉の上部に，膿の排出をより容易にするため，また傷口の早期の閉鎖を防ぐために十分な切開を加えた。私はこの夫人を少量の白蠟をかけた綿撒糸の栓で手当をした。私はこの栓を朝夕交換した。そして交換する度ごとにこの傷口に，アンチリスの汁を2オンス［約61.2 g］，桂皮汁，フィオラヴェンティの芳香樹脂，バラ蜜を各1オンス［約30.6 g］とり，すべてを混合して作った洗浄液を注入した。4日目に栓の使用を止めたが，傷口への洗浄液の注入は以前と同様に25日目まで続けた。このとき患者は完全に治癒していた。

考　察

もしこの齲蝕になった歯根2本の抜去を延期していたら，またこの膿瘍が大きくなるままにしていたら，膿の貯留のために新しい洞が形成され，膿はさらに大きく広がったことであろう。そうなってはたぶんこの病気の治療をこのように満足すべき形で終えることはできなかったことであろう。

第7の観察　齲歯によって生じたが，抜歯だけですぐに治癒した瘻孔性の膿瘍について

1712年，ナントの検事プティ氏の長男は右側下顎大臼歯の1本が齲蝕になっていた。この歯が幾度も炎症を引き起こしたので，右頬部に膿瘍が生じ，これは間もなく変性して瘻孔となり，そこから毎日何度も腐敗した血膿が排出していた。この患者はナントの最も熟達した外科医の一人の治療を受けた。この外科医はこの瘻孔に多数の切開を加え，これに種々の手当を施した。しかし，これらすべての治療の結果は明らかな瘢痕が残っただけで，まったく効果がなかった。このため患者は私の診察を受けることを決意した。私は患者の口腔内を診察して，この瘻孔は

1本の齲歯が原因で存続しているにすぎないこと，また迅速かつ完全に治すためには齲歯を抜去するだけで十分であることを認めた。患者はこの簡単な手術によって自分の病気が治るとはとうてい信じられなかったので，ほかの人たちの診察を受けようと考えた。この人たちの意見は私の見解と反対のものであった。しかし，しばらくするとこの患者は再び私のもとへやって来て，私に自分の病気について，ナントの非常に熟達した外科医であるブタン氏と協議してくれるようにと懇願した。病人の口腔内を調べたあと，私たちは絶対にこの歯を抜く必要があるという点で意見が一致した。私はそのときすぐに抜歯を行った。数日後，患者は，瘻孔が完全に治癒していることに気づいた。患者は，以前に外科医たちが彼に行った無益な治療は非常に高価なものであったが，それからは何の利益も得られなかったと私に明言した。

考　察

ある種の齲歯の抜去をできる限り長期間避けなければならない状況がたしかにあるにしても，この観察で報告した事実は，反対に齲歯の抜去を少しもためらってはならない場合があることを教えている。それは齲歯のために存続している瘻孔を治療する場合である。このような場合には，人々は歯を1本失ったことを悔やむべきではない。なぜなら，ほんのわずかの代金で，顔を醜くする瘻孔，また遂には不治となり，恐ろしい変形を残し，患者を長い間苦しめ，財布を空っぽにさせるかもしれない病気から解放されるのであるから。

第8の観察　1本の齲歯のために引き起こされた膿瘍について

サン＝ジェルマン街のブシュリー通りに住んでいた食料品商のガロワ氏の息子は上顎右側第1大臼歯が齲蝕になり，これは進行して，上顎外側中央部に位置し，眼窩の近くにまで広がる腫瘤を形成した。この腫瘤の大きさは鶏卵の卵黄大であった。この腫瘤が長い間存続していたた

め，12 歳になるこの少年の父母は外科医のプティ氏に診察を乞うた。プティ氏はこの病気を調べて，それが齲歯に起因することを認めた。プティ氏はこの件に関して私の診察も受けるように両親に助言した。ガレ夫人はプティ氏の意見に従い，息子を 1724 年 5 月 5 日に私の診療所に連れて来た。私はこの腫瘍が溢出した膿を含んでいることを認め，またこれは齲歯によって引き起こされたものであると考えた。このとき私はためらわずに夫人に，この種の病気ではほとんど常に起こる厄介な合併症を予防するために，抜歯に同意するよう求めた。また夫人にこのような場合，抜歯こそがほかの治療法なしに，迅速かつ確実な治癒を得るために行うべき唯一の方法であると断言した。この夫人は，私の見解があの熟達した外科医の意見と一致していたので，いっそう喜んで抜歯に同意した。この歯が抜去されるや否や，かなり大量の漿液性の黄色味がかった膿が，抜歯前にこの歯の歯根が占めていた部位から流出した。私は小探針を歯槽の中に入れ，この膿瘍が上顎洞の中まで広がっていることを知った。次いでこの腫瘍部分をあらゆる方向から圧迫し，これによって残留していた血の混じった，濃い，黒っぽい膿を出し切った。齲歯の抜去と膿の完全な排出によって，この腫瘍はたちまち消退し，この病気は数日を経ずに完全に治癒した。

第 9 の観察　高度の齲蝕になった 2 本の臼歯について。これらは充血に続いて膿瘍を引き起こし，その合併症は非常に危険なものであった

　1719 年，パリの製本業者ニコラ・ド・ルヴィエ氏は下顎左側最後方の臼歯 2 本が高度の齲蝕になっていた。そしてこの 2 本の歯が氏に極度の充血と耐え難い疼痛を引き起こしたので，氏はこのため命を落とすのではないかと思ったほどであった。氏の顔はこの充血のため怪物のようになり，オトガイの下の 3 個のリンパ節は腫脹して，それぞれが鳩の卵大に見えた。氏の喉や口腔は腫脹して，氏は口を開くことができず，完

全に液状の食物も摂取できないほどになった．自分が非常に悲惨な状態にあることがわかって，氏はパリの宣誓外科医ショヴェ氏に使いをやって来診を乞うた．ショヴェ氏は病状を調べて，ただちに瀉血を行い，いちばん腫脹している部位に軟化用の巴布をあてることが最適であると考えた．しかし，これらの処置にもかかわらず，病気はその激しさを増し，口腔や喉の諸部位は非常に強く腫脹したので，患者は唾液を飲み込むことも，口腔内に留めておくこともできず，まるである種の水銀剤の作用で引き起こされた流涎症になったかのように，唾液が大量に流れ出ていた．

再び診察に訪れたショヴェ氏は患者が哀れむべき状態にあることを認めて非常に驚き，この病気は進行した扁桃炎であると考えた．このためショヴェ氏は患者に医師を呼ぶように助言しなければならなかった．人々はすぐにド・ジュシュー氏[*3]に来診を乞いに行った．この患者を一緒に診察した二人は患者の口腔内を調べるために非常に苦労した．というのも患者は病気の原因を知ることができるほど十分に口を開くことができなかったからである．それでもド・ジュシュー氏はこの病気は齲歯によって引き起こされているにすぎないと考えた．左側の歯肉は非常に腫脹していて，歯の高さを超えるほどであった．このことから二人はこの部位に膿瘍が形成されており，また速やかに膿に出口を与えるために膿瘍を切開しなければならないと考えた．ショヴェ氏がこの膿瘍を切開したとき，そこからはごく少量の膿しか出なかった．それはこの膿の大部分は歯槽の奥に，また下顎角の付近に閉じこめられていたからである．しかし，この少量の排膿によりこの部位が少々弛緩し，口を開くことがに容易になった．ド・ジュシュー氏は患者に，私を呼びに使いをやって，もし口腔内に器具を挿入することができるならばこの病気を引き起こしている歯を抜いてもらうように助言した．そこで私は患者の家に赴き，その口腔内を調べて，齲蝕になっているのは下顎左側後方の臼歯2

[*3] パリ大学医学部および王立科学アカデミーの医学博士，王立植物園の植物学教授．

本であること,そしてド・ジュシュー氏が鋭く指摘したように,すべての病気を引き起こしているのもこの臼歯であることを認めた。私は自分のペリカンの腕を挿入するために十分なほど,この患者の口を開くために大変苦労した。私は2本の齲歯の舌面上に最も容易に挿入できるように,短いが幅はいちばん広い鉤の付いたペリカンの腕の1本を選んだ。それは2本の齲歯を一撃で抜去できるようにするためであり,またそれによって同じ操作を繰り返したり,歯を動揺させることを回避するためであった。そしてこれは非常に首尾よくできた。この2本の歯が抜去されるや否や,これらの歯の歯根が収まっていた歯槽から大量の膿が排出され,それは溶血器[1]に3杯分以上あった。この膿は緑がかっていて耐え難い悪臭があった。患者はこれまで8-10日間,非常に激しい疼痛に苦しめられていたが,この2本の齲歯を抜去したあと間もなく,この苦痛から解放された。そしてこの大量の排膿によってこれほど重い病気が迅速に治癒したのであった。

第10の観察 なおざりにされたため,痛ましい合併症を引き起こし,外科的大手術の原因となった1本の齲歯について

パリに近い,ヴィル・ヌヴォール・ロワの左官職人フランソワ・ル・ブランは57歳であったが,1725年10月に,もはや耐えられないほど激しい疼痛と強い充血が起きたために,下顎左側最後方臼歯が齲蝕になっていることに気づいた。男は掛かりつけの外科医に救済を求めた。この外科医は男に瀉血をし,罨法を指示した。これらの処置は効果がなく,充血は持続し,齲歯のある側に膿瘍が形成された。疼痛と充血は減弱したように思われたが,閉じこめられた膿はまったく排出されず,血液全体の中に逆流し,精神錯乱を伴う高熱を出させ,この熱は患者の生命を危険に曝した。このような状態にあってもこの患者はなお2,3回瀉血を受け,下剤をかけられた。

間もなく,膿瘍は口腔内に自潰し,そこからたえず膿が排出されてい

たが，この膿はまったく漿液性で，液状にすぎず，耐え難い悪臭があった。

　この膿の排出によって熱発と精神錯乱とは治まった。しかし，患者の顎は相変わらず強く腫脹していた。これは最も濃い膿が少しも排出されないためであった。この事態を見た外科医はこの腫瘤を消退させる意図で罨法をあて，水薬を塗布した。

　この外科医は自分の患者をまる1ヵ月間このように治療したが，何の効果も見られなかった。

　同じ町の師範外科医，モントー氏が呼ばれた。氏はこの患者の頰部を調べて，頰が非常に硬く，1リーヴル［約490 g］のパンのように腫れていることに気づいた。下顎はその運動性を失い，下顎歯は上顎歯から小指1横指分しか離開しなかった。またこの患者は，唾を吐いたりスープを飲むために唇を動かすこともほとんどできなかった。

　この師範外科医は膿のうち最も濃い部分が囊の中に残り，まったく液状の部分がたえず排出しているのだと考えた。

　この患者の掛かりつけの外科医はこの意見にまったく同意しなかった。波動がまったく触れないので膿はないと主張した。しかし，モントー氏は，この患者を治すためには，口腔内側からこの腫瘤に切開を加える以外に方法がないと結論した。もしも顎骨が腐蝕されていなければ，この腫瘤を単純な切開で治すことができるので，これは絶対に行わなければならないことであった。

　ところが掛かりつけの外科医は自分の意見に固執し，この手術を行うことを拒否したので，モントー氏は膿瘍用乱切刀を手にとり，これを囊内に深く刺し込み，次いで水平にかなり大きな切開を加えた。ここからは非常に濃厚な膿が出たが，その量は少しであった。そこで氏は折り込みメスをとり，すでに乱切刀を使って行った切開を大きくしなければならなかった。

　続いて，氏は左手で頰を外側から押した。この圧迫によって，膿をすべて排出させたが，この膿は非常に硬い，ハシバミの実大の塊になって

いた．

　この囊を空にしたあとで，氏は患者の頰の上に圧迫包帯をあてた．その晩，氏は再び患者の手当をした．このとき氏は小探針を手にとり，朝に自分が切開した開口部からこれを挿入し，下顎角の下まで進めた．このことから氏は翌朝，対切開を加えようと決意した．

　氏は上記の切開口から探針を入れて，下顎角の下までこれを進め，この探針の上に剃刀で切開を入れた．氏はさらにもう1本探針を挿入し，これを利用して洞を覆っている皮膚と肉とを水平に切断した．

　顎が露出したとき，氏は腐蝕を発見した．そして氏は探針を利用して，腐蝕が関節の顆状突起，および側頭骨の関節窩まで広がっていることを認めた．このため氏はさらに切開を進めなければならず，切開は逆T字形になった．

　この最後の切開を行った際に，外頸動脈の太い分枝を回避できずに切断してしまった．このため激しい出血が起きたが，氏はこれを結紮と圧迫で制圧した．

　氏はできる限り多くの止血栓を傷口に詰めたが，これは続いて腐骨の上に必要な薬を投与できるようにするためであった．この意図で氏はアルコールを多く含んだ，乾燥性，治傷性の注入薬を使用した．つまり氏は主として酒精の中で桂皮と丁香を浸出したものを用いた．氏はこの傷口に1日に2回，この水薬に浸した包帯をあて，その上から消化剤をあてた．

　手術の2週間後，骨の剝離片が形成された．氏は非常に大きな骨片を4個取り出したが，これらは下顎骨筋突起の一部，顆状突起全体，下顎角中部の中等大の剝離片，および下顎角のほかの部分を構成していたさらに大きなものであった．

　剝離片が除去されてしまうと，モントー氏は，側頭骨の下部で起きていることを自由に見ることができた．患者はずっと以前から，この部位に，患者の表現によれば，四，五人の石打ち人が叩いているような，激しい痛みがあると訴えていた．

この師範外科医は，強い疼痛があり，非常に敏感なこの部位で，骨が露出していること，関節窩が頬骨突起や茎状突起と同様に露出していること，これらの骨の露出は外耳孔まで及んでいることを認めた。彼はこれらを探針を用いて発見したのだが，さらにこの探針によって，側頭骨の腐蝕が激しく，小探針が脳硬膜まで突き抜けるほどであることを知った。モントー氏は小探針を頬骨弓の下を通して，外眼窩裂［下眼窩裂］まで進めた。最も厄介な場合でも決して絶望してはならないので，氏はこの病人の治療を続けながら，洞の奥に薬剤を注入し，できるだけ多くの綿撒糸を詰めた。致死的な合併症を伴うような側頭骨や蝶形骨の剥離片が形成されるのではないかと四六時中心配していたので，また多数の空洞の中には思うように薬を注入できないので，氏ができたことと言えば，同じ注入剤で1日に2回傷口を洗浄することだけであった。この処置が非常に効果的であったので，叩かれるような痛みは止み，苦痛は消失した。

　これらすべての手術と2ヵ月の手当のあと，あらゆる合併症は消退した。しかし耳下腺の排泄管がその中央部で切断されたので，瘻孔が治らぬまま残った。この腺から湧き出る体液は手術が加えられた部位で，その流れが外方に向かっていた。排泄管の切断がこの瘻孔の主原因であるため，この瘻孔は通常，決して治ることのない瘻孔の一つである。

　右眼の下眼瞼は反転したままで，さらに顔面に分布している第Ⅴ神経枝が切断されたために麻痺したままであった。また白内障になり始めているようにも思われたが，これはおそらく閉塞が，脂肪体[2]や眼球に分布している血管にまで及んだために引き起こされたものであろう。これらの後遺症を除けば，この患者は現在完全な健康を享受している。

考　察

　この観察では，この患者が掛かりつけ外科医の怠慢のゆえに曝された危険がわかる。

　この観察は私たちに，はじめにはごく軽いと思われる病気に対しても，

常に迅速に治療し，起こりうる合併症を予見し，これを予防するための手当を行わなければならないことを教えている．病気に苦しんでいる人たちが自分の病気は自然に消退するのだと思い込んだり，考えたりするため，あるいは患者たちから病状を訴えられた外科医たちの経験が乏しく，病気の結果を少しも予見できず，必要な治療をまったく行わないため，病気が進行して非常に重大な結果を生み，患者たちを，ここで見たように，生命の危険に曝すことはしばしば起こることである．

　ウィンスロー，ド・マントヴィル，ヴェルディエ，ド・サン・ティブ*4 の諸氏，および私は，この患者を治癒後に診察し，また患者の顎骨から剥離した骨片を調べた．

　モントー氏がこの治療を行い，私にこの観察を伝えてくれたのである．

第11の観察　齲蝕に罹患せずに，数ヵ所の充血と，これに続いて大きな膿瘍を引き起こした小切歯について

　1724年，ラングドック地方のニーム出身のピエール・マティユ氏はパリにいたが，20歳のとき非常に強い充血に侵された．このためド・ジュシュー氏[3] に助けを求めなければならなかった．しかし，氏は医師としての仕事のため，このときこの患者宅へ行くことができなかった．このため，氏は，私が代わりに患者を往診して，この病気を調べ，この病人を襲った疼痛と充血の原因を探るよう依頼させた．私はマティユ氏の顔と口腔内を診察して，氏のオトガイは腫脹し，エンドウ豆大のリンパ腺が多数あることを認めた．私はできる限りの注意を払って氏の歯を調べたが，1本の齲歯も発見できなかった．下顎左側中切歯は，これに触れると非常に敏感で，そのうえ少し動揺していた．これは体液が貯留して，この歯を周囲の歯槽や肉から引き離したために生じたのであった．私は患者に，この歯の上に何らかの打撃か強い力を受けたか否か尋ねた．

---

*4　パリの眼科外科医．

すると患者はそのようなことはなかったが，4年前にこの歯が少し痛み，その8ヵ月後に充血が起こり，4，5日間相当強い痛みがあったけれども，それはここ5，6日来感じている疼痛とはまったく違っていたと言った。この歯はまったく齲蝕になっていなかったとは言え，私はこの歯から体液が溢出して歯髄腔の血管の中や，歯槽の膜の上に貯留し，貯留した体液がオトガイ部全体に見られる激しい疼痛と炎症を生み出しており，またこれから膿瘍が生じたのであろうと疑わずにはいられなかった。この患者は掛かりつけの外科医の忠告によって，適切に瀉血を受けていた。私は患者に局所薬として，ねっとりしたイチジク2個と細切したアオイの根1本を，1つまみのアオイの薬と匙1杯分の大麦を加えた1ショピーヌ［約 500 ml］の牛乳の中で2，3度泡立つくらい煮て作った洗浄剤を勧め，またこの洗浄液の一定量を生ぬるくしてから何度も口腔内に含むように，そしてパンの身，牛乳，卵黄，サフランで作った罨法を朝夕腫脹した部位にあてるように助言した。マティユ氏はこれを実行した。私は翌日，ド・ジュシュー氏とともに患者の家へゆき，患者の唇が以前よりもはるかに強く腫脹し，オトガイも同様に強く緊張していて，1ヵ所にだけ小さな発赤を伴っていることを認めた。私たちはこれらの徴候から，歯槽の奥に膿瘍が形成されている可能性があり，膿の貯留が知らぬ間にこの部位に何らかの障害を引き起こすであろうし，また速やかに処置しなければ，膿が外にまで出て来るであろうと考えた。以上のことから私たちは膿を排出するためにすぐに抜歯しなければならないと結論した。そして予想したとおりのことが起こった。この歯はまったく歯列から外れ，舌側に片寄っていた。左右の隣在歯が，本来この歯が占めるべき空間の一部を埋めていた。このような位置にある歯を確実に抜去するためには押し棒を用いるほかはない。この理由で私は患者を普通の椅子に座らせ，手術しやすいように患者の後方に位置したのち，患者の頭を私の身体で固定し，次いで疼痛を引き起こしている歯の外側［唇側］中央部に押し棒の鋸歯状になった先端を持ってゆき，押し棒の柄の先に1リーヴル［約 490 g］の鉛の塊で一撃を加えた。この歯を抜去し，この

歯の歯根を包んでいる歯槽から大量の膿を排出させるためにはこれで十分であった。私たちは患者にもう一度瀉血を受けること，罨法を続けること，そして今まで使っていたものと同じ牛乳をたびたび口腔内に含むことを助言した。これは翌日まで続けられた。そして手術後しばらくたつとマティユ氏は完全に治癒し，苦しめられていた疼痛から解放され，また役に立たないばかりか欠陥のある，歯列から外れた不便な歯からも解放されたのである。この歯は抜去されたとき，まったく齲蝕になっていなかった。しかし，私たちはその歯根の中央部から歯根先端までの内側が濃い鉛色であることに気づいた。歯がすぐに乾燥することを防ぐために，私はこの歯を湿った紙で包んだ。そして自宅に着くとすぐに歯根の鉛色に見える部分にヤスリをかけ，歯根管に達するまで続けた。そのとき，この歯根管から強い悪臭が上がって来たが，齲蝕も膿も認められなかった。この悪臭は，問題の歯の根尖周囲で発酵した物質から発生する硫黄のようなものが，脈管が通る孔から歯根管の中に侵入し，私がこの歯にヤスリをかけて蒸気を含んでいる歯根管を開くまで，この中に入ったまま閉じ込められていたことによるものであろう。

第12の観察　小臼歯に起因する膿瘍について。これは激しい疼痛を伴う充血に続いて生じ，あとに瘻孔を形成した

1723年12月20日，ダンケルク地方における国王陛下の代官であり，歩兵隊長であるル・ナン氏は，パリのサン・タンドレ・デ・ザルク通りに住んでいたが，下顎右側第二小臼歯が少し摩耗していた。この歯が充血と激しい疼痛を引き起こしたので，右側の頬は極度に腫脹した。そこで氏は私を呼びに使いを出した。氏の口腔内を診察して，私は歯肉が多少緊張し，強い炎症を起こしていることを認めた。この所見から私は，この部位は膿瘍が形成される状態にあると考えた。私は氏に瀉血を受けるように勧めた。また大麦1/2にぎり，キンミズヒキを1にぎり，またはアオイの葉を1にぎり，ねっとりしたイチジクを2個，細切したタチ

アオイの根1本分をとり，これらすべてを1パント［約930 ml］の普通の水の中で煮て，これを生ぬるくしたのち，たびたび口腔内に含むように，また先に記したようにパンの身などで罨法を作り，これを熱くして朝夕，腫脹した頬の上にあてるようにと助言した。これを48時間行ったのち，患者宅を訪れた師範外科医のソレ氏と私は，膿瘍が切開できる状態にあることを認めた。そこでソレ氏がこれに切開を加えたところ，大量の膿が排出された。翌日この患者は再び瀉血を受け，さらに数日間，前記の水剤をときどき口に含むことを続けた。これによって充血と疼痛は治まったが，歯肉の炎症に合併した瘻孔が残ることを防止できなかった。そしてこの瘻孔からは，ほんの少し押しただけでも，あるいは全然触れなくとも，膿が排出した。このため，ル・ナン氏は，瘻孔を治すために何をすべきかを尋ねるため，3週間後に再び私を呼び寄せなければならなかった。私は氏に炎症を引き起こした歯を抜くことが最上であり，抜歯によって間もなく瘻孔から解放されるであろうと述べた。そしてもし歯の保存を望むならば，瘻孔のある部位に数ヵ所切開を加えて，毎日規則的にこれを手当しなければならないものの，この方法でも瘻孔は完全に治るであろうと言った。氏は歯を失うよりも，2番目の手段をとるほうが好ましいと考えた。私はまず瘻孔に探針を挿入したのち，瘻孔の奥にまで十字切開を加えた。また傷口がすぐに癒合することを防ぐために，十字切開の角をハサミで切り取った。そしてこれを手当するために，私は白ワイン，ヘンルーダの汁，治傷水を等量ずつ加え，これに少量のバラ蜜と礬油［硫酸］を数滴入れて混ぜ合わせたものに，綿撒糸の小さな栓を浸して使用した。この栓を瘻孔の開口部から挿入し，この栓を朝夕交換した。これを5，6日間続けたのち，瘻孔の少し上部の歯槽の一部が剥離しそうになっていることに気づいた。このため私はこの部位に単純な切開を加え，さらに同じ手当を続けなければならなかった。3，4日後に歯槽骨の小片が3個剥離した。私はその後も9，10日間，この瘻孔の中に監督官の芳香樹脂に浸した綿撒糸の小さな栓を入れ続けたが，手当の度ごとに私はこの栓を小さくした。この方法によって患者は完全

に治癒し，また歯を失わずに済んだ．

考　察

　この観察は上記の数例と同様に，歯の疼痛や齲蝕が一般に腫瘤，膿瘍，瘻孔を歯肉ばかりでなく，それ以外の顔面の諸部位にも引き起こすことを教えている．また多くの場合これらの合併症が起こる原因は，初期に齲蝕の治療を怠ったり，逆効果の手当や効果のない治療を行ったり，十分早い時期に歯や残根を抜去しなかったりしたためである．また，患者に適切に瀉血を行わなかったり，下剤をかけなかったり，膿瘍が形成される以前に誘導性，排泄促進性の薬剤を使用しなかったからであり，さらに膿瘍が形成されてからも，膿瘍を消退させることを怠り，膿が形成されてすぐに膿瘍を切開せずにいたためであることも教えている．上記の理由から，膿が骨を露出させ，骨の中に入り込み，その結果，治療が非常に困難な病気を生み出す機会を膿に与えたのである．つまりこの種の膿瘍に順序正しく手当をしなかったために，遂には瘻孔が形成されたのである．一方，こうした瘻孔の大部分は治らないままになるが，それは瘻孔が本来不治なのではなく，ほとんどの患者が適切な治療を受けていないからであり，瘻孔に侵された人たちが必ずしも経験豊富な実地家に出会う幸運にめぐまれないためである．このことから，病気の中には，有効な治療法が限られており，知識や経験や必要な手技を身につけようと真剣に努力している人々にとっては，その病気に関する知識も治療法もその習得はむずかしいものではないにもかかわらず，それがわずかの治療者にしか知られていないものがあると結論しなければならない．このように努力する歯科師の援助なくしては，上記のような病気に侵された人たちは，非常に大きな危険に身を曝すことになる．なぜなら，なおざりにされると，病気は進行してしばしば非常に厄介な結果をもたらすので，人々は長く，苦痛の多い手術を受ける状況に陥り，このため体力がなく虚弱な人は時に命を失う危険に陥るからである．

原綴と訳注
1) palette．瀉血を行うときに用いる容器。1杯で125g。
2) corps graisseux
3) Antoine de Jussieu（1686-1758）。

第35章

残根,あるいは破折歯などの摩擦によって生じた舌,頬,歯肉のたこ［胼胝（べんち）］状擦過傷に関する観察

　1724年1月12日,エルヴェシウス氏（父）[1]は私のもとへ気の毒な女性を紹介して来た。この女性は舌の側面と下顎左側の頬中央部が,齲蝕になって破折した数本の歯のために,非常に肥厚し,そのうえ粘膜が擦りむけていた。これらの残根がたえず上記の部位を擦っていたので,このような擦過傷ができたのであった。私はこれらの残根の尖った部分にヤスリをかけた。すると間もなくこの気の毒な女性は完全に治癒した。

　同じ年の1月13日,印刷業者で書店主のル・メルシェ氏は,パリのサンジャック通りに住んでいたが,上記の報告とほとんど同じ擦過傷が,下顎右側最後方臼歯の摩擦によって引き起こされたので,上記医師の診察を受けた。この医師はル・メルシェ氏にもまた私のところへゆくように助言した。この書店主が会いに来たとき,私は彼の口腔内を調べて,下顎右側最後方臼歯が齲蝕になっていること,そしてその歯体部の一部が破折して,残りの部分が非常に鋭い尖形になり,これがこの歯と接する舌の側面を傷つけて,そこに小さな穴をあけていることを認めた。私はこの歯の尖った部分にヤスリをかけた。これによって数日で完全な治癒が得られた。

原綴と訳注
1) Helvetius le pere, 賛辞をよせているエルヴェシウスか彼の父かは不明。

第36章

最後方臼歯の圧迫に起因する頬内側および歯肉の
たこ［胼胝(べんち)］状の潰瘍

　1724年3月18日，ポワティエの貴族の息女であるド・ヌフーシェーズ嬢は，上顎左側最後方臼歯によって引き起こされた激しい疼痛に1年間苦しめられた末に，私を訪ねて来た。この歯は歯肉や閉口筋付近の頬部に潰瘍とたこ［胼胝］状の腫瘤を生み出したので，これらの部位は極度に緊張し，女性が口を開くことを妨げていた。閉口筋の近くにはくぼみがあり，その中にこの歯の体部頬側が入り込んでいた。私はこの歯を抜去した。そしてこの歯の頸部と咬合面の頬側が軽い齲蝕になっていることを発見した。この女性はまる1ヵ月間口を開くことができず，この間まったく液状の食物で栄養を摂っていた。抜歯後，女性はバラ蜜を少々加えた生ぬるい赤ワインで，口腔内をたびたび漱ぐことによって数日足らずで完全に治癒した。

考　察
　これらの実地診療上の観察から，歯や残根あるいは破折歯と肉質の部位との摩擦だけによって，舌の表面，または頬や口唇舌面に形成される擦過傷，あるいはたこ［胼胝］状の潰瘍があると結論すべきである。なぜなら，この潰瘍を治すためには異物の抜去だけで十分であり，またこの手術をしない限り治癒するどころか，ごつごつしたり，尖ったり，または鋭利な物体が軟らかで敏感な部位を摩擦し続けるために，必ず増悪

するからである。このような症例は，病変を生み出し，それを維持している真の原因が何であるのかを見分けるために，口腔内の潰瘍を注意深く調べるよう私たちに警告している。なぜなら上述の単純な潰瘍と梅毒性ないし壊血病性などの潰瘍とを混同しないためには，この両者の区別を誤らぬことが非常に重要だからである。さらに，もしこのような場合に区別を誤ると，患者にとって有益であるよりも有害となるような治療を行うことになるであろうから，両者の区別はそれだけいっそう重要なものとなる。

第37章

6例の希有な観察

第1の観察　大臼歯歯冠の齲窩中にあった，歯髄に似た，茸状で肉質の腫瘤［歯髄ポリープ］について

1724年4月5日，ジフォールの総代官であるブレ氏の夫人は，15歳になる娘の歯の手当を受けるため，この少女を私の診療所へ連れて来た。処置中に私は，下顎左側第1大臼歯の咬合面が高度の齲蝕になっており，このためずっと以前から少女はこの歯の上で物が噛めずにいることを認めた。その結果，左側の下顎歯の表面には歯石が多量に堆積していた。私はこの少女に，両側で自由に物が噛めるようになるために，その歯を抜くことに同意するよう助言した。すでに私は，この歯の齲窩の中にエンドウ豆大の茸状の肉質腫瘤があり，これが少しの接触にも非常に敏感であることに気づいていた。それにもかかわらず，私は齲歯の上で物が噛めなくなるとき，ときどき見られるように，この腫瘤は歯肉が腫脹したために，齲窩の中に分かれて拡張した歯肉の突出部にすぎないであろうと思った。しかし，この歯を抜去後に調べると，この肉質腫瘤が歯髄だけから由来していることに気づいた。それは歯髄が，上に報告したほどにまで，拡張し，腫脹したものであった。

考　察

　これに似た症状の例で，上記のような腫瘤を見ることは普通ではない。上述の腫瘤がどのようにして形成され得たものかを説明するためには，どのような肉質部位でも，膜性部位でも，一度これが断ち切られ，引き裂かれ，あるいは潰瘍が形成されると，またこうした部位が何か悪質な滋養液で潤されると，茸状の腫瘤を生じることがあるのだということを思い出しさえすればよい。このような諸状況に関連して通常の腫瘤が生まれるのであり，上述の腫瘤もまたほぼ似たような原因によって形成されたのである。ある歯が，上記の齲歯と同じくらい高度の齲蝕になっており，またその歯髄が齲窩の中で腫瘤を作り出しているときには，これら二つの病気を治そうとしても，この歯を保存しようとしても無駄であろう。それゆえ，引き続いて起こるかもしれない，厄介な合併症を予防するために，ただちにこの歯を抜かなければならない。

第 2 の観察　乾燥性の齲蝕に侵された歯について，この齲蝕は軟らかな齲蝕に変質し，目に見えないほど小さな道を通って，歯髄腔にまで侵入した

　国王陛下の軍隊の旅団長であるパラベール侯爵閣下は，数年前から下顎左側第 1 大臼歯が乾燥性齲蝕に罹患していたが，侯爵はこの歯にまったく痛みを感じたことはなかった。

　この齲蝕は一部その性質を変え，ある小部分が徐々に軟らかく，腐敗性のものとなり，歯体部［歯冠］の中に相当入り込んだ。その結果，敏感な部分が露出し，空気がこの部分を激しく刺激して，患者に強い疼痛を引き起こすようになった。

　1724 年 7 月 18 日，侯爵は私を呼びに使いを出した。侯爵邸に着いて私は患者の歯を注意深く調べた。問題の齲蝕はほとんど目立たなかったので，それを発見することは困難であった。そして遂に問題の齲蝕を確認したものの，私は患者が感じているような激しい疼痛をこの齲蝕が引

き起こせるとは信じられなかった。この齲蝕が疼痛を起こすほどひどいものであるとは私には思われなかったうえ，この歯は咀嚼には非常に重要であるため，患者が苦しめられている疼痛の激しさゆえに，抜歯を覚悟していたとは言え，私はこの歯の抜去を決断できなかった。

　この病気の特異さについてじっくりと考えた末に，私は，この齲蝕がほとんど目立たないものであるとは言え，これが数本の細い導管を通って，歯髄腔と交通してしまい，これを介して空気が歯髄腔の中にある膜性，神経性の部分に侵入し，さらにこの空気がこの部分を潤している体液を変化させることによって，この部位を刺激し，炎症を起こさせて，膿瘍を形成したものと判断した。

　さらに，抜歯よりも歯髄腔を開放すれば，膿に出口を与えることができ，それによって患者は治癒し，歯も保存されるであろうと考えた。

　私の意図を達成するために，私は最も小さな曲探針の1本をとり，この探針の尖った先端を小さな齲蝕部に強く押しあてた。この探針は齲蝕部を貫通して歯髄腔まで達するために十分であった。私が探針を歯髄腔から引き抜くや否や，そこから予期したとおりに膿と血が出て来た。

　私はこの侯爵と同席していた名士たちに，自分はこの疼痛の原因が完全に除去され，また歯は保存されることを確信していると告げた。しかしこの名士たちは私の言葉を信じられず，これ以上延期せず，この歯を抜いてくれるようにさえ望んだ。この人たちをなだめ，その信頼を得るために，また私の予後判断を確固たるものにするために，私は同じような経験をたくさんしており，またもし結果が私の期待に応えるものにならなければ，それは私にとって非常に驚くべきことであろうと述べ，遂には抜歯手術はいつでもできるのだから，どうか夕方までこのまま待って，もし疼痛が少しも止まらなければ，それを伝えてくれるようにと言った。だがその必要はなかった。疼痛はまったく再発しなかったからである。数日後，私はこの侯爵を診察しにゆき，完全に治癒していることを認めた。再発はまったくなく，この歯はほかの歯に劣らず侯爵に役立っている。

第37章　6例の希有な観察　　　277

第3の観察　犬歯の歯洞［歯髄腔］の中で形成され，穿孔用のキリで排出された膿について

　1724年11月12日，パリの宣誓外科医で世話人会の元会長である，タルタンソン氏は下顎切歯と犬歯の激しい疼痛に襲われた。氏はこれらの歯が齲蝕になっておらず，ただその先端が少し摩耗しているだけであるにもかかわらず，こんなにも激しい疼痛がどこから生じているのかを知るために私に来診を乞うた。これらの歯を調べ，探針で触れたのち，私は何事が起きているかを知った。下顎右側犬歯だけが敏感であり，この犬歯が激しい疼痛を引き起こしているのだと私は氏に明言した。またこの疼痛はこの犬歯の先端［切縁］がほかの歯よりも摩耗しているため，その歯髄腔に入っている神経がほかの歯の神経よりも多く空気に刺激されたことに起因しているのだと述べた。

　私は氏に，この歯髄腔の中には溢出した膿があり，排膿するためにこの歯に孔をあけなければならないと確信しており，またこの方法によって，疼痛は間もなく消退し，歯は保存できるであろうと告げた。私はタルタンソン氏にこの手術の有用性を納得させると，穿孔器の役目を果たすタガネを手にとり，タガネの先端を犬歯の先端［切縁］の歯髄腔にあたる位置に持ってゆき，これを右から左，左から右へと回しながら，歯髄腔に開口部作り始めた。次いで私は拡大器をとり，これを同じように回して，すでに作り始めた孔を大きく，深くした。やがてこの膿瘍を形成した歯髄腔が開かれるや否や，そこからかなり多量の膿や血が出て来た。私はこの様子を氏の見習外科医のラレイール氏の立ち合いのもとで，鏡を使って患者であるタルタンソン氏に見せた。このことは外科医術に熟達したタルタンソン氏にさえも奇妙に思われた。実際，このような病気を見ることはありふれたことではない。数人の著者たちが，これとほとんど同じ症例を私より前に報告しているが，私がこの例で行ったように，歯髄腔に閉じ込められた膿に出口を与えるために，歯に穿孔することを原則とする，この病気に対する適切な治療方法［髄腔穿孔術］の実

施がこれまでに考えられていたとは思えない[1]。

第34章 第12の観察に記したル・ナン氏は，何本もの歯が上記と同様の病気に侵されていて，このため強い疼痛があった。私はこれらの歯を上に教示した方法で完全に治した。数ヵ月後，私は氏の歯に鉛充填したが，それ以降，これらの歯はごく軽い痛みさえ起こさず，ほかの歯と同じように氏の役に立っている。

最近，シャッスーミディ修道院の修道女であるマダム・サン・ブノワが，上顎右側第1小臼歯の同様な病気によって引き起こされた激しい疼痛に襲われたので，彼女は私に治療を求めた。私は同じ方法を用いたが，これは非常に首尾よく行われたので，疼痛はほとんどすぐに止み，この修道女は歯を保存できた。

したがって，頭蓋骨やその他の骨の洞の中に溢出したり，自然の秩序に反して形成された膿に出口を与えるために，人々が頭蓋骨などに穿孔術を行うのと同様に，上述のような場合には歯に穿孔することを決して怠ってはならない。

第4の観察　数本の歯の喪失に合併した非常に大きなカルチノーム様の骨瘤について

ノジャン＝シュル＝マルヌのあるブドウ栽培人の息子，ニコラ・バタ―ユは18歳くらいであったが，下顎左側臼歯の激しい疼痛に襲われた。この疼痛に引き続いて間もなく，かなり強い充血が起こり，このため左側の頬部が腫脹した。この充血の一部は消退したが，歯肉には硬い，固定性で無痛性の小さな腫瘤が残り，これは少しずつ増大した。下顎左側最後方の臼歯2本には疼痛と充血があり，同時に齲蝕にも罹患していた。そしてこの2本の齲蝕は1年のうちに歯根しか残らぬほど大きく進行した。また腫瘤は非常に大きくなり，にぎり拳大になった。この腫瘤は下顎骨の基部全体と左頬部全体を占拠していたが，普通に口を開けないという不便以外には患者に何の不都合も与えていなかった。

この腫瘍がますます大きくなっているのを見て，彼は診察を受けるためにエルヴェシウス氏（父）のもとへ行くことを決意した。この有名な医師は多忙で，そのときこの患者を診察することができなかった。たまたまその場に居合わせた，パリの宣誓外科医であるヴェルディエ氏[2]が若者の病気を診察し，ただちに治療する必要があると思った。そこで氏は若者に，私に会いにゆき，氏がこの障害の原因であると考えていた歯を抜いてもらうようにと助言した。患者は私の診療所に1724年8月19日にやって来た。私は彼の口腔内を調べたが，口を十分開かせることができなかったので，ペリカンを挿入することもほとんど不可能であった。抜き取るべき歯根，つまり残根は腫脹した歯肉の隆起のためにすっかり隠されていた。こうした困難にもかかわらず，私は首尾よくこれらの歯を抜き取った。出血はいつものように少量にすぎなかった。次いで歯根を抜去したあとの歯槽の穴の中に，この穴が腫瘍と何らかの交通を持っているか否かを知るために，曲探針を挿入した。このとき歯槽が腐蝕していることを疑ったためであった。しかし，歯槽の穴とこの腫瘍とには何の交通もないことが分かったので，ほかの歯を調べた。そして第二小臼歯の近くの歯肉に，この歯は少しも齲蝕になっていなかったにもかかわらず，小さな瘻孔があることに気づいた。この孔は下顎骨の基部まで広がっている腫瘍の最も深い部位にまで侵入していた。

　私は患者の父親に，歯根を抜去したが，これは病気の治癒にはほとんど役立たなかったこと，この病気をさらによく知るためには，少しも齲蝕になっていないけれども，第二小臼歯を抜歯する必要があること，さらに腫瘍の中で起きていることを知る目的で十分な開口部を得るために，瘻孔がある歯槽の部分をも摘除しなければならないことを理解させた。私はこの親子に，ヴェルディエ氏に会いにゆき私が観察したことやこの件について提案したことを氏に伝えるように言った。するとその後，ソレ氏とヴェルディエ氏が一緒に私の診療所にやって来て，二人は患者を診察し，私の見解に賛成した。

　そこで私は上述の歯と歯槽の一部を除去したが，出血はいつもと同様

にほんの少量にすぎなかった。そしてこの手術で，指先を入れられるほどの開口部が作られ，これによってこの病気の状態を知る手がかりが得られた。そして私たちはこれが非常に大きな真の骨瘤であることを認めた。抜歯と歯槽の一部分の摘出によって作られた開口部は，この病気を治癒させるほど十分大きいものではなかったので，二人の外科医はこの病気の治療を私に任せたいと望んだ。そこで私は歯肉が頬部と結合している部位をオトガイ結合部から咬筋に至るまで切開した。この切開を私は折り込みメスと切れ味のよい曲バサミで行った。次いで切開口から腫瘤の中に指を入れ，カルチノーム様の骨瘤の中に多数の茸様で，たこ状に硬い肉質を発見した。この骨瘤はある種の法帽にかなりよく似た形をしており，歯肉の側に凹状で，頬側に凸状であって，その厚さはリヤール硬貨の厚さとほぼ同じであった。骨瘤は下顎角からオトガイ結合まで，また下顎基部から左頬骨にまで達していた。私は茸状の肉質のいくつかを指で引き剥がして摘出した。次いで左手の拇指で頬の凸状部を強く押した。この骨瘤に口腔側から十分に破れ目を作ったので，私は同時に右手でほぞ穴ノミの形をした小さなハサミの刃先をこの骨瘤の中に入れた。この器具で少しずつ非常に巧みに削り取ったので，この骨瘤を崩し，法帽に似た骨瘤の凹面に癒着していた，たこ状の硬い腫瘤の一部分を摘出することに成功した。それから私はこの患者にナルボンヌの蜂蜜と卵黄で作った消化剤をしみ込ませた綿撒糸を何グロも使って手当をした。私はこの手当を1日1回の割合で8-10日間続けた。私は茸状の，あるいはたこ状の肉質，また骨の一部でさえ，これを引き剥がす機会を見付ける度ごとに，また化膿して可能になる度ごとに，それらを剥離した。私はあるときはこれを指で行い，またあるときは直鉗子や，ツルの嘴形の，またはカラスの嘴形の曲鉗子でこれを行った。何度も繰り返して，骨瘤およびカルチノーム様の腫瘤の最も大きな部分を除去し終えたときに，薬を変更した。私はミルラとアロエのチンキ剤を綿撒糸にしみ込ませて使用し，これを約12-15日間続けた。私は骨瘤様，あるいはカルチノーム様の異物の一部をこれが脱落しそうになる度ごとに除去するよ

うに注意した。

　この腫瘍の手当，剥離，摘出，化膿などがすべて終わったあとで，私はこの患者を1日2回，監督官の芳香樹脂を綿撒糸に浸して手当をしたが，この際，腫瘍の容積が小さくなるにつれて，綿撒糸の数と大きさを減じた。私はこの手当を12-15日間続けたが，この監督官の芳香樹脂だけでは肉質を多少乾燥させ，硬化させることに気づいたので，この芳香樹脂に浸した綿撒糸は1，2回しか腫瘍の奥に入れず，その上から，ナルボンヌの蜂蜜と一緒に煮立てた赤ワインに浸した綿撒糸を数個あてた。

　私はこのようにしてさらに2週間，この患者を治療したところ，上記の手術とこれらの手当によって，2ヵ月ほどで骨瘤はほとんど完全に消退し，頬は障害物から解放され，歯肉は自然の状態に戻り，顎はその動きを回復した。またこの病気の明らかな名残は，たぶんこの骨瘤の起源が由来すると思われる，下顎基部の外側部に多少の隆起がある以外に何も残らなかった。さらに回復期に患者は元の顔色と顔の形を取り戻した。この若者は通常の健康状態を取り戻し，何ら障害を感じなかった。そして若者は以前と同じように働き，最上の健康を享受しているように思われた。

　それでも私はこの治療を姑息的なものとしか見なしていなかった。しかし根治的治療を行う気はまったくなかった。それはこのブドウ栽培人が，好都合な居場所，適切な食事，看護，大量の良薬などの代価の負担に耐えられるような状態ではなかったからであった。これらすべては，さらに大きな手術を企図する場合や，この病気の原因はたぶん血液の悪質化にあると思われるが，患者の血液全体を純化するための治療をしようとする場合には，絶対に必要となるものである。このブドウ栽培人がこうした治療をまったく受けられなかったとは言え，私がこの男のために慈善的に行った手当の結果は私の期待をはるかに超えるものであった。

　この若者の健康は十分に回復したと思われたが，しばらくして急病の

ため死亡した。この急病は私が治療した病気と何の関係もないように思われるとは言え，癌腫の種がこの急病の原因となり，その結果死亡したと推測することもできる。

第5の観察　齲蝕をなおざりにした結果生じた，大きな膿瘍に関して，オルジュルーの師範外科医ジュトン氏から著者宛に送られた手紙

拝啓

貴君は，専門とされておられる分野に関係した諸事に強い関心をお持ちのことと存じます。小生がここに記します歯痛に引き続き生じた大形膿瘍の観察は必ずや貴君の興味を引くものと確信しております。

1724年8月22日，小生は，アモー・デュ・ムティエ在住の，ルイ・アンジョランという者に診察を乞われたのであります。軽度の発熱のあるこの患者が下顎右側に生じた七面鳥の卵よりかなり大きな腫瘤のために苦しんでいることを認めたのであります。この男は，顔面右側全体が腫脹し，特に眼瞼が強く腫脹しておりました。患者は小指の先を入れられる程度しか口を開けませんでしたが，それでも腫脹した口腔内は頬部外側よりもはるかに硬いこと，激しい疼痛はないことを知ることができたのであります。これらの所見から小生はこの腫瘤は歯の病気に起因するものと判断いたしました。そして患者がこの病気が起こる以前に歯痛を覚えたことがあると述べたとき，小生は自分の判断を確信したのであります。小生は外側に突き出た腫瘤に触れ，そこに波動を認めましたので，腫瘤の中に閉じ込められている膿に出口を与える時期であると考えたのであります。小生はこの腫瘤に切開を加えることを提案したのでありますが，これは同意を得られませんでした。しかし，翌日には患者とその友人たちは切開の延期を悔んだのであります。それと申しますのも膿が突然その位置を変えてしまい，首に沿って外皮と筋膜の間を下降し，ここに前日に見られた腫瘤の容積

よりも6倍も大きな腫瘤を形成していること，また腫瘤の位置と多量の膿のために患者が息苦しくなっていることを見て，大いに驚いたからであります。病気がこれほどまでに進んでしまったあとで，人々はあわてて小生を呼びに来たのでありました。小生は到着するや否や，この膿瘍に切開を加えたのでありますが，ほとんどリンパ性の耐え難い臭いのある膿が，パリの尺度で1パント［約930 ml］ほども流れ出たのを見て驚嘆いたしました。包帯交換の度ごとに多量に流れ出る膿が認められましたが，4日後になってはじめて膿の量が減り，悪臭が消え始めました。排膿や適切な罨法によっても，極端に腫脹した筋肉や皮膚は柔軟にもならず，弛緩することもなかったため，患者の口を開かせることも，小生がこの病気の原因であると疑っておりました歯がどこにあるかを知ることもできずにおりました。手術後1ヵ月を過ぎてから筋肉と皮膚は徐々に自然の状態に回復してゆきましたので，このとき小生は患者の口腔内を診察し，第1小臼歯から口腔奥までを観察しえたのであります。膿瘍と同側の下顎には第1小臼歯に続く4本の臼歯の歯根しか残存しておらず，また最後方臼歯の歯根は動揺しており，その歯槽は腐蝕していたのであります。小生は最後方臼歯の歯根を抜去し，ほかの3本の臼歯の歯根はそのまま残しました。次いで小生は膿瘍の開口部から注入した薬液が，歯根を抜去したために生じた新しい穴から出てくることを認めたのでありますが，この穴は剥離後に瘢痕を形成し，完全に治癒しました。これと同時に膿瘍の傷口もまた幸運にも首尾よく閉じたのであります。この治癒は小生には大いに驚くべきものと思われたのであります。それと申しますのも，これほどまで厄介な膿瘍のあとには，瘻孔が残る恐れがあったからであります。これは種々の手当の際に，また手当と手当の間に排出された膿が多量であったことの原因の一つに，何本かの唾液の導管が破壊されたことがあったのでありますから，なおさらのこと，瘻孔を残す恐れが強かったのであります。

　小生は貴君がこの観察に貴君の正鵠を射た考察を書き添えてくださ

らんことを，そして貴君がただちに公衆に対して，歯に生じた病気をなおざりにすることによって，大きな危険に曝されることを知らせてくださるよう望むものであります。

敬具

　　　オルジュルーにて　1727年3月27日

ジュトン氏に宛てた著者の返信

拝復

　貴兄のご好意に心から感謝するとともに，小生に対する貴兄の身にあまる評価に深謝いたしております。小生は自ら選択いたしました外科のこの分野に専心努力して参りましたが，このために小生は自分の予想をはるかに超えるほど困難な企画に身を投じることになりました。数年来，小生は歯の疾病に関する概論の執筆を進めております。小生は光栄にも貴兄にお目にかかって以来，自分のノートを2倍近く増やしております。小生は歯を保存するために，またほとんどの場合に歯と関係して口腔内に発生する，きわめて多数の疾患の治療に役立つと考えたことは，何一つ書き落とさぬように細心の注意を払って参りました。小生は当初，拙著をあまり大部なものにせぬ心積りでおりましたが，範囲をあらかじめ規定しておくという企図は徒労でありました。是非とも小形の本にしたいと思えば思うほど，題材の範囲がますます広がって拙著を大きくする機会を作り出して参ったためでありました。遂に，あまりにも大部なものになるのを恐れて，小生は拙著の大きさを12折判で2巻本と定めました。拙著の第1巻は歯の病気に関する観察を集録して完結いたすつもりでおりますが，この中に貴兄の観察を大いなる喜びをもって加えさせていただきたいと考えております。貴兄の観察には関係の深いほかの観察を数例付加するつもりでおります。貴兄が小生に，歯の病気がなおざりされた場合に，引き起こされる重大なる合併症に注意を払うよう公衆に勧告することをご

助言くだされたことは，誠に理にかなったことであります。拙著を記述するにあたって心掛けております方針を申し述べますならば，それは小生が公衆に，こうした合併症を早期に予防するための配慮をほとんど行わない場合に，どれほど悲惨なことが起こりうるかということを広く知らせることでありました。小生はこうした合併症を回避するための方策を何一つ残さずに教示いたしました。こうすることで，小生は自分の熱意を，貴兄に倣って，善良なる公衆のために注いだのであります。貴兄がお送りくださいました観察は，まさしく考察に値するものであります。つまり，歯の病気に続発しました合併症の激しさ，貴兄が合併症を治療されるうえで直面された諸々の困難，また貴兄の予測を越えたとも言えるほどの上首尾の結果などの点で。貴兄の症例では，歯の齲蝕が契機となって歯槽の腐蝕が起こり，血膿がたぶん歯肉と歯槽の間で発酵して歯肉と歯槽を破壊して膿瘍を形成した。そして膿が融解して広がり，唾液の導管が引き裂かれ，浸蝕された結果，辛い，刺激的なリンパ液がたえず貯留することによって，膿はさらに量を増した。

　このリンパ液の貯留は，ある程度にまで達したのち，口腔内および頬の外側に膿瘍となってその姿を現した。貴兄がこの膿を認められたときは，方針どおりただちにこれを排出することに同意が得られなかった。そしてこの膿は，その質，その重量，またその量のゆえに，位置を変えて，筋肉の隙間に滑り込んで，かなり低い位置に移動し，気管および喉頭の筋肉を圧迫した。その結果，貴兄がこの大きな膿瘍に開口部を作り，適切に膿を排出させなかったならば，この患者はいま一歩で窒息するところであった。貴兄の手術に引き続く治療によって，これらの部位は障害物から解放され，口の諸筋肉もその自然の活力を取り戻した。この時期に患者の口腔内の診察が容易になり，貴兄は齲蝕になった部位を発見し，これらの病気すべての原因を除去することも可能になった。こうした貴兄の治療が契機となり，自然が傷害を受けた諸部位を速やかに元の状態に回復させた。以上がこの病気に

関する小生の見解であります。またこの病気の治癒は，まさに貴兄が治療に際して実施されたよい管理の賜と存じます。

　貴兄の今後ますますのご活躍とご成功をお祈り申し上げますとともに，外科医術の実践において貴兄が経験される観察を，今後とも小生にお知らせくださるよう切にお願い申し上げる次第であります。

敬具

　　　パリにて　1727 年 4 月 15 日

第 6 の観察　歯の視診から導き出される診断について

　この概論の中で，歯の発生や歯の発育がどのように行われ，歯が生え代わる様式がどのようであり，歯の構造がどのようになっており，何が歯を破壊する原因であるかを述べ，またそのうえ何が歯を保存するために適切であり，いかにして技術は歯の変形を修復し，歯を侵す病気を治療できるのかを述べたが，それだけでは十分ではない。

　さらに私は歯の注意深い診査から得られる診断，および予後に関連した諸事情について注意を喚起しなければならない。これらは人体に生じる多数の病気に関して，いっそう完全な知識を得るために役立つものである。

　ヒポクラテス[3]，ガレノス[4]，アヴィセンナ[5]，アエティウス[6]，リヴィエール[7]，ロンミウス*1, [8] などが，またゴルドン[9] は彼の『実践』[10] の中で，そしてその他多数の著者たちが，ある種の急性疾患の徴候を報告する際に，目，こめかみ，耳，鼻，舌，唇などの視診から得られる徴候ばかりでなく，さらに歯の色合として現れる徴候をも観察するよう勧める注意を払っている。

　しばしば類似した症例において，歯の色がある疾病の重症度，あるいはその悪性度の指標となる。時にそれは近づいている死の徴候ともなる。

＊1　ル・ブルトン氏による『疾病便覧』"Tableau des maladies" の中に見られる。

歯肉の視診や歯の視診によってこそ，壊血病がどの程度進行したものであるかが知られるのである。

この視診によってまた種々の体質を区別しやすくするような指標が得られる。

最もよく歯が保存されている人たちは，通常，最も健康で，最も頑強で，最も病気にかかりにくい人々であり，また最も長命な人々である。

歯の視診はさらにある種の動物の年齢の違い知ることにも役立つ。

歯の手入れを怠っている人々では，上述の指標はまぎらわしいものとなる。少しでも歯の保存に注意を払っていれば長持ちしたと思われる歯が怠慢のために，しばしば破壊される。

もしその歯が十分手入れされていないと，人々が何か重い病気に侵されたときに，その歯の色からは何一つ情報が得られない。そして，習慣的な不潔のために歯の色が悪ければ，それを病気の影響と誤って判断されることにもなる。つまり歯の表面に以前から歯垢や歯石がこびりついていて，表面の色を変えるほどの影響を歯に及ぼしている場合である。

このような場合に誤診を避けるためには，患者の歯が発病前にどのような状態にあったかを聞き出す必要がある。すなわち水銀剤の摂取はまったくなかったか，診察前に歯に着色するような成分の薬剤で含漱をしたり，口を漱ぎはしなかったか，また歯の色が鉛製剤やその他の薬剤，ある種の食物などに起因していないかなどである。これによって診断や予後の判断を誤ることは回避できる。

よい状態に保たれている歯の視診が，相当数の病気に関して，病状を適切に知るために役立つ以上，歯を常に清潔し，十分きれいに保つことがどうして重要でないなどと言えようか。

不注意な人々をして，自分自身の歯の保存に関心を持たせるために，私はこの概論で，歯やこれを取り囲む部位の保存のためには，何一つ怠るべきでないことを理解させるために多数の主題について述べて来たが，さらにこの項を加えなければならないと判断したのである。

自分自身の口腔内の清潔をなおざりにする人々といえども，人生の愛

好者である。それゆえ彼らもこの概論を読むことによって，いかに歯が健康の維持や健康の回復に役立つものであるか，またいかに歯に特別の注意を払うことが大切であるかを認識できるであろう。

多くの著者たちが歯に関して裏付けのないことまで記しているが，もしこれをも私が述べようしたならば，この概論はさらに大部なものになったであろう。

著者の中には，歯の視診から得られる徴候を識別すれば，各自の将来を予言し，その運命を教えることができると主張している人々がいる。良識ある著者たちが，経験から明らかに虚偽とわかる，このような誤りに陥っていることは驚くべきことである。

さらに私は，まさに実地診療から確認できたこと以外には何一つこの概論に記さないように極力注意を払った。このため私は，歯や歯の病気に関するきわめて多数の非常に奇異な出来事を解説することを差し控えた。なぜならこうした論議をすることで，私はまだ十分に解明されていない諸事に関して憶測せざるを得なくなる可能性があったからである。これらを考え合わせて，私は記述をしかるべき範囲内に留めようと決意したのである。とは言え，本書の第1巻に第2巻を加えるならば，十分豊かな収穫を得られると考えている。本書の第2巻において，私はできる限りの明快さと正確さで，歯の美化や保存および歯の治療に必要な多数の手術方法を説明し，またこの目的のためにすでに使用されている多数の器具や装置，加えて私が発明したいっそう便利で，有用な多数の器具類について記述する予定である。

私に続く人々が，歯科外科の分野で，今後ますますの成功を収められることを心から願うものである。

原綴と訳注
1) 第2版では，初版の第8章に相当する「第9章 齲蝕について」に続いて「第10章 歯が摩耗したり，齲蝕に罹患したり，疼痛を引き起こしているときに，歯を穿孔する方法」が加筆され，髄腔内に形成された膿瘍を穿孔する手技に

ついて記されている。
2) Cesar Verdier（1685-1759）。
3) Hippocrates（B.C.460頃-B.C.375）
4) Galien（Claudius galenus）（AD129-199）。
5) Avicenne（Abou-Ibn-Sina）（980-1037）。
6) Aece（Aetius）4世紀のアラビアの医師。歯の解剖を詳細に記したとされる。
7) Lazare Riviere（1589-1655）。
8) Jodocus Lommius（Joost van Lom）（1500頃-1563頃）。
9) Bernard de gordon。13世紀末-14世紀初頭のモンペリエ大学教授。
10) "Pratique"

LE CHIRURGIEN DENTISTE
OU
TRAITE' DES DENTS.

OU L'ON ENSEIGNE LES MOYENS de les entretenir propres & faines, de les embellir, d'en réparer la perte & de remedier à leurs maladies, à celles des Gencives & aux accidens qui peuvent furvenir aux autres parties voifines des Dents.

Avec des Obfervations & des Reflexions fur plufieurs cas finguliers.

Ouvrage enrichi de quarante Planches en taille douce.

Par PIERRE FAUCHARD, Chirurgien Dentifte à Paris.

TOME SECOND.

A PARIS,
Chez JEAN MARIETTE, ruë Saint Jacques, aux Colonnes d'Hercule.

M. DCCXXVIII.
Avec Approbations & Privilege du Roy.

歯科外科医
あるいは歯科概論

ここでは，歯を清潔に健全に保つ方法，歯を美しくする方法，
歯の喪失を修復し，歯や歯肉の病気および歯の隣接部位に
生じる障害を治療する方法を教示する
多数の特異な観察と考察を含む

40葉の銅版図を添付

パリの歯科外科医
ピエール・フォシャール著

第2巻

パリ
サン・ジャック通り，「ヘラクレスの柱」の看板，
ジャン・マリエット社

1728年
賛辞および国王の許可状付き

第1章

鉄製あるいは鋼製の器具は歯に有害であると
信じている人々の誤り

　歯を清掃したり，ヤスリをかけたり，鉛を充填したりする方法を述べる前に，このような手術は危険なので，決して企図すべきではないし，またこの手術によって歯根は露出し，歯は動揺し，エナメル質は除去され，歯は痛められるので，結局こうした手術は役に立たないと信じている人々の誤りを指摘する。

　こんなにも初歩的な誤りを打破するためには，経験を対比させれば十分である。私たちは歯を十分に清掃し，歯の病気の原因を除去したあとでは，通常，疼痛が間もなく止むことを毎日観察している。また巧みに鉛を充填したり，適切に分離すると，歯の悪化もまた止まることを見ている。そのうえ私が第1巻で齲蝕や歯石に関して述べたことを一読する努力をするならば，そこにこの種の誤りから目覚めさせてくれるものが，またその人の妄想から脱却しない限り，器具が自分の口に近づく様子をとても見ていられないような人たちのきわめて強い恐怖を打破するものが見つかるであろう。

　この種の誤った，奇妙な考えが勤勉な人々の心を捕えて，みずから思い違いをするようにし向けるのである。人々はこれらの器具によって自分のエナメル質が除去されるのではないかと恐れているが，タガネは力一杯押したところでほとんど歯に跡を付けることもできない。また最良のヤスリでも歯を傷付けるためには苦労するのである。とは言え，実際

に歯に対して使用された鉄製や鋼製の器具が歯を痛めることがあるかもしれない。しかし，こうしたことはあまりにも頻回にこの種の器具を歯に使用してはじめて起こりうることであろう。熟達した歯科師に任せた場合には，こうしたことを心配する必要はない。

　歯を清掃したり，手入れをしたあとでも苦痛が軽減しない人や，また以前よりも悪化する人さえいることをあげて私に反論することもたぶんできるであろう。これに対して私は，失敗は手術のせいではなく，あまりにも長い間，治療を受けずに放置して来た人々の怠慢によるものであると応じる。

　歯に触れられることほど人々が恐がることはない。この恐れのために歯の手当を怠ることになり，そしてこの怠慢によって，病気が歯の敏感な部位にまで進行してはじめて歯が悪くなっていることに気づくという事態が生じるのである。このように人々は病気がほとんど治し得ない程度にまで進行してはじめて，歯に手を触れさせてもよいと考えるのである。

　自分の歯の保存に注意を払う人々，そして誤った考えや怠慢の犠牲にはなりたくないと思う人たちは毎年1, 2回，経験豊かな歯科師に検診してもらう必要がある。

　こうした注意をすべて守ったところで，歯が病気になったり，さらに歯の喪失を避けられない人々がいることを私はよく知っている。この種の喪失の原因としては，特別な病気や血液全体の何らかの欠陥，あるいは信頼する人を犠牲にして，しばしば危険なことを平気で行う無知な者どもの手にかかるという不注意以外のものを考えることはできない。

第 2 章

歯石を除去するために適した器具

　第 1 巻 第 9 章において，歯石の性質については十分に詳述したので，ここでは，歯石への対処法を述べる。

　すでに食養生が歯石の予防に大きく貢献すること，歯をよい状態に保つためには必要があれば歯を清掃してもらわねばならず，また適切な処置，あるいは食物を選ぶことによって歯の保存に注意を払わなければならないことを明らかにした。

　歯の清掃に適した器具の使用法を教示する前に，これらの器具が良質の鋼製であって，刃はよく切れ，よく削れるものでなければならないことに注意する必要がある。今日まで，金や銀は歯に付着する歯石やそのほかの物質を除去できる刃を作るために適した材料であるとは考えられていない。ディオニス氏[*1] は国王陛下や皇太子殿下の歯を清掃するために使用する器具は金製であると述べているが，氏は器具の柄について論じたのであり，器具の刃について語ろうとしたのではないと思われる。

　歯を清掃する者たちの一部は，ありとあらゆる種類の器具を山ほど持っていることが当然で，これだけのものがなければ歯を十分に清掃できないのだと言わんばかりである。しかし，こうした器具は手術にはまるで役立たず，ただ公衆を威圧するために必要なのである。私は歯の清

---

*1　氏の『手術概論』"Traité d'Opération" の 508 頁．

掃には5種類の器具しか使用しない*2。すなわち，ほぞ穴ノミ[1]と呼ばれるタガネ，オウムの嘴[2]，3面タガネ[3]，小型の凸刃ナイフ，それにZ形の鉤子である。これらの5種類の器具は切れ味がよく，骨膜剥離器や掻き鋤の役目をする。私にとって，歯石を除去する手術を行うためには，これらの器具だけで十分である。人々が歯の清掃に用いている器具の大部分は，私には非常に不便でほとんど不適切であるとさえ思われたので，別のごく単純な器具を発明したり，人々が多く用いている器具のいくつかを改良しなければならなかった。

ほぞ穴ノミは指物師や大工がほぞ穴をあけるために使用し，彼らが同じ名前で呼んでいる器具に非常によく似ている。ほぞ穴ノミの柱身は，中子[4]を含めずに2.5プス［約67.5 mm］ほどの長さがなければならない。この柱身には四つの面，すなわち上面，下面と両側面があり，さらに，鋭利な先端を形成している斜形ノミがある。柱身の側面は幅が約2リニュ［約4.5 mm］で，上下面の幅はともに約1リニュ［約2.3 mm］である。峰の役目をする上面は長さが約4-5リニュ［約9.0-11.3 mm］の斜形ノミの起始部に終り，下面は刃の先端に終わっている。刃の先端の幅は右側面から左側面に及んでいる。この器具の陵線の中でよく切れる部位は，斜形ノミの起始部からその先端までとしなければならず，これ以外の柱身の角は鈍でなければならない。私がこの部分を鋭利にした理由は，どのような方向にも切ったり，削り取ったりするためである。

オウムの嘴は尖端で曲がっていて，オウムの嘴の上部によく似ている。柱身は丸く，長さは中子と彎曲した尖端を含めずに約2.5プス［約67.5 mm］である。尖端は長さが約10リニュ［約22.5 mm］である。この先端には3面，すなわち凸状の上側面が二つ，凹状の下面が一つあるが，下面は最も幅の広い部分で約2リニュ［約4.5 mm］である。二

---

*2 図版9参照。

第2章 歯石を除去するために適した器具　　297

つの凸状の上側面はともにその幅が約1リニュ［約 2.3 mm］である。
三つの陵線のうち，上の陵線は鋭角状であるが刃はなく，両側の陵線が
よく切れる。これらの三つの陵線が合一して鋭い尖端を形成している。
この器具の柱身はほぼ羽根ペンぐらいの太さであるが，柄の近くでやや
太くなっており，彎曲部に近づくにつれて細くなっている。

　3面タガネ[5]の柱身は中子と先端を含めずに，約 2.5 プス［約
67.5 mm］の長さがある。3面のうち2面は側面で，幅はともに約2リニュ
［約 4.5 mm］で，これらは柄から刃の先端まで続いている。3番目の面
は峰の役目をする。この面は中子から鋭い刃まで続く鈍い刃の反対側に
ある。この第3の面は幅が1リニュ［約 2.3 mm］で，柄から斜形ノミ
の刃の起始部まで続いている。斜形ノミの刃は鋭くなければならず，ま
た4リニュ［約 9.0 mm］ほどの長さが必要である。この器具には刃が
3面ある。下方の刃は二つの側面によって形成され，上方の2面の刃は
斜断面と二つの側面によって形成されている。これは人々が普通使っ
ている骨膜剥離器よりも，歯と歯の間に隠れた歯石を除去する際に便利で
ある。

　凸刃ナイフと呼ばれている器具には柱身がまったくない。刃の長さ
は[6]中子を含まずに約2プス［約 54 mm］である。このナイフには柄
から，刃先まで続く三つの面がある。そのうち二つは側面で，その幅は
いちばん広いところで約2リニュ［約 4.5 mm］であり，3番目の面は
幅が約 0.5 リニュ［約 1.1 mm］である。三つの面はこれらが形成する
刃先に向かうにつれてその幅がしだいに狭くなっている。小さな面は峰
の役目をするので，その角は全長にわたって鈍くなければならない。こ
の面の反対側にある刃側は，柄から中程までは鈍く，刃先に向かう残り
の半分が鋭利な凸状の刃を形成しており，この刃は峰をなす面に至って
終わる。3面タガネでは歯間に付着して見えない歯石様の物質を必ずし
もすべて除去できないことがわかったので，私はこの器具を使用した。

Z形の鉤子は四角で屈曲した柱身を持ち，柱身の長さは中子と鉤形の先端を含めずに約2プス［約54 mm］である[7]。四角い柱身の四つの面は柄から鉤部まで続いており，ともに1.5リニュ［約3.4 mm］の幅がある。これらの面が形成する四つの稜線はやや鈍いものでなければならない。この柱身に続く鉤の長さは6リニュ［約13.5 mm］で，幅は柱身のほうで1.5リニュ［約3.4 mm］，鋭利な先端のほうでは約1リニュ［約2.3 mm］である。この鉤には三つの面，すなわち下面が一つと二つの外側面がある。下面は3面の中で最も幅が広く，鉤の幅と同じである。これに対して，二つの外側面はお互いに鋭角によって隔てられており，この鋭角の端には斜形ノミがあって，これが下面の先端を鋭利なものにしている。鉤子を使用している人々はその柱身を鉤部までまっすぐに作らせているが，私はこれでは不便であることに気づいた。なぜなら柱身がまっすぐな鉤子を使用するときには，口を相当大きく開かせる必要があり，そのうえ，清掃している顎と反対の顎の歯に峰が触れることを避けられないからである。それゆえ，私にはかなりの程度と思われるこの不都合を避けるために，柱身を図[*3]にあるように屈曲させたのである[8]。

　上に述べた5種類の器具は十分に焼きを入れ，銀や象牙あるいは清潔さと便利さの点で同等に適切なほかの材料で作られた柄にしっかりはめ込む。そして柄は丸く作る。なぜなら，この形が器具をあらゆる方向にたやすく回すために最も都合がよいからである。しかし，ほかの形のほうが好ましいと思うならば，柄に長さ約3プス［約81 mm］の小さな面を幾分多目に付けるとよい。柄の周囲は太い端で1.5プス［約40.5 mm］ほどにし，他端に向かってしだいに細くしてゆき，細いほうの端の，中子がはめ込まれるところでは外周を約1プス［約27 mm］にする。柄が銀製でない場合は，柄を丈夫にするため適切に加工したはめ輪で細いほうの端を保護する。お望みであれば，器具を美しくするために，反対の端を適切に加工した小さな球帽で飾るのもよい。個々の器

[*3]　図版9のf.5参照。

具は四角い中子を介して柄と組み立てなければならない．通常はパテを用いて中子を柄に固定する．

　同じ種類の器具が数本あると，必要な場合にこれを交換できて都合がよい．これらは歯科医の考えに応じて，大きくも小さくも，長くも短くも，太くも細くもできる．

　歯を清掃するためにはこれら5種類の器具で十分であるとは言え，歯が齲蝕になっているか否かを確実に知るために，小さな探針*4を所持する必要がある．この探針は両端で彎曲しているが，彎曲方向は互いに反対になっている．これらの彎曲部の一部では，凹部や凸部がほとんど時計のバネのように薄くて平たい，その幅は1リニュ［約2.3 mm］足らずで，先端に近づくにつれて幅が狭くなっている．もう一方の彎曲部は，中形の針のように丸く，細く，尖っている．その先端は，あちこちを突き刺さないように，少し丸くなっている．この探針の胴体について言えば，二つの先端に見合った太さにし，数個の面を付けるべきである．

　これからの器具は使用するたびに，一つは清潔のため，一つは錆から守るために，十分に洗い，よく拭いておかなければならない．必要な器具は，あらかじめその刃をルヴァンの石，あるいはロレーヌの石で整えて使用するべきである．この際いっそうよく磨けるように，この石の上に少量のオリーブ油を垂らす[9]．

原綴と訳注

1) Bec d'âne
2) Bec de perroquet
3) Burin à trois faces
4) 柄に収まった部分を言う．第2版では「中子」に対してフォシャールが「この中子は柄軸の役目をするので，柄の中にはめ込まなければならない」という注を付けている．
5) 第2版ではこのあとに，「3面タガネは刃先が短い点を除いて，彫刻家が使うタガネによく似ている」と加筆されている．

---

*4　第1巻，図版6のf.3参照．

6) 第2版では「刃の長さは普通のナイフの2倍ほどであり，峰はずっと薄い。このナイフの刃は少し凸状になっている。刃はそれほど硬く焼き入れする必要はない」と修正・加筆されている。
7) 第2版ではこのあとに，「これは下顎歯舌側部の清掃以外にはほとんど使用されない」と加筆されている。
8) 第2版ではこのあとに，「私はこの器具の柱身を四角にしたが，これを丸くしてもよい」と加筆されている。
9) 第2版ではこのあとに，「これまで歯を清掃するための諸器具について述べて来たが，これらの器具の柄は決して重すぎてはならない。重すぎる柄は，手術時に特に必要となる手の軽快さと確実さを損なう恐れがあるからである」と加筆されている。

図版9 ここには歯を清掃するために役立つ5種類の器具の図を示す。
f.1. ほぞ穴ノミを示している。
　A.柱身　B.斜形ノミ　C.鋭利な先端　D.柄
f.2. オウムの嘴を示している。
　E.柱身　F.先端が尖った彎曲部　G.柄
f.3. 3面タガネを示している。
　H.柱身　I.斜形ノミの先端　K.柄
f.4. 凸刃ナイフを示している。
　L.刃　M.柄
f.5. Z形の鉤子を示している。
　N.柱身　O.最も強く彎曲した先端　P.柄

第2章 歯石を除去するために適した器具

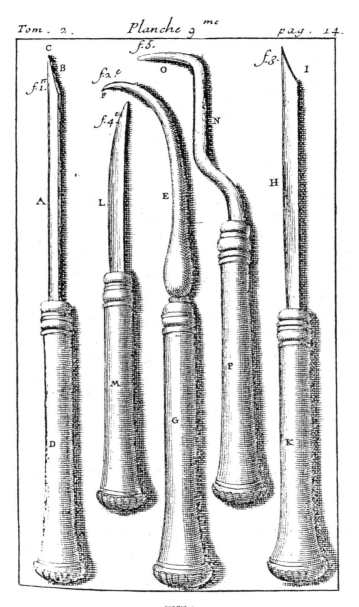

図版 9

第3章

エナメル質を傷付けずに，歯石を剥がし，除去して口腔内を清掃するための秩序立った手術法

　ある人が口の中を手当してもらおうと私たちのところへやって来た場合，口を開けさせてはじめに気づくことは，もしあるならば，歯石である．この場合，齲蝕になっている歯があるか否かを確かめるために，探針ですべての歯を調べたのち，歯石を除去することから始めるべきである．なぜなら，齲蝕がある場合には，齲歯を清掃してから齲蝕の手当をするほうがよいからである．たとえ歯にヤスリをかけたり，焼灼したり，鉛を充塡する必要があっても，歯石除去の手術を後回しにすべきではないと思う．快適に手術を行うためには，患者を椅子，または高くも低くもない安定した安楽椅子に座らせ，患者の頭は軽く背もたれに押しあてておく．まず最も厚く歯石に覆われている歯から除去を始める．それにはほぞ穴ノミを使用するが，この際，ノミを右手の拇指，示指で把持し，中指の先端上に置く．
　そして羽根ペンと同じように持ち，中指の先端上にノミを置いて，ここを支点にして，ほぞ穴ノミの先端や刃の部分が持続的に歯の上を動くようにする．
　次に術者は患者の右側に位置し，左手を患者の頭の上に回す．このとき，患者を窮屈にしないように注意する．左手の拇指は下顎切歯の上に置き，示指は唇を押し下げるために，唇の上に置かねばならない．その他の指はオトガイを固定するために，これをつかむ．

第3章　エナメル質を傷付けずに，歯石を除去する手術法　　　　303

　除去手術は下顎の切歯から始める。それは通常，下顎切歯が最も厚く歯石に覆われているからである。右手で持った器具を左手の示指の上にのせ，この指を支点として利用する。この器具の刃が下から上へと繰り返す軽やかで小刻みな運動によって，歯石様の物質はたやすく除去される。手術の間は上に指示した姿勢を変えずに，同じ方法に従って行う。口腔の右側を清掃するとき以外はこの姿勢を変えてはならず，また患者の前に位置すべきでもない。右側を清掃するときには，左手の示指を患者の右口角に持ってゆき，頬を歯から引き離す。次にほぞ穴ノミの鋭利な先端を最初に清掃すべき歯にあて，できる限り軽く下から上へと歯石を除去する。歯が動揺しているときは，いちばん都合のよい指でこれを固定し，歯石を上から下へ，または上下両方向に除去する。

　歯の唇面にある歯石を除去したのち，舌面にあるものを除去するが，術者は同じ姿勢を保っていなければならない。もし切歯が動揺していれば，示指で唇を押し下げてから拇指を切歯に押しあてる。そして切歯から始めるためには，ほぞ穴ノミをすでに述べたように持ち，隣接歯の上にノミをあて，この歯を支点として器具の動きを容易にする。左側の最後方の歯に達するまで同じように動かし続ける。次いで右側歯を清掃するために患者の右側から左側に移る。まず清掃しようとする歯の上に左手の示指を運び，器具は清掃し始めた歯の隣接歯の上に運び，次々に奥の歯へと進めてゆく。右側歯にも左側歯に対して教示したように手術するが，次の点が異なる。つまり器具を歯から歯へ移すたびに，左手示指の先を最後方臼歯のほうへと進めなければならないことである。

　歯科師がほぞ穴ノミを用いて，とれるだけの歯石を除去したならば，オウムの嘴をとり，患者の前に位置して，患者の唇を左手の示指で押し下げる。次いで，この器具の先端を歯の舌側に入れる。オウムの嘴の持ち方はほぞ穴ノミと同様であるが，彎曲した先端が把持している手のほうを向いていなければならない点と，柄を高く上げる点が相違している。次に，この器具を，歯石や歯垢を除去するために，歯と歯の間に形成されている空隙にできるだけ入れる。器具を空隙から空隙へ移すたびに，

隣在歯を左手の示指で次々と支えてゆく。

　オウムの嘴を使用して歯間にある空隙を清掃したあとは，隙間にあるものを唇側から除去するために，3面タガネをとる。術者は患者の右側に位置し，患者の唇を押し下げ，先の2種の器具と同じように3面タガネを持ち，その先端を空隙に入れて動かす。タガネの先端にある斜形ノミは，いっそうたやすく歯石を除去できるように，上向きにしておくことに注意しなければならない。歯石除去が必要なすべての歯間空隙に対して，唇や頬を必要に応じて引き離し，最も都合のよい姿勢をとりながら，同じ方法で行う。

　3面タガネでの除去が終わったなら，小型凸刃ナイフを手にとる。これを先の器具と同じように把持し，刃は上に向ける。そして患者の右側に位置して，この器具を次々歯間に入れてゆき，ほかの器具では除去できなかったものを取り除く。

　この小型凸刃ナイフによる除去が終わったとき，必要があれば，これまでの器具では除去できなかったものを歯の舌面から取り去るためにZ形の鉤子を使用する。これを行うには術者は患者の右側または正面に位置し，鉤子をすでに述べたように把持し，手のほうに向けた鉤の先端を手前に下げて，この先端を歯の舌面に持ってゆき，除去すべきものをすべて引き剥す。

　最後にあげた器具は，歯の舌面を清掃するために使用したあと，さらに歯体部表面に付着しているものを除去するために用いることができる。術者は新たに左手の示指で唇と頬を脇に寄せ，右手でこの器具を把持し，歯体部表面にある歯石様の物質をすべて除去する。

　下顎歯を清掃するために使用した諸器具は，下顎に対しても上顎に対しても同じように適切なので，上顎歯を清掃するためにも使用する。ある現代の著者は，上顎歯のためには別種の器具が必要であると反対のことを主張しているけれども。

　上顎歯を清掃するためには，手術すべき患者に，私がすでに教示したような姿勢をとらせなければならない。術者は左手を患者の頭の上に回

して，左手の拇指で患者の唇を押し上げ，清掃しようとする歯を支えるために，これらの歯の先端に示指を持ってゆく。次にほぞ穴ノミを，これまでとほとんど同じように把持し，もし歯が安定していれば，歯の表面に付着した歯石を上から下へ除去する。歯が動揺している場合は，それ以上動揺させないために，歯石を下から上に除去し，その歯をずっと支えていなければならない。そして左側の最後方の歯に至るまでそっと続ける必要がある。次いで右側に移り，最初に清掃した歯の隣接歯から次々に進めてゆく。術者は右側奥の数本の歯を清掃するときまで，腕を患者の頭の上から外してはならない。そのときには患者の正面に位置し，拇指と示指で唇を引き離して手術を行う。

　これらの歯の唇面を清掃し終えたならば，舌面に移る。術者は患者の右側に位置し，自分の左腕を患者の頭の上に回し，患者の唇を押し下げるために，左手の中指を下口唇と歯肉の間に持ってゆく。これと同時に示指を上口唇へ運び，これを持ち上げる。歯科師は清掃したいと思う歯の手前にある歯が器具を支えられるように，手前の歯の上に器具を置く。このようにして左側の最後方歯に至るまで続け，歯石様の物質を上から下へかきとって落とす。そのあとで患者の左側に移動し，歯肉と唇の間にある指の位置を変えて，右側についても左側と同様に行う。

　オウムの嘴は通常，上顎歯の清掃にはまったく用いられないが，上顎臼歯の歯間の清掃には使用される。その際は術者は右側から動かずに，オウムの嘴を使用する側の頬を持ち上げて清掃を行う。

　これに対して3面タガネは，唇側から歯間に認められるすべての歯石様の物質を除去するのに用いられる。これは右側から動かずに行う。また3面タガネを上から下へと動かしながら，左側あるいは右側へと進むに従って，唇と頬を持ち上げる必要がある。

　凸刃ナイフとZ形の鈎子は上顎に対しても下顎と同様に使用する。

　私が先に述べた姿勢が，これまで教示して来たことすべてをきちんと行うために最も有利であると思われるが，状況に応じてさらに都合がよく，さらに適切な姿勢が見つかる場合には必ずしも教示した姿勢に従う

必要はない。

　しばしば歯を清掃し終え，歯を覆っていた歯石をかきとったあとになって，歯石様の物質が歯肉と歯の間に非常に深く入り込んでいたために歯肉が腫脹し，非常に軟らかくなり，時には歯間に沿って，歯体部または歯冠の上にまで伸びている状態を認めることがある。この場合，歯から引き剥がせるものはすべて除去しなければならない。また第1巻第16章，第17章で歯肉の病気と腫瘤に関して詳しく説明したように，歯肉に付着し，歯肉から突き出ているものはすべて取り除かなければならない。子どものこの種の腫瘤を摘出する場合は，そこから血液を排出させるだけで治療には十分である。しかし成人の歯肉の腫瘤に対しては，すでに上記の章で教示するように，時には歯肉を丈夫にする洗浄薬を使用することが必要になる。

第4章

歯にヤスリをかけるための手術法　諸注意と使用すべきヤスリの選択法も含めて

　人々は一様に大形の歯よりも小形の歯のほうがいっそう口を美しく見せるものだと言っているが，小形の歯の利点を知る人はほとんどいない。しかし日々の経験から，小形の歯のほうが長持ちすることがわかっている。それは長い歯は基部との釣合いがほとんどとれないので，短い歯より容易に動揺するためであり，したがって長い歯は，短い歯より安定性で劣り，行うべき力仕事に耐える力が短い歯より弱くなるためである。これに反して，均等にきちんと配列している小形の歯にはこの種の不都合がない。それゆえ，歯が大きすぎるときには，ヤスリを用いてその長さを減ずる。さらにあまりにも密着している歯を分離したり，齲蝕状態にある歯を分離したりするためにもヤスリを利用する。もし齲蝕がまったく認められないときには，この手術は差し控えるべきである。特に，容易に爪楊枝を歯間に入れて，歯間に残存している食物の一部を引き剥がせる場合には慎まなければならない。手術方法を説明する前に，手術の実施時期に関して，またヤスリをかけるべき歯の性質に関して重要な注意をしたい。この注意を怠ると，必ず大きな間違いを犯すことになる。
　すでに私は，若い人たちの歯は凹形にへこんでおり，したがって歯髄腔の天蓋を形成しているものは彎曲した骨性線維であることに注意を喚起した。私はまた，エナメル質は，歯頸部を除いて，歯体部全体を覆っているが，人によっては，特に子どもでは，このエナメル質が非常に薄

いこと，したがって骨性線維の織り目やこの線維に付随している脈管に変化を与えずに，歯にヤスリを十分かけられない場合があることも述べた。以上のことから若い人たちの歯は，特に，もはや生え代わらない永久歯の場合には，極端なほどの慎重さを持ってヤスリをかけなければならないこと，またこの場合に，その歯が正常な硬さを持っているかどうかを注意深く調べる必要があり，これを怠ると誤りを犯しやすいことがわかる。こうした用心をするならば，子どもの歯に，たとえそれが乳児であろうとヤスリをかけることができる。私は非常に大きな歯を数本持った生後数日の乳児を見たことがある。そしてこれらの歯がその子の乳母の乳首を傷付けるので，歯の先端にヤスリをかけなければならなかった。

　時には10歳ないし12歳で歯にヤスリをかけられる状態になる若者もいれば，15歳ないし18歳でその状態になる者もいる。したがって，この手術は分別と慎重さをもって行わなければならない。なぜならこの手術が不適切に行われた場合，厄介な結果となり，その部位に治療しがたい破壊を招くからである。

　こうした悪影響は，第1巻 第24章の第1の観察の中に見られるような痛ましい例を見てはじめていやというほど思い知らされる。年齢の進んだ人たちの歯にヤスリをかけることは，子どもの歯にヤスリをかけるよりも危険が少ない。それは子どもの歯髄腔は成長とともに骨性化され，エナメル質は厚くなり，丈夫になるからである。中高年の人たちの歯は若い人たちの歯ほど敏感ではないが，若い人たちの歯はエナメル質こそ同じように硬いものの，支持が弱く，傷付きやすいので，ヤスリをかけることがより困難になる。

　しかし，これはあまり一般化できることではなく，時には高齢の人でも非常に敏感で，ヤスリにほとんど耐えられないような歯を持っていることがある。一方，若いけれどもこの敏感さが少しもなく，歯に加えられるヤスリ削除手術を苦もなく耐える人たちもいる[1]。

　隣接面が齲蝕になっている歯にヤスリをかけ，互いを分離して齲蝕の

進行を止めることは是非とも必要である。口腔の前方にある歯が相当高度の齲蝕になっている場合には，空隙が大きすぎるという変形を避けるために，唇側よりも舌側のほうを大きく分離する。

　この際，下顎切歯の分離には非常に慎重になるように注意する必要がある。それは，この手術によって下顎切歯が動揺する危険があるためであり，ここに生ずる歯石は普通，ほかの部位よりも多量であるため，この歯石が歯肉を破壊して歯の喪失を招くからである。また，下顎切歯が互いに分離されると，歯石の悪影響がよりいっそう心配すべきものとなるためでもある[2]。

　大部分の歯科医たちは，歯を分離する際にヤスリ以外の器具で齲蝕を除去できるとは思っていない。それゆえ，歯科医たちはいかなる場合にも齲蝕をすべて除去してしまうまでヤスリを使用するのである。しかし，こうすると歯の織り目が変化を受けたり，健全な部分がひどく傷付くことは避けられず，歯は薄くなりすぎて弱くなってしまう。

　またほかの歯科医たちは，歯を大切に扱いたいという気持ちから，しばしば少ししか分離を行わず，齲蝕の大部分を残したままにしておくが，残された齲蝕はその後も知らぬ間に進行するので，これを治療しなければ歯が駄目になり，結局，当初の分離が無駄になってしまう。それゆえ分離をあまりに小さくして，齲蝕を残すことも，あまりにも大きく分離して歯を変質させることも同じように危険である。

　この両極端を回避するためには，齲蝕の広さや深さ，それに歯の容積に見合った分離を行わなければならない。また歯の齲蝕になった部位を，あとに教示するような，軽く彎曲した，切れ味のよい小さな骨膜剥離器を用いて除去しなければならない。この方法によれば，歯を何一つ変質させることもなく，歯の健全な部位を弱めることもないであろう。

　パリのある歯科医が奇妙な器具を作り，そしてこれは歯を分離するために使うものだと主張した。この器具は時計職人が時計の歯車の歯と歯の間に隙間を作るために使用するヤスリに似た小形のヤスリを付けたものであった。もしこの器具を，分離しなければならない歯のあらゆる部

位に用いることができるとすれば，もしこの歯科師が隣在歯に触れずに1本の歯だけを，あるいは歯の一部分だけを削るようにこの器具を操作できるとすれば，この器具は非常に有用であろう．

企画当初からこれらの問題点は明らかに認められたので，彼はこの器具の欠点を補うことができるヤスリを考え付いた．このヤスリはその中央部で完全な肘形を作るほどに屈曲していた．唇や頬や歯の位置からこの器具の屈曲こそが分離手術に好都合であると思われた．

この歯科師は遂に，完璧に製作されれば非常に有用となるようなヤスリを作ることに成功した[3]．第1に，このヤスリの柱身の一部として働く肘部は，十分な厚味をもたせて丈夫にしなければならない．そして柄からヤスリ本体へ向けて次第に厚味を減少させてゆかなければならない．第2に，柱身の角は少し丸味を帯びていなければならない．第3に，中子は丈夫に作り，柄の中に十分深く挿入し，そこにしっかりと固定しなければならない．

齲蝕があるために歯の分離を行う場合は，できる限り齲蝕になっている部位にだけヤスリをかけるようにしなければならない．この際，両面に目が刻まれているヤスリを使えるほど腕が確かではない，またはそれほど器用でない人たちは，片面だけに目が刻まれているヤスリを使用すべきである．

一度歯を分離したあとでも歯が再び接近しやすい場合は，改めて何度か歯にヤスリをかけ直す必要がある．歯の分離は，これらの歯がお互いに支え合うために役立つように，またこの分離が常に変わらず維持されるように，歯肉の高さにヤスリをまったくかけない部分を残すように行うべきである．歯が歯肉の近くで互いに密着していない場合には，その分離を大きめにしなければならない．

歯が，内部まで侵され，齲蝕が歯髄腔の近くまで進行して臼歯が極度に敏感になったときは，神経を露出したり，治療を病気より有害なものにしないように，齲蝕部分のすべてを除去することは控えるべきである[4]．

もし，これらの歯が横にねじれていたり，少し傾斜していたり，お互

いに重なり合っているならば，できる限り歯を矯正するために，そして変形をできる限り小さくするために，これらの歯の側面［近遠心面］にヤスリをかける必要がある。これには少なからぬ利点がある。

幼少時に健康を享受できなかった人々に頻繁に見られることであるが，歯に突起が多数あったり，溝があったり，エナメル質の表面に小さな穴や小さな斑点が点在する場合は，これらすべての欠陥を，ヤスリで磨くことによって除去することができる。

エナメル質の表面には種々の色の斑点が見られる。ある斑点は蒼白または黒色で，こうした斑点はしばしば齲蝕に由来する。黄色や白色の斑点もあるが，この白色はエナメル質の自然の白色とは大変異なっている。これらの黄色ないし白色の斑点は時にエナメル質から歯髄腔にまで入り込み，変色させた実質を脆く軟らかなものにする。この場合，斑点を除去することに固執すべきではない。なぜなら，これを除去しようとすれば，必ず歯髄腔まで孔を開けてしまうことになるであろうから。

何人かの歯科師たちは歯の長さを，刃が一方の側面にある，あるいは刃が先端にある切断鉗子を用いて短縮している。しかし，彼らはこの手術に際して何ら用心をしないので，エナメル質を破折することがしばしばある。したがって，ここでは次のような警告を与えることが適切である。すなわち鉗子の作用で歯を破折することがないように，前もって適当なヤスリで歯の周囲にくぼみ線を付ける必要がある[5]。普通2種の切断鉗子は[6]，ヤスリにほとんど耐えられない歯，あるいは大きすぎる歯に対してだけ用いられる[7]。

短縮できる歯は切歯，犬歯および小臼歯である。これらの歯の先端，あるいは歯冠にヤスリをかけたり，また水平にヤスリをかけることによって短縮できる。これらの歯がほかの歯よりあまり長くない場合は，最初の方法によってヤスリをかければ十分であり，またこれらの歯の長さを等しく，均一にするためには，平ヤスリを使用するだけで十分である。

大臼歯の長さはほとんど減ずることができない。それは大臼歯には歯

冠の突起［咬頭］の下に大きな歯洞と交通している小洞［髄角］があるため，もしこの小洞が露出されると，大臼歯は齲蝕になる危険があるからである。反対に小臼歯は突起が通常，大臼歯より高く，小洞の広がりがより小さいので，大臼歯以上に短縮することができる。犬歯や切歯の歯冠部[8]が口腔の舌側，あるいは頬側にあるときは，これらの歯は通常，ほかの歯よりも長い。なぜならこれらの歯は咬合すべき歯がないので，まったく自由に生長するからである。こうした歯を同じ高さにしようとする場合は，できる限り平ヤスリを用い，口腔の舌側から斜面状に，斜形ノミ状に長さを減じる必要がある[9]。こうすることによって歯の長さと厚さを減じ，さらに歯の唇側部に鈍な刃が形成される。口腔の唇側にある歯は，その刃が舌側に来るように，唇側からヤスリをかけるべきである。

対合歯のない犬歯や切歯は，可能であるならば，高さを等しくするために長さを減ずるべきである。なぜならこうした歯は隣在歯の長さを超過しやすいからである。長すぎる歯は，適切な大きさの歯よりも動揺する危険がはるかに大きい。さらにほかより長い歯が，対合歯と擦れ合うと，対合歯に動揺を引き起こすことにもなる。ディオニス氏[*1]はこの種の歯にヤスリをかけることは，これらの歯が再び伸びてほかの歯より長くなるため，この手術はしばしば繰り返し行う必要が生ずるので無駄であると考えている。しかし，この手軽な手術を繰り返す必要があると思うときは一生のうちでたかだか2，3回である。これは非常にまれにしか起きないことなので，長すぎる歯が動揺したり，脱落することによって新たな損害を受ける危険に身を曝すよりも，この手術を受けたほうがよい。

歯の長さを減じる場合，これらの歯にヤスリをかけて対合歯とぴたりと合うようにしなければならない。また上下の歯列をなす歯がすべてお互いに均等に咬合するようにしなければならない。もし隣在歯よりも長

[*1] 『外科手術概論』"Traité des opérations chirurgiques"，511頁．

い歯が1本あると，この歯は対合歯とぶつかり合い，その結果，2本の歯が動揺することになるばかりでなく，ほかの歯は不完全な咀嚼しかできなくなるであろう。

　さらに，舌，唇，頬に不都合を与えたり，傷付けたりする可能性のある歯にもまたヤスリをかける。歯の一部が破折している場合には必ずこの手術をしなければならない。これを行う目的は，破折したり，齲蝕になった歯に残っている凹凸のうちで，尖り，鋭利である部位を鈍くし，また磨くことである。このような場合には臼歯であってもヤスリをかける。

　私はこの種の不揃いのために引き起こされた頬，唇，舌の潰瘍を見たことがある。これらの部位は，対合歯の凹凸のために常に傷付けられるので，この病気を治すためには，歯の先端をヤスリで丸めなければならない。

　ある婦人は，齲蝕になって破折した歯によって引き起こされた，上記と同種類の潰瘍で舌の半分を侵されため，最近私のところにやって来た。私はヤスリを用いてこの凹凸を取り除いたが，この婦人があまりにも長い間治療を受けずにいたため，そのうえ年齢が72歳であったので，治癒したかどうかはわからない。

　これらの観察は頬，唇，舌に形成された潰瘍の真の原因を調べること，すなわち臼歯の歯冠あるいはそのほかの歯の変形，または破折歯の残根に起因するものかを調べることがいかに大切であるかを教えている。このような潰瘍の真の原因を確実に発見できない場合は，この病気を壊血病性の潰瘍や，梅毒性のものと混同する危険に陥る。これは患者にとって悲しむべきこととなり，またこの職業の信用を失うことにもなりうる。第1巻 第35章の潰瘍に関する3例の観察[10]を参照されたい。

　歯を削るために使用すべきヤスリには8種類ある[*2]。これらのヤスリの中には，小刀に目を刻んだものや，タガネに目を刻んだものがあ

───────────────
*2　図版10, 11参照。

る[11]）。鉄砲職人や，特に時計職人は普通，自分自身で作った目の細かいヤスリを使っている。金物商たちはタガネに目を刻んだヤスリを売っている。しかし，金物屋で歯にとって適切でよいものを見付けることは困難なので，ヤスリ目立て職人にこれを特別に作らせる。この職人には，立派なヤスリを作製できるような良質の鋼を用い，ヤスリ目が均等で，細かすぎず粗すぎないものを作るように注文すべきである。またこうしたヤスリを適切に使うためには，十分に焼き入れをしなければならない。

　第1のヤスリは小刀に細かな目をあらゆる方向に刻んだものであり，これは薄くて平たい。その長さは，柄を付けずに約4プス［約108 mm］で，幅は3-4リニュ［約6.8-9.0 mm］であり，厚さは約1/3リニュ［約0.8 mm］である。このヤスリは歯を分離するためにだけ用いられる。

　第2のヤスリはタガネに目立てをしたもので，平たいが，第1のヤスリよりも少し大きく，少し厚い。これは歯の長さを均等にするために役立つ。

　第3のヤスリは小刀形ヤスリと呼ばれるものである。このヤスリは，分離するときのように，別のヤスリのために小径を付ける必要がある場合にだけ用いられる。

　第4のヤスリは平たくてやや尖っている。このヤスリは齲蝕部位の分離を拡大するために役立つ。

　第5のサルビアの葉と呼ばれるヤスリは，齲蝕部位に少し丸味を持った切れ込みを入れたいときに使用する。

　第6の屈曲ヤスリと呼ばれるものは，上下顎の左側および右側にある最も奥の歯を分離するために役立つ。

　第7のヤスリは半円と呼ばれるもので，その用途はサルビアの葉形ヤスリで作られた切れ込みを大きくすることである。

　第8のヤスリは丸くて尖っている。これはラットの尾と呼ばれており，歯肉付近に切れ込みを入れたり，分離を大きくするために役立つ。

　小形のヤスリは小刀に目を刻んで作れるが，上記のヤスリはすべて，

通常，タガネにすべての方向にわたって目を刻んだものである．ヤスリの長さや幅は図に示したものとほぼ同じである．

　これらのヤスリを必要に応じて使うためには，大きいもの，小さいもの，幅の広いもの，太いもの，細いもの，そして同じ種類のものを数本ずつ持っている必要がある．これらのヤスリが使用中に熱を帯びたり，削り屑がヤスリに付着することを避けるために，ときどきヤスリを水の中に漬けたり，小さなブラシで掃除しなければならない．

　これらのヤスリを使用する機会は必ずしも常に同じではないので，ヤスリの使用に際して注意すべき状況をすべて記述することは不可能である．こうしたヤスリを順序正しく使用するためには，ヤスリをかける歯に疼痛があるときには，ヤスリをやや軽くあて，できる限りまっすぐに外から内へ，内から外へとこれを操作しなければならない．

　下顎切歯を分離するためには，歯科師は安定した椅子に座らせた患者の正面に位置し，患者の頭を椅子の背もたれに押し付ける．術者は右手でヤスリを把持し，左手の示指を口唇とヤスリをかけようとする歯の間に入れる．こうして歯を支持し，唇を押し下げる．次いで左手の中指を右側の口角上に持ってゆき，頬を歯から引き離して手術中に行うべきことを見定める．

　下顎右側の犬歯や小臼歯，大臼歯を分離しようとするときには，術者は患者の右側に位置し，自分の左腕を患者の頭の上に回して，左手の拇指と示指で隣在歯を固定し，残りの指でオトガイを固定しなければならない．次にヤスリによって口角が削り取られるのを防ぐために，薄い布を幾重にも重ねて口角にあてる．右手にヤスリを把持し，ヤスリをかけようとする歯の部位にこれを持ってゆく．

　左側の同種の歯を分離するためには，左側に位置し，左手の示指と中指で口唇を押し下げ，切歯を固定する必要がある．左手のほかの指でオトガイを固定し，口角を保護したうえでヤスリを右手で把持し，これを手術すべき部位に持ってゆく．

　上顎の切歯を分離するためには，術者は患者の左側に位置し，右手を

患者の頭の上に回し，ヤスリはなおも右手に把持する。一方，左手の拇指と示指は分離すべき2本の歯の先端に持ってゆく。このようにして歯科師は歯と頭を支え，拇指と示指の間にヤスリを通し，すでに述べたようにこれを操作する。臼歯の側から進んでゆくときには，口角に示指を置く前に薄い布を口角にあてておかなければならない。

　右側の犬歯，小臼歯，大臼歯を分離するためには，術者は患者の右側に位置し，左腕を患者の頭の上に回して，左手の示指を下口唇と歯肉の間にに入れ，拇指を上顎右側の切歯の歯冠部[8]の上に置き，残りの指はオトガイを固定するためにオトガイの下にあてる。次に口角を保護し，口角をヤスリの柱身と示指の先で引き離しつつ，右手でヤスリを分離すべき箇所に持ってゆく。

　下顎の切歯，犬歯，小臼歯の長さを減ずるためには，術者はすでに述べたように，タガネに目を刻んだ平ヤスリを使用し，患者の右側か正面に位置する。そして右手でヤスリを把持し，ヤスリをかけたいと思う歯を支えるために，左手の示指を口唇と歯肉との間に入れ，またオトガイを固定するために左手の拇指をオトガイの下にあてる。ヤスリは示指の上を通し，短縮したい歯の上に押しあて，繰り返し小刻みに押したり引いたりする。短くしたい歯にヤスリをかけるときはこの方法によるべきである。

　右側の大臼歯を短縮したいときには，術者は患者の右側に位置し，右手でヤスリを把持し，右側の口角に薄い布をあて，この布のそばにヤスリを通して，削りたい咬頭の上で操作できるようにこの口角を引き離す。左側を手術するときにも，患者の左側に位置し，左手の位置を変え，左手の指の働きを変えさえすれば同じように大臼歯を短縮することができる。

　上顎の切歯や犬歯の長さを減じるためには，術者は患者の右側に位置し，右手にヤスリを把持し，自分の左手を患者の頭の上に回して左手の示指で口唇を押し上げ，中指で歯を支えなければならない。また術者が左腕を患者の頭の上に回し，ヤスリをかけようとする歯の上に左手の示

指を置き，中指を口角にあてるならば，上の姿勢を変えずに右側の小臼歯，大臼歯，および左側の小臼歯，大臼歯の結節すなわち咬頭を削除できる。

　動揺歯がほかの歯よりも長い場合には，この歯を短くすることが必要不可欠である。なぜなら対合歯との咬合によって，この歯はさらに動揺が進み，さらに大きな不調が引き起こされるからである。しかしこのような場合は歯が固定されていないために，短縮することはかなり困難である。このため，蠟がけした糸を数回巻き付けて動揺歯を隣接歯に固定しなければならない。この糸は動揺歯を別の歯に固定するために必要なだけ重ねて巻き付ける。

　この糸を動揺歯に巻き終えたならば，糸の両端を幾重にも自分の指に巻き付けて，これを丈夫な歯のほうに引っ張りながら動揺歯を固定する。しかし，これだけでは固定が不十分であろうから，ヤスリを歯にあてて操作する前に，糸を持っている指の先でさらにこの動揺歯を支える。頑丈な歯と動揺歯との間隔が大きいときには，この隙間を埋めるために，小さな木製あるいは鉛製の引き戸形の留め具[*3]を使う必要がある。これによって歯はより堅固となり，ヤスリをかけることがいっそう容易になるであろう。この種の動揺歯はほかの歯よりも短くなるまでヤスリをかけるべきである。なぜならこのような歯はたえず伸び，またしっかり固定されていない歯槽から簡単に出てしまうからである。

　こうした動揺歯に上手にヤスリをかけるためには，動揺歯の一方の隣接面から始めて，他方の隣接面へと水平方向に，ヤスリのいちばん狭い面を使って削らなければならない。この方法によって手術は速く終わり，また手術による動揺も少ない。

　私はさらに加えて次のことに注意を喚起しよう。つまり歯の長さを均等にするために歯にヤスリをかける人たちの大部分は，普通，歯の先端が，ちょうどカンナで仕上げたように直角に，四角になるようにヤスリ

[*3]　図版 11 の f.5 参照。

をかけている．このような形にヤスリをかけることは悪趣味であろう．なぜなら，そのために歯は以前にも増して大きく見えるからである．それゆえに，動揺歯を望ましい長さにし，切縁を平らにしたあとで，切縁の角にヤスリをかけて，少し丸味を付けるべきである．これによって歯はより短く，より幅が狭く見えるので，歯の形は非常に自然になり，その歯がヤスリで削られたものであると見分けることは困難になる．この場合も，ほかのあらゆる場合と同じく，できる限り自然を模倣しなければならない．

　本章ですでに述べた諸状況を考慮して，ヤスリを用いて短くできたような歯は，切断鉗子を用いても短縮できるであろう．この際，私が先の箇所に記した状況に注意されたい．

　この切断鉗子には2種類ある．一つは側面に刃が付いているもので*4，別の一つは刃が先端に付いているもの*5である．第1のものは，たとえ歯を短くしたり残根を鈍なものにしたいと望んでも，ほかの器具を挿入できるような隙間がない場合に使用する．第2類の切断鉗子は，たとえば高度の齲蝕になった歯体部やその一部を隣在歯を傷付けず，歯根を痛めることなしに除去する必要があるような場合には非常に便利である．このような場合にこれらの器具を適切に用いるならば，術者が対処しなければならない症例や状況に応じて，歯や残根を適切な大きさにできる．

　さらに，ほとんどヤットコのような形をしているが，ヤットコと違って，嘴部（くちばし）の先端が鋭利になっていて，その刃が互いに噛み合い，十分に近づき合うような第2類の切断鉗子を作ることもできる．これは，場合によって，特に舌側が齲蝕になった，または破折した歯の一部分を切除すべき場合にはいっそう便利であろう[12]．

---

*4　図版12参照．
*5　図版13参照．

原綴と訳注

1) 第2版ではこのあとに，「この敏感さは，歯の神経がヤスリをかける部位の近くにあるか否かに応じて強くも弱くもなる」と加筆されている．
2) 第2版ではこのあとに，「しかし，齲蝕がある場合には下顎切歯も分離せずに済ますことはできない．とは言え下顎切歯はほかのどの歯よりも齲蝕になりにくいので，齲蝕のためやむを得ないとき以外は下顎切歯を分離すべきでない．なぜなら，歯相互の間に保たれた隣接と相互支持が，歯を保持し，堅固にして，歯をいっそう長持ちさせる上で大いに役立っているからである」と加筆されている．
3) 第2版では「パリのある歯科師が……作ることに成功した」の部分は，「幾度か試作したのち，口腔の奥にある歯を容易に分離するために適した，屈曲ヤスリを製作することに成功した．このヤスリが申し分のないできであれば安全に使用できる」と削除・修正されている．「パリのある歯科師」とはフォシャール自身のことであろうか．
4) 第2版ではこのあとに，「犬歯や切歯は臼歯と同じではない．たとえ犬歯や切歯がその歯洞の中まで齲蝕になっていても，歯洞までヤスリをかけることができ，たとえ齲蝕が歯の脈管を露出するほどに進んだ場合でも，すべての齲蝕を除去することさえできる．なぜならこれらの歯には歯洞，すなわち管腔は1本しかないので，ここに溢出する体液は手術後間もなく出口が与えられ普通強い疼痛を引き起こさないからである」と加筆されている．なお，フォシャールは本書で覆髄法は述べていない．
5) 第2版ではこの部分は，「前もって適当なヤスリで歯の周囲に小径，つまり小さくほみを付ける必要がある．この小手術ではほとんど疼痛が生じない」と加筆・修正されている．
6) 図版12と13を参照．
7) 第2版ではこのあとに，「歯の長すぎる部分を切り取ったり，除去したのちは，さらにヤスリで磨いて，ほかの歯と同じ外形にする必要があることに注意すべきである」と加筆されている．
8) 第1巻 第1章でフォシャールは「歯冠部」という用語は臼歯に限って用い，ほかの歯については「歯体部」とすべきであると述べているので，これは「歯体部」の誤りであろう．
9) フォシャールの説明不足で，ここでは歯列を外れて舌側寄りにある歯について述べている．
10) 2例の誤り．第1巻 第35章には女性例1例と男性例1例が記載されている．
11) 第2版ではこのあとに，「いちばん厚味のない，すなわちいちばん薄いヤスリは小刀に目を刻んだものであろうが，その目は細かいので，緩やかに腐蝕すべきである．最も厚い，すなわち最も力強いヤスリは，タガネに目を刻んで

作るべきである。それは目立てがより大きく，より深くなければならず，まmたいっそう強い腐蝕を受ける必要があるからである」と加筆されている。
12) 第2版ではこのあとに，「これらの器具は，その扱い方を十分に心得ていれば，長すぎる歯を短くするために非常に適したものであるとは言え，私は何の注意もせずに，たえずこの鉗子を使用し続けているパリの歯科師たちを非難せずにはいられない。私は最近，歯科師の不注意のために歯を破損した人や，歯科師が歯を短縮しすぎたために歯洞を露出するまでになった人を何人か見ている。この歯科師は歯の構造を知らず，また本書の第1巻を読む手間を省いたに違いない」と加筆されている。
13) 第2版の図版12の説明ではこのあとに，「受け腕の端には，もう一方の腕の後端にある鉤状のボタンをはめるためにちょうどよい穴があいた蝶番付きの小部品が付いている。これはこの器具を望むときに閉じたままにしておくためのものである」と加筆されている。

図版10 ここには歯にヤスリをかけるために役立つ四つの器具を図示してある。
f. 1. 小刀に細かい目を刻んだヤスリを全長にわたって示している。これは歯を離開するために役立つ。
f. 2. ノミに目を刻んだヤスリを全長にわたって示している。これは歯の高さを揃えるために役立つ。
f. 3. 小刀形のヤスリの刃を左側に，峰を右側にして示している。これは別のヤスリのための小径を付けるうえで役立つ。
f. 4. 先が少し尖った平ヤスリを全長にわたって示している。これは歯間が十分あいていないとき隙間を拡大するために役立つ。
A. A. A. A. それぞれのヤスリの本体
B. B. B. B. それぞれのヤスリの柄

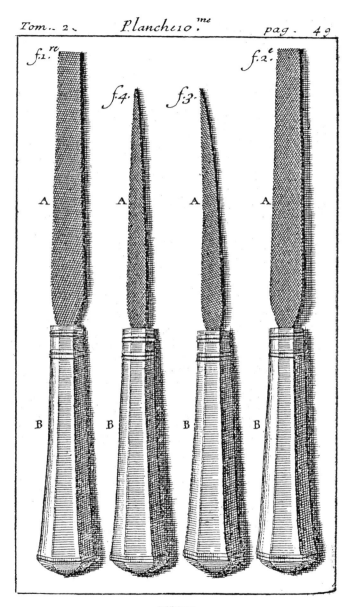

図版 10

図版 11　同じく歯にヤスリをかけるために役立つ 5 種の器具を図示してある。

f. 1.　ラットの尾の形をした丸ヤスリを示している。これは齲蝕部をえぐりとるために役立つ。

f. 2.　クランク状に屈曲したヤスリを示している。これは舌側の歯間部にヤスリをかけるために役立つ。

f. 3.　サルビアの葉と呼ばれるヤスリ。その一方の凸面から見た図を示している。これは歯に切れ込みを入れるために役立つ。

f. 4.　半円ヤスリの凸面から見た図を示している。これは切れ込みを大きくするために役立つ。

　　A. A. A. A. それぞれのヤスリの本体
　　B. B. B. B. それぞれのヤスリの柄

f. 5.　溝付きの留め具を示している。これはヤスリをかけている最中に歯を固定するために役立つ。

Tom. 2.   Planche 11.me   pag. 50.

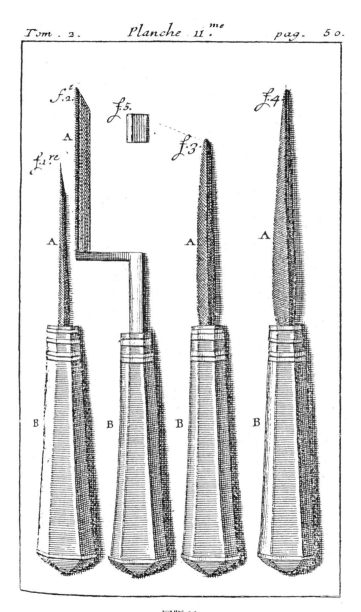

図版 11

図版 12　ここには歯を短くするために役立つ器具を図示してある。
この図は切断鉗子を全長にわたって示している。これは種々の用途に役立つが，歯を短くするためにも好都合である。

　A. この器具の体部
　B. 嘴部の前端，これは彎曲し，先端は尖り，側面には刃が付いている。
　C. この器具の腕あるいは後端
　D. 受け腕に接触しているバネ。このバネは腕を開いたままにしておくために役立つ[13]。

Tom. 2. Planche 12.me pag. 51.

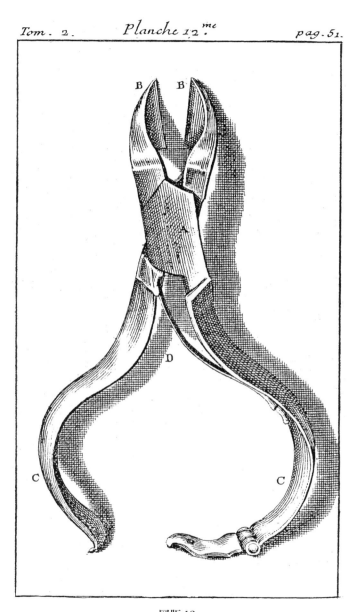

図版 12

図版13 ここには前出の切断鉗子と類似の歯を短くするために役立つ器具を図示してある。

この図にはほとんどヤットコのような形で，前端に刃のある切断鉗子をその全長にわたって示してある。

　A. この器具の体部
　B. 前端にある嘴部の刃
　C. この器具の腕あるいは後端
　D. 鉗子を開いたままに保つためのバネ

Tom. 2.   Planche 13.me   pag. 52.

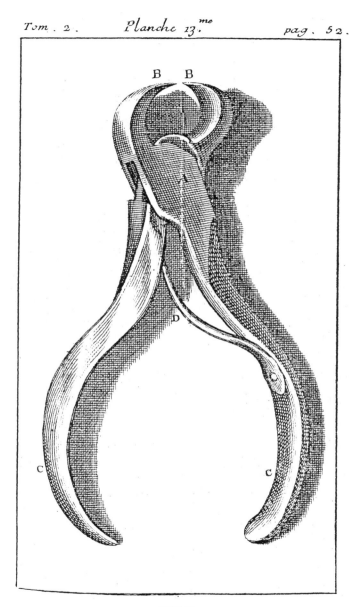

図版 13

第5章

齲蝕になった歯を削る手術をするために便利な諸器具

　歯の齲窩の中に詰まっているものを除去するために，あるいはその齲窩にある齲蝕を削り取るために役立つ器具には4種類ある。私はこれらをその先端が鋭利な刃であるかあるいは尖ったものであるかによって区分している。私は第1類に，一様に先端が4面からなり，これが鋭い先端を形成している器具すべてを分類し，これを角刃錐[1]と名付けている。また先端が3面で形成されているものを第2類とし，これを尖鋭なオウムの嘴形骨膜剥離器[2]と呼んでいる。第3類は先端が鈍なオウムの嘴形骨膜剥離器[3]である。第4類には鋭利な先端が2面で形成されているものを分類し，これを突錐形骨膜剥離器[4]と呼んでいる。

　第1類のものは，時計職人が角刃錐あるいは孔通し錐と呼んでいるものである。私が使う角刃錐の柱身は丸く，そして柄から先端の起始部までの長さは約2.5プス［約67.5 mm］でなければならない。そしてこの先端は約2リニュ［約4.5 mm］の長さがなければならない。

　第2類のものは彎曲した骨膜剥離器で，その先端は二つの小さな斜形ノミによって形成され，骨膜剥離器の彎曲部の上縁を形成する鋭角によって補強されている。この器具は歯の清掃に役立つオウムの嘴にかなりよく似ている。この柱身は第1類のものとほぼ同じ長さで，ほぼ同じ形をしている。

　第3類のものは，先端がより鈍であることを除いて第2類のものに似

ている。

　第4類のものは小さな突錐であるが，その先端をつぶし，次いで，焼き戻して焼きを入れ直す。凹状の側では丸味のある表面を作り，凸状の側では平らな表面を作るが，これらは先のほうで斜断面となり，次いで鋭利な先端を形成する。その硬さは中等度にし，回転砥石の上で磨いて完成させる。この器具の長さは中子と把柄を含まずに，最も短いもので約8リニュ［約18 mm］，最も長いもので約1.5プス［約40.5 mm］にする。

　これら4種の器具の形については，図版14でさらに詳しく説明する。これらの器具は必要に応じて先端がある程度大きく，多少とも尖っていたり，鈍であったり，長かったり，丸味を帯びるようにする。それは齲窩が多少とも広かったり，狭かったり，深かったり，あるいは浅かったりする状況に応じて，より適切に，より便利に挿入するためである。これらの器具はすべて，歯の清掃に役立つ諸器具と同様に，柄に取り付ける。

　齲窩にこれらの器具を挿入して，齲蝕物[5]をたやすく除去したり，鉛を充填するには，開口部が小さすぎる場合は角刃錐を用いて拡大し，齲窩に見合う望ましい大きさにする。歯の表面にある齲窩を拡大したり，削ったり，清掃したりするために，角刃錐，あるいは私が本章のはじめに記した諸器具のどれか一つを使おうと思うときは，手術を施そうとする患者を適当な安楽椅子に座らせて，患者の頭を背もたれに押し付ける。術者は患者の右側か必要があれば患者の正面に位置する。

　術者はこの位置から動かず，また患者の姿勢をも変えずに，歯のいかなる部位をも，すなわち，齲蝕が歯冠部の咬合面または切縁にあろうと，あるいはその隣接面または舌面や頬面にあろうと同じように手術することができる。ただし右側の歯の舌面と左側の歯の頬面は別である。これらの面を手術するためには術者は患者の右側から左側に移らなければならない。

　下顎歯の咬合面あるいは切縁，および側面にある齲蝕の開口部を拡大

するために，角刃錐を使用しようと思う場合，術者は患者の右側に位置して，左手を患者の頭の上から回す．下顎歯の上部の面を手術する場合は口角を薄い布で保護する．そして左手の示指で下口唇または頬を歯から引き離す．また左手の拇指で上口唇を引き離す．次いで歯科師は右手に把持した器具を齲蝕部にあて，そしてこの錐を拇指と示指の間で左から右へ，また右から左へと回す．この方法で齲窩を拡大する．

　下顎右側の歯の唇頬面にある齲窩を拡大するためには，上と同じ位置をとり，左手を患者の頭の上から回して，拇指を下顎切歯の上に置き，示指を歯肉にあてて下口唇を押し下げる．そしてほかの指はオトガイの下にあててこれを固定し，右手に把持した器具で手術を行う．

　下顎左側の歯の咬合面にある齲窩を大きくするためには，術者は患者の右側から左側に移り，下口唇を左手の示指と拇指でつかみ，右手で器具を齲蝕になった部位に持ってゆかなければならない．

　このままの姿勢で，下顎右側の歯の舌面にある齲窩を拡大することができる．

　上顎歯の咬合面あるいは切縁にある齲窩を拡大しようとするときは，術者は患者の右側ないし正面に位置し，膝を地面に付ける．左手の中指で上口唇を押し上げ，下口唇を左手の示指で押し下げる．また器具は右手に把持し，必要があれば口角を保護するように注意する．

　右側歯の唇頬側咬合面にある齲窩を拡張するためには，術者は患者の右側に位置し器具を右手に持ち，左手の拇指で上口唇を引き離し，左手の示指で下口唇を引き離す．

　左側の歯の唇頬面にある齲窩を拡大するためには，患者の左側に位置し，左手の中指で上口唇を押し上げ，左手の示指で薄い布で保護した口角を押し下げ，右手で器具を持たなければならない．この姿勢で，上顎右側歯の口蓋面にある齲窩も同じように拡大する．

　突錐状の骨膜剥離器もまた必要なだけ穴を穿つことによって齲窩を拡大するために役立つ．この骨膜剥離器はまた齲窩に詰まっている物質を除去するためにも役立つ．尖ったオウムの嘴形の，あるいは鈍なオウム

の嘴形の骨膜剥離器も同様にこうした物質を削り除去するために役立つ。これらは場合に応じて同じように使用できる。また術者は必要に応じて患者の右側，左側あるいは正面に位置する。

　これらの器具のいずれかを用いて下顎歯の齲窩をさらに拡大したり，あるいは齲窩を満たしている物質を除去したいと思う場合は，まず右側臼歯の咬合面あるいは側面にある齲窩から始める。術者は患者の右側に位置し，口角を左手の中指と示指で引き離し，右手で器具を齲蝕になった部分に持ってゆく。

　もし齲蝕が，上で教示した姿勢では容易に除去できないような位置にあるならば，左腕を患者の頭の上から回して，左手の拇指と示指で隣在歯をつかみ，残りの指はオトガイを固定するためにオトガイの下へ持ってゆかなければならない。この姿勢をとれば，この齲蝕を首尾よく除去できるであろう。

　同じ臼歯の頬面にある齲窩に詰まった物質を除去したいときには，歯から頬を引き離すために左手の示指を頬の内側面に持ってゆき，左手の拇指は頬の外側面に持ってゆく。一方，器具は右手に把持して齲蝕部位に運ぶ。

　この姿勢を保ったままでは齲蝕物を容易に除去できない場合は，すでに述べたように，左腕を患者の頭の上から回す。

　犬歯や切歯の歯冠部[6]の切縁，隣接面，および唇面にある齲蝕に対しては，左腕を患者の頭の上に回し，左手の中指で口唇を押し下げ，必要があれば左手の拇指で齲歯を支え，残りの指はオトガイを固定するためにオトガイの下へ持ってゆく。

　左側の臼歯の咬合面，隣接面および舌面にある齲蝕物を除去するためには，左腕を患者の頭の上に回し，左手の示指を下顎の歯肉にあてて下口唇を押し下げる必要がある。そして左手の拇指は上顎の歯肉にあてて上口唇を押し上げる。一方，器具は右手で齲蝕部位へと運ぶ。必要があれば口角を保護するように注意する。

　齲蝕が左側臼歯の咬合面にあるときには，患者の左側に移り，左手の

示指を口角に運んで頬を外側に引き離し，左手の残りの指はオトガイの下に運んでこれを固定する．一方，器具は右手で齲蝕部位へと運ぶ．口角を保護しておかなければならない．

　同じ姿勢のままで，下顎右側歯の舌面にある齲蝕物を除去することができる．

　上顎歯すべての咬合面ないし切縁にある齲窩，および上顎大臼歯の隣接部を清掃しようとするときには，患者の右側に位置し，膝を地面に付け，左手の示指で下口唇を押し下げ，左手の中指で上口唇を押し上げ，そして器具は右手で齲蝕部位に運ぶ必要がある．

　上顎歯すべての唇頬面，小臼歯，犬歯や切歯の隣接面を手術するためには，術者は患者の右側に位置し，左腕を患者の頭の上に回し，器具を右手で把持して，上口唇を左手の示指で持ち上げ，また左手の中指を手術する歯の切縁ないし咬合面に押し付ける必要がある．

　この姿勢を変えずに左側を続けて，また必要ならば右側から左側へ移って，手術することもできる．また口角を保護し，さらに必要なときには口角を歯から引き離す．

　この姿勢で上顎右側の歯の口蓋面にある齲蝕物を除去することができる．

　齲窩を上に説明したように十分に清掃したならば，鉛を充填する前に，齲窩の中に適切な器具を用いて小さな綿栓を入れて，湿気を吸収させ，また，剥がされはしたものの，これまでの器具では除去できなかった物質を，言わば掃き出す必要がある．

　また齲蝕の中には非常に浅く，その開口部が非常に大きいので桂皮油を浸した綿を齲窩に保持できないようなものがある．この場合には齲窩を骨膜剥離器で削ったり，ヤスリをかけなければならない．また齲窩があまりにも敏感であれば，これを焼灼しなければならない．

原綴と訳注

1) foret à ébiseler

2) rugine pointue en bec de perroquet
3) rugine mousse en bec de perroquet
4) rugine en alêne
5) matiere cariée，現代仏語では"matière"。
6) 第2巻 第4章の訳注8) 参照。

図版14 ここには齲蝕を削り取るために役立つ4種の器具を図示してある。
f.1. 角刃錐を,その全長にわたって示している。
　　D. 角刃錐の斜形ノミの先端
f.2. 先が尖ったオウムの嘴形骨膜剥離器の側面図を示している。
f.3. 先が鈍なオウムの嘴形骨膜剥離器の側面図を示している。
f.4. 突錐形の骨膜剥離器の側面図を示している。
　A.A.A.A. それぞれの器具の柱身
　B.B.B.B. それぞれの器具の柄
　C.C.C.C. これらの器具の彎曲した先端部

Tom. 2. Planche 14.me pag. 64

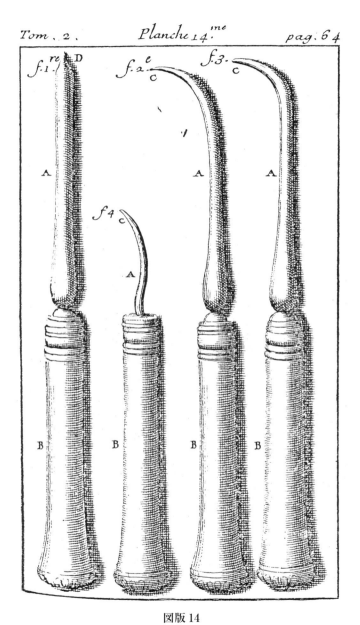

図版 14

第6章

歯に鉛を充填するために役立つ諸器具および首尾よく実施するために必要な諸注意と諸状況

　深い齲窩に鉛を充填することが，齲蝕がそれほどひどくない齲窩への鉛充填と同じくらい大切であることを知ることは無駄ではない。これによって齲窩が埋められるので，歯にいっそうの強度を与え，空気が齲窩に入ることを防ぎ，また食物の一部が齲窩の中に貯留することを妨げる。齲窩に鉛を挿入し，はめ込むために役立つ器具には3種類ある[*1]。
　第1の器具は柱身が丸く，円柱に円錐を重ねた形であり，その先端は彎曲して鈍である。
　第2の器具は第1のものと同じ柱身を持ち，その先端はより鈍で，より彎曲が強い。この2種類の器具の中には，全体の大きさに応じて先端が多少とも丸味を帯びていたり，彎曲の度合いが違うものがある。
　第3の器具の柱身は四角く，先端では丸味を帯びて，直角定規状に曲がっている。
　第1および第2の器具は先導突き棒[1]と呼ばれ，第3のものは直角定規形突き棒[2]と呼ばれる。これらの器具は歯を削磨するために役立つ器具と同様に把柄に取り付ける。ただし突き棒の中子は丈夫でなければならず，また柄巻[3]によって保護され，柄の中にいっそうよく組み込まれるように十分長くなければならない。さらに中子は柄にパテで十分固定

[*1]　図版15参照。

する必要がある。これらの諸条件はきわめて重要である。なぜなら口腔に使用する器具すべての中で，歯に鉛を充塡するために用いられる器具ほど柄が弱るものはないからである。これらの器具は鉛を挿入し，圧迫するために，種々の方向に加えざるを得ない力に耐えなければならない。それゆえ，これらの器具はそれだけいっそう柄の中に十分固定し，また，はめ輪で十分保護する必要がある。これらは非常に有用な器具であるとは言え，これ以上述べるべきことはない。

先導突き棒は齲窩が小さいとき，鉛を挿入し，はめ込み，押し込むために役立つ。そして齲窩が大きいときは，鉛を差し込むためだけに用いられる。それゆえ先導突き棒は，異なる用途に合わせるために，先端が鈍なものと鋭利なものを所持しなければならない。

直角定規形突き棒は，齲窩が大きすぎない限り，また齲窩にたやすく鉛を挿入し圧迫できる限り，鉛を押し込むことだけに使用する。この突き棒の柱身には4面あり，上面は手術をする歯の対合歯の支えとして役立つ。齲蝕が歯冠部の咬合面にある場合，対合する顎の歯がこの突き棒の上面を圧迫することによって，差し込んだ鉛を押し込むために役立つ。

齲窩を充塡するために，鉛や錫箔よりも金箔を好んで使用する人たちがいる。もし充塡の際に鉛や錫箔が金と同じ性能を示し得ないならば，私は金箔の使用に何ら反対しないであろう。それゆえ，私はこれらの材料のいずれを選ぶかは，それを使いたいと望み，そのために支出しようとする人の選択に任せている。薄い錫箔は鉛よりも好ましい。それは鉛のほうが早く黒くなり，あまり長持ちしないからである。ともあれ齲窩を充塡するためにはこの二つは金よりも好ましい。なぜなら錫や鉛は金よりも齲窩の中の凹凸になじみ，適合するので，齲窩が徐々に侵されてゆく危険が少ないからである。加えて金は高価であり，世間の人たちすべてがこのために支出する気があるわけではなく，またそうできるわけでもない。しかし，金には大きな治療効果があるという見解を信じ切っているような人たちは，その趣味に合わせて，金を充塡に使う術者を見付けて来た。しかし，実際にはその人たちは，自分たちにとって少しの

価値もないものに高い代価を支払わされたのであった．と言うのは，ここに使用された金と称するものは，サフラン，テラ・メリタ[4]，アナート[5] およびシオウ[6] を火酒あるいは酒精の中に入れ，熱い灰の上にかけて作った染料によって金色に着色した錫箔，あるいは鉛にほかならないからである．しかし，この詐欺を長い間隠し通すことができなかったので，次は錫箔，あるいは鉛箔の両面に金箔を付け，これに対して純粋な金としての代価を支払わせたのであった．

　鉛や錫は前もって箔に伸ばしておかない限り，齲窩を充塡するためには使用できない．これらの箔を下記の場合に使用するためには，3種類の箔を所持していなければならない．第1のものは紙と同じ厚さのもの，もう一つはこれより少し薄いもの，第3の箔は第2のものよりさらに薄いものである[7]．

　この鉛を齲窩に挿入するためには，鉛箔を齲窩の大きさに応じて，ある程度の長さと幅をもった小片に切る．充塡のために使用する箔片が幾枚にもなることはできる限り避ける．それは鉛箔の小片が連続的で，同一の箔であるときのほうがよりよく保持され，より長持ちするからである．

　齲歯が敏感であったり，その体部が脆弱であったり，あるいは鉛を保持することがむずかしいときには，いちばん薄い鉛箔あるいは中間の厚さのものを用いて充塡しなければならない．反対に疼痛がまったくないか，あるいはほとんどない場合，または歯が丈夫である場合にはいちばん厚い箔を用いなければならない．厚い箔は上手に塡入すればほかのものよりも長持ちするし，また硬い食べ物を噛んでも飛び出しにくい．20年も30年も少しも悪くならずに鉛充塡されたままの歯が実際に見られるのである．

　下顎犬歯や切歯の切縁や唇面や舌面に鉛充塡しようと思うときには，術者は患者の右側あるいは正面に位置する．左手の示指で口唇を歯から引き離すか，口角を引き離し，この指を鉛充塡したいと思う歯の上まで進める．鉛箔の小片の一方端を示指と齲窩の間に置き，いちばん好都合

な器具を使って齲窩の中に鉛を押し込む。この際に器具は右手に把持し，鉛を押し込みながら，鉛箔が齲窩の外縁上に残るようにときどき注意する。齲窩に入れた鉛の上を器具で押してできるだけ鉛を圧迫する。齲窩があまりにも敏感であるときには，鉛を軽く押すだけに留め，単に鉛を齲窩に塡入し，短期間ここに保持させるだけにする。そして1日ないし2日後に，これを押し込み，疼痛が増強しなければ，箔が十分に圧迫され，整えられるまで押し続ける。このようにして，疼痛を起こさず，あるいは疼痛を軽減しつつ，歯の敏感な部分を鉛の圧力によりよくなじませられる。

　鉛が挿入されて齲窩が充塡されたとき，最も尖鋭な突き棒をとり，これを右手に把持して鉛に突き刺し，多少深目の小さな穴を多数穿つ。これはさらに先端が鈍い突き棒で圧迫し押し込んで，鉛をいっそうよく齲窩の隅々に適合させ，固着させ，はめ込むために行うのである。これは齲窩の外縁上にのせてあった鉛をすべて中央部に折り込みながら行う。これを行ったのち，最も都合のよい突き棒を用いて鉛の表面を均一にして磨き，不均等な部分が残らないようにする。そしてまた充塡した齲窩の外縁の高さを鉛が超えないように注意する。

　下顎の左側や右側にある臼歯の咬合面，および右側の下顎歯の頬面に鉛を充塡する場合には，患者の右側あるいは正面に位置しなければならない。私が上に述べた諸状況に注意し，またさらに必要であれば，手術しようとする患者の頭の上から左腕を回す必要がある。左側臼歯の咬合面に鉛充塡するためには，左手の示指で鉛を固定するか，鉛充塡すべき歯が口腔の奥にある場合には，口の外に出ている鉛箔の端を左手の拇指と示指で保持しなければならない。

　左側の大臼歯の齲蝕は普通，非常に口の奥まったところにあるので，手術する際には口角を引き離し，また鉛箔の小片の端を充塡したいと思う齲窩の上によりよく固定するために，左腕を患者の頭の上から回さなければならない。左手の示指がこの二つの役目を果たす。つまりこの指は鉛箔の小片を保持すると同時に口角を脇によける。そして左手のほか

の指はオトガイを固定するためにその下にあてがう。

　上顎切歯や犬歯の切縁に鉛を充填するためには，患者の右側に位置し，左腕を患者の頭の上から回し，鉛充填すべき歯の左側にある歯の上に左手の中指を運ぶ。左手の示指で口唇を押し上げ，一方器具は右手で操作して，これらの歯に，上に述べた歯と同様に鉛充填する。齲蝕が歯の隣接面あるいは唇面にある場合には，上口唇を左手の拇指で押し上げ，左手の示指で問題の歯を固定し，上と同じ手順で行う。

　齲蝕が歯の咬合面にある場合は，患者の右側に位置し，膝を地面に付ける。上唇を左手の示指で押し上げ，左手の拇指は鉛充填すべき歯の右隣にある歯の上に置く。そしてこの姿勢で鉛を填入する。この姿勢はいつでも都合がよいとはかぎらないので，立ち上がって左腕を患者の頭の上から回して，鉛を十分に圧迫し，押し込んで問題の歯の鉛充填を完了する。

　上顎の左右にある臼歯の咬合面に鉛を充填するためには，患者の右側あるいは正面に位置し，膝を地面に付けなければならない。

　上顎右側の歯に鉛を充填するためには，上唇を左手の中指で押し上げる。次いで口角を左手の示指で引き離す。鉛を齲窩に挿入したならば，立ち上がってこれを圧迫する。左腕を患者の頭の上から回し，左手の中指を鉛充填すべき歯の隣在歯の上に置く。そして左手の示指で口唇を押し上げ，右手で器具を運び問題の歯に鉛を充填する。同側の歯の隣接面に鉛を充填する必要がある場合には，上述した姿勢がこの目的のためにも便利である。

　上顎左側にある歯の咬合面に鉛を充填するためには，膝を地面に付け，左手の拇指で切歯の上に置く。左手の示指で上口唇を引き離し，右手に把持した先導突き棒で鉛を挿入する。次いで立ち上がって左手を患者の頭の上から回して，左手の示指で上口唇を押し上げる。左手の中指で下口唇を押し下げ，口角を引き離す。このままの姿勢がまた，同じ上顎左側の歯の内面および外面に鉛を充填するためにも都合がよい。

　上に述べた諸方法が齲蝕の進行を食い止めるために最も効果的である

とは言え，また歯の周囲にある異物の悪影響を防ぐものであるとは言え，時に疼痛が持続するためにこの鉛を除去せざるを得ないことがある。通常この痛みは鉛を除去すると間もなくやむ。

鉛充塡した歯から鉛を除去したいと思う場合は，齲蝕を除去するために使用した小さな骨膜剥離器を利用する。歯に鉛を充塡したときと同じ位置をとり，左手の指は鉛除去を必要とする齲蝕の位置に応じて，鉛充塡したときと同じ働きをする。

齲歯を治療するために私たちが利用できるあらゆる技術を用いても，疼痛が再発したり，持続する場合，また，さらに齲蝕が深いと確信される場合には，第 1 巻 第 12 章に記した諸状況に注意し，第 2 巻 第 10 章に教示する予定の手術方法に従って，歯を抜去する以外にとるべき方策はない[8]。

原綴と訳注

1) souloir introducteur
2) souloir en equerre．現代仏語では "équerre"。
3) 第 2 版では，フォシャール自身が「中子を把柄の中に止めるために，柱身と中子との間に作られている一種のボタン」という注を付けている。
4) terra merita，ウコンの根を粉末にしたもの。
5) rocou，ベンの木の実からとる橙紅色の染料（『仏和大辞典』白水社）。
6) gomme gutte，シオウの木からとる黄色の樹脂（『仏和大辞典』白水社）。
7) 第 2 版では，このあとに「穴のあいた，つまり齲蝕になった歯を詰めるという意味で私がしばしば鉛充塡する（plomber）という語を使っているとは言え，錫箔のほうが好ましいのである。なぜなら鏡製造業者は鏡に張り付けたり，色調を与えるために錫箔を用いているからである。常に最も薄い錫箔を選ぶべきである」と加筆されている。
8) 第 2 版では，このあとに「本章を終える前に以下のことを注意しておきたい。歯に空洞ができたとき，鉛を充塡するために齲蝕をすべて除去する際に，時として歯の神経を露出したり，器具が神経に触れたりすることは避けられないということである。これは歯に引き起こされる疼痛によってわかるが，歯の血管から流れ出る少量の血液によっていっそう明らかに認められる。(中略)このような場合には，遅滞することなくこの歯に鉛を充塡しなければならない。もし体液が一度この齲窩を通って流れることに慣れてしまうと，もはや

溢れ出る体液を留められなくなるであろう。そうなると体液は齲窩を閉塞するか，あるいはきわめて疼痛の強い膿瘍を形成することになり，鉛はもちろん歯さえも抜去せざるを得なくなるであろう。これは上に述べたことを実行することによって回避できる」と加筆されている。

図版 15 ここには歯に鉛を充填したり，歯を矯正したりするために役立つ5種の器具を図示してある。
f. 1. 最も尖鋭な先導突き棒の側面図を示している。これは最も小さな齲窩に鉛を填入し，圧迫し，押し込むために役立つ。
　　C. 最も尖鋭な先導突き棒の先端
f. 2. 先端が鈍な先導突き棒の側面図を示している。これは上とほとんど同じ用途に用いられる。
　　D. 先導突き棒の鈍な先端
f. 3. 直角定規形突き棒の側面図を示している。これは主として齲窩に鉛を押し込み，圧迫するために役立つ。
　　E. 直角定規形突き棒の屈曲部
　　A.A.A. 各器具の柱身
　　B.B.B. 各器具の柄
f. 4. 両端に2個ずつ孔のあいている銀の板を示している。これは歯を矯正するために役立つ。
f. 5. 別の彎曲した撥形の銀板を示している。これは上とほとんど同じ用途に利用される。

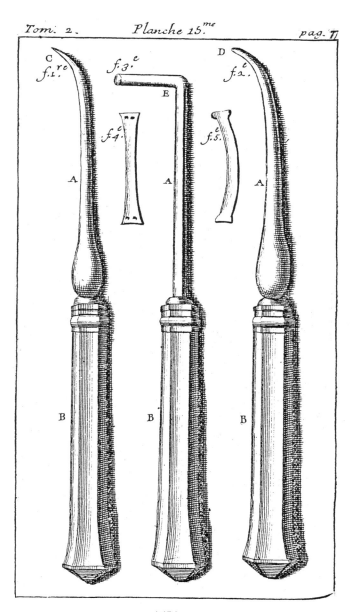

図版 15

第7章

歯を焼灼する方法

　歯が激しい疼痛を引き起こしていて，その他の治療法を用いても効果がない場合には，前もって齲窩の中にある物質を除去したのち，齲蝕を焼灼しなければならない。そのあと焼痂を改めて取り除き，桂皮油に浸した綿を齲窩に詰める。次いで，前章で教示した方法に従って，この歯に鉛を充塡する。

　齲蝕を焼灼するために私が使用している器具は3種類ある[*1]。ここで話を中断して昔の器具を批判することはやめにして，次のように述べておこう。編み物針のように長い真鍮線の先端は，ある程度彎曲したり，多少とも尖ったり，あるいは鈍であっても同様の効果をあげられるうえ，人々が今までに考え付いたあらゆる器具よりも便利である。またこれらは齲蝕によって作られたさまざまな大きさの穴によりよく合わせられるように，種々の大きさのものが必要である。

　大きくて深い齲蝕はその全体にわたって，3回でも4回でも，さらには5回でも焼きゴテをあてて焼灼しなければならない。

　浅い齲蝕には焼きゴテを1，2回あてて，十分に焼灼する。また齲蝕が非常に深く，激しい疼痛を引き起こしている場合，また疼痛が再発したり，増強したりして齲蝕物をすべて除去できない場合には，そこにも

---

*1　図版15参照。

う一度焼きゴテをあて，齲蝕物を除去するように努力しなければならない。もし疼痛が何日も続くならば，その歯を抜去する以外にとるべき方策はない。

　焼きゴテを下顎切歯，犬歯，小臼歯の齲蝕に対して使用しようとするときには，それが切縁や咬合面にあろうと，唇面や頬面にあろうと，隣接面にあろうと，患者の右側あるいは正面に位置し，必要があれば左手の示指と中指で口唇と頬を歯から引き離さなければならない。そして器具は右手で把持する。

　下顎右側の大臼歯の咬合面あるいは頬側面を焼灼するためにも，上に述べたような位置をとる。前もって頬と焼灼すべき歯の間に小さな金属板*2をあてておき，口角を歯から引き離す。肉質部分を焼かないようにこの注意をするべきである。この小金属板は内側に少しくぼみ，外側に凸状になっていなければならない。これは銀製，あるいは白鋳鉄製で，匙に似た形に仕上げなければならない。

　齲蝕が下顎左側の大臼歯の咬合面あるいは頬側面にあるときには，左腕を患者の頭の上から回して，左手の示指で固定している小金属板で口角や頬を歯から離す必要がある。器具は右手に把持し，これを焼灼すべき齲窩の中に上から下へと運ぶ。

　齲蝕が上顎歯および下顎歯の隣接面にある場合には，多くの場合，ヤスリで歯間を離開しない限り焼灼できない。

　私は，齲蝕が歯髄腔にまで達しているにもかかわらず，切歯や犬歯に焼きゴテを用いる方法によって，多くの場合，疼痛が消退したり，あるいはかなり軽減することを観察した。

　上顎右側にある切歯や犬歯の切縁，小臼歯や大臼歯の咬合面を焼灼するためには，患者の右側あるいは正面に位置する。そして膝を地面に付け，左手の示指で固定している小板を用いて口角を歯から引き離す。一方，焼きゴテは右手で齲蝕部位に斜め方向から運ぶ。

（348頁に続く）

---

*2　図版15, f.4参照。

図版16 ここには歯を焼灼するために役立つ4種の器具を図示してある。
f.1. 彎曲し両端が尖っている焼きゴテを示している。
　A. 体部
　B. B. 先端が尖った彎曲部。互いに反対方向に向いている。
f.2. 別のまっすぐで先端が尖った焼きゴテを示している。
　C. 体部
　D. D. 尖った先端
f.3. 両端が彎曲してはいるが，先が丸い3本目の焼きゴテを示している。
　E. 体部
　F. F. 彎曲した先端
f.4. 匙の形に似た銀の板。これは歯を焼灼しているとき，その近隣部を灼熱の作用から守るために役立つ。
　G. 板の凹部
　H. 平たい柄

Tom. 2. Planche 16.me pag. 84

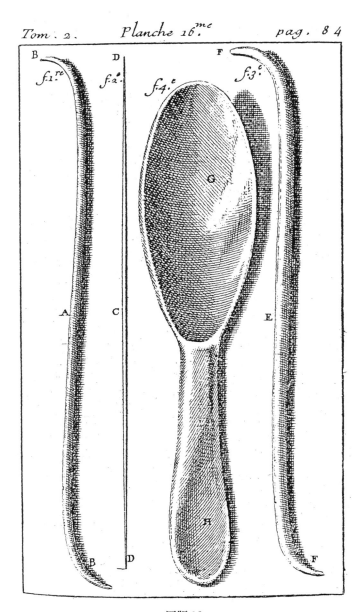

図版 16

上顎歯の口蓋面を焼灼するためには，同様に膝を地面に付け，上に述べたように小金属板を使用する．

　右側臼歯の頬側面を焼灼するためには，口角と頬の内面を左手の示指で固定した小金属板を用いて焼きゴテの作用から守る．

　切歯や犬歯の唇面を焼灼するときには，左腕を患者の頭の上から回して，下口唇を左手の中指あるいは示指で押し下げる．そして上口唇は左手の示指，あるいは拇指で押し上げる．

　左側にある臼歯の頬面およびその咬合面を焼灼するためには，上と同じ姿勢をとり，同様に小板で口角と頬を保護し，一方，焼きゴテは右手で齲蝕になったすべての部位にあてる．口腔の左右にある臼歯を焼灼する必要があるときはいつでも，この小板を使用するように注意しなければならない．これによって歯を焼灼している際に，一方では舌を焼き，他方では頬を焼く危険に曝されずに済むからである．この小金属板がない場合には，コーヒー用の匙を利用することもできる．

　焼きゴテをあてるだけでは齲蝕を治療するためにも，また永久に齲蝕の進行を止めるためにも，必ずしも十分ではないうえに，空気が齲窩に作用して齲窩を増大させ，また変質したうえに食物と混合した唾液が齲蝕をさらに進行させる原因となるので，この歯に，先に教示したように，鉛充塡しなければならない[1]．

原綴と訳注
1) 第2版では，このあとに「しかしながら歯があまりにも敏感で，痛む場合には，鉛充塡するために適した時期が来るまで，少なくとも齲窩に栓をするか，あるいは綿球を詰めておかなければならない」と加筆されている．

第8章

彎曲歯，位置異常歯，脱臼歯，および歯を矯正し，固定し直すために役立つ器具と手術法

　乳歯を適切な時期に抜歯しない場合，乳歯が永久歯に作用してさまざまな形をとらせることがある．つまり永久歯を醜い形に変えたり，彎曲させたり，唇側や，舌側に傾けたり，近遠心側に傾けたりする可能性がある．このために，さらに永久歯の隣接面が外側に捻転したり，あるいは内側に捻転したりすることも起こりうる．このため多少とも醜い変形が引き起こされることがある．

　激しい打撃や衝撃もまた，子どもの場合と同様に大人でも，位置異常の原因となることがある．位置異常をすべて予防するために必要な，あるいは位置異常が発現したときに，それを治療するために必要な方策は後続の章で教示する．

　上で述べたような位置異常になる歯は切歯と犬歯である．臼歯はこの障害を受けにくく，またせいぜい舌側か頬側に傾斜することがあるだけである．それはその大きさのためと，臼歯が歯槽の中により強固に結合しているためである[1]．

　ある位置異常の歯がほかの歯の配列に害を与えている場合や，その歯が歯列から外れている場合，舌や頬を傷付けている場合，また歯の異常な形のために見る者を驚かす場合，この歯を歯列の中に戻せない場合には，必ずこの歯を抜去しなければならない．反対に位置異常の歯をいくらかの空隙を利用して歯列の中に戻せる場合には，この歯にヤスリをか

けて，できる限り矯正する。しかしヤスリではこの歯を隣在歯と同じ配列にするためには不十分である場合は，指を用いたり，普通の糸や絹糸，あるいは小さな板すなわち金製，銀製，その他の適切な材質の薄板を用いたり，さらにはペリカンや直鉗子[*1]を用いたりして首尾よく実施できるであろう。これらの方策のいずれによっても首尾よく行えないときには，厄介な結果を予防するために，その歯の抜去をためらうべきではない。

　私は彎曲歯や，位置異常歯が少しずつ舌や頬を穿ち，多少とも形が異常な潰瘍や危険な潰瘍を作り出すことを何度も見ている。

　患者を適当な安楽椅子に座らせたのち，矯正を必要とする歯の位置を正す前に，その歯にどのような位置をとらせるべきかを調べなければならない。このためには，手術を受ける患者に口を開けたり閉じさせたりさせる。まずはじめに，彎曲歯あるいは傾斜歯が隣接するまっすぐな歯よりも長くはないか，あるいは幅が広くないかを調べる。もし矯正すべき歯が長すぎるか，幅が広すぎる場合は，矯正を試みる前に，まっすぐな歯より，伸び過ぎている部分をヤスリで削る必要がある。もし対合歯が過剰に長くなっていれば，この歯が顎の運動時に，矯正した歯にぶつかるようなことがないように，対合歯にもヤスリをかける。この注意によって，位置異常の歯が，矯正が完了する前に元の位置に押し戻されることは回避できるであろう。

　誕生から10-12歳までの子どもたち，さらには15歳までの者の歯を削るためにヤスリを使用する場合には，子どもの歯の繊細さを考慮に入れるべきであり，歯にヤスリをかける方法を扱った本巻 第4章で述べたことを，ここで思い出す必要がある。

　若い人たちの歯は成人の歯よりもはるかに矯正しやすい。それはこの年齢では彼らの歯根が小さいと同時に，歯根を包んでいる部分がすべて柔軟であるためである。それゆえ，はじめに指での矯正を試みる必要が

[*1] 図版20, f.1参照。

ある。そしてこの矯正は1日のうちに何度となく繰り返して行う。

　歯が唇頬側，あるいは舌側に傾斜している場合，これを矯正するためには指では不十分なので，糸または蠟がけした絹糸をとり，これを幾重にもしてその中央部をまっすぐで，頑丈な2本の隣在歯の隙間に押し込む。次いでこの糸の両端をつまみ，一方の端を舌側から唇頬側へ通し，他方の端を唇頬側から舌側へ通して糸をまっすぐな歯と傾斜歯の間で交差させる。次いで傾斜歯と，もう一方のまっすぐな歯との間に糸を唇頬側から舌側へ，舌側から唇頬側へ通して締め，さらに同じようにして，このまっすぐな歯を締める。こうして繰り返し糸を交差させながら必要なだけ巻き付ける。糸が傾斜歯の上を通るたびに，歯の矯正が容易になるような具合に糸をあてることに注意する。これは傾斜歯の上にあてた部位に糸を十分に締めることによって，またこの歯の上を，糸の両端を一緒に，または糸の一端は舌側を，他端は唇頬側を通して，幾重にも巻くことによって，首尾よく行うことができる。この糸は週に2，3回，必要があればこれより頻回に新しくする。

　歯の傾斜が大きすぎて，糸ではこの歯をしかるべき部位に保持できない場合は金製，あるいは銀製の薄板[*2]を使う必要がある。この薄板の長さは，傾斜歯の両側にある2本のまっすぐな歯を含む長さを超えてはならず，またその幅は，この薄板をあてるべき歯の高さよりも小さくなければならない。この薄板は硬すぎても軟らかすぎてもいけない。そしてこの薄板の両端に，2個の孔を並べてあける。両端の2個の孔のそれぞれに糸の両端を通す。次いでそれぞれの糸の中央部にループを作る。そして歯が舌側に傾斜している場合には薄板を舌側にあて，歯が唇頬側に傾斜している場合には薄板を唇頬側にあてる。続いてすぐそばのまっすぐな歯に，近くにあるほうの糸の両端を巻き付ける。この糸は，薄板が外側にあれば唇頬側から舌側へ，薄板が舌側にあれば舌側から唇頬側に通す。さらにこれを幾重にも交差させて巻き，これらの糸を結んで止

---

*2　図版15のf.4，f.5参照。

める。

　薄板の一方の端を固定したのち，この薄板の圧迫力と支持力によって一定時間ののちに傾斜歯が矯正されるように，やさしく歯に薄板をあてて，他端も同じように固定する。

　この薄板の両端に孔をあける代わりに，切れ込みを作ることもできる。なぜなら一度この切れ込みに糸を巻き付けると，糸は薄板にしっかり保たれるためである。薄板に切れ込みを作った場合には，糸を上下の切れ込みの中央で結んだうえで，薄板を歯にあて，切れ込みの部分があてられている歯の周りに，すでに述べたように，糸を互いに逆方向に巻き付ける必要がある。

　もし舌側に傾斜している歯が2本あり，その間にまっすぐな歯が2本ある場合には，薄板を唇頬側にあて，2本の傾斜歯の周りに糸を巻き付ける。これらの糸を同様にして薄板の左右端にも巻く。これによって舌側に傾斜した2本の歯は唇頬側に行くように強制される。もし1本の歯が内側に傾斜し，もう1本の歯が唇頬側に傾斜しているならば，1枚の薄板を唇頬側にあて，もう1枚を舌側にあて，この2枚の薄板の両端を，2本の傾斜歯の左右に隣接する2本のまっすぐな歯とのそれぞれ最初の歯間で結び合わせる必要があろう。この方法によってこれらの歯は矯正されるであろう。

　さらにこうした歯を1枚の薄板だけで矯正することもできるが，この際，薄板は2本の傾斜歯の間にある距離よりも長くなければならない。この場合は薄板を唇頬側にあて，一方の端を，唇頬側に傾斜した歯の何本かのまっすぐで頑丈な隣在歯に結び付ける必要があるためである。この薄板の一端を結び付けたならば，この薄板を傾斜歯に近寄せる。これによって傾斜歯は舌側に行くように強制される。このとき，もう1本の紐で薄板の他端を舌側に傾斜した歯に固定して，この歯を外側によせるように努力する。

　薄板は歯が傾斜している側からあてるべきであると述べたとは言え，この薄板を舌側にあてることは，患者が話をするために苦労したり，舌

に不都合生じたりするといけないので，できる限りこれを避けなければならない。

　金製あるいは銀製の薄板は，はじめに一端を2，3本のまっすぐな歯に固定し，他端を傾斜歯に水平にあて，上で述べたように，傾斜歯を唇頰側に持ってゆくならば，唇頰側からあてても舌側に傾斜した歯を矯正することができる。この薄板は上に述べたものと少しも変わらず，また糸の止め方は上で教示したものと同じである。したがって，この手術が上記のものと異なる点は薄板と糸のあて方だけである。

　歯が近遠心側に傾斜してほかの歯と少し重なっている場合には，薄板を用いずに，糸だけで歯を矯正することができるが，この際に，傾斜している側の歯体部中央に糸をかけ，この糸の両端が，傾斜歯とこれを近づけようとするまっすぐな歯との歯間空隙で交差するように通す。次いでこのまっすぐな歯を，同じように交差させながら持って来た糸で締める。そして幾度も傾斜歯とまっすぐな歯の上を通して巻き，そのあと糸の両端を結ぶ。

　傾斜歯の隣のまっすぐな歯が，糸や薄板から必然的に受ける力に対して十分に耐えられない場合には，まっすぐな歯を何本か利用しなければならない。なぜなら2本の頑丈な歯はただ1本の歯よりも大きい力を持つからである。

　さらに隣接する，まっすぐな歯の歯列から外れずに，近遠心側に傾いている歯がある。この場合，傾斜歯の切縁は，正常な歯の切縁よりも，また傾斜歯の切縁を除く歯体部や歯根部よりも，まっすぐな隣在歯から大きく離開している。この場合には次のような方法で，糸を用いて傾斜歯を矯正することができる。

　こうした歯を矯正するためには，糸を歯が傾斜している側の中央にあてる。続いてこの糸の両端を，この傾斜歯を近づけたいと思う，まっすぐな歯との隙間で交差させる。この糸の両端を同方向に引き，これらを歯が傾斜したほうの側面上で交差させてから糸を戻す。そしてこの糸を十分に締め，同じ部位を3，4回通したのちに，糸の両端を近づけて，まっ

すぐな歯と傾斜歯との隙間に通す。これは糸を幾重にも通して，はじめに巻き付けたところをいっそう強く締め付け，傾斜歯をより早く矯正できるようにするためである。巻き終えた糸は，互いに寄せてから結ぶ。

　さらに別の傾斜歯があった場合には，同じ方法で処置を進めて歯を矯正するが，この際，歯の傾斜に逆らって矯正するので，用いた糸を十分に引っ張るように常に注意する。糸を歯にあてる際に滑るようなことがあれば，別の歯に糸をかける前に，巻いた糸を固く締める必要があろう。この糸を固く締めるためには，糸の一方の端で，最初に歯体部の周囲に巻いた糸の上をもう一度巻けばよい。

　1本ないし数本の近遠心側への傾斜歯に隣接して舌側あるいは唇頬側に傾いた別の歯がある場合にも，この歯をほかの歯を矯正するために用いた糸によって矯正するか，あるいは金製ないし銀製の薄板を利用する。薄板はすでに述べたようにあてると，傾斜歯を強制して正しい位置に戻す。

　2本の中切歯が，1本はある側に，もう1本は反対側に傾斜している場合，またそのうえ中切歯に隣接する歯のどれかが傾斜している場合，それらの歯が下顎にあろうと上顎にあろうと，これらの歯がお互いの間に形成している大きすぎる隙間を小さくするために，糸を用いてこれらを矯正するよう努めなければならない。そのためには，1本の傾斜歯の側面の中央に糸をあて，次いでこの糸を別の傾斜歯の上に持ってゆく，この糸は，これらの歯の切縁をできる限り近寄せるようにあてなければならない。2本の歯を互いに近寄せながら，これらを矯正するために十分なほど糸を交差させて締め，そして2本の歯の上に4，5回巻き付けたのちに，この糸を上に述べたように結ぶ。

　時に切歯同士の間，あるいは切歯と犬歯の間に大きな隙間を認めることがある。この隙間はしばしば下記の原因によって生じている。すなわちこれらの歯が互いに離開するように，双方が反対側に傾斜して，互いの間に，特にその切縁のほうでは，かなりの空間を残しているためである。別の場合には，この種の隙間は，本来この空間を占めるはずの歯が，

第8章　彎曲歯，位置異常歯，および脱臼歯の矯正法　　　355

　早期に破壊されたために，あるいは消滅したために，まったく萌出しないことによる。ある場合には，こうした隙間が歯の破折だけでも生ずる。もし歯が破折したならば，上で述べたように，糸を用いて隣在歯を互いに近寄せる前に，破折歯の歯根を抜去しなければならない。この方法によって，この種の隙間に起因する不恰好を治療できる。
　さらにまた，正しい部位に戻そうにも，十分大きな空間がないために，矯正できないような傾斜歯がある。この場合は，すでに述べた状況やこれから教示する状況に注意しながら，傾斜歯のうちの1本を抜去し，この空間を，ほかの空間を必要とするすべての歯に分配せざるを得ない。
　患者がやや年配である場合には，私が上に述べた方法による治療が完了するまでに，かなりの期間を要する。時にはそれが数ヵ月に及ぶので，私はより迅速で，より不便の少ないほかの方法を探し求めることになった。私はその方法がペリカンの使用と直鉗子の使用にあることを発見した。この2種の器具を上手に扱うことができれば，これらを利用して，糸と薄板を長期間使用してはじめてなし得たようなことが，一瞬のうちにできる。ペリカンは唇側に傾斜した歯を矯正することにも，近遠心側に傾斜しているが隣在歯の歯列から外れていない歯を矯正することにも役立たない。この場合には，手指，糸あるいは薄板を使用しなければならない。なぜなら，ペリカンが適しているものは舌側に傾斜した歯に限られるからである。
　舌側に傾斜した歯が何本か並んでおり，矯正するためにペリカンを使用する場合には，この器具の半円頭を必ず矯正する歯の隣在歯の上に，たとえそれが舌側に傾いていても，押しあてる必要がある。このとき，ペリカンの半円頭の支点に，最も近い歯を必ず最初に矯正しなければならない。そしてこの歯を矯正したならば，続いて2番目の歯，3番目の歯というように矯正してゆく。そのためには，手術中にペリカンの腕を右から回すならば，矯正すべき歯の舌側にあて，ペリカンの半円頭の支点は顎に対して左側に置くが，この半円頭は隣在歯の唇頬面にあてなければならない。数本の傾斜歯を矯正するときには，上と同様に右から左

へと進みながら順々に続けてゆく。この方法では2番目に矯正する歯を，最初にペリカンの半円頭の支点として利用する。続いて2番目の歯を矯正したならば，3番目の歯に関しても同様に行う。もし，矯正しようとする数本の歯の中で中央にある歯から始めてしまうと，この手術を完了できないことになるであろう。なぜなら中央の歯から始めてしまうと，矯正されたばかりで，このときにはまだ動揺していて，固定も，安定もしていない歯の上には，支点を置こうにも置きようがないからである。

　左側の歯から矯正し始める場合には，ペリカンの腕を左側から回し，腕の鉤は矯正すべき歯の舌面にかける。そしてペリカンの半円頭の支点は右に置く。この半円頭は隣在歯の唇頰面に押しあてるので，左側の歯を矯正するときには，左側から右側へ進みながら，順々に続けてゆく。この方法では，半円頭の支点としてすでに役立った歯が，2番目に矯正される歯となる。最初の1本を矯正し始めたなら，同じ順序で最後まで続ける。一言で言えば，舌側に傾斜した歯の最後のものは，はじめの数本の歯の矯正に役立ったのち，ほかの歯のあとで矯正されることになる。

　小臼歯が自然に傾斜するようなことはまれにしか起こらない。これが大臼歯に起こることはそれ以上にまれである。大臼歯が傾斜して萌出したり，歯列から外れて萌出した場合には，歯根が何本かあるために，また歯根がこれを収めている歯槽に対してゆがんでいたり，斜めになっているので，大臼歯を矯正するための方法を見出すことは非常に困難である。これらすべての状況が影響し合うため，たとえ大臼歯を矯正することができたとしても，すでに別の箇所で述べた理由から，隣在歯の高さに合わせるために削除することはできないので，咀嚼が妨げられることになるであろう。大臼歯のうちの1本が墜落あるいは激しい打撃のために傾いた場合には事情は異なる。なぜならこのときは，この歯が隣在歯を超過することを心配せずに矯正できるからである。

　小臼歯の場合には，犬歯や切歯を矯正するために教示した処置と同じ方法で矯正することができる。小臼歯の手術方法の相違点は，最も手際よく処置するためには患者の後方に立たなければならないことだけであ

第8章　彎曲歯，位置異常歯，および脱臼歯の矯正法　　　　　　　357

る。さらに右側の歯を矯正する際には，ペリカンの腕を右側から回すように，またペリカンの半円頭を右第1小臼歯の唇頬面か右側の犬歯の上に押しあてるように注意しなければならない。左側小臼歯の場合は，ペリカンの腕を左側から回さなければならないし，またその半円頭を左第1小臼歯の唇頬面か左側の犬歯の上に押しあてなければならない。この手術方法はペリカンの半円頭をより適切な位置に置くために役立つ。この注意をしない限り，ペリカンの半円頭を前歯の唇面や口角部，特に頬内部に押しあてることは困難であろう。この手術に成功するためには，上に記した諸状況に注意しなければならない。

　ペリカンを使用して下顎の舌側に傾斜した歯や，近遠心側に傾斜して隣接するまっすぐな歯の舌側面に及んでいる歯を矯正するためには，患者を普通の安楽椅子に座らせ，あらかじめ安楽椅子の後方に待機させた助手に，患者の頭を背もたれに押し付けて固定させる。術者は患者の正面に位置し，問題の歯が右舌側に傾斜している場合には，右手で器具を把持する。反対に左舌側に傾斜している場合は，左手で器具を把持する。

　この処置法は，矯正すべき歯が顎のどの位置にあるかに応じて行われるべきである。こうした状況に注意しながら，ペリカンの半円頭を矯正すべき歯に隣接歯の歯肉表面に押しあてなければならない。拇指はペリカンの腕の外表面に沿って置く。そして鉤の先端を，自然の位置に戻そうとする傾斜歯の側方から押しあてるようにする。この鉤は同じ歯の舌面に置かなければならず，またこの鉤を，器具を把持している手と反対側の手の拇指と示指で固定しなければならない。このとき，歯が傾斜している側の反対側から，つまり歯が左へ傾いていれば右から，歯が右に傾いていれば左から，自分自身の方に引き，そして常に舌側から唇頬側へ歯を引き出しながら，歯が十分に立て直されるまで続ける。

　小臼歯が舌側，あるいは近遠心側に傾斜している場合は，犬歯を矯正したように行う。歯を矯正したあとで，すでに上に述べたように，糸または塗蠟絹糸を通し，これを交差させて歯を固定する。
　　と　ろうけんし

　歯の中にはその近遠心面の一方が唇頬側に，別の面が舌側に捻転して

いるものがある．こうした歯はまっすぐであろうと，傾斜していようと，指，糸あるいは金製，銀製の薄板を用いて自然の位置に戻すことができなかった場合は，また捻転した歯が占めている空間が許すならば，ペリカンと直鉗子を用いて自然の位置に戻すとよい．

　患者は普通の安楽椅子に座り，術者はペリカンを右手に把持して患者の右側，あるいは正面に位置する．そして器具や指を，すでに別の箇所で述べたようにあてる．術者は回転すべき歯を軽く動揺させ，この歯にペリカンの鉤をかけ，もしこの歯が傾斜していれば，立て直しながら，あるいはただ単に歯の一部をその歯槽から引き剥がしながら動揺させる．この歯が動揺したならば，術者は患者の左側に移動し，左手の拇指と示指を，動揺させた歯に隣接する 2 本の歯の上に置き，ほかの指でオトガイを固定する．続いて右腕を患者の頭の上から回し，右手に把持した直鉗子で問題の歯をつかみ，鉗子を握った手を少し回して必要なだけ歯を回転させる．このようにして歯を自然の位置に戻したなら，前記の歯を固定したときと同様に，蠟引きした糸でこの歯を固定する．

　上顎に手術を行わなければならない場合は，患者を非常に低い椅子で，その背もたれも低いものに座らせなければならない．術者は椅子の後方に位置し，患者の頭の上方に立つ．歯が舌側に傾斜していて，しかも右側にある場合には器具を右手に把持し，また歯が左側にある場合は左手に器具を把持する．そして下顎歯を矯正する方法について述べた際にすでに注意した事項を守る．

　上顎にある歯が，その一方の側面は舌側に，他方は唇頰側に捻転している場合，術者はペリカンでこの歯を動揺させるために，患者の後方に位置する必要がある．さらにその歯を動揺させたならば，ただちに直鉗子で回転させるために患者の正面に移動しなければならず，必要があれば，処置がしやすいように膝を地面に付ける．次いで，左手の拇指を回転させる歯の隣在歯の上に置き，示指を口唇と歯肉の間に挿入し，ほかの指は顔を固定するために頬の上に置かなければならない．一方，右手で直鉗子を把持し，これで矯正すべき歯を把持して回転させる．

第8章　彎曲歯，位置異常歯，および脱臼歯の矯正法　　　　　　　　　　359

　これらの手術に際しては，歯を破折しないように，その歯槽から剝がしすぎないように，十分注意する必要がある。なぜなら歯が再び容易に固定されない危険や脱落する危険があるためである。もしこのような事態が生じたならば，その歯を再び歯槽の中に入れ，すでに別の箇所で述べたようにこれらを固定する[2)]。

　私は歯を矯正するために，上で教示した方法を，30 - 40歳の人に対してさえも常に行って来た。そして私はこの種の手術には，ペリカンと直鉗子を用いて，歯を破折することもなく，また歯槽から引き剝がしすぎることもなく，常に成功して来たことをあえて述べておく。

　私が知る限り，歯科医は誰一人として歯を矯正するためにペリカンを用いていなかったようである。私は先人たちがある種の歯を矯正するために，鋸歯状の切れ込みのあるツゲを張った鉗子を用いていたということを知っているだけである。しかしながら，この鋸歯は鉗子がエナメル質上を滑ることを防止できず，そのために手術すべき歯の周辺部を傷付けるという事態がかなりしばしば生じた。私は歯を布で覆ったほうが鋸歯だけの場合よりも具合がよいことを経験した。そして，歯を矯正する際に出会うどんな症例の場合も，ツゲ張りの鉗子だけで首尾よく行うことは非常に困難であるので，これまで説明して来たように，私はこれにペリカンの使用を加えたのである。これら2種の器具に関しては本巻の第10章と第11章に記した。

　こうした手術に役立つペリカンの鉤は，動揺させる歯に見合って十分に小さいものである。ペリカンの使用を終え，動揺させた歯を糸で固定し終えたならば，歯肉を歯に近寄せるために，ゆっくりと歯肉を圧迫する。そして十分に歯肉を引き締めるために次の洗浄剤を使用する。

　バラ香水とオオバコの汁をそれぞれ2オンス［約61.2 g］，白ブドウ酒を4オンス［約122.4 g］，火酒を1オンス［約30.6 g］，ナルボンヌの蜂蜜を1オンスとる。すべてを一緒に混ぜ，これで口の中を1日5，6回，12 - 15日間洗浄する。

　すでに私は激しい打撃や衝撃もまた，上述と同様の障害を引き起こし

うることを指摘した。こうした打撃の作用によって，歯が単に傾斜しただけである場合は，示指と拇指で，あるいは直鉗子や曲鉗子を用いて，この歯を矯正する必要がある。矯正できたら，糸を交差させて隣在歯に固定する。何らかの事故のために歯がすでにその歯槽から外れている場合は，ただちに歯を歯槽に戻さなければならない。また歯槽や歯肉が損傷された場合は，鉛板*3を利用し，1枚は歯の唇頬面に，もう1枚を歯の舌面にあてる。この際に鉛板が歯の上を滑ることを防ぎ，周囲の部位を傷付けることを防ぐために，前もって鉛板を布あるいは包帯で包んでおく。これらの鉛板は針に通した糸で固定するが，針糸は鉛板に穿たれた孔から歯間部を，唇頬側から舌側へ，舌側から唇頬側へと通して，この鉛板と動揺した歯が十分に固定されるまで行う。これらの鉛板は固定すべき歯の数や歯の高さに応じて，ある程度長くしたり，幅を広くしたりする。歯槽から外れた歯が1本だけで，破折もなく，歯槽や歯肉にも損傷がない場合には，糸を交差させて縛ればよい。反対に数本の歯が歯槽から外れた場合には，これらを鉛板で支えることになるが，この際，鉛板が歯肉に触れないように注意する。

　もし，新しく再植した歯が，歯槽から外れることが心配ならば，小さな布片を歯にかぶせ，布の両端を2枚の鉛板と歯の間に押し込む。するとこの布の中央部が歯冠の上に置かれて，それぞれの歯を押さえ，歯槽から飛び出ることを防止する。最後に，ブドウ酒4オンス［約122.4 g］とバラ蜜1オンス［約30.6 g］で洗浄液を作る。患者は時折この液を口に含むよう心がける。

　この主題を扱った著者の誰一人として，歯が何らかの衝撃や何か激しい打撃のために，位置の異常を生じた場合に行わなければならない方策を教示していない。一方，多くの著者たちはこれよりもはるかに重要でない題材に関して，各自の外科手術概論の中で詳しく述べている。そのようなわけで，上に教示した方法以外の位置異常歯の矯正方法を私は

---

*3　図版28のf.4, f.5参照。

第8章　彎曲歯，位置異常歯，および脱臼歯の矯正法　　　361

まったく知らないのである。

  原綴と訳注
 1) 第2版では，このあとに大幅な加筆が見られる．フォシャールは，著者名もその著書名も記載していないが，「すでに第1巻 第1章，第2章で言及した小冊子の著者」による乳歯の脱落の遅れと永久歯の位置異常に関する記述を数ヵ所引用して，その都度その著者の見解に反論している．
 2) 第2版では，このあとに「またペリカンで歯を矯正するときには，7, 8年前に，当時私の見習であった歯科師が犯したように，歯を破折することがないように十二分に注意しなければならない．この見習が犯した二度目の大失敗は，私に何の相談もせずに，ある若く美しい女性の上顎左側にある中形切歯を矯正したときに，この歯をあまりにもきつく締め付けていた別の歯を前もって分離しておかなかったために，あるいは手術の際に十分な注意を払わなかったために，この女性の歯を折ってしまったことであった．この障害は，代わりに類似の人工歯をこの女性に入れる以外に治療する方策がなかった」と加筆されている．

第9章

動揺歯を固定し直すための手術法

　ある人たちは歯に関する仕事に手を出し，至るところにビラをまいて，動揺歯を固定し直すための，また歯の悪化を防ぐためのすばらしい練り薬を持っていると吹聴している。ほかの者たちは，彼らが絶対秘密にしているある種の水薬を使って同じことができると請け合っている。

　歯科医術の名誉のために，また公衆の利益のためには，このようなことを主張できる者は詐欺師だけだということ，そしてこの練り薬や水薬を使って歯を首尾よく固定し直せる場合があるとしても，それよりはるかに多くの場合には，歯科医術の援助なしには目的を達成し得ないのだということを公衆に教示することによって，このようなペテンとこれが生み出す誤りを打破することが重要である。

　読者諸氏は，歯肉や歯を引き締めるために最も適していると私が判断した練り薬と水薬については，第1巻 第4章で知り得たであろう。したがって，ここでは歯科医術によって，歯を固定し直す方法についてだけ述べることにしよう[1]。

　歯を動揺させる原因は，一般には歯石，打撃，激しい力，あるいは，血液全体に及ぶ何らかの大きな悪質化［病的変化］などである。これらの原因が血液全体の悪質化から生じていることを認めたならば，全身的な治療を受けさせると同時に，歯を再び固定させるように努力しなければならない。

動揺歯は，支持する歯の長さや太さに応じて，また動揺歯と支持する歯の間の隙間に応じて，細目の金線を巻き付けることによって固定し直せるであろう。
　たとえば歯根が露出し，歯肉が萎縮している場合，また歯間が広い場合には，金線はより太いものでなければならない。一方，歯体部が短く，幅も狭く，歯根の露出が少なく，歯間が広くない歯に対しては，より細い金線[*1]を使用する。ある歯がほかの歯よりもひどく動揺していることがわかった場合には，その歯をしっかり固定するために必要なだけ，周囲に金線を繰り返し巻き付ける。金線を首尾よく使用するためには，非常にしなやかで，扱いやすいものに変える必要がある。このために，金線を火で焼き戻す。焼き戻したとき色が失われたならば，この色を再び出すために少量の酢の中に金線を浸す[2)]。
　私は歯を固定するために，通常，最も細く最も軟らかな金線を使用している。なぜなら，これが最もしなやかで，折れることが少ないためであり，また常にその色を保っているからである。
　この手術を行うためには，患者を適当な高さの安楽椅子に座らせ，患者の頭を背もたれに押し付け，術者は患者の正面，あるいは横に立つ必要がある。このとき術者は，金線の中央部を固定すべき動揺歯に最も近く，最も頑丈な歯との間の隙間に通す。次いでこの金線の両端をつまみ，常にこれをやや強く引きながら，健全歯と動揺歯の間を舌側から唇頬側へ，唇頬側から舌側へと通す。この金線の両端を最初の歯間で交差させたならば，同じように次々と歯間で交差させ，反対側の最も手前にある2本の歯が作る隙間に達するまで続ける。隙間が歯肉の近くで狭くなりすぎている場合には，どの歯間もこの金線を通せるほどの幅であることが絶対に必要なので，ヤスリを用いて歯肉に至るまで歯間を拡大しなければならない。最後の歯間から，すでに一度通した部位をすべてもう一度通しながら，この金線をはじめの位置に戻す。必要に応じて，これを

[*1] 図版28のf.2, f.3参照。

3, 4回繰り返す。動揺が非常に激しい歯は金線の一方の端をその動揺歯の上を通す際に，さらに一度あるいは二度巻き付けることによって固定する。最後の動揺歯に到達したとき，そしてこの金線をすべて巻き終わったとき，金線のそれぞれの端でさらに2回，この動揺歯を締めながら巻き付ける。そのあとこの金線の両端をより合わせ，歯の近く1リニュ[約2.3 mm]ほどのところでこれを切断する。そしてさらに時計職人の鉗子[*2]で必要なだけ金線をねじり，より合わせて，いちばん近い歯間部にこれを押し込む。金線を止めるために，強くねじりすぎて金線が切れた場合には，最後の歯に巻き付けた最後の一巻きを戻して，新たに両端をより合わせなければならない。

　金線を歯の上に巻き付けるたびに，先端が鈍な探針，あるいは歯に鉛を充填するために用いる小さな先導棒や突き棒を使って，歯肉の表面で金線を整える必要がある。

　さらにまた歯肉が衰えて，つまり萎縮している場合，したがって，歯が自然な状態よりも多く露出している場合には，金線を歯肉に近づけるべきでないことにも注意しなければならない。

　この方法によって金線を巻き付けた部位は，弱った歯肉の表面近くに金線を巻き付けた場合よりも，はるかにしっかり固定される。なぜなら金線があまりに下方に巻かれると，歯はずっと固定されにくくなるからである。歯間部が歯の切縁の近くであまりにもその幅が狭く，そこに金線を，上述のように通すことができない場合，針に糸を通すようにして金線を各歯間部に導き入れなければならない[3]。

　歯が自然に脱落するか，あるいは容易に抜去できるほど動揺している場合，もしその歯槽窩が完全にはその深さを失っていないならば，各動揺歯の隣接面の歯肉表面近くに反対側まで貫通する孔を二つ，互いに平行に穿ったのち，動揺歯を再び歯槽にはめ込む。

　こうした孔を下顎歯に穿った場合は，この孔の少し上に，歯の全周に

[*2]　図版17のf.1参照。

わたって溝を付ける*3。この溝は歯の厚さに応じてある程度幅広く，深くする。これが上顎歯である場合には*4，この溝を孔の下に作る4)。

　問題の歯をその歯槽中に戻す前に，金線の中央部を最も堅固な2本の隣在歯の歯間部に入れる。孔を穿った歯との間に金線を交差させて入れたならば，この金線の両端を2個の孔に通す。次にこの歯を歯槽に収め，この中にできる限り押し込む。

　金線を通すべき動揺歯が何本か隣接して存在する場合は，これらの歯を押し込む前に，順々に金線を通してゆく。その後，最後方の動揺歯のすぐ隣の歯に金線を巻き付け，次いでいちばん近い歯間で金線を交差させて差し込む。同様に次々と動揺歯を縛ってゆき，支えとして利用できる最も堅固な歯に達するまで続ける。その歯から，金線を同じように何度も交差させたり，巻き付けたりして，巻きはじめの堅固な歯に戻る。この操作を必要なだけ繰り返して，これらの歯を固定する。非常に固定の悪い歯には，いっそうよく固定するために，溝を利用して金線を多少とも多く巻き付けるように注意する。金線は，孔を穿たなかった動揺歯の場合と同様にして止める。

　歯槽窩の深さが失われ，歯が不必要に長くなっているときには，この歯の切縁を隣在歯の高さに合わせるために，歯根にヤスリをかけるかノコギリで切るかして，この歯を短くしなければならない。通常，歯根管は，歯根を少しでも短くすると露出するので，歯根管が露出したときには鉛を充塡する必要がある。

　動揺歯の歯間が自然の幅よりも広く，金線を交差しただけでは個々の歯を固定するために十分でない場合は，幅の広すぎる歯間部にカバの歯で作った，溝付きの留め具*5 を入れなければならない。留め具はいずれも歯の厚さを超えてはならない。留め具の高さは約1リニュ［約

---

*3　図版17のf.2参照。
*4　図版17のf.3参照。
*5　図版17のf.5, f.6参照。

2.3 mm］で，挿入する歯間部に見合った大きさにする。

　この留め具の側面には2個の孔と2本の切れ込みがある。そしてこの切れ込みの中に，歯間部が広すぎる2本の歯の隣接面をはめ込む。これで歯間は埋まる。二つの孔は留め具の上，下端の近くにあり，金線の両端が留め具の近くまで来たときこれらを通すために役立つ。

　これらの小さな留め具は歯を固定するために役立つが，口唇がこれらを隠し，留め具が目立たなくなるように，また金線が歯肉から離れすぎないように，歯間部の歯肉にいちばん近い部位に置く。こうした歯間間隙が大きすぎる場合は，これを人工歯で埋める。もしこのような歯間間隙が別の歯の喪失による隙間と一緒になり，カバの歯などで作った2本の人工歯をはめ込めるほどであるならば，この隙間を，お互いに下部では連結しているが，そこから上端までは分かれているような2本の人工歯[*6]で埋める。さらに，この隙間を大きさが釣り合っているヒトの歯で埋めることもできる。

　小形の留め具は，歯間間隙に天然歯や人工歯をはめ込むことができない場合にのみ使用する。留め具の使用は，今までの記述からわかるように，歯間間隙を全長にわたって埋めるためのものではない。この留め具の役割は歯の側面［隣接面］を直接支えることによって，歯を固定すること以外にはない。

　上顎歯の固定に関しても，下顎歯のために私が上で提唱した方法に従えばよい。この方法によれば，単に切歯や犬歯だけでなく，臼歯さえも固定できる。

　もし，ディオニス氏[*7,5)]が，動揺した歯を再固定するための，先に私が提唱した方法を知っていたならば，氏が動揺歯の抜去を勧めたりはしなかったものと確信している。反対に，氏が常にとっていた方針よりも，状況に適した上記の方法を好んだことであろう。なぜなら，これに

[*6]　図版17のf.4参照。
[*7]　氏の著書『外科手術概論』"Cours des opérations de Chirurgie" の512頁。

従えば歯を一生涯，元の位置に保存でき，しかも歯が動揺する以前と同じ役目を果たすことができるからである。この固定法の結果はよいので，ディオニス氏の見解に異議をとなえることができる。それはこんなにも有名な人物の意見であるために，多くの人々が保存できたはずの歯を失って来たことを認めざるを得ないからである。そのうえ，その知識においても，豊富な経験からも等しく尊敬すべき著者，またその研究報告が高く評価されている著者の見解になおも私が反論するのは，ひとえに私が自分の経験に基づいて提唱する方法が間違いなく有用であることを主張したいがためである。先人たちは，私が知る限り，誰一人として，上に教示した方法で天然歯を再び固定し直すことも，天然歯を抜去したり，これが脱落したようなときに天然歯を人工歯で置き換えることもしていなかっただけに，なおさら再固定法については詳しく説明しなければならないと思ったのである。

原綴と訳注
1) 第2版では，このあとに「歯がひどく動揺し，つまりほとんど固定されていないために，ほかの治療法がほとんど無効の場合に」と加筆されている。
2) 第2版では，このあとに「これで十分でない場合は，金線を十分熱した希硝酸に漬け，これに肉汁を加えたのち金線を引き上げる。希硝酸とは普通の水と，少量の硝酸を混合したものである」と加筆されている。
3) 第2版では，このあとに「金線を巻き付ける前に，固定すべき歯の表面の金線があたる部位に，ヤスリで小さな切れ込み，あるいは小さなくぼみを作ることが不可欠であることにも注意しなければならない。これによって金線が歯肉に近づき過ぎることが防がれ，またのちに金線がゆるんで，歯から外れることも防止される。この切れ込みが歯を痛めるのではないかと心配する必要はない。歯がこの部位から壊れることは決してないのだから」と加筆されている。
4) フォシャールの記述方式によれば，上顎歯では歯頸部が上で，切縁や咬合面が下になる。
5) Pierre Dionis（1643-1718）。

図版 17　ここには歯を動かぬように固定するために役立つ多数の器具を図示してある。

f. 1.　時計職人用小形鉗子を示している。これは歯を動かぬように固定するために用いる金線をねじるために役立つ。

    A. この器具の体部
    B. 前端
    C.C. 内側から外側へ，また外側から内側へ彎曲した腕

f. 2.　下顎切歯のうちの1本。その歯頸部の下には，まだ口腔内に保存されているほかの歯に，この歯を固定するための金線を通す孔があけてある。

f. 3.　歯頸部の上に孔をあけ，上と同じ目的に役立つ金線を通した上顎切歯の1本

f. 4.　2本の下顎用人工切歯を示している。これには欠けた歯の代わりに人工歯を取り付けるための金線が通してある。

f. 5., f. 6.　2種の溝付き留め具を示している。これは複数の歯が動揺していて，そのうえ歯間に人工歯を入れるための十分な隙間がないときに歯を固定するために役立つ。これらの留め具には隣在歯に取り付けるための金線が通してある。

Tom. 2. Planche. 17.me pag. 122.

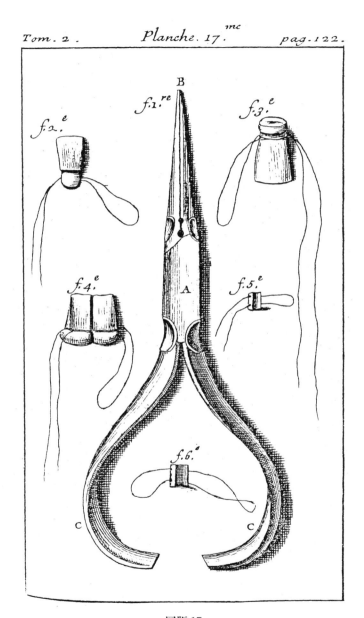

図版 17

第10章

抜歯するための手術に役立つ器具とその使用法，歯肉剥離器，押し棒，鉗子あるいはヤットコ，および梃子

歯や残根を抜去するために使用する器具には5種類ある．すなわち，歯肉剥離器，押し棒，鉗子，梃子，それにペリカンである．

第1類のものは歯肉剥離器[*1]と呼ばれる．なぜなら，これは抜歯するために必要であれば，歯体部や歯根を歯肉から剥離するために役立つからである．この器具は，刃の部分が全長にわたって三日月形に作られており，刃は滑らかであるが，先端に近づくにつれて細くなっている．刃の幅はいちばん広い部分で2リニュ［約4.5 mm］であり，その長さは約10リニュ［約22.5 mm］であって，凹状の部分全体が鋭利である．凸状部分は峰を形成しており，これは先端に近づくにつれて非常に鋭利となる．柱身は丸く，角錐状で，長さは約2プス［約5.4 cm］である．その柱身は柄側では膨らみで終わっており，その先は見合った大きさの柄にはめ込むための角張った中子となっている．私がある著者たちの反対意見にもかかわらず，この器具の先端近くでは両側に細い刃を付けることを推賞していることには理由がないわけではない．それは，両側に細い刃を付けたほうが，歯肉から歯を引き剥がす際に，はるかに患者に与える苦痛が少ないということである．刃が両側にないか，あっても十分に細くない場合には，歯肉が引き裂かれて，手術中に激しい苦痛を引

[*1] 図版18のf.1参照．

き起こしたり，また抜歯後にこの歯肉が非常に癒合しにくくなるような事態が生ずるであろう。こうした二つの不都合を避けるために，私は両側に刃の付いた歯肉剥離器を使用している。歯肉を引き剥がすために役立つこの器具が，口腔内の種々の膿瘍を切開するためにも非常に適しているとは言え，この器具を骨性の部位に押し付けたあとでは，刃が鈍る可能性があるので，もう1本，口腔内の膿瘍や腫瘍の切開専用のものを所持する必要がある。私はこんなにも単純で，こんなにも知れわたった器具についてこと細やかな記述をして暇つぶしをするよりも，むしろこのような事情を詳述すべきであると考えたのである。

　第2類の器具は押し棒*2 と呼ばれている。これは歯，および残根を唇側から舌側に押して抜去するために役立つ。この器具には1本の柱身と二つの先端がある。その柱身は円柱状か多面柱状であるが，それはどちらでもよい。柱身の長さは5-6リニュ［約11.3-13.5 mm］で，凸状部では凹状部よりも幅が広い。凹状部は鋸歯状の先端の近くで一つになり，また凸状部はやや丸味を帯びている。この先端には切れ込みがあり，これが凹部と凸部の半三日月形の，つまり彎曲した先端部分を左右半分に分割することによって，二つの爪を形成している。この先端は幅が約2リニュ［約4.5 mm］ある。柱身の基部には，外側は凸状で内側が平坦な柄巻がある。この柄巻は器具を飾るうえで役立つとともに，柱身を十分長く角張った中子を柄に挿入して固定する際に，固定をより強固にするために役立つ。この中子はこれを収める柄の穴の中にパテを使って固定する。この柄はピラミッド状で，柄巻の反対側先端部はずっと太くする。柄は丸くするか，多数の小面をもたせ，長さは約2プス［約54 mm］である。柄の太い端はほぼ梨のように丸みを帯びた形にする。またこの種の柄を作る材料として，通常用いられるものは，黒檀，象牙，あるいはそのほかの適切な木材である。

　この器具を使用するときには，その柄が手掌中央部にのるようにして

---

*2　図版18のf.2参照。

つかむ。拇指とその他の指でこれをつかむが，この器具の爪を，抜去すべき歯や残根の上に押し付けている間は，拇指，あるいは示指をこの柱身の上に伸ばす。そして歯あるいは残根を，柄を下げながら唇側から舌側に押す。下顎歯にこの手術を行う場合には柄で持ち上げる動きを加える。これは瀉血の際に穿刺と揚血を行うとき，手指が生み出すものとほぼ同じ効果を生み出す。

　上顎歯に対して押し棒を使用するときには，この器具を上記のように把持し，押し付けて，柄を下から上に動かせば同じ効果が生まれる。この器具の凸面上に，必要ならば，反対方向を向いた，押し棒の先端の鋸歯に似た1種の鉤を取り付けることができる。この鉤は，唇側から舌側に押すことでは抜去できない歯根や歯を口の外に引き出すために役立つ。

　さらに，上記の器具の大きさとほぼ同じ大きさの別種の単純な鉤子がある[*3]。この鉤子が上記の器具と異なる点は前端部だけである。前端部は平刀状で，その表面には柱身の上面から二つの小さな爪の間に至るまで，1本の溝が掘られている。私たちが話題にしているこの単純な鉤子は，平刀状であろうと，凸面になっていようと，二重鉤子[1]より好ましい。なぜならこの二重鉤子は手術の際にはるかに扱いにくいからであり，またこの器具は瘢痕収縮やそのほかの理由で口を簡単に開けられない人々には使用できないからである。それゆえ舌側から唇側に手術しなければならない場合，歯を引き出すためにはより強く屈折した鉤が必要となるので，押し棒と鉤を同一柱身上に取り付ける代わりに，押し棒と鉤子のそれぞれが特別な柱身と柄を持つほうが適切である。したがって，押し棒あるいは単純な鉤子だけを使用すべきである。そしてこのうちの一つは，すでに述べたように，唇側から舌側に押すために用い，ほかのものは舌側から唇側へ引き出すために用いる。

　この2種の器具は良質の鋼で作り，焼き入れは控えめにすべきである。器具の爪の部分は十分に尖鋭にする。なぜならこの爪が手術の際に，抜

[*3] 図版18のf.3参照。

去すべき歯の歯頸部，あるいは残根に，どのような形であれ，食い込む必要があるからである。上記の歯の部分にはエナメル質が少しもないので，この器具の爪は十分にこの部位に食い込む。このことが抜去すべき歯や残根の摘出をよりたやすく，より確実なものにするために少なからず役立つ。

　下顎右側臼歯の歯根を抜去する場合，歯根が歯肉によって過度に覆われているならば，ペリカンを歯根に働かせることはできないので，患者を安楽椅子に座らせたのち，歯肉剥離器の先端で歯肉に縦切開，あるいは十字切開を加え，この切開によって歯根を露出する。この切開の際に歯根の内縁［穹隆部］が完全に破壊されていることが認められたならば，押し棒を使用しなければならない。歯根があまり密着していない場合は，患者を低い椅子に座らせ，術者は患者の右側に位置して，右手で押し棒を把持し，拇指と示指を押し棒の凸状部に沿って置く。そしてこの器具の前端を抜去すべき歯根の外表面にあてる。この歯根を舌側へ押す前に，術者は左腕を患者の頭の上から回し，舌がこの器具で傷付けられることを防ぐために，左拇指を歯根と舌の間に置き，示指は切歯と抜去する歯根との間にある歯の頬面にあて，その他の指はオトガイを固定するためにオトガイの下に持ってゆく。それから術者は歯根を摘出するためにこの器具を必要なだけ押す。

　同じ手術を下顎左側に行う必要がある場合には，術者は患者の左側に移動し，患者の頭の上から回していた左腕は外して，代わりに右腕を置く。このとき右腕は，以前に反対側に対して左腕が果たしていたものと同じ働きをする。必要なら，位置を変えずに同じ手術をすることができるが,それには両手利きならば,器具を把持する手を交換すれば十分である。

　押し棒で切歯や犬歯を手術する場合は，自分の好みでいちばん都合のよい位置をとる。患者の頭を背もたれに固定させ，押し棒を上に述べたように唇側から舌側へ働かせる。歯や歯根を抜去したあとで，歯肉から少し出血させ，患者に口の中を生ぬるくしたオクシクラート[2)]で洗浄させる。次いで，歯肉が離開していようと，いまいと拇指と示指で歯肉を

圧迫しなければならない。これによって抜歯後に残る隙間を減少させることができる。

　歯根があまりよく保持されておらず，その舌側に手がかりがある場合，あるいは押し棒で抜去できなかったときは，この目的のために作られた彎曲した鉤子を用いて，外に引き出さなければならない。この際，術者は患者の横か正面に位置する。

　上顎歯の歯根や残根も，私が下顎について述べた処置法を上顎の左，右に実施すれば，下顎歯の歯根や残根と同様に押し棒で抜去できるであろう。

　これらの歯根の抜去がやや困難であると思われるときには，術者は患者の後方に回って，患者の頭部を自分の心窩部にあてて固定することが適切である。そのあと上で述べた方法に従って，上顎，下顎を手術するために必要な作業を行うべきである。

　押し棒，あるいはその他の器具を使用したあとでも，なお歯根が歯槽の奥のある部分に付着していたり，また歯槽内で見失うようなことが生じた場合には，これをツルの嘴形，あるいはカラスの嘴形の鉗子で完全に抜去し終えなければならない。

　歯根や歯があまりにもしっかりしていて，押し棒やその他の器具を用いて，私が上に報告したようなやり方でこれらを押し倒して抜去することができない場合でも，次のような諸状況に注意すれば，押し棒でこれらを抜去することができる。手術を受ける者をごく低い椅子に座らせる。歯科医師は患者の後方に位置し，次いで患者の上方にのり出し，患者の頭を自分の胸にあてて固定する。そして歯科医師は残根あるいは歯の唇頰面に押し棒をあて，患者の頭が置かれている支点に向かう直線に押し棒が一致するようにする。その後，器具を左手に把持し，右手に1リーヴル［約490 g］の重さの，布で覆った外面がややくぼんだ鉛の塊を持つ。この鉛の塊[*4]で押し棒の柄の上を叩き，できればただの一撃で，歯根

───────────────

*4　図版28のf.1参照。

あるいは歯を舌側へはじき出す。押し棒をしっかりと把持し，口腔内を傷付けることのないように注意しなければならない。歯あるいは残根を抜去するためのこの方法は，上顎を手術するときも，下顎のときも同じである。

　何本かの歯の舌側や唇頬側に別の歯が数本あって，つまり数本の位置異常の歯があって，これがどんな方法によっても矯正できない場合，またこの位置異常歯が口の働きを障害していたり，あるいは齲蝕になり，疼痛がある場合には，必ずこれらを抜歯しなければならない。位置異常歯が別の歯の舌側にある場合，これは押し棒あるいは直鉗子で抜去できる。しかし別の歯の唇頬側に齲蝕がある場合，すなわち押し棒をあてなければならない部位に齲蝕がある場合には，この器具をあきらめてペリカンを使用するべきである。まず，互いに隣接する2本の歯の隣接面にヤスリをかけて歯間を広げ，すなわち大きくして，齲蝕になった位置異常の歯を舌側から唇側へ容易に引き出せるようにすることから始める。ある歯が別の歯の唇頬面に接しているときには，ペリカンを用いるか，あるいは位置異常の歯や残根を抜去するための手がかりがあるならば直鉗子を用いる。

　別の歯の舌面に接していて，あまり安定していない歯を押し棒で抜去するためには鉛の塊だけを使えばよい。術者は，下顎に手術を加えようとする場合，患者の正面か，右側に位置し，上顎に対して行うときは患者の後方に位置する。

　歯が非常に頑丈で鉛の塊を使わざるを得ない場合，術者は，安定していない歯について上に述べたことを守りながら，患者の後方に位置する。

　位置異常の歯に手がかりがあるならば，その歯が別の歯の唇頬面に接していようと，その舌面に接していようと，その歯が極端に強く固定されていない限り，直鉗子を使用して抜去することができる。

　抜歯するために直鉗子を使用する場合，抜歯すべき歯が下顎の右側，あるいは前方にあるならば，歯科医師は患者の後方に位置し，右手に器具を持つ。そして歯を鉗子でしっかり把持し，右手をひねりながら鉗子を

手前に持ち上げる。このような方法で抜去すべき歯を摘出する。左側の歯を抜くためには，左手に器具を把持する。上顎を手術する場合は，患者の右側あるいは正面に位置し，必要があれば膝を地面に付ける。別の歯の唇頬面に接している歯に関しては，これが強く固定されているならば，ペリカンを用いない限り抜歯できない。抜歯方法は以下に述べるものと何ら変わるところはない。

私が上に述べた方法に従えば，何ら恐れることなく，歯列から外れた歯を抜去できる。これらの歯は過剰歯と呼ばれることがあるが[3)]，それはこうした歯が別の歯の唇頬面，あるいは舌面に接しているためである。

第3類の器具は鉗子と呼ばれているが，それは抜去すべき歯の体部を挟んで締め付けるからである。この鉗子のあるものは彎曲しており，あるものはまっすぐである。鉗子の中にはまたオウムの嘴形になっているものがある。この鉗子の上嘴は下嘴よりも幅が広く，上から下へと彎曲しており，下嘴は幅が狭く，下から上へと彎曲している。一方，別種の鉗子では嘴部が互いに横に並び，二つともまず上から下へ彎曲し，外側から内側に彎曲している。

これらの彎曲鉗子の中には，さらにツルの嘴形，あるいはカラスの嘴形のものがある。普通のヤットコはオウムの嘴[4)]の形に作られたものであり，その上下の嘴の先端には，一つの切れ込みによって形成された二つの爪がある。この器具の下嘴の凹面は，歯体部の凸状部がよりよくはまり，抱き込まれるように，より大きく深いくぼみになるように注意しなければならない。この器具が歯の上を滑らないように，この部分は粒起革状あるいは鋸歯状にする必要がある。彎曲していようと，まっすぐであろうと，これらの鉗子はすべてはめ込み式の蝶番(ちょうつがい)にする。つまり2本の把柄を，器具を働かせたときの力に十分抵抗できるだけの太い釘によってつなぎ合わせ，その釘の両端を打ちつぶして止める。この釘は，この器具の噛み口が抱え込んでいる歯に抵抗がある間，また把柄の反対端の噛み口に力を加えなければならないときに，軸としてまた支点として働く。

第 10 章　抜歯手術に役立つ器具およびその使用法　　　　　　　　　377

　嘴部が上から下へ彎曲し，また互いに向かい合うように外側から内側に彎曲している鉗子，すなわちヤットコも噛み合う嘴の先端に二つの小さな爪を付けなければならない。これらの爪は小さな溝によって分離されている。嘴部にはまたその内面にギザギザを爪の先端に至るまで，2‐3 リニュ［約 4.5‐6.8 mm］の幅で付ける必要がある。直鉗子の嘴部の内面も同じような状態にしておかなければならない。
　ツルの嘴形あるいはカラスの嘴形の鉗子の嘴部の内面には，上記の鉗子よりもやや多くの溝を刻む必要がある。
　上に述べた 2 種の鉗子は種々の歯を抜去するために役立つ。直鉗子は特に切歯や犬歯を抜去するうえで役立ち，ツルあるいはカラスの嘴形の鉗子は，すでに動揺しているがほかの器具では摘出できないような，ある種の深く埋まった歯根を抜去するために役立つ。
　この種の鉗子すなわちヤットコは広く知られており，その使用法もはるか以前から確立されているので，私がこれ以上その構造について述べるのは余計なことと思われる。もし私がごく細部にわたって述べようと思えば，これらの器具の一つ一つ[*5]について，またその各部分について，正確で詳しい記述を与えることはむずかしいことではないであろう。しかし，それは無益なことだと思う。ただ，把柄をたやすく開けるように，通常この器具に取り付けられているバネを，私が取り除いた理由に注意してもらうことは見当違いではないと思われる。このバネはしばしば不便であるばかりでなく，バネの弾性によって手術時にこの器具を把持している手の力が弱められる事態が生じる。
　抜歯に役立つ第 4 の器具は，エレベーターあるいは梃子[*6]と呼ばれる。この器具は，桶屋が樽の周りにタガをはめ込むために使用するタガ締め，あるいは締め具にある程度似ている。これは四つの部品からなっている。すなわち柱身あるいは下腕，オリーブ形の雌ネジ，腕，および雄ネジで

[*5]　図版 19，図版 20 参照。
[*6]　図版 21 の f.1 参照。

ある。柱身あるいは下腕はいくつかの部分に分けられる。すなわち前端に向かう円柱部分とネジを切った部分であり，この近くには膨らみが一つあって，これがネジと中子とを分離している。この中子は座金によって締め付けられて，この器具の把柄の中に固定される。この把柄は梨の形に作られている。この器具の把柄と反対側の柱身は円柱状で，その先端は少し斜めに切断されている。そしてこの先端の中央部には斜面に沿った溝がある。この溝のわきにある斜面は鋸歯状になっている。オリーブ形の雌ネジ[5]は全長にわたって孔が穿たれており，これによって雌ネジは柱身に沿って雄ネジと噛み合いながら上がっていく。雌ネジの外面の一部分に突起がある。この突起の側面は平らで，中央に孔が穿たれ，周囲は円形である。腕部は前端で彎曲しており，この彎曲部から後端まではまっすぐである。そしてこの内側の平坦な面はこの腕の彎曲部から後端にまで広がっている。この面以外の周囲はすべて円柱状であっても，多面柱状であってもよい。鉤の内面の先端には切れ込みが一つあり，これが先端を二つの尖鋭な爪に分けている。この内面は少し鋸歯状になっている。この腕の後端は，腕のほかの部分よりも幅が広く，太くなっていて，両側では平らになり，背部と鉤側では丸味を帯びている。後端の中央部には分離溝があり，この溝が雌ネジの突起を収めるために役立つ。またその平らな側面には孔が穿たれており，左側の孔は雌ネジの位置に付けられ，雄ネジが反対側の孔から通され，雌ネジの突起にある孔を通されたときに雄ネジを受け入れる。この組み立てによって，鉤付きの上腕と雌ネジの突起を組み合わせる蝶番ができる。下腕を上腕と組み合わせるためには柱身，すなわち下腕を雌ネジの中に貫通している孔に差し込めばよい。次いで左から右へと回転させ，雄ネジをある程度，雌ネジの中へはめ込むが，その調節は左から右へ，あるいはその反対方向に回す程度による。こうすることによって彎曲した腕の先端を柱身の下腕前端から遠ざけたり，これに近づけたりできるであろう。

　この器具の大きさは以下のようである。柱身すなわち下腕の長さは，中子をも含めて約4プス［約108 mm］であり，そのうち前端から雄ネ

第 10 章　抜歯手術に役立つ器具およびその使用法　　　379

ジになっている部分までの丸い部分は約 1 プス［約 27 mm］である[6]。雄ネジになっている部分も約 1 プスで，中子は約 2 プス［約 54 mm］であり，その把柄も同じく約 2 プス［約 54 mm］である。オリーブ形の雌ネジは約 6 リニュ［約 13.5 mm］で，鉤付きの上腕は彎曲部も含めて約 2 プス 4 リニュ［約 63 mm］である。

　この器具を非常に好んで用いる者がいるが，しかし支点が力の加わる部位から離れすぎているため，さらに柱身は歯の外側に押しあてられて，腕の働きをするが，彎曲した腕の爪と反対側にあって，まったくの水平になる。こうした状況から，この器具は抜歯よりは歯を破折することに適したものになっているように思われる。私はディオニス氏がこの器具を大いに賞讃していることも，これが氏の若い頃に発明したものであると語っていることも承知している。氏はさらにルイ 14 世の歯科外科医であった故デュボワ氏以外にはこの器具を使用した人を見たことがないとも述べている。私自身はこの器具を非常にまれにしか使わず，動揺歯，つまりほとんど固定されていない歯を抜去するためにしか用いていない[7]。

原綴と訳注
1) 押し棒の背面に鉤を付け加えたもの。
2) 第 1 巻 第 23 章，訳注 7) 参照。
3) 「これらの歯は過剰歯と呼ばれることがあるが」は第 2 版では削除されている。
4) 骨膜剝離器の中にもフォシャールがオウムの嘴と呼んでいるものがある。図版 9 の f.2 参照。
5) 図版 21，f.1 の E 参照。
6) 図版 21，f.1 の A，C 参照。
7) 第 2 版では，このあとに「だがこれはヤットコさえ使えばより確実に行えることである」と加筆されている。

図版18　ここには抜歯するために役立つ3種の器具を図示してある。
f.1.　歯肉を歯から引き離すために役立つ歯肉剥離器を示している。
　A. 柱身
　B. 刃と尖鋭な彎曲部
　C. 把柄
f.2.　歯を唇側から舌側に押して抜歯するために役立つ押し棒を，その彎曲部と二つの小さな鉤が見えるような位置で示してある。
　D. 柱身
　E. 彎曲した前端。ここには切れ込みで互いに分けられた二つの爪がある。
　F. 梨形をした把柄
f.3.　最も屈曲の大きい鉤子の側面図を示している。これは歯あるいは残根を舌側から唇側へ引き出すために役立つ。
　G. 柱身
　H. 強く屈曲した彎曲部。ここには一種の切れ込み，あるいは溝によって互いに分けられ，先がかなり尖った二つの爪が付いている。
　I. 把柄

Tom 2 Planche 18.me pag. 143

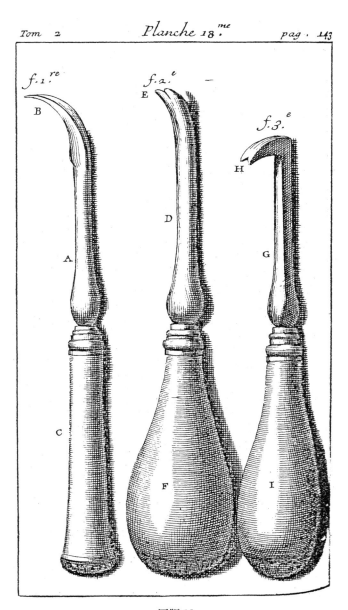

図版 18

図版 19　ここには抜歯するための 2 種の器具を図示してある。

f. 1.　噛み口［上下嘴部］の彎曲と 2 本の腕が見えるような位置で，ヤットコを示している。
　　A. この器具の体部
　　B. B 上下嘴部の彎曲した鋸歯状の先端
　　C. C 腕のうちでいちばん幅が広くなっている先端。これはこの器具の把柄として役立つ。

f. 2.　別種のヤットコすなわち鉗子を，全長にわたって噛み口［嘴部］の彎曲と 4 本の爪が認められるような位置で示してある。この器具の噛み口は上から下へ，右から左へと彎曲しており，特別な場合に，ある種の歯を抜くために役立つ。
　　D. この器具の体部
　　E. 彎曲し，鋸歯状になった前端
　　F. 後端，すなわち把柄の役目をする腕

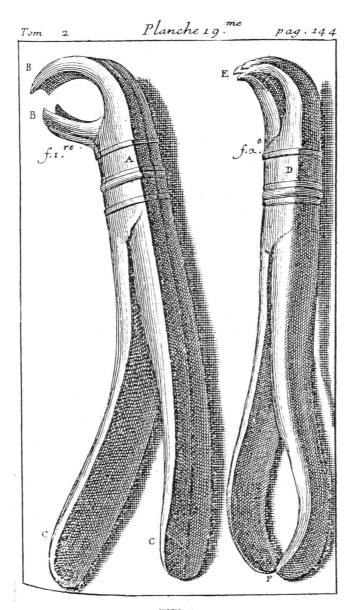

図版 19

図版 20 ここには抜歯するために用いる 2 種の器具を図示してある。

f.1. 直鉗子の側面を示している。これはある種の歯を抜くために役立つ。
　A. この器具の体部
　B. 前端。二つの噛み口の彎曲と内表面の鋸歯が認められる。
　C. C 後端あるいは 把柄として役立つ 2 本の腕

f.2. ツルの嘴あるいはカラスの嘴形の鉗子の側面を示している。これは残根を取り去るために役立つ。
　D. この器具の体部
　E. 閉じた状態の二つの噛み口。噛み口は彎曲し，先が尖り，内面が鋸歯状になっている。
　F. F 把柄として役立つ 2 本の腕

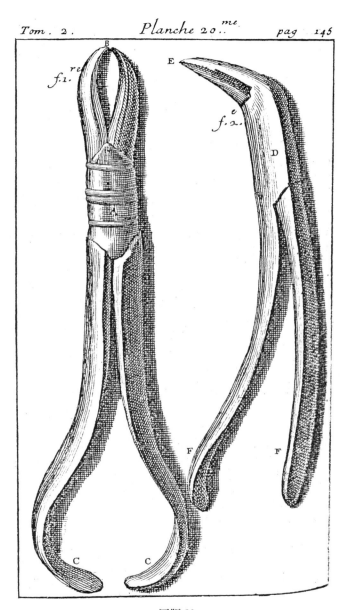

図版 20

第11章

新しいペリカンの詳細な記述と従来使用されていたものの欠点

　第5類の，そして最後の抜歯用器具はペリカンと呼ばれている。この器具は歯または残根を外に引き抜くために役立つ。ある人たちはある仕様でペリカンを作らせ，別の人たちは別の仕様で作らせている。私がこれから述べようとするペリカンは今までに見られなかった製作法で作られている。私はあえてこのペリカンを，現在まで用いられて来たどのようなペリカンよりも確実に，また容易に使用できると言明する。

　ここで取り上げるペリカンは，上顎でも下顎でも同様であるが，まず歯の位置の違いに応じて使い分ける使用法に関してさまざまな点から考えなければならない。

　ペリカンを使用法の面から考えてみる。下顎右側の多少とも奥にある，ある程度大きな歯を抜くために適し，同時に上顎左側の歯を抜くこともできるようなペリカンが，鉤付きの腕を1本しか持っていなければ，これを単腕のペリカンと呼ぶことができる。また，第1の腕に対してペリカン本体の反対側に取り付けられ，彎曲している方向と同一方向に回る第2の腕つまり枝[1]を持っているペリカンを考えるならば，これは同一本体に腕が対をなした，双腕または双子のペリカンと呼ぶべきものである。

　下顎左側と上顎右側に使用できるペリカンについて考えるならば，これは下記の点を除いて，上述のペリカンに類似したものと見なされる。

すなわち，このペリカンの2本の腕および半円頭の彎曲は上記のものと反対方向に曲がっている。それゆえ，ほかの点では同じであるとは言え，これは上述の双子ペリカンに類似した，第2の双子のペリカンである。これで二つの異なる胴体に2本ずつ腕を取り付けた，合計4種の外観が似たペリカンができあがる。これらはほかの点では同じ形であるけれども，腕の彎曲方向の相違，半円頭の向きが相違しており，また上顎あるいは下顎の左側や右側の歯を手術する際に，あるときは右に位置してこの器具を右手に把持し，またあるときは左に位置してこれを左手に把持するときに生じる使用法上の相違がある。

上に述べたいくつかの点を除いて，これらのペリカンは構造や機能が類似しているので，一つのペリカンについてだけ述べれば，これらすべてのペリカンの構造や，その特別な使用法を十分に理解してもらえるであろう。

単腕ペリカン[*1]とは，肘形に屈曲した腕が1本しかなく，また半円頭も1個しかないものである。このペリカンは木製の胴体，心棒，止め釘，腕，蹄鉄状の小さな座金，そして雄ネジからなり，胴体以外はすべてが鋼製である。

この器具の胴体[*2]はツゲやナナカマドのように頑丈で硬い木製で，長さは約5プス［約135 mm］，厚さ約10リニュ［約22.5 mm］，幅はいちばん広いところで約1プス［約27 mm］にすべきである。この器具の大きさに関しては考慮すべきことが多々ある。胴体は握りやすくし，ここに全体の長さの中心および中央部が入るようにする。胴体の左側表面は凸状になっている。この凸部は次の二つの目的のために役立つ。

第1に器具をより握りやすくする目的と，第2に心棒を収めるためにかなり大きな孔が穿たれた部分を補強する目的である。この器具の胴体をさらに頑丈にするために，鉄あるいは真鍮の板を2枚用意し，柄の長

[*1] 図版23参照。
[*2] 図版21のf.2参照。

さに合わせて，表面からはみ出ないようにして外と内から胴体にあてる。そして真鍮板の要所要所に孔を穿ち，そこに4本の頭をつぶした釘を打ち込んで胴体に固定する。胴の前端は下腕［支点］[2)]となり，また後端はこの器具の柄となる。

　この種の腕の前端にはこれに隣接して，一種の卵形の半円頭がある。この半円頭の側面は鋸歯がなく平らで，幅が約10リニュ［約22.5 mm］であり，高さは5－6リニュ［約11.3－13.5 mm］，厚さは約2リニュ［約4.5 mm］である。この半円頭はこの器具の柱身，すなわち胴体の前端を占めている。この部位で半円頭は外側から内側へ，また上から下へとやや斜めに傾くような位置を占めている。半円頭の外周が描く卵円形の左端は胴体の左側面から2リニュ［約4.5 mm］ほど突き出ている。一方，これと反対の端はこの器具の胴体の先端の外表面とほとんど同一面にある。この半円頭の下の平坦な面は，この器具の下腕下面の斜縁の近くで，約1リニュ［約2.3 mm］にわたってくぼんでいる。すでに述べたように，半円頭の傾斜した表面は，外周の近くでこの器具の腕の，つまり胴体の柱身の下面よりも少し張り出している。こうした配置はすべて半円頭を彎曲した腕の鉤の近くに持ってゆくために役立つ一方で，この腕は彎曲しているため半円頭から離れる。この彎曲はさらに，外周がほんのわずかしか凸状になっていない半円頭を，歯肉の近くに傾け，またその一部を歯肉の上にあてて，一度に何本もの歯の上に持ってゆくために役立つ。

　この半円頭の全周にわたって，水牛の皮を，その厚さに応じて1，2枚つけ加える。この皮は強力な糊で張り付け，さらに半円頭を丈夫にするために，その平らな面にタフタ地，あるいは薄い布を1，2枚張り付ける。これらすべての上に布をかぶせ，これを糸で半円頭とこの器具の胴体との移行部に適当に結んで止める。そして清潔を保つため，ときどきこの布を取り替える。

　この器具の上面には，その胴体の全体にわたって切れ込みが作られており，これは外から内へと斜めに，さらに進んでいき，上面中央部の上方にある半円のところで終わっている。

第11章　新しいペリカンの記述と従来のペリカンの欠点　　　　　　　　　389

　この部位での切れ込みの深さは約2リニュ［約4.5 mm］であり，半円頭の近くではこれよりもやや浅い．そしてこの切れ込みは半円頭の上面を鉤付きの腕の内面から引き離すためのものである．これらの面は，切れ込みの表面と半円頭の上面の間にある約2リニュ［約4.5 mm］の空間によって，互いに引き離されている．この器具の胴体の中央部には直径約4リニュ［約9.0 mm］の孔があり，これは一側から他側まで貫通している[3]．孔の直径は約5リニュ［約11.3 mm］である．そしてこれは心棒*3を入れるために役立つ．この心棒は孔の中央に止め釘*4で固定される．この止め釘はその長さに合わせたくぼみの中に刻んだ噛み合わせの中にはめ込まれ，次いで心棒の本体に穿った孔の中に挿入される．心棒の本体はこの孔に見合った直径でなければならないが，孔のある部位はほかの部位よりも太くしておくように注意しなければならない．それゆえ，心棒はその本体のいちばん太い部位で[4]，止め釘によって固定されることになる．

　心棒のうち切れ込みを超え出た部分は彎曲した腕を受け入れ，軸としての働きをするために役立つ．この部分にはまた座金[5]を取り付けるが，この座金は腕を頭部すなわち先端の近くのくぼみのところで止めるために役立つ．2本の腕を固定しなければならない場合は，この心棒の長さは全体で約1プス［約27 mm］であり，台座として機能するその本体の長さは約5.5リニュ［約12 mm］であり，柱身，つまり軸の長さは双腕ペリカンの2本の腕を取り付ける場合は，2本分なければならないので，約2リニュ［約4.5 mm］必要である．本体の直径は約3リニュ［約6.8 mm］である．この長さを超えた心棒の部分は二つの溝として，また溝の上を覆う頭部として使用される．二つの溝の深さは全周にわたって約0.5リニュ［約1.1 mm］であり，幅も同じ0.5リニュである．

　彎曲した腕*5は三つの部分に分けられる．つまり柱身，前端すなわ

---

*3　図版21のf.1参照．
*4　図版21のf.2参照．

ち鉤部，それに後端すなわち輪部である。その柱身は四角であり，これには馬蹄形の座金*6 を保持する雄ネジを入れるために，雌ネジ状に孔が穿たれた上面と下面，それに二つの側面がある。この柱身は厚さが約 2 リニュ［約 4.5 mm］，幅は後端の近くでは 3 リニュ［約 6.8 mm］で，第 1 の彎曲部の周りでは 2 リニュである。この柱身の長さは輪状部から第 1 の彎曲部までは通常約 1 プス 10 リニュ［約 49.5 mm］である。この柱身，つまり腕の残りの部分は種々方向に彎曲させるために，またその鉤部を形成させるために用いられる。第 1 の彎曲は右から左へ，第 2 の彎曲は内側から前方へ，さらに左から右へ，そして第 3 のものは上から下へ彎曲して鉤部を形成する。

　第 1 の彎曲は外のりで長さが約 7 リニュ［約 15.8 mm］であり，第 2 のものも同じ長さで，第 3 の彎曲は約 6 リニュ［約 13.5 mm］である。

　鉤子の内面には全長にわたる溝が 1 本あり，この溝の縁は，鉤子の先端に至るまでヤスリで付けられた小さな痕線，あるいは畝のために鋸歯状になっている。一つの切れ込みがこの鉤の先端を二つの等しい小さな爪に分けている。腕の後端，すなわち輪部は平らで，外周は円形であり，その中央部には直径約 3 リニュ［約 6.8 mm］の孔が一側から他側へと貫通している。この輪の厚さは平らな面の近くでは約 2 リニュ［約 4.5 mm］であり，また輪状の面の近くでも同じ厚さである。

　2 本目の鉤付きの腕を同じペリカンの胴体に取り付ける場合には，2 本目は 1 本目と同じ方向に彎曲させ，1 本目が占めている面と反対側の面で，反対の端に取り付けるように注意しなければならない。また腕を受け入れる第 2 の切れ込みの位置についても同じことに注意する。

　さらにまた下顎左側，および上顎右側にある歯を抜去するために役立つペリカンでは，その腕の彎曲は，第 3 の彎曲部を除いて，上に述べたものと反対の方向に，つまり左から右へ，そして右から左へと曲がって

＊5　図版 21 の f.3, f.4 参照．
＊6　図版 22 の f.5, f.6 参照．

第 11 章 新しいペリカンの記述と従来のペリカンの欠点 391

いなければならない。第3の彎曲部はどちらの彎曲した腕の場合にも，常に上から下へ曲がって前端の鉤を形成する。

　彎曲した腕は，その輪状部が小さな馬蹄形の座金によって切れ込みの中に止められる。馬蹄形の座金は軸の役目をする心棒の溝の部分にはめ込まれる。この座金はさらに，小さな金属片からなる尾を有しているが，その先端部には小さな雄ネジ[*7]を通すための孔が穿たれており，この雄ネジが金属片の尾を鉤付きの腕の柱身の上面に作られた雌ネジに固定する。この尾すなわち金属片の長さは約 10 リニュ［約 22.5 mm］で，厚さは約 0.5 リニュ［約 1.1 mm］であり，馬蹄形の座金と同じ厚さである。この座金は軸の溝の中にはめ込まれ，軸の頭部と腕の輪状部の平らな表面との間にあって，この腕をそのいちばん幅の広い部分で，切れ込みの半円形のくぼみ[6)] の中に固定する。一方，腕のほかの部分は半円頭の近くまで進みながら，切れ込みの中に収まっている。このようにして，この器具は組み立てられ，使用できる状態になるが，胴体の後端はたとえそこに第2の腕を取り付け，第2の半円頭を付け加えたとしても把柄の代理をする。そして逆に歯科師が第2の腕を使用するときには，第1のペリカン部分が第2のペリカンの把柄として働く。

　すべてがこのように整えられ，また各種の腕が馬蹄形の小さな座金を備え，軸に見合った大きさの輪状部を有し，同じく輪状部の外周がこれを受け入れるべき切れ込みの輪状部の幅に見合っており，腕の上面がペリカンの胴体の上面の高さを超過せず，座金の馬蹄部がこれを受け入れる溝と大きさが釣り合っている限り，あらゆる種類の腕を，自由にこの器具に取り付けたり外したりすることができる。

　上に教示した諸条件によれば，このペリカンは4種まで数が増えるであろうが，双腕ペリカンにすれば2種に減るであろう。この双腕ペリカンは，ペリカンを用いてなしうるすべての処置を実行するために適しており，また便利である。さらに今日まで人々が発明し，改良し，使用し

---

*7　図版 22 の f.7, f.8 参照。

ているペリカンのすべてを合わせたよりも優れていると思われる。

　ペリカンの鉤付きの腕はいずれも良質の鋼製でなければならない。そしてこれらの腕は，口唇や頬部に不都合を与えないように磨きをかけ，均一で，何の飾りも付けず，角はすべて鈍にし，彎曲部の角は丸味を帯びるようにしておく。

　彎曲部の長さは柱身の長さに釣り合うようにして，また鉤の大きさに見合うように腕をある程度長くする。鉤はより大きな腕ではより大きく，より小さな腕ではより小さくする。それぞれの腕の柱身は常に後部と同じ太さにして，またその容積も前端部以外では小さくすべきではないことに注意しなければならない。

　これらの製作要件のうち，第1のものはあらゆる種類の腕を付け替えて同一の心棒の周りを回し，同一の切れ込みの中にはめ込むのに適したものとするために役立つ。第2のものは腕の前端部の大きさを変化させることによって，歯や歯根の抜去に適した腕を，またこれらとは大きさや形の異なった歯または歯根を抜去するうえで適した別の腕を作るためのものである。抜歯に際して起こりうるあらゆる状況を補うために一言加えれば，鉤を形成している最後の彎曲部を半円頭から遠ざけようとする程度に応じて，腕の彎曲部の長さを加減する。これらの腕の焼き入れ具合について言えば，腕があまり脆くならないように，ごく控えめに焼き入れし，鉤の先端の近くではやや強く焼き入れをしなければならない。しかし力を加えたときに折れ曲がらないように，また鉤の先端が壊れたり，ゆがんだりしないように，腕は十分に頑丈でなければならない。

　上に述べたペリカンは，人々が普通使用しているものと多くの共通点があるとは言え，なお相違がある。それは構造を調べればわかるであろうし，また使用してみればその結果の相違がさらによくわかることであろう。

　上記のペリカンでは，溝があるために腕はその使用時に固定される。これは今まで使用されているペリカンにはない利点である。なぜなら従来のペリカンの場合，腕を胴体に固定するためには腕を布か，別の類似

の材料で巻かねばならないからであり，またこの注意にもかかわらず，腕がほとんど固定されないことがしばしばあり，その結果，腕の作用があまり確実でないものとなるからである．

　半円頭は鉤の先端よりもやや低い位置にあるが，これは半円頭の一部が歯肉の上にあたり，歯の上にあたる部分を従来のペリカンの半円頭よりもずっと少なくするためである．従来のペリカンの場合は半円頭が歯を押し込んだり，動揺させたりしやすい．なぜならこの半円頭は，私が提案したように，一部を歯肉に，残る部分を歯にあてられないためである．

　私が述べた半円頭の凸部は卵形であり，その傾斜部位が鉤内面の先端に対応している．そしてこのために力がいっそうよく作用する．この凸部に付けた軟らかなあて物のおかげで，歯肉が圧迫されて挫傷を負うようなことが回避される．すでに述べたように，半円頭が歯肉の上にあてられたとき，口唇は半円頭の下方，かつ胴体の切れ込みの反対側に来る．

　凸状の半円頭の代わりに，長さ約 1 プス［約 27 mm］，幅が約 2 リニュ［約 4.5 mm］の半三日月形で可動性のある部品を取り付けたペリカンがある．この部品は前面で凹状になっており，これがペリカンに装着されたときには，その凹部が何本もの歯に押しあてられ，これらの歯はペリカンを働かせている間，その支点として働くことになる．この半月形の部品は固定されていなければならないのだが，必ずしも同じ支点上に固定されておらず，この部品を取り付けたペリカンの胴体は自由に右から左へ，左から右へと動くが，一方で，三日月形の半円頭を胴体に結合している蝶番（ちょうつがい）の中に組み込まれた胴体の先端を，ある箇所から別の箇所へ移すためには三日月形部品の位置を変えなければならない．このことから悪い効果が生じることがある．止め釘の部位を動かすことで間隔が生じ，これが腕を前進させたり，後退させる．この動きが上記の効果を生み出す一方，しばしば不都合が起こり，この不都合がさらに別の不都合を生み出すことになる．そしてこの不都合とは，蝶番によって胴体の前端に取り付けられている三日月形部品が，ペリカンの胴体が左から右へ，

右から左へと動かされて，斜線を描くときにしばしば位置が変わってしまうことにある。こうして三日月の位置が変わってしまうと，もはや支えがなくなり，したがって，もはや力を加えることができないという結果になる。さらに，この器具が使用できない場合がある。それは特別な例ではあるが，決して珍しいものではない。この種の半円頭，すなわち三日月は前面が凹状になっているので，抜去すべき歯をはさんで 2, 3 本の隣在歯がない場合には，もはや隙間をへだてた隣在歯の上に，私のペリカンの半円頭を押しあてるようには，この三日月をあてることはできないことになる。また最後方歯，または最後から 2 番目の歯，あるいは同側の歯が多数失われて 1 本だけ残っているような歯を抜去しなければならないときには，三日月形の半円頭は，外側から内側へ，上から下へと傾斜していない半円頭と同様に，決して歯肉の上にはあてられないので，このありふれたペリカンは，上記二つの場合に，ほかの多くの場合と同じく，役立たずとなる。

　ペリカンの半円頭を上から下へ傾けたり，曲げることによって，また上に述べた諸状況に注意することによって，私はペリカンをあらゆる場合に適切に使用できるものに改良したのである。私はこのペリカンをほかのどれよりも好むようになったが，それは幸運にも意図した通りの成功を幾度も収めたのちのことである。上に説明した理由から，ありふれたペリカンが起こしやすい不都合はたやすく理解できよう。

　私が愛用しているペリカンの腕には彎曲があるので抜歯が非常に容易に行える。これは歯がどんなに切歯から離れていようとも，この器具の操作法さえ知っていれば，腕の彎曲が歯を水平方向にも，ほとんど垂直方向にも引き，また内側から外側へと引き出すからである。これに対して，ペリカンの腕がまっすぐであると，隣在歯を損傷する危険を冒さずに，そのうえ口角に苦痛を与えずには離れた部位にある歯を，その歯槽から引き抜くことはできない。

　鉤をいかに半円頭から遠ざけようとも，適切な第 1 の彎曲のおかげで口角を痛めることはない。この効用だけからも，まっすぐな腕がこの利

第 11 章　新しいペリカンの記述と従来のペリカンの欠点　　　　　　　　395

点をまったく持っていないことがわかる。なぜならまっすぐな腕は，鉤を半円頭から離さざるを得ない場合に，口角にかなり苦痛を与えるからである。しかもまっすぐな腕は，斜め方向から抜歯する際には，その場に保存しなければならない歯を支点として利用し，これを動揺させたり，押し倒したりする。

　私のペリカンが生み出しうる利点を享受するためには，それぞれ2本の彎曲した腕を取り付けた，同じような2種類のペリカンを所持する必要がある。これらは上または下顎の左ないし右側にある歯を抜去するために，腕が半円頭と同様に，別々の方向に彎曲しているという相違を除いてはほかに相違はない。一方は下顎右側および上顎左側に使用し，他方は，反対に下顎左側および上顎右側に使用する。長い腕は切歯から遠い歯の抜去に，そして短い腕は切歯に近い歯の抜去に役立つ。

　下顎右側に使用するペリカンは把持する手を代えない限り，上顎左側には使用できないことに注意する必要がある。同様に下顎左側に使用するペリカンは，これまた把持する手を代えてはじめて上顎右側に使用できる。

　さらに，上顎および下顎にあるすべての歯を抜去するのに使用できるように，双腕ペリカン*8 を作ることができよう。ただし，この際は腕と半円頭は反対方向に回転し，反対方向に彎曲している必要がある。つまり，一方の端で半円頭と腕が右から左へ回るとすれば，反対端の半円頭や腕は左から右へ回らなければならない。このペリカンはいっそう便利に思われる。しかしこの腕の1本に付いている鉤が，他方の腕を利用して手術している間に手の近くで回転するため，手術中に不都合が生ずる可能性があるので，私は別々のペリカンのほうが好ましいと判断したのである。

　私は2種類のペリカンを所持するようにと勧める。どちらのペリカンにも腕を2本取り付け，腕は，本章ですでに述べたように，一方のペリ

（412 頁に続く）

───────────────
＊8　図版 24 参照。

図版 21　抜歯に役立つ梃子とペリカンの胴体の図

f. 1.　梃子と呼ばれる器具の側面図をその全長にわたって示してある。
　　A. 柱身
　　B. この同じ柱身の前端にある切れ込み
　　C. C. この柱身の雄ネジ
　　D. 柄
　　E. この柱身の雄ネジの上を回る雌ネジ
　　F. 梃子の腕
　　G. 彎曲した鉤。これには切れ込みによって形成された 2 本の小さな爪が付いている。
　　H. 雄ネジ，その上に鉤が取り付けてある。

f. 2.　二つの半円頭を有するペリカンの胴体を，腕を外し，その全長にわたって上面から見た図を示してある。
　　I. 中央部。つまり最も幅が広く，いちばん凸状に出た部分
　　K. 切れ込み
　　L. 心棒が入る孔
　　M. 切れ込みの中に取り付けられた噛み合わせ。切れ込みは心棒を固定する止め釘を入れるために役立つ。
　　N. N. 切れ込みの円形の外縁
　　O. O. 布をかぶせた半円頭
　　P. P. 半円頭を包んでいる布をしばり付けている紐

Tom. 2. Planche 21.me pag. 194.

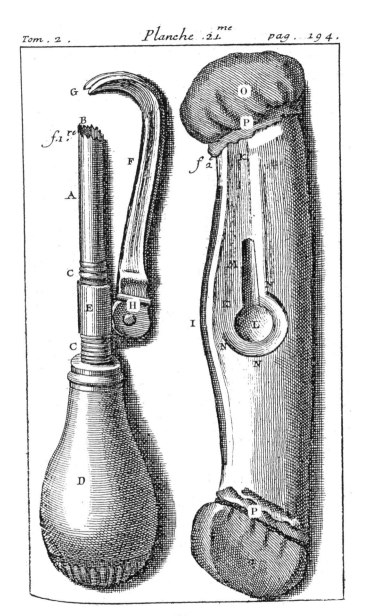

図版 21

図版22 新しいペリカンの数個の部品をそれぞれ分解した状態で示す。
f. 1. 心棒と呼ばれる部品を示している。これはペリカンの胴体に主軸としてはめ込まれ、この両端は腕の軸として働く。この部品は、その孔や噛み合わせやその他の部品すべてがはっきりと見えるように示している。
　　A. この心棒のいちばん太い部分
　　B. 心棒を固定するために役立つ止め釘が入る小さな穴
　　C.C. 心棒の両端。これらは腕の軸の働きをする。
　　D.D. 腕を付けたとき、馬蹄形の鉤が入る溝
f. 2. 心棒を正しい位置に固定する止め釘を示している。
f. 3. 右から左へ彎曲したペリカンの腕を、上面および一方の側面から見た図を示している。
　　E. まっすぐで、最も幅の広い部分
　　F. 第1の彎曲部　G. 第2の彎曲部　H. 第3の彎曲部
　　I.I. 鉤部を形成している歯。切れ込みおよび彎曲内面の鋸歯
　　K. 腕の上面にある小さな雌ネジ
　　L. 腕の輪状部。これは腕を固定し、心棒の軸の周囲を回るために役立つ。
f. 4. 左から右に彎曲したペリカンの腕を示している。これは先の腕が右から左へ彎曲していたのと異なり、左から右へ彎曲していること以外には上記のものと異なる部分はない。
f. 5., 6. 互いに類似した2本の馬蹄形の座金を示している。
f. 7., 8. 馬蹄形の座金を腕の上に取り付けるために役立つ雄ネジを示している。このように座金を装着することによって腕は心棒の軸部に取り付けられる。

Tom. 2. Planche 22.me 194.

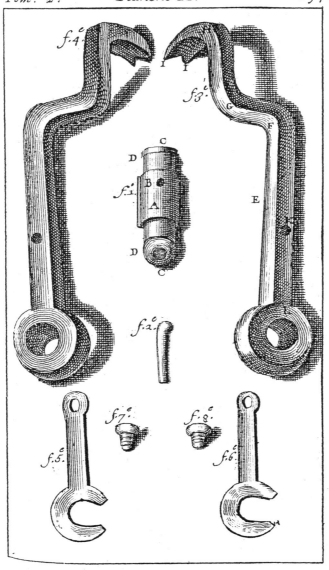

図版 22

図版 23 右から左へ彎曲した 1 本の腕を持ち，半円頭の反対端は柄として働くような単腕ペリカンを全長にわたり前面から見た図

A. 単腕ペリカンの胴体の中央前部を示している。
B. 半円頭
C. 柄
D. 切れ込みの中にはめ込み，取り付けた腕。馬蹄形の座金によって，心棒の軸部に取り付けられている。

Tom. 2.   Planche 23.me pag. 198.

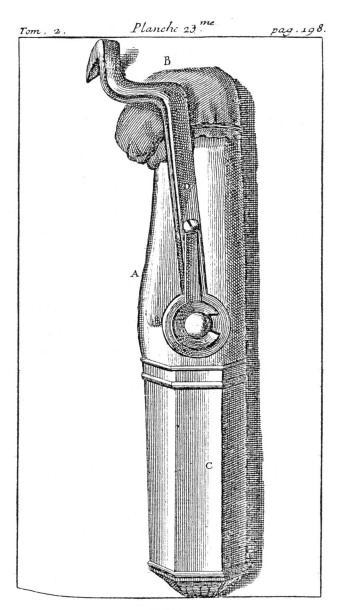

図版 23

図版 24　互いに反対方向に彎曲した 2 本の腕をもつペリカンの全長図
　A. このペリカンの胴体を示している。
　B. 右から左へ傾斜する半円頭
　C. 左から右へ傾斜する半円頭
　D. 右から左へ彎曲した腕。これは右側の歯に対して用いられる。
　E. 左から右へ彎曲したもう 1 本の腕。これは左側の歯に対して用いられる。

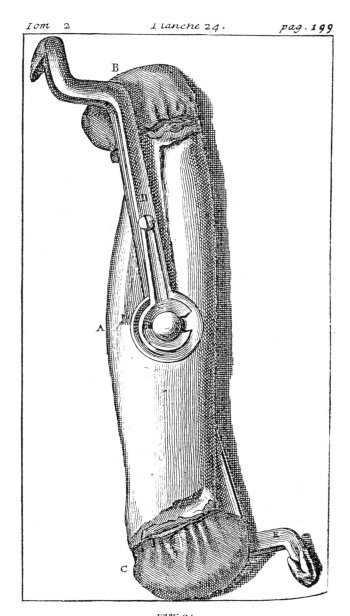

図版 24

図版25 2本腕を持ち，下顎右側歯と上顎左側歯に対して用いられる双腕のペリカン，および歯が原因で生じた出血の処置に適した鉛板の図

f.1. 2本の腕を取り付け，右から左へ彎曲した半円頭が2個あるペリカンを，その全長にわたって示している。
 A．このペリカンの胴体
 B．B．2個の半円頭
 C．C．右から左へ彎曲した2本の腕

f.2. 臼歯を抜く際に出血した場合，特に臼歯の歯根があまり離開していたり，あるいは歯槽に癒着しているため，歯槽や歯肉の損傷を引き起こしたときに，包帯類を包み，固定するために適した鉛の板を示している。
 D．この鉛板を圧迫する歯の歯冠部に押し付ける部分
 E．E．鉛板の側面。ここに包帯類を包み込む。

Tom 2   Planche 25.me pag 200

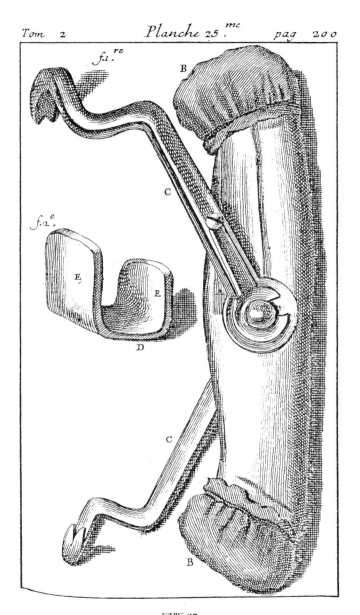

図版 25

図版26　2本の腕を持ち，下顎左側と上顎右側の歯に対して用いられる双腕のペリカンを全長にわたり側面から見た図
　A. このペリカンの胴体
　B. B. 左から右へ傾斜する2個の半円頭
　C. C. 左から右へ彎曲した2本の腕

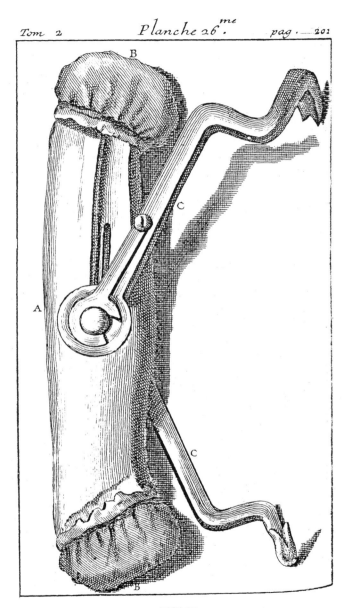

図版 26

図版 27　異常な歯の図

f. 1.　歯根が互いに歯頸部の幅の 2 倍も大きく離開している上顎大臼歯を示す。このような形をした歯は歯槽を破壊せずに抜歯することはできない。

f. 2.　歯根が歯頸部と比較して，互いに f.1 の歯よりさらに大きく離開している上顎の別の臼歯を示す。このような歯は歯槽を破壊してはじめて抜歯できる。

f. 3.　歯根が屈曲して互いに重なり合い，ほとんど一塊となって，歯体部より大きい容積を占めるようになっている下顎の最後方歯を示す。この歯根の形のために，歯槽を破壊せずにこの種の歯を抜くことは非常に困難になる。

f. 4.　歯根の 1 本が別の歯根のほうに強く彎曲して接近し，槽間中隔に密着している下顎大臼歯を示す。この形状のため，このような性状の歯を抜くと槽間中隔も一緒に抜去することになる。

f. 5.　歯根が互いに離開しているだけではなく，槽間中隔に密着してこれと一体となっている上顎の大臼歯を示す。この種の歯を抜歯すると，歯槽の一部を歯とともに抜去することになる。

f. 6.　弓状に曲がり，先端のほうで別の歯根とほとんど合体し，槽間中隔を抱き込んでいる歯根をもった上顎大臼歯を示す。この種の歯は抜歯の際，歯槽を破壊するか，さもなければ歯自体が破折する。

f. 7.　歯根が 4 本ある上顎の大臼歯を示す。上顎大臼歯が歯根を 4 本持つことは普通ではない。

f. 8.　歯根が 5 本ある上顎の最後方大臼歯を示す。歯根が 5 本もある歯を見ることは珍しい。

f. 9.　3 本の歯根が外側のそれぞれ異なった方向に鉤形に曲がっている上顎の小臼歯を示す。このような歯は歯槽を破壊しない限り抜歯できない。

f. 10.　20 歳の青年から抜去した，異常に長く太い下顎犬歯を示す。

f. 11.　別の上顎犬歯を示す。通常の上顎犬歯の長さに比較して異常に長くその歯根は彎曲している。

f. 12.　歯根が 2 本ある上顎犬歯を示す。犬歯には通常歯根が 1 本しかないので，このような犬歯を見ることは珍しい。

f. 13.　歯根が 3 本ある上顎犬歯を示す。これはさらにまれなものである。

f. 14.　歯根が 3 本ある下顎の小臼歯を示す。このようなことはまれにしか見られない。

f. 15.　歯冠部が 3 個ある大臼歯を示す。これはきわめてまれであり，また非常に驚くべきことである。

f. 16.　歯冠部を 2 個持ち,歯根の穹窿部にもう 1 本の歯が付着している臼歯を示す。これはまったくまれで，奇妙なことである。

f. 17.　太い歯根が 3 本ある下顎の大臼歯を示す。下顎臼歯には通常，歯根が 2 本しかないので，これは普通ではない。

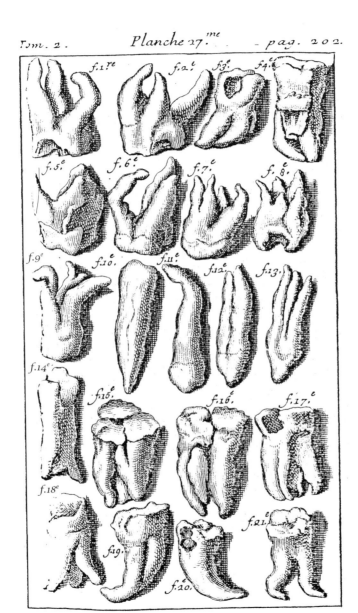

図版 27

f. 18. 歯根が 4 本ある下顎の大臼歯を示す。こうしたことに出会うことはまれである。
f. 19. 彎曲し，貝状にまくれ上がった歯根をもつ下顎の最後方臼歯を示す。この種の歯を抜くことは困難である。
f. 20. 強く彎曲した歯根が 1 本だけある下顎の最後方臼歯を示す。
f. 21. 異なった方向に曲がった 2 本の歯根を持つ下顎臼歯を示す。

図版 28　鉛の塊，金線および 2 枚の鉛板の図

f. 1. ある種の歯や残根を唇側から舌側へ抜去するときに，押し棒の柄の上を叩くための鉛の塊を示す。
　　A. その凸部
　　B. その凹部
f. 2. 螺旋状に曲げた，かなり太い金線を示す。
f. 3. 前のものより細い金線を示す。
f. 4. 歯を舌側から固定するための鉛板を示す。
f. 5. 歯を唇側から固定するための別の鉛板を示す。

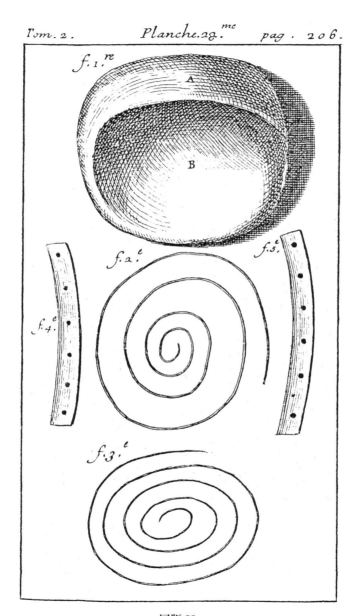

図版 28

カンでは2本の腕が右から左へ*9，そしてもう一方のものでは左から右へ*10 彎曲している。それというのも同じ人に抜去すべき歯が2，3本存在することがありうるし，これらの歯が一種のペリカンだけで抜歯できる部位にないこともありうるからである。術者はペリカンの大きさや抜去すべき歯の大きさに見合った，適切な腕を取り付けた2種類のペリカンを両手に持っていれば，患者の口元から離れずに，何本もの歯を次々と抜いてゆくことはたやすいことである。一方，2本の歯が[7] 上顎，あるいは下顎の左右にある場合には，従来のペリカンでは，患者の口元を離れずに，次々と抜歯することはできない。なぜなら，ある歯を抜去し終えたとき，ペリカンの腕を交換する時間を得るために，2番目の歯の抜去を一時中断しなければならないからである。このことは術者にとっても，この手術に耐えなければならないという苦境にある者にとっても，同じように耐え難くまた不都合なことである。

原綴と訳注

1) 図版24参照。なおフォシャールはペリカンの胴体を木の幹に，腕を木の枝に見立てている。
2) 図版21, f.2のO参照。第2版では，この部分は「胴の前端は手術に際して歯や歯肉の上で支点として働く部位であり，また後端はこの器具の柄である」と書かれている。
3) 図版21, f.2のL参照。
4) 原文では誤って「いちばん細い」となっている。
5) 図版22のf.5, f.6参照。
6) 図版21, f.2のN参照。
7) 第2版では「数本の歯が」と書かれている。

---

*9 図版25参照。
*10 図版26参照。

第12章

ほかのどのような器具を用いても，簡単には抜歯できないような歯を抜去するために役立つペリカンの使用法

　抜歯に役立つあらゆる器具の中で，私が記述したペリカンが最も有用なものであると思われる。その効用は，十分にその操作法を知っているならば，あらゆるほかのペリカンよりも迅速で，確実である。しかし，操作法を十分に知らなければ，どんなに完全に作製されていようと，ペリカンは抜歯に役立つすべての器具の中で最も危険なものである。必要になる諸状況に注意すれば，私が改良したペリカンを用いて，改良以前には抜去できなかったような，多くの歯や多数の歯根を抜去できるであろう。

　ペリカンを使用する場合には，患者に適切な姿勢をとらせたのち，次の事項を注意深く守る必要がある。

　抜歯するためにある人の口を開くときには，下顎を上顎から遠ざけ過ぎないように注意しなければならない。なぜなら，この注意を怠ると，アンジェの聖カトリーヌ修道院のある修道女に起きたように，顎関節の脱臼を引き起こす危険があるためである。この修道女と同じ修道院に暮らすほかの修道女たちの報告によれば，脱臼させた外科医はこの事態に非常に驚いて，脱臼をどのように整復すればいいかわからず，そのため自分よりも経験の豊かな別の外科医に援助を求めなければならなかった。

　歯根や歯が強く保持されていても，舌面に手がかりがある歯根や歯は

ペリカンを用いて抜去する。この器具を用いて特に歯根を抜去するために行う操作は，歯全体を摘出するために行う操作と少しも違わない。半円頭，および鉤の位置は顎の左側でも右側でも，抜去すべき歯が，切歯や臼歯からどの位離れた位置にあるかに応じて，ある程度半円頭を鉤から離したり，鉤に近づけたりする必要があること以外はまったく同じであることに注意する。

　腕をこの器具の胴体に対して固定するためには，鉤を半円頭から離し，腕と溝，すなわち切れ込みとの間に小さな紙片を丸めて入れる。腕が離れてしまう場合は，細い紐で器具の周りを巻いて腕を固定する。

　下顎の最後方臼歯は，その部位が切歯から離れていること，さらにこの部位での骨の厚さのゆえに，時として非常に抜歯が困難である。さらにペリカンを用いて抜歯を首尾よく行うことが不可能な場合もある。特に 32 本の歯が揃っている場合には，この最後方臼歯の歯冠部には鉤の手がかりとなるものがほとんどなく，常にほかの歯よりも見にくいために[1]，なおさら困難である。最後方臼歯が出過ぎている場合には，しばしば非常に厄介な合併症が生じるので，いかなる方法によってもこれを抜去しなければならない。

　大臼歯に何本もの歯根があり，これらが癒合したり，離開したり，彎曲している場合，抜歯はなおさら困難となる。歯根が離開している場合は，歯槽を破壊したり，押し広げたりする。それは歯頸部が歯体部よりも細く，また歯根が先端で互いに離れすぎているためである。

　このような歯を抜去した際，歯槽の破折を治すためには，歯肉を拇指と示指で圧迫しなければならない。こうして分断され，引き裂かれた部分を再び近づけると，この骨の線維はあまり密ではないので，間もなく自然に元の状態に戻る。

　歯槽の骨性の壁が数ヵ所で離開したり，あるいは完全に位置がずれた場合には，歯槽のこの部分を絶対に摘出しなければならない。なぜなら，これは決して再び癒合しないからである。このような場合は，この部分を有害な異物と見なさなければならない。一部分がまだ付着している骨

片については，探針あるいは何か適当な器具を用いてこれを歯槽の中に挿入し，骨片を自然の位置にもどす必要がある。歯槽を復元したならば，歯肉を十分に圧迫して歯肉を固める。

　歯根が曲がっている歯は，歯根が離開している歯よりも抜歯が困難である。それはすでに別の箇所で述べたが，海綿状の物質が歯根同士が作る空間の中に閉じ込められていて，この海綿状の部分を裂きとるか，あるいは抜去すべき歯の歯根を破折せずには，こうした歯を抜去することは不可能だからである。このことが誤解のきっかけとなり，人々はこの種の歯では歯根から歯根に閂(かんぬき)が渡されていると思い込んでいるのである。

　歯根が鉤形になっている歯が歯槽の一部分を裂きとったり，離開させた場合，これは歯の摘出に抵抗する骨の部分よりも歯のほうが強い力を持っていたために生じたことにほかならない。反対に歯が歯槽よりも弱い場合は，歯は破折して，その歯根はこれが収められている歯槽窩の中に残ることになる。

　抜歯が困難である歯は彎曲根歯だけではない。歯根が異常な形であったり，さまざまな方向に，時には鉤形に屈曲しており，その結果，いかに使用する器具が完全であろうと，最も巧みな術者がどんなに注意を払おうとも，上と同じ障害を生み出す危険に曝されずには抜歯できないような歯がある。

　歯根が歯槽の壁と一体になり，密接に結合していることによって，歯槽に密着している歯がある。こうした歯はこれが破折しない限り，顎骨や歯槽の仕切り板［槽間中隔］が歯と一緒に摘出されてはじめて抜歯できる。これらの中で最も厄介なことは，手術を行う以前には，この不都合な状況をまったく識別できないことであり，またさらに，たとえそれとわかったところで，そこから得られることは，患者にとって不利な予後を告げて，患者をおびえさせることくらいなものであろう。このような場合，不本意ながら行う力仕事は，この種の歯の摘出を受けなければならない患者に，この歯はほかの方法では抜去できないことを知らせ，

またこの手術が苦労の多い，障害の起こりやすいものになるのは，ひとえに厄介な状況によるのだということを理解させたうえで，ようやく始めることができるのである．

　下顎右側の歯根，あるいは臼歯，犬歯をペリカンを用いて抜去するためには，患者を低い椅子に座らせる．次いで術者は患者の後方に位置し，患者の頭を自分の胸に押しあてて固定する．そして左手の示指を下顎歯の唇面に，中指はオトガイの上に，薬指と小指は顎の下すなわちオトガイ結合と右下顎角との間に運ぶ．術者は器具を右手に把持し，半円頭を抜去すべき歯根，あるいは歯に最も近い歯肉，および歯の上にあてる．その後ペリカンの鉤を摘出すべき歯の内面の中央部にあてるか，あるいは鉤をもっと低くする．この部位に鉤を固定したり，またその働きを助けるための手がかりがまったくない場合，術者は左手の拇指を鉤の上にのせ，そして示指を口唇を下げるために用いる．そして鉤全体を少し右から左へ引いたり，持ち上げたりして歯根や歯を歯槽から露出させる．下顎左側の同種の歯は，器具を左手に持ち，右手を反対側の場合に左手を働かせたように働かせながら，同じように抜去する．

　下顎の切歯を抜去するためには，術者は器具を右手に把持し，あるいは必要があれば左手に把持して，患者の正面に位置すべきである．次いでペリカンの鉤と半円頭を，上で述べたようにあて，隣在歯は，器具を把持している手と反対の手の示指と拇指で保持して，抜歯するために必要な動作を行っている間，顎を固定する．

　上顎右側ないし左側の歯根，あるいは犬歯や臼歯に関しても，操作法は下顎の歯や歯根に対するものと同じである．それは右側のものにせよ，左側のものにせよ，抜去すべき歯根や歯が位置する側と同側の手に器具を把持しなければならず，また器具を把持している手と反対の手の拇指を鉤の外面の下部に持ってゆかなければならないからである．示指は鉤の外面にではあるが上方に置く．それは2本の指で作業中この鉤を導き，押すためである．抜歯すべき歯があまり切歯から離れていない場合は，残りの指でオトガイを固定する．そうでない場合は，拇指だけを鉤の下

に持ってゆく。

　上顎切歯を抜去する場合は，患者を低い椅子に座らせ，術者は患者の後方に位置し，すでに述べたように患者の頭を固定する。右側の切歯を抜去するためには，右手で器具を把持し，左手の拇指と示指で鉤を押し付けて歯の摘出を容易にする。残りの左手指はオトガイの上下に持ってゆき，これを固定する。左側の歯を抜去するときには，左右の手の役目だけを変え，ほかの諸状況は同様にする。

　ある歯が抜歯器具の作用で破折するという事態が生じた場合，残根を抜去するためにできる限りのことをしなければならない。抜去があまりにも困難である場合は，歯根管内に常に存在する動脈から歯が破折したために生じる出血があまりに多量にならない場合，そしてこの出血を本章中で後述する方法で止めることができる場合，あるいは，疼痛のために抜去せざるを得ない場合を除いて，状況が改善するまで抜去手術を延期しなければならない。なぜなら，時とともにこれらの歯根は，歯槽の骨から剥がれ，歯肉の下から姿を現す。こうなると抜去が容易になり，また裂傷もあまり重大なものとならないからである。

　もし大道や広場の手術屋たちが民衆を納得させようと努力しているように，非常にたやすく抜歯できる秘訣があるならば，私もそのためにいくらお金を払っても払いすぎることはないと思う。そうした秘訣があれば，不幸にも，歯痛に襲われたり，歯痛にひどく苦しめられている人々が多くの苦痛を免れるであろうから。しかし，歯や歯を襲う病気に関する私が得た知識から判断して，この種の輩が持っているものは，公衆の目をくらますために適した方策だけとしか思えない。私は苦労してこうしたペテン師たちの秘密を暴こうと努めて来たが，その甲斐あって彼らのペテンを完全に解明できた。彼らの手練のすべては，インチキ治療師の約束話に耳を傾けている民衆の中から，何人かの気の毒な，運の悪い者たちを捕らえることにある。どんなときにでもペテン師に雇われた偽病人たちが姿を現す。そして自称の術者は，あらかじめニワトリか何かの動物の血を塗り付けた，薄い膜に包んだ歯を手の中に隠し持っていて，

自分の手を偽病人の口の中に入れて，隠していた歯を口腔内に残して来る。こうしてしまえば，ペテン師はただ粉薬，麦藁(むぎわら)，あるいは剣の先で歯に触れるか，あるいは歯に触れる真似をしさえすればよい。その気なら，偽病人の耳もとで小さな鐘を鳴らすだけでもよい。この時，偽病人は，ペテン師が口腔内に入れたものを嚙み砕く。するとたちまち，人々は血と血にまみれた歯が吐き出される光景を見るのである。しかし，この歯はペテン師か，偽病人が口の中に入れて置いたものにほかならないのである。もしも群衆の中の誰かが，この策略にだまされて，歯を抜いてもらおうと姿を現したならば，粉薬や麦藁などはもはや通用しないので，巡回手術屋はたちまち逃げ口上を見付けだす。そして手術屋は必ず，充血が強すぎるだとか，あと何日か我慢しなければならないとか，さらにはこの歯は眼歯[2]であり，この種の歯は，このインチキ治療師の主張するところによれば，目と関係があって，もしこの歯を抜くと目がつぶれるだろうから，決して抜いてはならないなどと口実を並べる。もしこの詐欺師たちが，彼らの無謀な実践やひどい無知によって品位を下げている外科学のこの分野を十分に学んでいたとしたら，また彼らが解剖を学んでいたとしたら，ペテン師たちは上顎犬歯にきている神経は，ほかの歯の神経と同じ源から出ていること，そして目は彼らが眼歯と呼ぶ歯とも，ほかの歯とも何らつながりのないことを知ったことであろう。

　こうした自称の歯科師たちにとっては，口腔内にある歯と同じ数だけ眼歯がある。それは，彼らが少しでも抜歯がむずかしいと思う歯に出会うと，たちまちこれで歯を抜くのだと自慢していた剣先もろとも剣を鞘に納めて，ペテン師たちの平常の舞台であるパリのポン・ヌッフの上や地方でひけらかしている巧みな腕前をもすべて懐にしまい込んでしまうからである。そしてペテン師たちは，この眼歯という誤った見解によって病人に警告を与え，そのあとで，ある程度のお金さえ出せば必ずこれを治してあげるとか，自分たちしか知らないこの病気に確実に効く秘密の薬を持っているのだとか明言する。患者たちは弱気になってペテン師たちを信用するが，最後には，ペテン師たちの誤った理論と同様に，彼

第12章　抜歯が困難な歯の抜去に役立つペリカンの使用法　　　　419

らの無謀なやり方にもだまされるのである。
　眼歯に関して民衆にその誤りを悟らせるために，私は多数の眼歯［上顎犬歯］を抜去したけれども，人々が普通恐れているような障害はまったく起きなかったこと，また眼歯以外の歯の抜去後に起こるより重い障害が，眼歯の抜去後に生じた例は見たこともないことを知らせておく必要があると思う。
　歯が長い歯根を持っており，これが癒合している場合，より上手に扱い，歯槽の破折を防ぐためには，ペリカンではこうした歯をただ動揺させるに留めなければならない。この手術は抜歯するときと同じように行う。上顎歯を動揺させた場合，術者はその位置を動かずに，ヤットコを用いて抜歯手術を完了する。もしヤットコが不適切であれば，患者の正面に回って，歯を上から下へ引き抜くために直鉗子を利用する。
　下顎歯を抜歯するつもりで動揺させた場合は，動揺させたあとにその歯をヤットコで下から上へ引いて抜去する。切歯がこの器具で抜去できないときには，術者は患者の左側へ移動し，右手を患者の頭の上に回して，この歯を直鉗子で抜去する。
　歯を歯槽から抜去したあと，ただちに元の場所に戻せば，歯は再び根づくことを知る必要がある。たとえ齲蝕になっている歯でも，齲蝕が軽度であれば，その齲歯が再び元の歯槽と一体となったあとで，齲蝕部位をすべて除去し，そこに鉛を充填するように注意すればよい。齲歯は，必要な場合には，別人の口腔内に移植され，そこに健全歯と同じくらいたやすく根づくこともある。しかし，歯の移植に際しては，常に健全な歯を選ぶべきである。
　ある人の口から別人の口腔内へ歯を首尾よく移植できることを作り話であると見なしてはならない。それは昔から，アンブロワズ・パレをはじめ多くの著者が，歯の移植を勧めているばかりでなく，さらに日々の経験によって，ある人の歯槽から別人の口腔内の歯槽へと移植された歯が，何年もの間，何の変化も受けずに堅固に保存され，歯に固有のあらゆる働きに役立つことが知られているからである。さらに移植歯が，流

涎をもたらした水銀の激しい作用にも抵抗して残り，一方，その隣在歯は，天然歯であったにもかかわらず，水銀の作用のため動揺するということも見られた。生来の元の歯槽中に再植された歯は，きわめて健康な歯に見られるように，何らかの事故に会わない限り，また脱臼しない限り，非常に高率に長期間にわたり保存されるはずである。それゆえ齲蝕がさほどではない場合，誤って抜歯してしまった場合，また歯痛が激しいため抜歯せざるを得ないときには，抜去した歯を元の歯槽に再植することを決して怠ってはならない。というのは，これによって病人を治し，そして患者に歯を返すことができるからである。この手術は切歯や犬歯では非常に成功率が高い。そして歯槽の裂開があまり大きくなければ小臼歯でもしばしば成功する。

　この手術はたびたび成功しているので，現在でもなおこの手術は不可能であると主張している著者たちや実地家たちがいることに驚かされる。私がこの種の手術によって得た成功がどのようなものであるかは，第1巻の第29章で見ることができる。結果は有名なディオニス氏[3]の見解にまったく反するものである。この著者は，この点に関してヴェルデュック氏*[1,4]の意見に追従している。

　ヴェルデュック氏は，このようなことは信用できず，また再植したり，移植した歯を歯槽の中に再び固定するのは不可能であると述べている。私がいっそう驚かされるのは，上記の著者たちが，カルムリーヌ氏*[2]が自ら抜去した歯を，ただちに首尾良く再植し，そして再固定したことを氏が確認し，報告して立証した際に，あのような驚嘆の叫びをあげたことである。こうした成功例はかなり当たり前になっているので，私は将来，人々が再植の成功を苦労せずに信じられるようになって欲しいと思う。

　普通，移植する歯は切歯と小臼歯である。なぜならこれらは口元を飾

＊1　彼はパリの師範外科医。有名な解剖学者であった。また多数の外科学書の著者でもある。
＊2　パリの師範外科医であり，有名な歯科師。

第12章 抜歯が困難な歯の抜去に役立つペリカンの使用法

るうえで最も役立つ歯だからである[5]。移植に成功するためには次のような注意が重要である。つまりこの手術を受ける人が健康であること，歯を再び植えようとする歯槽や歯肉が，ひどく引き裂かれていないこと，そして移植歯とこれを受け入れる歯槽の間で釣り合いがとれていることである[6]。

切歯や犬歯を，ある人の口腔から別人の口腔へ移植しようとする場合，他人の歯を移植される人は，移植時まで自分の口腔内に同種の歯や歯根を保持していなければならない。それは，移植したいと思う歯の位置ばかりでなく，歯体部の幅，長さ，形などをも考慮する必要があるためである。この注意はできる限り守らなければならない。移植する場合は，問題となっている歯［患歯］に入れ替える歯［移植歯］の摘出から始める。というのは，もし患歯を先に抜去すると，血液がその歯槽の中で凝固し，このため，あとから移植する歯の結合が妨げられる可能性があるためである。しかし，患歯を抜去したあとで，はじめに抜いた移植すべき歯が適切でないとわかり，別の歯を抜く必要があるならば，この場合には，歯槽の中で固まる恐れのある血液を，端を切り揃えた栓のようなもので除去する必要があろう。移植歯も患歯も破折しないように注意して引き抜く。それゆえ，癒着が疑われる歯を急激に引き抜いてはならず，少しずつ引き抜かなければならない。これらの歯は，ペリカンで十分に動揺させたのち，直鉗子あるいはヤットコを用いて抜歯を完了する[7]。

移植歯に席を譲るはずの患歯は，入れ替えようとする瞬間に引き抜くべきである。先に抜いた移植すべき歯をしかるべき位置に入れたなら，本巻の第8章で糸による歯の矯正法について記した際にすでに述べたように，12-15日間この歯を糸で固定する[8]。

歯あるいは歯根を抜去したあとで，歯の血管や歯槽の血管からときどき出血が起きる。この出血は，見かけ上とるに足らぬものであっても，しばしば持続し，患者や立ち会う者を恐れさせ，またその治療法を知らなければ術者を悩ませずにはおかない。

出血が，抜歯する際の歯根の破折によって引き起こされ，以前その歯

に栄養を与えていた動脈枝から出血が生じていることを確認した場合には，血液がどの部位から出ているものかを調べ，その血管に収斂剤を塗るか，焼きゴテをあてなければならない。血管の先端が見えない場合は，必ずその歯の歯根を摘出しなければならない。さもないと出血はいつまでも続くであろう。いずれの出血の際にも用いられる収斂剤は，明礬水[9]，ラベルの収斂性水薬，レムリー氏[10]の収斂性水薬，あるいは以下に組成を記す収斂剤であり，これらは少なからず有効である。

　緑色が最も濃いローマの緑礬を1リーヴル［約490 g］，火酒を1パント［約930 ml］とる。礬を大型のるつぼ，または陶製のつぼの中に入れ，瓦の破片で覆う。るつぼがなければ，やや大き目の上薬のかかっていない皿の中に入れ，同じ大きさの別の皿でふたをする。次いで，この容器を輪状においた石炭の火の中に入れる。礬から水分がなくなり，血のように赤くなるまで5-6時間火を維持する。そのあとで礬を火から取り出して，これを冷やしたのち，礬を粉にする。この粉を大きな長頸フラスコの中に入れ，その上から火酒を注ぐ。しかし，これらの薬は発酵するので，フラスコの半分までしか入れてはならない。長頸フラスコにしっかりと栓をしたのち，これを熱い灰の上に24時間置く。そのために灰は大きな皿の中に入れて，この皿を，ほどほどにおだやかな熱さを維持できる程度の火を入れたかまど，あるいは焜炉の上にかける。ときどきこのフラスコを振るように注意する。フラスコを下ろしたなら，これを放置したのち，透明な溶液をフラスコから瓶に注ぎ入れ，この瓶にしっかりと栓をする。この溶液を使用するためには，この中に小さな綿撒糸の止血栓をいくつか浸し，出血を起こしている歯槽窩の中に次々と重ねて入れ，その上にこの液に浸した綿撒糸をあてる。歯槽や歯肉に裂傷が生じた場合は，これを示指と拇指で15分ほど固め，歯肉の両側も圧迫する。この傷がまったく開かず，離開しなくなれば，綿撒糸の上に1,2枚小さな圧定布をあてる。これは患者が口を閉じたときに，傷全体が反対側の顎の歯によって，あるいは咬合する歯がない場合は，歯肉によって圧迫されるようにするためである。

出血がひどい場合は，包帯をこの水薬に浸したあと，焼いた海綿の粉の中をころがして，これを歯槽窩に入れ，自然に脱落するまでそのままにしておく。この薬を付けたあと，患者が食事をとるまでは数時間待たなければならない。そして患者は感情を乱したり，興奮するようなことは一切行ってはならない。

　私はいつでも上記の収斂剤をほかのものよりも好んで用いている。なぜならこの薬は普通，一度使用すれば効果が出るからである[11]。

　まったく異常な場合ではあるが，容積が大きい，あるいは歯根の離開が非常に大きい歯の抜去によって，または歯槽と歯根とが一体をなしていると思われるほど癒着しているために，出血が引き起こされることがある。このときには歯槽ばかりでなく，歯肉までが引き裂かれたり破壊される。その結果，ほとんど克服し難い出血が生じることがあるが，それは脈管の分布が人間の身体の中でしばしば変異を示しているからである。このような事故の際には死亡する人も見られる。それゆえ出血を止めるために役立つすべての方法を知り，時として各種の収斂剤や礬の栓，さらには強力な焼きゴテを使用してさえも止血できなかった原因を知ることは望ましいことである。これらの治療法がすべて無効な場合は，圧迫の強さが不足しているか，あるいは圧迫を十分に長い間続行しなかったためである。この種の治療法は，圧迫を併用しなければ非常に不完全な効果しか生み出さない。なぜなら，動脈の中で持続的に生み出される衝撃が，はじめ心臓や動脈自身の中で生み出される収縮によって，止血しようとしている部位に運ばれるはずであった血液の円柱に作用して，これに抵抗できないものをすべて追いやり，押し出すからである。このため，時として収斂剤の効果がほとんど見られないことがあり，止血するために薬剤を使用する際には，どんな薬であっても，圧迫が必要となるのである。このため，不意に現れる様々な危急の場合に適用しようと，ここで話題にしている事例［止血困難例］に関する観察や種々の状況を多く集めたところで，十分と言えるほど集めることはできないであろう。

　抜歯したあとで，ときどき歯肉や頬に充血が起こる。これは以前から

その部位にあった素因に起因するか，あるいは抜歯によって引き起こされた歯槽の動脈や離開によって生じる。これを治療するには，適切な緩下剤を患者に投与したり，もし充血が強い場合は患者に瀉血を受けさせたりしなければならない。しかし，必要があれば，すでに同様の場合に提案した局所薬を用いてもよい。

　歯を保存するために私が教示したすべての方法を人々がきちんと守るならば，歯を失うという困った事態をしばしば回避できるであろう。私は抜歯を決意するときは実に残念でならない。それは手術の荒々しさのためではない。手術による疼痛は決して歯痛よりもひどいことはないのだから。またそれは，手術のあとで起こりうる合併症のためでもない。私は多くの場合に抜歯をためらったり，巧妙に避けたり，延期したりするが，それは歯の役目の重要性を考えるからである。もしも各人が私と同じ考えを持っていれば，不適切な抜歯の数だけ歯を保存できたであろうし，また歯抜き屋と呼ばれる輩を人々がこれほど軽蔑することもなかったであろう。歯抜き屋の中には，たしかにこのような呼称にしか値しない者がいる。しかし，歯を治療する者の中には歯の保存師[12]という呼称がふさわしい者もいる。というのは彼らは歯科技術上の可能な限りの手段を用いて歯を保存するばかりでなく，さらに自然が完璧に作った歯が欠けた場合には，彼らは天分を発揮し，自然を模倣して，口腔内に残された欠陥を修復するからである。こうした治療者に対しては歯科外科医の称号を拒否することはできない。なぜなら彼らはまさに外科学の一分野である歯科医術全般を実践しているからである。この分野は，本来決して取るに足らない分野ではない。本来無知な連中が悪用できるような分野ではなかったのであるが，必要にして十分な知識を身に付けてもいない連中がこの分野に割り込んで，治療を行い，公衆をだましたり，不快にしたりしているのである。このために，必ずしも功績を正しく評価できない一般大衆が，誠実な人と，無知なままに治療を行うペテン師とを混同してしまい，遂にはこのような不都合がなければ，外科学の多くの分野と同様に尊重されていたであろう歯科医術と術者を，人間

の生存には役にも立たず，重要でもないのだと軽蔑するような事態が生じたのである。

原綴と訳注
1) 「常にほかの歯よりも見にくいために」は第2版では削除されている。
2) une dent œillère，上顎犬歯の別称。当時は上顎犬歯を抜去すると目に悪影響があると信じられていた。
3) Pierre Dionis（1643-1718）。
4) Laurent Verduc（？-1703）。
5) 第2版では「移植する歯は切歯，犬歯，小臼歯である。なぜならこれらの歯が発音や口を飾るうえで役立つ歯だからである」となっている。
6) 第2版では，このあとに「移植を受ける人が高齢でないこと，そして歯肉や歯槽があまり衰えていないことなどである。こうした状況のほかに，ある人の口腔から別の人の口腔に移植しようとする歯［移植歯］は，抜去して入れ替える傷んだ歯［患歯］と同じ種類で，見合った大きさでなければならない。（以下略）」と加筆されている。
7) 第2版では，このあとに「抜去して入れ替えるべき悪い歯［患歯］の歯根や歯肉をよりよく処理するためには，前もって，歯や歯根を切れ味のよい骨膜剥離器で剥離しておく必要がある」と加筆されている。
8) 第2版では，このあとに「またこのような歯は，引き抜く前にできる限りその大きさを測って調べるべきである。もし移植しようとする歯が太すぎたり，長すぎたりするならば，抜去して移植する前に，その体部にヤスリをかけて小さくすることができる」と加筆され，さらにプロヴァンス地方の歯科医師が行っている歯の移植法を紹介している。
9) 水1,000 ml にカリウム明礬10 g を溶かしたもの。
10) Nicolas Lémery（1645-1715）。
11) 第2版では，このあとにレムリー著『化学教程』に記された収斂剤の処方が紹介されている。
12) conservateur des dents

第13章

欠損歯を補うために巧みに仕上げられた人工歯

　人工歯[*1]を補塡しようとするとき，人工歯は，長さ，厚さ，幅がその部位を占めていた天然歯とほとんど同じでなければならない。また歯根に相当する人工歯の部分，つまり底部［義歯粘膜面］は，歯槽を覆っている歯肉の上に均等にのるように調整しなければならない。

　人工歯を作るためには普通，人間の歯，カバの歯，ウシの歯，さらにはウシの足の骨，ウマの歯，雄ラバの歯，セイウチの牙，そして最も古くて美しい象牙の中心部などを用いる。

　人間の歯とカバの歯が，ほかのいかなる材料よりも好ましい。なぜならこれらには固有のエナメル質があり，このためほかの材料よりも接触する物質の作用に抵抗するからであり，またそれゆえ，これらが人工歯に使用できるほかのどのような材料よりも長持ちし，はるかに美しい色を保持するためである。

　ウシやウマやラバの歯は[1]固有のエナメル質に包まれているので，歯が欠損した部位を埋めるために，大きさも白さも申し分ない人間の歯を入手できない場合には，ほかのあらゆる材料よりも好ましいと言える。

　人間の歯を欠損歯があった部位にはめる場合，この歯の体部をはめ込もうとする空間に十分見合った大きさにし，また隣在歯の色と調和する

[*1]　図版34のf.1参照

ようにしなければならない．このため，歯根をヤスリで削るが，歯根管が露出したなら，鉛充塡する．

　利用しようとする歯が長すぎたり，幅が広すぎたり，厚すぎる場合，長さは歯根側をその反対側よりも多く削って減らす．このためには歯根をノコギリで切ったり，歯根にヤスリをかける．そして適切な大きさや形に削るために，歯の容積を磨き粉で，あるいは砥石で小さくする．また特製の小さな回転砥石を用意し，これを使用して非常に素早くあらゆる種類の人工歯や人工歯列を作ることができる．

　天然歯に置き換える動物の歯も，もしそれが大きすぎるならば同じように適切な大きさにしなければならない．

　人工歯を受け入れる空間が，欠損する前の歯と残存歯との間にあった広い隙間と結び付いた結果，本来の空間より広くなっている場合，また隣在歯の隣接面が齲蝕に侵されてこの空間が大きくなっている場合には，人工歯の底部がこの空間の幅と同じになるように，そしてほかの部分は天然歯と同じになるように底部より小さくして，同種の歯［同名歯］と対称的になるように注意しなければならない．

　歯根にヤスリをかけ，歯根管に鉛を充塡したならば，人工歯の側面の中央部から歯を横に貫通して，隣接する天然歯の歯肉の高さに至る小さな孔を穿つ．またこの孔だけでは不十分な場合には，互いに横に並んだ孔を二つ穿つ．この孔は絹糸や普通の糸の両端を通すために役立つが，孔が二つあるときは，糸の左右端を別々の孔に通す．糸を通すと糸の中央部にループができるので，このループを隣接する2本の堅固な歯の狭い歯間に入れる．そしてこの糸の舌側端をつまみ，天然歯の舌側表面上を，次いで人工歯の表面上を通して，これを人工歯と隣在歯とで形成している歯間に入れる．その後，この同じ糸でさらに別の人工歯を引き続き結び付ける必要がない場合には，この糸の一方の端を他方の端に結ぶ．

　通常，人工歯を取り付けるためには，以前から今日まで行われていることではあるが，金線を用いる必要は少しもない．なぜなら金線がゆるんで，人工歯がずり下がったり，ずり上がったりし，さらに歯肉を痛め

ることがあるからである。ただし，これは天然歯を再固定するときの金線使用については当てはまるものではなく，再固定の目的には私は金線の使用を指示している。この場合，金線は異なったやり方で巻かれており，そのうえ個々の歯には歯根があって，それぞれの歯槽にはめ込まれているからである[2]。それゆえ人工歯を取り付けるためには3本どりの亜麻糸をさらに二重，三重にしたもの，あるいは同様にした絹糸を用いる必要がある。亜麻糸にしろ絹糸にしろ，糸が歯肉に不都合を生じないように，糸がねじれないように平らに蠟を塗ってから用いる。これらの糸がすり減ったり，切れたりしたときはただちに別の糸と取り替える[3]。

しかし，移植歯や人工歯をのせる歯肉や歯根が丈夫で，人工歯を支持してもひどく弱まるようなことがない場合には，金線のほうが普通の糸や塗蠟絹糸(とろうけんし)よりも人工歯を取り付けるためには好都合であろう。なぜなら金線を用いた場合は，金線を除去する必要に迫られない限り，また金線が歯肉やほかの歯を傷付けるような事態が起こらない限り，人工歯はしっかり固定され，安定しているからである。

人工歯を取り付けるために，アメリカに生育する植物由来の龍舌蘭糸(りゅうぜつらんし)を使用する人がいる。この糸は粗く，歯肉を痛めるので，有用であるよりも有害であるように思われた。このため私は龍舌蘭糸の使用をやめた[4]。

上顎あるいは下顎に欠損歯2本分，3本分，または4本分[*2]の隙間があろうとも，欠損歯と類似の歯を使用し，これを正確に欠損部の歯肉に合わせるならば，この欠損部に人間の歯を挿入することができる。このためには挿入する歯のそれぞれに，歯の大きさに応じてやや大き目の孔を一つ，または上下二つの孔を穿てばよい。これらの孔は一方の隣接面から他方へ，互いに対応するように，また欠損部に挿入する歯がすべて同じ高さになるように穿たなければならない。これらの孔にほどほどの太さの金線や銀線[*3]を通し，次々にすべての歯に通す。金線を通し終

[*2] 図版34のf.2, f.3参照。

えたなら，両端を締めて止める．次に，これらの歯が均等に歯肉の上に落ち着くように，必要があれば，先に組み合わせた歯の歯根を完全に調整する．

　歯列を調整したならば，歯列が2,3本の歯だけからなる場合は，さらに歯列を構成する各歯の一方の隣接面から他方へと貫通する小さな孔を，隣在の天然歯の歯頸部の高さに穿つ．その後，この孔に普通の糸か塗蠟絹糸の両端を通し，この糸が作るループをこの章ですでに教示したように歯間に入れ，また糸の両端も教示したように結ぶ．

　歯槽から抜去した天然歯5,6本からなる歯列[*4]には，上記の歯列とは異なるやり方で孔をあける．この歯列を歯肉上に固定するためには，組み合わせた歯列の左右の側面に，歯肉表面にあたる面の近くで，二つの孔を横並びにあけなければならない．これらの孔は歯列の舌面近くに多少の間をあけて貫通させる．唇面寄りの孔は舌面寄りの孔よりも長い経路を辿る．したがって，入口が舌面寄りにある孔は，歯列左右端の最初の2本の歯の間にある歯間のあたりに出るが，唇面寄りの孔は2番目と3番目の歯の歯間にまで達する．歯列の左右端にある孔の出口から蠟引きした糸の両端を入れ，この糸を左右の歯列端に最も近い，頑丈な天然歯同士が作る歯間で結ぶ．

　天然歯利用の歯列に組み入れる歯の数が，上記の数よりも多くなるときには，上記の処置のほかに，この歯列[*5]の舌面に金製や銀製の幅が1.5リニュ［約3.4 mm］で，厚さ約0.5リニュ［約1.1 mm］の小さな薄板[*6]をあてる必要がある．この薄板には，個々の歯の基部に面した部位のできる限り歯肉に近い位置に孔をあけなければならない．この孔が金製や銀製の釘の通り道となり，この釘の一方は薄板上で，他方は個々の歯の唇面で頭をつぶして止める．次いでこの歯列を歯肉の上に置き，先の歯

---

*3　図版34のf.5, f.6参照．
*4　図版34のf.4参照．
*5　図版34のf.8参照．
*6　図版34のf.7参照．

列と同様に固定する。

このようにして調整した歯列は，先に述べた歯列よりもかなり長持ちするが製作上はるかに苦労が多く，また経費もかかる。この歯列は個々の歯を必ずしも上述の金線や銀線で結合しなくとも，薄板だけで作ることができる。それは，個々の歯の基部近くの舌面に薄板の幅と厚さに見合う溝を作り，この溝を使い，それぞれの歯に薄板をはめ込むことによって，たやすくすべての歯を集めて組み合わせることができるからである。この薄板は歯肉にできる限り近いところで，小さな金製または銀製の釘を2本上下に並べてはめ込み，釘の頭をつぶして個々の歯に固定する。

もし歯槽窩に歯根が残っており，これに人工歯をかぶせようとする場合には，この歯根の歯肉から上に出ている部分を，できればさらに深くヤスリで削る。次に歯根の齲蝕部位をすべて，私が述べた適切な器具を用いて除去する。除去し終わったならば，この歯根の歯根管に鉛を充填し，この歯根にかぶせる義歯用天然歯または人工歯の底部を調整する。あらかじめこの人工歯には，すでに述べたように，隣接する天然歯に結び付ける糸の両端を通すための孔を1，2個あけておく必要がある。

齲蝕のため歯根管の内腔が大きくなりすぎているが，その辺縁部はまだしっかりして堅固である場合は，十分固く詰めた鉛の中央部に，小さな千枚通し*7で，できるだけまっすぐで深い穴をあける。ただしこの穴が歯根管管腔より深くならないようにする。この歯根に，私がこれから述べるほぞを用いて義歯用天然歯と組み合わせる。

齲蝕が，ほぞ*8［合釘］を用いて天然歯や人工歯を継ごうとする歯根の根管腔にまで及んでいる場合に，齲蝕部位をすべて除去しても，なお歯根管腔が十分に長いならば，この管腔を拡大器*9を用いて大きくする。時計職人たちによってこう呼ばれている器具は角錐形をしており，

---

*7　図版33のf.3参照。
*8　図版34のf.11参照。
*9　図版33の，f.1，f.2参照。

その先は尖った四角形になっていて,それぞれの角が鋭く切れ味のよいものになっている。この器具は職人たちが孔の直径を増す際に役立つ。私が板刻させた2本の拡大器のうち大きいほうは長さが中子も含めて約1.5 プス [約 40.5 mm] である。直径は最も太いところで約1リニュ [約2.3 mm] あるが,先端に向かうにつれて次第に細くなり,先端では直径が約 0.5 リニュ [約 1.1 mm] しかない。この部分で各面は小さくなる。この拡大器は最も大きな歯根管腔を拡大するために役立つ。そして中位の大きさの歯根管には中位の拡大器を使用する。

　拡大器を使用する際に注意すべきことが二つある。第1には拡大器が歯根管腔よりも奥に入り込まないように注意すること。第2には拡大器に焼きを入れすぎないように注意することである。第2の注意は,拡大器が歯根管内で折れて,中に残ってしまい,これを取り出すことができず,その結果ほぞを入れることも不可能になることを避けるためのものである。このような事態が生じた場合には,この部位にはめ込んだ歯は隣在歯に固定するほかないであろうが,このように固定した歯はあまり役立たず,またあまり便利なものでもないであろう。上記の不都合が起こらなければ,歯をはめ込むために,金製や銀製の小さなほぞ*10 ［合釘］を調整して,歯根管およびはめ込むべき人歯の歯髄腔にその長さと幅を合わせる。歯髄腔はいつでも小さすぎるので,ほぞの一方の端を義歯用人歯の中に十分入れるために,歯髄腔をキリで拡大しなければならない。ほぞは,大きさを十分に調整し,また周囲に少しギザギザを付けておく必要がある。それは,ほぞが挿入され,パテを詰めたのち,ほぞがいっそうよく固定されるようにするためである。ほぞを歯髄腔に挿入する前に歯髄腔を粉末状のパテで満たしておく必要がある。次にこのほぞを時計職人の小さな鉗子*11 で把持し,ほぞの反対端を蠟燭の火で熱しながら歯髄腔に挿入する。歯科師は,ほぞを熱している間,あまり熱が加わ

―――――――――――――――――――
*10　図版 34 の f.10 参照。
*11　図版 17 の f.1 参照。

らないように，歯を布で包んで持つようにしなければならない。こうすることによってパテは溶け，ほぞの挿入が容易になるであろう[5]。ほぞの反対側にもギザギザを付け，こちらを歯根管内に挿入して，ここにしっかり固定する。歯科師はほぞ付き歯［合釘継続歯］を直鉗子で把持し，これを右から左へ，左から右へと回し，ほぞが十分押し込まれ，しっかり固定されるまで押し進めなければならない。

　前もって歯根に作っておいた管腔の開孔部に挿入すべきほぞの部分が，十分正しく挿入できるようにあらゆる注意をはらったにもかかわらず，ほぞが小さすぎて，管腔の中に押し込んでも，しっかりと固定することができないような事態が生じた場合には，ほぞに，もう一度小刀でいくつかのギザギザを，ヤスリの鋸歯つまり最初の目立てと大体同じようなものを作る必要がある。この鋸歯は刃先のまくれ上がりのようなものであり，これがほぞを太くするのである。これでも不十分な場合は，少量の綿，麻や亜麻をほぞの先端に巻き，歯根管内に力一杯押し込む。この場合ほぞは，ちょうど2枚の板を継ぎ合わせる1本の釘が，2枚の板に対してなすような働きを行っているのである。もし歯根管中に入っている脈管が前もって破壊されていなかったり，歯根管よりも深く孔を穿ったり，あるいはほぞを受け入れる歯根管の深さ以上にほぞが挿入された場合には，必ずこの部位に疼痛が起こり，疼痛に続いて充血や膿瘍が生じることがある。こうしたとき，疼痛や充血が激しいならば，ほぞ付き歯［合釘継続歯］を抜去しなければならない。それは，数日間，炎症に悩まされることを避けたい場合に，この部位に休息を与えるためであり，また貯留した膿が自由に流出することを容易にするためである。貯留物の排出後に，通常，疼痛は再発しない。直鉗子で抜去した歯とほぞは直鉗子を用いて再びはめ込む。まだ知覚のある歯根にほぞ付き歯を継ごうとする場合は，脈管が明らかに認められようと認められまいと，この脈管を破壊するために，前もって歯根管内部に焼きゴテをあて，歯根管内に桂皮油または丁子油に浸した小さな綿球を数日間挿入しておくべきである。

第13章 欠損歯を補うために巧みに仕上げた人工歯

　ほぞを歯根管内に固定するために，私が提唱するパテは次のように調合する。
　普通のラック樹脂を 2 オンス［約 61.2 g］，最上のヴェニスの松脂を 0.5 オンス［約 15.3 g］，非常に細かな粉末状の白サンゴを 2 オンス［約 61.2 g］とる。ラック樹脂を上薬のかかった陶製の容器に入れ，中火にかけて溶かす。これが溶けたならば松脂を加え，さらにサンゴの粉を正確に混ぜる。この混合物ができ上がったならば，これを小さな棒状に固め，必要に応じてこれを粉にして用いる。
　同様な状況であっても，歯根の敏感な部分を露出せずにはその管腔を十分に深く広げることができない場合，またこうした歯根の破壊が強すぎたり，あるいはもともと歯根が短すぎて，十分な長さのほぞを歯根内に挿入することが不可能で，ほぞ付き歯［合釘継続歯］を固定できない場合には，この歯をはめ込んだあとで，歯肉の表面に一致するようにこの歯に二つの孔を一方の隣接面から反対側へと貫通させる。この二つの孔に金線の左右端を通し，できたループを埋めるべき空間［欠損部］のすぐ隣にある天然歯の歯間に入れる。次に代用歯のほぞを歯根管に挿入し，続いて金線の両端をもう一方の隣在歯の歯間に入れて，すでに歯の再固定法を述べたときのように金線の両端をねじって止める。
　しかしながら，同様の代用歯をはめ込もうとする空間が，自然の幅よりも大きいときには，ほぞを挿入する歯根に近いほうの天然歯だけに代用歯を固定する。それは代用歯と代用歯を固定しない歯との間に隙間を残すためであり，自然をよりよく模倣するためにこのようにするのである。
　ほぞおよび金線を用いて固定されている人工歯や人工歯列は，ほかのどれよりもよく保持される。これらは時には 15 - 20 年，あるいはそれ以上の間，位置がずれることもなく保持される。一方，通常あらゆる種類の人工歯や人工歯列を固定するために用いられている普通の糸や絹糸は，わずかの期間しか持たない。
　ほぞ付き歯は，切歯や犬歯以外には容易に取り付けられないというこ

とに注意すべきである。なぜなら臼歯には何本もの歯根があり，その歯根管は非常に多様な変異を示しているので，歯槽あるいは顎骨を[6]傷付けずにこれに孔を穿つことは不可能だからである。一方，切歯や犬歯には1本の歯根と1本の歯根管しかないので，手術はよりたやすい。手術はまた上顎歯に行うほうが下顎歯に行うよりも容易である。それは上顎歯の歯根のほうが下顎歯の歯根よりも容積が大きいからである。さらに普通ほぞ付き歯［合釘継続歯］を入れる機会は下顎よりも上顎のほうに多い。それは齲蝕が下顎歯よりも上顎歯のほうを頻繁に破壊するからである。

原綴と訳注
1) 第2版では，「ウシの歯は」とだけ書かれている。
2) 第2版では「通常，人工歯を……歯槽にはめ込まれているからである」は削除されている。
3) 第2版では，このあとに人工歯の取り付けには刺繍糸の使用は不適切で亜麻糸ないし蠟引きした絹糸を用いるようにとの加筆がなされている。
4) 第2版には「人工歯を取り付けるために……龍舌蘭糸の使用をやめた」の記載はなく，代わりに「歯に用いる金線はデュカ金貨の金で作らねばならない」と書き，金線の太さに関する注意などが記されている。
5) 第2版では，このあとにパテを歯髄腔に詰める代わりに，パテをほぞに塗って挿入してもよいと記されている。
6) 第2版では，「これに随伴する脈管，歯槽あるいは顎骨を」と書かれている。

第14章

ウシの足の骨を白くする方法
次のように処理した骨は人工歯あるいは
人工歯列を作るために役立つ

　ウシを屠殺した直後ないしその後間もなく，4本のいちばん大きな脚の骨から肉を取り去る。この骨の最も硬い部分，つまり，一方の骨端からもう一方の骨端までの部分を輪切りにする。次いでこの骨から骨髄を除去し，川から汲んだ水の中に入れて火にかける。この水が煮立ち始めたとき，湯の中に生石灰を投げ入れ，15分間煮立てて，骨から脂肪分を完全に取り去る。火から下ろして全体を冷まし，骨を水から引き上げ，別の水の中で洗ったのち日陰で乾燥させる。骨が乾いたならば夜間は水に漬け，日中は乾燥させる。これを12−15日間繰り返して行う。
　春や秋にこの処理を行う場合は，輪切りの骨を湿ったハンカチーフに包んで草の上に置き，それを露にあてる。さらに最善を期して，これらの骨を日光にあてることもできるが，その場合はもう1枚の湿らせたハンカチーフをかけて，強い熱のために骨が割れることを防ぐ必要がある。
　このようにして脂肪を除去し，白くした骨は，私が前章で指示した材料がいずれも欠けているときに，人工歯や人工歯列を作るために用いられる。私は象牙よりもこの材料のほうを好んで来た。それは象牙のほうがウシの骨よりも早く黄ばんでしまい，硬さは保つが白さを保ちにくいからである。自分の工作物の中にウシの骨を多く用いる職人たちが，上に記したようなウシの骨を白くする方法を私に教えてくれたのである。
　骨片，あるいは輪切りの骨を選定する際には，孔の少ないものを選ぶ

必要がある。骨端から最も遠い部分の骨片が常にその硬さのゆえに好ましいのだが，この部分は幅が最も狭い。

第15章

天然歯の喪失によって生じた欠損を修復するために適切な人工歯，およびその他の人工装置を製作するために役立つ諸器具

　これらの器具類とはコンパス*1，弓仕掛け［ろくろ］，ノコギリ*2，鬼目ヤスリ，ヤスリ，掻き鋤（すき），それに弓キリである。
　この用途のために使用されるヤスリには多くの種類がある。平板状ヤスリ，小刀状ヤスリ，三角ヤスリ*3，サルビアの葉形ヤスリ，半円形ヤスリ，まっすぐなラットの尾形の丸ヤスリ，環状に曲がったラットの尾形の丸ヤスリ*4などである。
　使用する鬼目ヤスリは2種類ある。一つは平板ヤスリで，もう一つは半円ヤスリである。しかし，半円ヤスリだけを使うこともできる。
　ここでいうキリ*5は，職人たちはこう呼んでいるが，通常，人々が人工歯や人工部品に孔を穿つために使用しているキリとは構造が違っている。
　このキリには支持部があり，これに軸が取り付けられている。そして支持部にはキリ本体と筒形の糸巻，あるいは閲兵式の太鼓状の糸巻が取り付けられている。キリ本体は軸の一方の端に装着する。そしてこの軸

---

*1　図版29のf.3参照。
*2　図版31参照。
*3　図版29のf.4参照。
*4　図版29のf.1参照。
*5　図版30参照。

の他端は銅製で，円形のほぞの中に穿たれた穴の中で回転する。このほぞは支持部の腕の1本の上端にある軸受けの中を通る。この軸受けの上面には雄ネジがあり，このネジは銅製のほぞの上にあり，ほぞの中では上に述べた軸の端が回っている。このネジは，必要なときに銅製のほぞを固定したり外すために用いる。

　この支持部のもう一方の腕には，内面が銅で覆われた一種の蝶番付き嚙み口がある。この銅の表面を，糸巻きとキリの間にある軸の部分が回転する。

　この蝶番付き嚙み口は，蝶番と反対側の部分で支持部の腕にネジをはめ込んで固定されている。

　キリを取り付ける軸の先端は，二つの部品に分けられている。これらの部品は長さが8-9リニュ［約18-20.3 mm］であり，そのうちの一つは，雄ネジ1本で軸に取り付けられている。それゆえ，望むときにこれを外すことができる。もう一つの部品は，軸本体そのものに組み込まれている。したがって，これは取り外せない。この二つの部品のうち，小さいほうは内面の下部に丸いほぞがあり，このほぞは釘のようになっていて，大きい部品の溝の下部にある，ちょうど大きさの合う穴の中にはめ込まれる。そしてこの大きい部品の上に小さい部品を取り付ける。この二つの部品を一緒にまとめ，小さい部品の釘から約1リニュ［約2.3 mm］のところに孔を貫通させる。この孔は小さな雄ネジを通すために役立つ。そしてこのネジは二つの部品を結合するが，そのためには必要なだけこのネジを締める。キリとして役立つ針は，この二つの部品の間に置き，上記のネジ孔から部品の先端まで全長にわたって，内面中央部を走っている小さな溝にはめ込まれる。

　キリを作るためには，普通，種々の太さの縫い針を利用する。そしてこれらの針の頭，すなわち針の孔を壊してルヴァンの石の上で，この部分に平らで切れ味がよく，目指す用途に十分に適した先端を作る。

　このキリを使用するときには，支持部を弓仕掛けと組み合わせる。この器具の弓はクジラのひげで作られており，弦は細い腸線である。

第15章　天然歯の欠損を修復する人工装置を作るための諸器具　　439

　ヤスリ，鬼目ヤスリ，コンパス，万力，そしてノコギリに関しては，記述を行う必要はない。なぜなら，これらの器具は職人たちが普通使用しているものと少しも違わないからである。
　1種の歯石除去器である掻き鋤は，職人たちの掻き鋤とも，外科学で使用するものともまったく似ていない。まっすぐな掻き鋤と，鉤形に曲がったものとがあり，どちらの掻き鋤もその先端は，パテを普通に塗った四角い中子を介して黒檀，あるいはほかの材質の柄にはめ込む。その柄の長さは約4プス［約108 mm］である。これはちょうど手の中一杯に入る大きさであり，多面体の糸巻形をしている。まっすぐな掻き鋤の中には同じ方向に両側を削りとるものと，一側を反対方向にしか削らないものとがある。
　第1の掻き鋤は二つの大きな平坦な面を有している[1]。一つの平面の右側方の周辺上と，二つの面にはさまれた部分に，斜形ノミの形をした3番目の小さな面があり，この面はもう一方の面との接線で刃を形成している。この反対側の大きな面は，その左側部全長にわたって続いているもう一つの小さな面をも有している。この器具を裏返すと上記の面は右側になる。この面ともう一方の面は，この器具の先端で結合し，やや鈍な菱形の角のような形をなしている。しかしこの器具の先端部分は切れ味がよくなければならない。
　第2の掻き鋤は，その先端が卵円形で丸くなっている[2]。先端部には平らな面が2枚あり，両面にはさまれた部分には，全周にわたって続く斜形ノミが作られていて，これによって2枚の表面のうち大きいほうが鋭利となり，他方は鈍になっている。これら2種の掻き鋤は，多くの面を有する同一の柄に取り付けられる。
　第3の掻き鋤は鉤形に曲がっていて[3]，この点で第2のものと異なっている。また菱形の最先端が鋭角をなしている点で，柄の上端にある第4の掻き鋤[4]と異なっている。さらに菱形の大きな面は柄に対して内側にあり，ほかの二つの面は外側にある。これらの器具の大きさは任意であって，これを使用する人の好みによって決まる。

原綴と訳注
1）図版32，f.1のB参照。
2）図版32，f.1のC参照。
3）図版32，f.2のE参照。
4）図版32，f.2のF参照。

図版29　人工歯あるいは人工装置を製作するために役立つ4種の器具
f.1. 環状に曲がったラットの尾形のヤスリを示している。
f.2. ネジ回しを示している。
f.3. 人工装置の作製に必要な寸法を測るために役立つコンパスを示している。
f.4. 人工装置に三日月形の切れ込みを入れるために役立つ三角ヤスリの一部を示している。図版の寸法上の制約により，把柄は示していない。

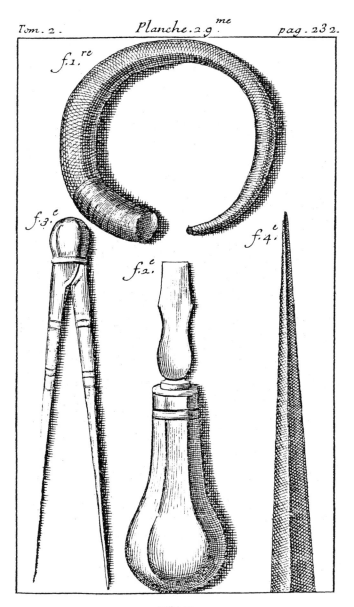

図版 29

図版30　人工装置を製作するために役立つ器具

　この図はキリを取り付けた支持部をその全長にわたり一側から見て，またその弓の一部を示している．

　A．糸巻，すなわち弓の弦に対して滑車として働く一種の巻胴
　B．支持部の腕木
　C．キリ
　D．弓仕掛け
　E．弓の弦

Tom. 2.   Planche. 30.me pag. 293.

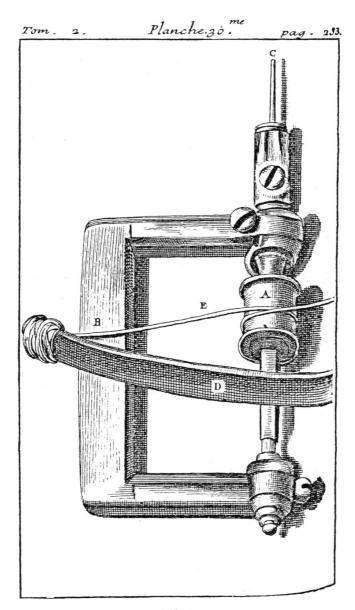

図版 30

図版31　人工装置を製作するために適切な器具
　この図は人工装置，あるいは人工歯を切るために役立つノコギリを示している。
　A. ノコギリの台木
　B. ノコギリの刃
　C. 雄ネジ
　D. 雌ネジ。これはノコギリをぴんと張ったりゆるめたりするために役立つ。
　E. 把柄

Tom. 2. Planche. 31.me pag. 234.

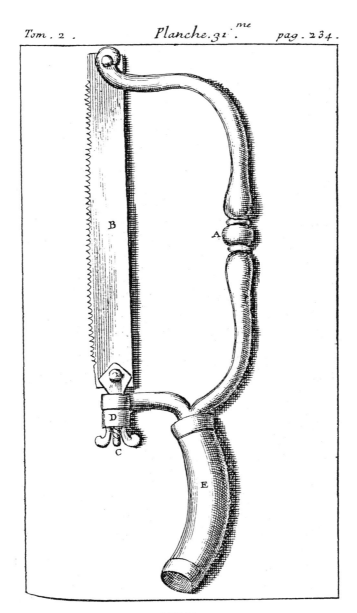

図版 31

図版 32　人工装置を製作するために役立つ2種の器具

f.1.　菱形の掻き鋤と斜面形の掻き鋤とを示している。
　　A. 多数の面がある把柄
　　B. 菱形の掻き鋤
　　C. 斜面形の掻き鋤

f.2.　先の尖った掻き鋤と先がやや丸い掻き鋤を示している。
　　D. 多数の面がある把柄
　　E. 先が丸い掻き鋤
　　F. 先が尖った掻き鋤

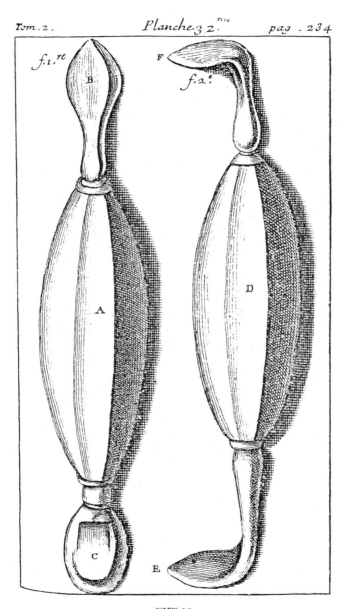

図版 32

図版33　人工歯を装着するために役立つ3種の器具

f. 1.　歯根管にほぞを挿入するときに，この内腔を大きくするために役立つ大形拡大器を示している。

　　A. 柱身　　B. 尖端　　C. 把柄

f. 2.　より小さなほぞを挿入したいときに，歯根管内腔を拡大するために役立つ中形の拡大器を示している。

　　D. 柱身　　E. 尖端　　F. 把柄

f. 3.　歯根管があまりにも傷んでいて，そのままではほぞを挿入できず，歯根管に鉛充填した場合，詰めた鉛に穴をあけるために役立つ千枚通しを示している。

　　G. 柱身　　H. 尖端　　I. 把柄の働きをする輪

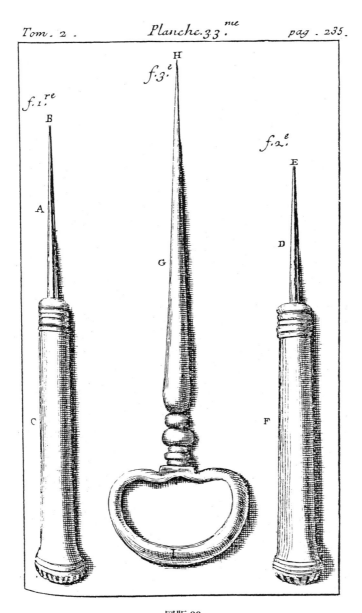

図版 33

第16章

人工歯列に孔を穿ったり，歯列をはめ込んだり，天然歯 あるいは天然歯の一部に固定したりするために 守るべきこと，および人工歯列を組み立てる 各部品の最適の大きさ

　数本の歯が欠けて生じた隙間が1，2ヵ所あり，この隙間を埋めたいと思うときには，埋めるべき隙間と同じ数の人工歯や人工歯列を作る。この人工歯をカバの歯，あるいはその他の適切な材料で作る場合は，本巻の第13章で述べたように，人工歯の大きさはすべての点で，つまり歯肉面や，真似ようとする歯の長さ，太さ，形などに見合ったものでなければならない。彎曲があってできない場合を除いて，どの部品にも孔を穿つ必要がある。これは各部品の孔に糸の左右端を通し，この糸でループを作ったのち，ほかの場合と同様に2本の堅固な歯の歯間に挿入できるようにするためである。この糸は，外科結びのように非常にしっかりした結び目を作って結ぶ。

　彎曲が強すぎる人工歯列[*1]は，別のやり方で孔を穿つ必要がある。これには歯列の両端に2個の孔を並べて穿たなければならない。これらの孔は歯列の近遠心面で，歯肉の上にあてられる面［義歯粘膜面］の近くから始める。人工歯列が2，3本の歯しか含まない場合には，歯列舌面中央部の辺りに出るこれらの孔の長さは1リニュ［約2.3 mm］しかない。しかし，この歯列が4，5本の歯からなっている場合は，この孔の長さは2リニュ［約4.5 mm］になる。これらの孔の出口は，人歯で

＊1　図版35のf.1参照。

第 16 章　天然歯に人工装置を固定するために守るべきこと　　　　　451

作られた人工歯列について述べたときに教示したように，この部品を固定する糸の入口となる．

　しかしながら，この人工歯列の左右端の一方を固定するためのものとして，顎に最後方臼歯しかない場合，この端には別のやり方で孔を穿たなければならない．すなわち，孔を舌面に出す代わりに，頬面に出すか，あるいは人工歯列の長さが半分ほどしかない場合には，一方端から他端へ孔を貫通させる．これらの孔に 1 本の糸の左右端を通し，糸の中央部にループを作る．このループを，糸の結び目と同じく，適当な部位に入れる．

　歯列を固定する天然歯が，左右それぞれに 1，2 本の大臼歯しか残存していない上顎ないし下顎に歯列*2 を取り付けようとする場合には，歯列の左右端に 2 個ずつ孔を穿たなければならない．これらの孔は歯列の近遠心面で，歯肉の上にのる面［義歯粘膜面］の近くから始め，斜に下から上へと道を進めて，この歯列内に形成された 2 番目と 3 番目の人工歯の間，あるいは 3 番目と 4 番目の人工歯の間に並べて出す．

　糸の左右端を孔の入口から挿入して，糸の中央部にループを作り，これを 2 本の天然歯がそれぞれ堅固であれば，その歯間に入れる．前方の歯が動揺して固定できなければ後方の歯まで進める．この糸の左右端は，糸の出口の左右にある人工歯の歯間部で結んで止める．

　人工歯列を固定できる歯として，左側または右側の小臼歯あるいは大臼歯が 1 本しかない場合にも，歯列をしっかり固定できるように，この歯列には上に述べたように孔を穿たなければならない．それゆえに，もしこの人工歯列が下顎用であれば，天然歯に接触するほうの端に 2 個の孔を並べて穿つ．この 2 個の孔は，歯肉上にのる面［義歯粘膜面］の上方，約 0.5 リニュ［約 1.1 mm］のところから始まる．そして 2 個の孔は互いに少し離れて，入口から 2－3 リニュ［約 4.5－6.8 mm］のところで歯列の舌面に出る．糸の左右端を孔の出口から挿入し，ほかの場合

---

*2　図版 35 の f.1 参照．

と同様に歯の表面上で結ぶ。

　同種の上顎用人工歯列にも，2個の孔を並べて穿たなければならない。2個の孔は，歯肉上にのる面［義歯粘膜面］の上方で，天然歯と接触する縁から0.5リニュ［約1.1 mm］のところから始まり，入口と反対側の面にやや斜めに出る。この人工歯列を固定するために糸は，上述の人工歯列を固定するときと同様に孔を通して結ぶ。

　この人工歯列を結び付けられる歯が，一側の最後方大臼歯しかない場合は，孔を人工歯列上に，2番目と3番目の人工歯の歯間に斜めに出す。この歯列の端にある孔から糸を入れて，その中央部にループを作り，これを天然歯の奥に入れてこの歯を締める。次いで，この糸の左右端を合わせて孔の出口がある歯間部で結ぶ。

　上顎あるいは下顎に，口腔の前面にも側方にも，1，2本，あるいは3本の歯しかない場合，それらが隣接していようと，その間に抜けた歯があろうと，上，下顎に全体的な人工歯列[*3]を取り付けることができる。このためには残存する天然歯に対応した位置に，人工歯列の唇面から歯列に陥凹部を彫り，その側方部に人工歯を，置き換えようとする天然歯に似せて作る必要がある。

　この人工歯列の調整が済んだならば，これを隣在歯に固定することによって，歯肉上に保持できるように，この歯列に孔を穿たなければならない。たとえば，天然歯が1本しかない場合，あるいは隣在歯が脱落して何本かの歯が離れて存在する場合，各陥凹部の平らな面の隅近くに2個の孔をあける。2個の孔はこの歯列の陥凹部のできる限り歯肉に近い部位から始める。2個の孔は互いに近づきながら斜めに進んで舌面に出る。この出口から糸の左右端を入れ，以下に述べるように唇面で結ぶ。

　2本の隣接する天然歯をはめ込む歯列の陥凹部には孔を3個，そのうちの2個はすでに述べた孔と同様の位置に穿ち，3個目の孔は陥凹部の中央に穿つ。これらの孔は上記のものと同様に歯列の舌面に貫通させる。

[*3] 図版35のf.2参照。

第16章 天然歯に人工装置を固定するために守るべきこと　　　453

　1ヵ所の陥凹部にはめ込む天然歯が3‒5本ある場合には，天然歯が3本ならば4個の孔，天然歯が4本ならば5個の孔というように孔の数を増していく。これらの孔の入口や出口は，どの場合も上述のようにする。そうすればこれらの孔は，どれも糸を通して人工歯列を固定するために役立つ。

　上記の3個の孔には，陥凹部にはめ込む天然歯の数と同じ本数の糸を通す必要があり，陥凹部に穿った孔に通した糸によってこの人工歯列を天然歯に固定する。

　各糸の左右端を舌側から唇側へ，一方端を左か右隅の孔に通し，他端は中央の孔が共通の通り道となるように通す。このように通した糸を各天然歯に巻き付け，歯体部を締め，天然歯の歯間部のできる限り歯肉近くで結ぶ。このとき外科結びを二度繰り返す。

　上述の人工歯列と同様の人工歯列をよりよく固定するためには，もし2本の上顎切歯に固定できるとするならば，この人工歯列を固定する糸に通り道を与える孔は下記のように穿つ必要がある。つまり，孔は人工歯列の舌面から唇面まで，陥凹部で斜めの線を描かなければならない。つまり，これらの孔は舌側から唇側へ向かって，歯肉面から切縁方向へゆくので，孔の開口部は陥凹部の唇面では歯肉面のごく近くにあり，舌面ではずっと切縁に近いところにある。これによって，入口から出口へ通した糸が人工歯列の歯を締め付けるときに梃子の役目をすることになる。これは人工歯列の左右端が上下に動くことを防ぐために，またこの人工歯列の歯肉面を全長にわたって，上顎歯肉の表面に押し付けておくために留意しなければならないことである。

　何本もの人工歯からなる装置を固定するための適切な歯が，上顎にも下顎にもまったくないために，ある程度の長さのある歯列を天然歯に縛り付けずに固定したい場合には次の方法をとる。

　歯根，歯列およびほぞ［合釘］を，本巻の第13章と本章で教示したものとほぼ同様に整える。このとき，ほぞは円錐形の雄ネジ形[*4]にし，その頭は長すぎも太すぎもしないように，また全体は穴に見合った大き

さになるように作る。

　歯列の長さに応じて，またほぞを受け入れるために適した歯根の数に応じて，人工歯列*5 の1ヵ所ないし数ヵ所にほぞ孔を貫通させる。この人工歯列を貫く孔は，歯根の孔と垂直に対応するように配置する。これらの孔は歯の方向に沿って，歯列の厚い部分に穿つ。個々の孔がほぞの頭を受け入れる側に切れ込みを作るが，これはほぞの頭が絶対に人工歯の表面から飛び出さないように，この頭をできるだけ奥に，また適切にはめ込むために行う。このように孔を用意したならば，1本1本のほぞを人工歯列のそれぞれの孔に入れ，ほぞの本体が人工歯列を通り抜けて，歯肉および歯根の表面にのる底面［義歯粘膜面］に出るようにする。このほぞは，人工歯列の底面から十分長く突き出て，ほぞを受け入れる歯根管の中に，必要なだけ挿入できなければならない。

　望むならば，このほぞの頭に雄ネジと同様に割れ目を入れて，適当な大きさのネジ回しを用い，右から左へ，あるいは左から右へとほぞを回しながら押し込む。別の方法として，このほぞを直鉗子で力を入れて押したり，回したりしながら押し込み，そのあとで外端，つまりほぞの頭の部分を人工装置の表面でヤスリを用いて切るのもよい。この方法によって，この人工歯列は固定され，歯肉および歯根上に支えられ，かなりの期間保持される。

　このように頭つきのほぞで固定する人工歯列に孔を穿つためには，その前に歯根の穴，つまり歯根管の1本1本に小さな羽根先を入れておく必要がある。これらの羽根先は，よりたやすく引き抜けるように，歯肉の表面を1リニュ［約2.3 mm］ほど超える長さにして，ほぞを受け入れるように準備した歯根と同じ数だけの羽根先を入れる。羽根の外側端をインクで十分に湿らせる。これが終わったならば，人工歯列を装着すべき方向と同じ方向に差し入れて，羽根先に押し付ける。これは人工歯

---

*4　図版35のf.3参照。
*5　図版35のf.4参照。

列の歯肉にのる面［義歯粘膜面］に羽根先に塗ったインクで印影を付けるためである．そしてこの印影がこの部品に穿つべき個々の孔の位置を正確に示すのである．この方法によって，これらの孔は正確に，それぞれの歯根管の開口部に対応する．こうしたことはすべて，人工歯列がほぞによって，歯肉や歯根と正しい位置で組み合わされるために必須の段取りである[1]．

　私がこれまで1本ないし数本の人工歯について述べたことはすべて，歯の欠損が上顎にある場合でも，下顎にある場合でも，その実施方法は本質的に少しも異なるものではない．

原綴と訳注

1) 第2版では，このあとに「羽根先の代わりに，少量の巻き綿を用いることもできる．この綿を歯根の管腔の入口におけば，同じ効果をあげるであろう」と加筆されている．
2) 第2版の図版34の説明では「金または銀の」と書かれている．
3) 第2版の図版35の説明では「大切歯」と書かれている．
4) 第2版の図版35の説明では「6本の歯からなる人工歯列を固定するために役立つ」と記されている．

付記）動物あるいはヒトの歯を利用した人工歯の欠点，歯の移植に伴う障害などについては，文献8を参照．

図版34　種々の人工歯および人工歯列
f. 1.　糸を通した人工歯を示している。
f. 2.　糸を通した2本の人工歯列を示している。
f. 3.　糸を通した3本の人工歯列を示している。
f. 4.　6本の天然歯利用の代用歯を金または銀の止め釘で組み立て，2本の糸を通して，上顎に固定できるようにした人工歯列を舌側から見た図である。
f. 5., 6.　この部品を組み立てるために役立つ金の[2)]止め釘と太い金線を示している。
f. 7.　小さな孔を数個あけた板を示している。これは天然歯利用の人工歯列の組み立てに役立つ。
f. 8.　6本の天然歯利用の代用歯を金板または銀板でつなぎ，あるいは並べて組み立て，2本の糸を通して，下顎に固定できるようにした人工歯列を舌側から見た図
f. 9.　ほぞ穴のある歯をほぞを外して唇側から見た図
　　A. ほぞを差し込む穴。
f. 10.　ほぞ付き歯から外した鋸歯付きのほぞを示している。
　　B. 歯の中に入るほぞの部分
　　C. 外に出るほぞの部分。これが歯根の管腔［歯根管］中に入る。
f. 11.　ほぞを組み込んだほぞ付き歯を示している。
　　D. ほぞ付き人工歯
　　E. ほぞ

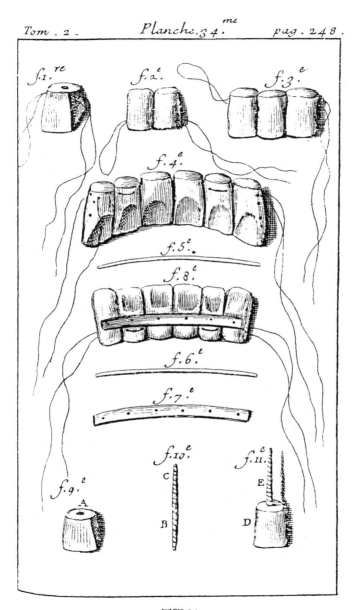

図版 34

図版 35　数種の人工装置あるいは人工歯列

f. 1.　ほとんど完全歯列を形成している彎曲した人工歯列を示している。この歯列には，これを装着すべき部位に固定するために役立つ 2 本の糸が通されている。

f. 2.　陥凹部付きの人工歯列を示している。この陥凹部には 2 本の糸が通されており，この陥凹部は口腔内に残存している天然歯[3]をはめ込むために役立つ。

　　A. A. 人工歯列。望むならば，これに琺瑯を引くことができる。
　　B. B. B. B. 口腔の中に保持されている天然歯をはめ込むために役立つ陥凹部
　　C. C. C. この部品を 2 本の頑丈で安定している天然歯に固定するための糸を通すための 3 個の孔

f. 3.　頭部に切れ込みのあるネジ付きのほぞ。これはほぞ付き歯列を固定するために役立つ[4]。個々の歯を歯根に固定するためのほぞとは異なる。

　　D. ほぞの頭部
　　E. 柱身

f. 4.　2 本のほぞを取り付けたほぞ付きの人工歯列を舌面から見た図
　　F. 歯肉の上に置かれる底部の凹面。この部分にほぞを差し込むための孔があけられている。
　　G. G. 2 本のほぞの切れ込みのある頭部
　　H. H. 2 本のほぞの柱身

f. 5.　下顎に装着する完全人工歯列［総義歯］をその唇面から見た図。この歯列はそれ自体で位置を保持できるので，これには糸を通すための孔を穿つ必要はない。

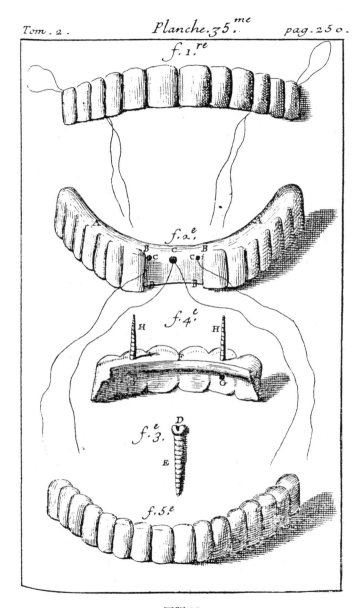

図版 35

第17章

上顎用全人工歯列［上顎総義歯］の記述とその使用法

これはバネによって下顎歯列を抱え込む金製あるいは
銀製の2本の半円と2本の蹄形に連結する

　上顎および下顎に1本の歯もなく，1本の歯根もないとしても，そこに全人工歯列［総義歯］を2個装着することができる。

　顎に装着したときに，歯肉上によく保持されるように，この種の人工歯列を上手に作るためには，歯肉の状態や変化を調べる必要がある。これは2個の人工歯列を正確に歯肉に固定できるように加工するためである。さらに舌，歯肉，頬内面などに不都合が生ずる事態を回避するために，個々の人工歯列の舌面や唇面の形や彎曲についても考慮しなければならない。

　歯がすべて失われた上顎で，全人工歯列［上顎総義歯］が一定の役割を果たせるならば，それは歯がすべてなくなった下顎に用いる全人工歯列よりも，ずっと必要性が高い。さらに上顎用全人工歯列なしでの生活には非常な苦労があるように思われる。なぜなら，上顎歯の欠損は下顎歯よりも発音と完全な咀嚼の障害になるからである。もっとも，歯肉が硬くなったときには，咀嚼の障害はなくなるであろうが。歯[1]［下顎歯］が欠損すると，唇や頬は口腔内に沈み，落ち込んでしまう。それゆえ，人々はしばしば下顎を修復するという切実な要求だけで満足し，上顎に生じた欠損に注意を払わないことになる。

　下顎に装着するための全人工歯列［下顎総義歯］[*1]は十分に調整されていなければならない。それは，下顎の形や歯肉の凹凸によって，下

顎用全人工歯列が装着された状態を維持できるようにするためである。この全人工歯列が，一方では舌との間で，また他方では唇と頬によって固定されている限り，この全人工歯列は非常に安定しているので，ここで位置がずれることなく，咀嚼は問題なく行われ，天然歯による咀嚼とほとんど何ら変わるところがない。この利点は，特に上顎に咬合する天然歯があり，下顎用全人工歯列を使い慣れているときに享受できる。

上顎用の全人工歯列を下顎用と同じように調整することはできない。なぜなら，この歯列を固定しておくためには，必ず下顎に全人工歯列を装着するか，あるいは下顎にすべて，あるいは一部の天然歯が保存されていて，これらの歯が上顎に装着した全人工装置を支持し，安定させる必要があるからである。

こうした事情から，私はある装置[*2]を開発することになった。この装置は私が思い描いたように，そしてこれから述べるように作られるならば，これは上顎にぴたりと合って，天然歯と同じ機能を果たすことができる。

この装置，つまりバネ付き上顎用全人工歯列［上顎総義歯］の製作に成功するためには，下顎に残存している歯の質，容積，位置，および歯肉の唇頬側と舌側における広がりを調べなければならない。これは必要十分な計測に基づいて，歯肉を唇頬側からと舌側から抱え込む２本の半円，および下顎歯を跨いで，２本の半円をその両端で結合する部品を正確に作ることができるようにするためである。

次に，金製あるいは銀製の，幅が約 1.5 リニュ［約 3.4 mm］で，厚さが約 0.25 リニュ［約 0.6 mm］の薄板を作らせる。このように作った２枚の薄板は，幅が広い方の面を曲げて２種の半円を作る。この半円の一つは下顎の歯肉舌面に，他方は歯肉唇頬面に合わせる。唇頬面に当たる半円をなす薄板は，これが抱え込むべき歯や歯肉の高さや厚さに応じ

---

*1 　図版 35 の f.5 参照。
*2 　図版 36 の f.1 参照。

て長くし，またその両端を肘形に曲げる必要がある．つまりこの薄板を口の奥にまで入れ，最後方歯に達したところで肘のように曲げる．この薄板の延長が，歯冠部の上を通過したならば，これらを歯肉まで下降させる[2]．これは薄板をあてる顎の全長にわたって，顎が形成している凹面と凸面とに2枚の薄板の形が合っているかどうか試すために行うのである．次いで舌側の半円の両端を，唇頬側の半円の延長部分の両端に結合する．これらの半円はハンダ付けして結合するか，頭をつぶした小さな釘で結合する．これによって舌側と唇頬側の二つの部品は，その両端に，四角いアーチを形成する．このアーチは下顎の左右で1本の大臼歯を頬面と舌面と咬合面から抱え込む．

このように作製した装置は，以下に説明するように，上顎用全人工歯列の支持器として働く．

左右のアーチの肘部と彎曲部の間に突起を付け加える．これらの突起は唇頬側の半円の左右端にそれぞれハンダ付けして，あるいは同じ部位に頭をつぶした釘で止めて結合する．

この突起は，その付着部から先端までほとんど円形になっている．これは唇頬側の半円の先端から下顎骨筋突起下部，および閉口筋群の体部までの間にある距離に応じて，ある程度長くする．ただしこの部位でバネが占める空間に配慮する必要がある．バネはこの突起よりもずっと奥にまで及ぶからである．

この突起の先端に，これを約0.25リニュ［約0.6 mm］超える大きさの縁を作らなければならない．この突起には，これを上下に二等分する約0.5リニュ［約1.1 mm］の幅の溝，つまり切れ目がなければならない．この切れ目の奥にはこの突起を貫通する孔が一つある．

このように作製した半円形支持器の上に，バネを介して，上顎全人工歯列を取り付ける．歯列を取り付ける前に，この支持器に孔を穿たなければならない．

全人工歯列となる部品の寸法を，これを装着しようとする上顎の歯肉に合わせたならば，この人工装置の両端の外面に近いところに，長さが

3 - 4 リニュ［約 6.8 - 9.0 mm］，厚さが 2 リニュ［約 4.5 mm］の平らな突起を残しておく必要がある。この突起の幅は歯列の幅と同じでなければならない。

　この突起のほぼ中央には，支持器の突起に作ったものと同じ幅の溝を作る。

　この溝の奥行きは，たかだか突起の厚さと同じでなければならない。この溝は下から上へやや斜めに切り込み，頬面へ向けて進める必要がある。

　この溝は幅がより広く，垂直な第 2 の溝と交差する。この第 2 の溝の奥に孔が一つある。この孔は人工歯列が歯肉にのる面に始まり，歯列の咬合面に出る。次にこの人工歯列となる部品に人工歯を，自然と同じ並び方で造形する。これが終わったならば，この上顎全人工歯列を下顎の支持器と，鋼のバネ[*3]を用いて組み立てる。このバネは厚さ 0.25 リニュ［約 0.6 mm］，幅は 1.5 リニュ［約 3.4 mm］，長さが 13 - 14 リニュ［約 29.3 - 31.5 mm］ほどである。

　これらのバネはその先端の一方を，支持器の左右の突起の溝に，また他方を上顎全人工歯列の突起にある斜めの溝にはめ込む。

　支持器の突起の溝にはめ込むバネは，溝に入る先端部分でその側方の縁を落としておかなければならない。この先端を挿入したあとで，溝の下にある孔に通した糸でバネを突起に固定する。次いで，この糸を突起の周りに何度も回して，そこにはめ込んだバネの先端を締め付ける。

　次にこの同じ糸を，すでに一度通した孔に再び通し，もう一度この糸を何度も巻き付けて，突起と突起にはめ込まれているバネの先端を締める。この糸の両端は結び目をいくつも作って止める。これが終わったなら，同じ操作をこの支持器の反対側の突起に持ってゆき，もう 1 本のバネの先端をここにはめ込む。こうして支持器にはめ込んだ 2 本のバネは，上顎全人工歯列の突起にある斜めの溝の中に取り付け，この装置の角と

[*3]　図版 36 の f.4 参照。

垂直の溝の中に作った孔を通した糸によって固定する。これは糸を繰り返し何度も巻き付け，結び目を作って，バネの先端を締めて固定するために行うのである。これと同じようにして，反対側のもう1本のバネの先端をはめ込む。そしてこれらのバネの位置がずれることを防ぐために，糸が通るバネの表面に刻み目を付ける。

　このようにして連結された二つの部品は，バネの弾性によって，互いに十分離開するので，このように準備されたならば，下顎が下げられたとき，つまり口が開かれたときに，支持器は下顎の動きに従ってゆくことができる。これらのバネの柔軟性ゆえに，口が再び閉じられたときに，顎は特別の力仕事をせずに，二つの部品を互いに，再び近づけることができる。それゆえ，この装置は咀嚼を行い，口元を美しくし，言葉をきれいに発音するために適切なものである。

　この装置を口腔内に挿入し，しかるべき位置に装着する前に注意すべきことがある。それは支持器の唇頬側の半円を，ヤスリを用いて削り，頬側よりも唇側中央のほうで半円の下面がやや切れ込むようにすることである。これは，この部位で下口唇と歯肉が隆起を形成したり，さらには一種の小帯［下唇小帯］を形成している状況に，唇頬側の半円をよりよく適合させるために行わねばならないことである。

　組み立てを終了した装置を挿入し，しかるべき位置に装着するためには，上の人工歯列を下の支持器に近づけて，次に一方の端，つまり装置の角を，口角から口腔内に入れる。同じようにもう一方の端を反対側の口角から挿入する。

　この装置が口唇を超えて奥に入ったなら，これを指でそっと押して，上側は上顎歯肉上に，下側は下顎歯肉上にのるようにする。外側の半円は歯肉の唇頬面上に置き，内側の半円は歯肉の舌面上に置く[3]。これら二つの半円を一つに結合している2本のアーチは，臼歯[4]を跨いで挟み，臼歯の上で支えられる。

　支持器の突起とバネが上顎全人工歯列との間で形成している彎曲部は，口の側方で，ほぼ後方の部分，下顎の最後方臼歯の近くの横にある

空間に入る。この上顎全人工歯列も，またこの装置全体も，装着すると
きと同じくらい容易に外すことができる。このため，人々は脱着を自分
自身で行うことができる。バネが傷んで，これを別のバネと入れ替える
場合以外には，この装置を外す必要はまったくない。そしてバネの交換
は各自が容易に行うことができるが，このような事態になることはあま
りない。バネが適切な硬度で，巧妙に作られているときにはなおさらで
ある。

　機械職人たちや歯科師たちは今日まで，これほど必要であると同時に
便利な用途をもつ装置を発明することができなかった。上記の装置は従
来のものの欠点は持たずに，長所のほうは備えている。そのうえ，今ま
でにない多数の利点があり，これらが上記の装置の特徴になるとともに，
これを百倍も便利なものにしている。この装置に対する評価は，この装
置を使用する場に居合わせるであろう人々や，外科学の歯に関する分野
の実践に専念しているすべての人々に任せたい。

　この技術［歯科医術］における熟練者たちが，これまでに上顎用人工
歯列に関してなされて来た種々の試みの中で，今日までに実行したこと
は，クジラひげのバネを，下顎の天然歯に糸で固定したことだけであっ
た。これは非常に障害が大きく，益は非常に少なかった。一方，上に詳
述した諸注意に従って製作した装置を装着した場合は，以前に天然歯が
行っていた機能のすべてを補い，さらに天然歯に置き換えたこの全人工
歯列は，見た目が自然であるばかりでなく，これを使用している人でさ
えも，使い慣れたときには，自分が天然歯を失ったことを忘れてしまう
ことであろう。

　上に述べたバネの弾性をより長期間保持し，バネをより長持ちさせる
ために，個々のバネの両側にクジラひげで作った，非常に薄い小板を付
け加えることができる。この薄板は個々のバネよりも長くてはならず，
また幅が広いものであってもならない。

　下顎に5，6本の歯しか残存していないときには，下顎用支持器の半
円はこれらの歯と同じ広がりを持つだけでなく，さらにこれらの半円を

(468頁に続く)

図版 36　上顎用人工歯列あるいは人工装置［上顎総義歯］および支持器
f. 1.　上顎用装置を前面から見た図。全人工歯列［上顎総義歯］は 2 本のバネで 2 個の半円と連結している。
　A. A. A. 全人工歯列
　B. B. この装置を連結している 2 本のバネ
　C. C. C. C. バネによる上顎人工歯列および支持器との連結部
　D. D. 二つの小さな突起。この一方の端でバネを受け止めている。
　E. E. E. 歯を唇頰側から囲むために役立つ前方の半円
　F. F. F. 歯を舌側から囲むために役立つ後方の半円
　G. G. 臼歯の上で支えられるアーチ。これはその両端で舌側と唇頰側の半円を連結するために役立つ。
f. 2.　同じ装置の側面図を示している。
　H. H. H. 全人工歯列
　I. I. バネの彎曲部
　K. 半円に連結した突起。これがバネの先端を受け止めている。
　L. L. L. 側面から見た 2 本の半円
f. 3.　数枚の小板を備えた 2 本の半円からなる支持器を示している。この支持器は 5, 6 本連続した歯およびそれから離れた 2 本の歯によって保持されるので，その突起は前記のものよりも幅が広い。ここにはバネも歯列も付けずに示してある。それはこの装置の構造が前の二つの図と似ているので，繰り返しを避けるためである。
　M. M. M. この装置の唇頰側の半円
　N. N. N. この装置の舌側の半円
　O. O. バネを取り付けるために役立つ前方の半円の突起
　P. P. P. P. 装置が装着されたとき，歯を囲み，歯肉の上にあてられる 4 枚の小板。これはまた唇頰側と舌側の半円を連結するために役立つ。
f. 4.　全人工歯列と支持器を連結するために役立つバネを取り外し，平らな状態で示してある。
　Q. このバネの先端[6]。この部分は半円形の装置の突起にはめ込まれ，この突起の周りに糸で固定される。
　V. このバネの他方の端[7]。この部分は歯列の四角い突起の中にはめ込まれ，糸で固定される。またこのバネの幅より突き出た小さな二つの突起によって止められる。

Tome 2.mo Planche.36.me P. 266.

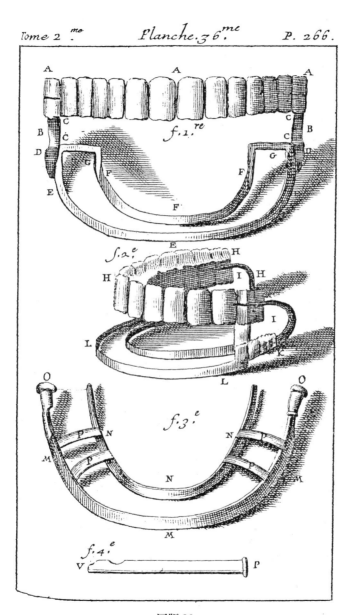

左右側ともに，前記の支持器で半円を組み合わせているアーチと同様の働きをする，最後方の小さな薄板より少し奥まで伸ばすとよい。しかし前記の支持器ではアーチが持ち上がり，彎曲していたのに対して，この支持器では反対に，小さな薄板はまったく彎曲せず，平らなままで歯肉の上にのることになる。

もし下顎の両側に何本かの歯が孤立して残存するならば，二つの半円と半円を結び合わせる小さな薄板がこれらの歯を抱え込むようにする。半円に取り付けられる突起は，これらの半円が抱えている左右の最後方の歯の位置から始まる。そしてこれらの突起は，上に注意したように必要な長さ距離になるまで，つまりバネの仲介によって上顎用全人工歯列と結合し，その長さと一致するところまで伸ばす。このように組み立てた支持器*4は，上述の支持器がまったく役立たないような場合に使用しうるものとなる。

上顎の歯がすべて失われている場合，様々な理由から，私が従前の邪魔で不用な部品に替えて使用している，上述の二つの支持器のどちらか一方を使用し，その助けを借りなければならない[5]。

原綴と訳注
1) 第2版では，「下顎歯が」と記されている。
2) 図版36, f.1 の E, F, G 参照。
3) 第2版では，「外側の半円は歯肉の外面上か，あるいは歯頸部のすこし上で，下唇と頰部との間に入れる。内側の半円は歯肉の内面上か，あるいは同じ歯頸部の上に置く」と修正されている。
4) 第2版では，「第1大臼歯」と書かれている。
5) 第2版では，このあとに「同じような場合に，本巻の図41, 42に図示した，新しく，さらに有益な二つの装置もまた使用することができる」と第2版，第2巻 第24章と第25章に記載した新発明の義歯に注意を喚起している。
6) 図版36の説明のf.4.ではPと書かれている。Qの説明はVの説明と入れ替わっているか。
7) 図版36の説明のVの説明はQの説明と入れ替わっているか。

---

*4　図版36のf.3参照。

第18章

上顎用装置がバネによって下顎用装置に連結されている2段人工歯列［上下顎総義歯］に関する記述

　上下顎からすべての歯が失われてしまった場合は，主要な2個の装置，つまり一つは上顎用，もう一つは下顎用装置からなる2段人工歯列の使用に頼る必要がある[1]。これらの装置は見事にかたどられた人工歯を備えており，人工歯はできる限り天然歯の配列を模倣してある。

　このように精緻に作られた上下顎用装置は，それぞれの左右端にバネを取り付けて組み立てなければならない。組み立てる前に上下顎の大きさばかりでなく，歯肉の広がりも，正確に測定しておかなければならない。特に，歯肉上の様々な部位に凹凸が生じているか否かを，観察しておかなければならない。この観察はさらに歯肉の凹凸を利用するため，歯肉の上にあてるべき人工歯列の表面［義歯粘膜面］を，歯肉そのものにある隆起や陥凹の変化に合わせるために行うのである。つまり，歯肉に何らかの陥凹がある場合，製作中の人工歯列の表面［義歯粘膜面］にこの陥凹を埋め合わせるのにちょうどよい大きさの，適切な隆起を作る必要がある。そして反対に歯肉の隆起をはめ込むためには，人工歯列の表面［義歯粘膜面］に陥凹がなければならない。このことは上下顎用装置がそれぞれの台座となる歯肉上で，より堅固に，より安定したものとなるのに少なからず役立つであろう。

　バネを取り付ける前に，ノコギリ[*1]を用いて各歯列の左右先端に，長さ4リニュ［約9.0 mm］ほどの切れ込みを作らなければならない。

そしてこの切れ込みは，ここに入るバネの先端とその大きさが釣り合っていなければならない。

またノコギリは，歯肉にのる面[義歯粘膜面]から1リニュ[約2.3 mm]くらいの距離をおいて，歯列先端の表面にあてるように注意する。ノコギリの切り込みは下から上へと上がりながら，わずかに斜めの線を形成して止める。これらはすべて，一度切れ込みにはめ込まれたバネが開くために，また下顎の運動に従うために，下顎の少し前でより多くの力を持つようにする目的で行う。

個々の切れ込みの先端に，この装置を水平方向に貫通する孔をあける。この孔は糸を通した針を，何度も繰り返して通すためのものである。それぞれの切れ込みの中に個々のバネの先端を挿入する。バネを固定する前に，この装置を試用して，これが効果を発揮するか，バネの彎曲が大きすぎないか，小さすぎないか，バネは必要とされる柔軟性や弾性を備えているか，バネが収まる口腔内の部分に，バネの彎曲部によって不都合を与えないか，下顎骨筋突起および閉口諸筋を包んでいる口腔内面を，バネが擦ったり，押したりしていないか，最後にこれらのバネが舌を擦らないかなどを観察する。

こうした状況を観察したならば，上下二つの装置を，長さが切れ込みの中に入る部分も含めて1.5プス[約40.5 mm]の2本のバネを用いて組み立てる[2]。これらのバネの幅は2リニュ[約4.5 mm]で，厚さは約0.25リニュ[約0.6 mm]であるが，上下の装置の大きさに応じて，バネの厚さを加減する。そしてこのバネが前章で述べた装置用のバネと異なっている点は，その先端においても縁が切れ込んでいないことと，刻み目が入っていないことだけである。このように作られたバネは下記のように取り付けて，固定する。

塗蠟絹糸，あるいは寄り合わせた太い糸を通した針をとり，これをすでに述べた孔に通すが，どちらの糸を用いても同じように始める。

---

*1　図版31参照。

最初の糸かけは，切れ込みの上に行うが，これはこの部位から糸を2回，非常に固く巻き付けてバネを締め付けるためである．次に糸を進めながら，反対側の孔に戻り，何度もこの孔に針を繰り返して通す．そして糸を何度もかけて，切れ込みを両側から包み，この糸を何重にも巻いてバネの先端を固定する．

　バネが十分に固定されたならば，糸をバネの全長にわたって幾重にも巻き付け，上下反対側の切れ込みの中に入れられる部位に至るまで続ける．このようにして，一方の左右端から他方の端へと移り，このバネを同じようにして対応する切れ込みの中に挿入する．このバネは，何度も糸をかけては繰り返し針を孔に通し，糸を繰り返し巻き付けて，先と同じように固定する．

　この糸かけや糸の巻き付けをいっそうよく固定するために，仕立屋たちがボタン孔を作るときに糸を通すように，糸を針の上に通す．同じようにして，切れ込みを包んでいる糸かがりの上に糸を通し続ける．これによって，一種の紐縁が作られ，これが巻き付けた糸をさらに締めて固定する．1本のバネはその両端で人工歯列にはめ込まれており，このバネと左右反対側のバネも同様にはめ込まれる．

　このようにして組み立てた2段人工歯列［上下顎総義歯］[*2]を口腔内に挿入する方法が，前記の装置を挿入する方法と違っている点は，2段人工歯列［上下顎総義歯］のほうが容易に挿入できるということだけである．

　こうした装置の使用はすべて，補整術と呼ばれる分野を通じて，外科学が私たちに提供するあらゆる義肢の使用と同様である．人々は義手，義足，義眼の使用に慣れるために，最初の数日間は幾分苦労するが，しかし知らぬ間に，しかもわずかの間にこれに慣れる．事故あるいは自然の［先天的］欠陥のために，私たちに欠けているものを修復したいという欲求から，私たちは間もなく義肢などに慣れてしまうのである．この

---

*2　図版37のf.1参照．

慣れは私たちの中で非常に強く作用するので，これらの人工装置がのちには生来のもののように感じられる。

それゆえ私たちが使い慣れていないもの，また，はじめ私たちに奇妙に見えるものも，決して恐れることはない。最初の数日間，不都合を感じたとしても，それは一過性のものであり，また慣れていないときに必ず感じることにすぎないのである。ただし，それはこの不都合が，私がこと細かく述べた諸注意を十分に守らなかったために，話題の装置を完全に作れなかった職人の無能と欠陥に由来するものでない場合のことである。

私が上述の装置を考え付き，これを実際に製作するまでは，人々はクジラひげのバネを使って上顎用人工歯列を下顎に固定していた。つまりバネの一端を上顎人工歯列に，他端を下顎にある天然歯に取り付けていた[3]。そればかりでなく，上顎用人工歯列と下顎用人工歯列とを組み立てるために蝶番(ちょうつがい)を用いたり，栓抜きのような，あるいは単に螺旋状に曲がった螺旋バネを使用したりしていた。螺旋状の渦巻きは，広い空間を占めるので口腔内で障害を引き起こす。この渦巻きは咀嚼を妨害することさえあり，さらに食物がこのバネの周囲にはさまって，ここに留まり，ここで悪臭を発する原因となっていた。

同じ不都合が蝶番の噛み合う部分にも生じていた。装置を組み立てるために私が使用しているバネにはこのような不都合はない。これらのバネは外縁が大きくない。そして私の方法でこれらの装置を組み立てれば，装置を自由に動かしたり，またあらゆる下顎の運動に従わせたりすることが可能になる。この組み立て方法は，より単純で，より便利で，より長持ちするので，いっそう好ましいのである。

原綴と訳注
1) 図版37のf.1参照。
2) 第2版では，「これらの二つの装置を，2本の鋼製の，あるいは最上のクジラひげでできた，長さが切れ込み中に入る部分も含めて1.5プスのバネを用いて

組み立てる」と加筆・修正されている．
3）第2版では，このあとに「このバネの取り付けは非常にむずかしいうえに，バネがこれらの下顎歯を動揺させてしまう」と加筆されている．

第19章

人工歯あるいは人工歯列の外見をより均一に，より美しくするために琺瑯(ほうろう)を引く方法

　人工歯列を製作するために私が教示した材料の中で，天然のエナメル質が全体にわたって備わった全人工歯列［総義歯］を完成でき，また欠損歯の代わりに，人工歯を必要とする人たちの天然歯の色と一致するような材料を見出すことは，ほとんど不可能であるか，きわめて困難である。

　まさにこの不便が契機となって，口腔内に天然歯が残っている場合，人工歯列の白さを天然歯のものにできる限り一致させることによって，人工歯列を調和させる方法を私は研究し始めたのである。そして口を美しく見せるために，これらの人工歯列を用いて自然を模倣し，さらに美しくしたいとさえ望んだ。

　その手段が人工的に調合した琺瑯を使用するだけで得られるであろうと私は考えた。また，これによって歯の全部，あるいは一部を人工的に置き換える必要がある場合には，単にエナメル質を完璧に模倣できるだけでなく，自然の歯肉の色さえも模倣できるであろうとも思った。

　これに成功するために，私は最も巧みな琺瑯引き職人たちに相談した。そして職人たちと一緒に行った討議によって，今日までほかの人たちがまったく実践しなかったと思われることを実現可能なものにした。人々は琺瑯を塗って作った義眼によって，天然の目を模倣している。しかし，同じ琺瑯を天然歯に置き換えている人工歯列に応用することはなおざり

第 19 章　人工歯あるいは人工歯列に琺瑯を引く方法

にして来た。一方，人工歯列は琺瑯の目以上に実用的利点があるが，そのほかに，人々は義眼と同様に人工歯列を装飾に役立たせており，また一目見てびっくりするような身体の欠陥を，義眼と同じように修復しているのである。

　琺瑯引きの歯を備えた装置は，琺瑯を引く前に，これを装着しようとする部位のあらゆる寸法に合わせて，前もって調整しておかなければならない。しかしながら，この装置にはまだ歯の形を作る必要はない。この装置の唇頬面に，厚さ約 0.5 リニュ［約 1.1 mm］の金製，あるいは銀製の薄板をあてる。全人工歯列［総義歯］を作るときは，この薄板で唇頬面の全長を覆うようにする。この歯列のある部分に何本かの天然歯をはめ込まなければならず，また別の部分では琺瑯引きの歯を何本か作らねばならない場合は，天然歯に対応する陥凹部を彫って，ここに天然歯をはめ込む。そして天然歯が欠損している部分では，人工装置の唇頬面に，これまた金製あるいは銀製の小さな薄板を取り付ける。次にこの薄板の上にヤスリで歯の形を描き，歯間部を刻み付けておく必要がある。このようにしてすべてが準備できたならば，この薄板を琺瑯で覆うために，人工装置を琺瑯引き職人にあずける。個々の歯は適切な大きさにし，そして色は，琺瑯引きの人工装置*1 を使用する人に残っている，天然歯のエナメル質の色に似せる。琺瑯引き職人にこの色調をよりよく教えるためには，職人が琺瑯を塗って仕上げる歯の色見本となるような歯を見せるか，さもなければまだ口腔内に保存されている歯を見せるとよい。

　琺瑯引き職人に調整してもらう歯が人歯である場合，それが本人の口腔から抜去したものであろうと，他人の口腔から引き抜いたものであろうと，口腔内に残存している歯とほぼ同じ色にするためには，これらの歯を少なくとも 24 時間，普通の水の中に浸しておくことが必要である。歯に高度の白さを与えるためには，琺瑯引き職人は，これらの歯を引き続き水の中に漬けておく。なぜなら歯は乾燥してしまうと，決して天然

---

*1　図版 37 の f.3 参照。

歯の色と同じにはならないからである。

　歯肉が全体に，あるいは部分的に萎縮している場合，歯肉実質の欠損に応じて，ある程度，金製または銀製の薄板を大きくしなければならない。歯肉が各歯間に形成している小さな隆起や，また歯肉が歯から歯にわたって形成している半円形をかたどり，そして歯肉の欠損を，天然の歯肉の本当の色になるように，上手に琺瑯で模倣した人工の歯肉で補う。

　私が述べている薄板に琺瑯を引くためには，骨で作った人工歯列から剥がさなければならない。薄板は，琺瑯を塗ったあとで，薄板の両端を，大きさに応じて1本ないし数本の雄ネジ，または頭をつぶした釘を貫通させて人工歯列に固定しなければならない。

　琺瑯を引いた薄板で，この人工歯列の唇頬面を全長にわたって覆うことを望まない場合は，この人工歯列の表面に切れ込みを作り，この薄板を切れ込みの奥まではめ込む。

　さらに，琺瑯を引いた個々の歯の唇頬側はやや凸状に見えなければならず，また各歯間部の奥では，琺瑯があまり目立ってはならないことに注意する必要がある。これは，見事に琺瑯を引いた歯をいっそう自然に見せるために行うのである。

　これらの琺瑯引きの人工歯列は，歯肉上にあて，前記の人工歯列と同様に，糸やほぞ，あるいはバネによって，その場に固定する。

　天然歯利用の人工歯列の1ヵ所ないし数ヵ所で，自然のエナメル質が剥離してできた部分的欠損だけを修復するときは，その箇所に大きさが欠損全体を隠すために十分な金製あるいは銀製の小さな薄板をはめ込む。次いでこの人工歯列を琺瑯引き職人に預けて，その部位に，この歯列の残る部分の色に一致する琺瑯を引く。この歯列を琺瑯引き職人は，私が先にあげた理由のため，水の中に漬けておき，この人工歯列と薄板とをできる限り巧妙に結合する。以上がこのような欠損を修復する唯一の方法である。

　人工歯に用いられた琺瑯の利点は，単にこれが与える美観だけに留まらず，さらに，琺瑯を引いた歯あるいは歯列そのものが，非常に長持ち

することにもなる。それは琺瑯が変化や変質をほとんど受けない物質だからである。

　公衆に天然歯の代わりに人工歯を置き換えるための適切な方法を数多く伝えたあとでは，また私自身の経験に基づいて，あらゆる種類の欠損を補うために十分な方法を詳細に述べたあとでは，人々が毎日実践している誤りをみずから改めるであろうこと，そしてもはや歯肉に孔を貫通させてこれに支持棒を通し，上顎の切歯や犬歯に置き換えるために，何本もの歯からなる骨製の人工歯列を吊そうとはしなくなることが期待できる。

　この骨製の人工歯列を取り付ける支点は，ちょうど鉤のように曲がっていて，人工歯列の中央で2本の人工歯の基部を貫通し，歯肉の中に刺し込まれて，ちょうどイヤリングのようにこの人工歯列を吊り下げるのである。したがって，これは言わば宙吊りの歯であり，舌の動きばかりでなく，口に出入りする空気の動きにも左右される。この装置は極端に歯肉を引っ張り，これを傷め付ける。

　私はこの貴重な経験をしたある女性を知っているが，彼女がこの宙吊りの人工歯列から受けたものは不便だけであった。しかし幸運にも，咳がこの恐ろしい歯列の一部をもぎ取り，これを火の中に吐き出させてしまった。そして火から取り出された歯列は半分なくなっていた。私はその後，女性がこの隙間を修復したかどうかを知らず，どのように修復したかも知らない。しかし，この女性は自分の口には歯を揃えておきたいと強く望んだからこそ，起こりうる危険な結果を別にしてさえも，あのように残酷であると同時にばかげた手術に耐えたに違いない。私は名声などまったく望まず，自分の評判などほとんど気にかけない歯科師がいることが，特にパリにいることが信じられない。パリではあらゆる職業分野に多くの熟達者がいて，各自の仕事を通してこの大都市に名声をもたらそうと協力しているのだから。

図版37　2本のバネで組み立てられた2段人工歯列［上下顎総義歯］

f. 1. 2本のバネで組み立てられた2段人工歯列［上下顎総義歯］を半ば開いた状態で前面から見て示している。
　A. A. A. 上顎全人工歯列
　B. B. B. 下顎全人工歯列
　C. C. バネ
　D. D. D. D. 糸で覆われた4個の切れ込み，この糸がバネを固定している。

f. 2. 同じ2段人工歯列［上下顎総義歯］を，バネの彎曲がいっそうよく見えるように，側面から見て示している。
　E. E. 上顎全人工歯列の左側
　F. F. 下顎全人工歯列の左側
　G. バネの彎曲

f. 3. 琺瑯を引いた2段人工歯列［上下顎総義歯］を完全に閉じた状態で，歯肉に覆われた歯とともに，前面から見て示している。
　H. H. H. 上顎全人工歯列
　I. I. I. 下顎全人工歯列
　K. K. K. K. バネを固定するために役立ち，切れ込みを覆っている糸

f. 4., 5. 2本のバネを別々に示してある。これらのバネはこうした人工歯列を組み立てるために用いられるバネと同様のものである。

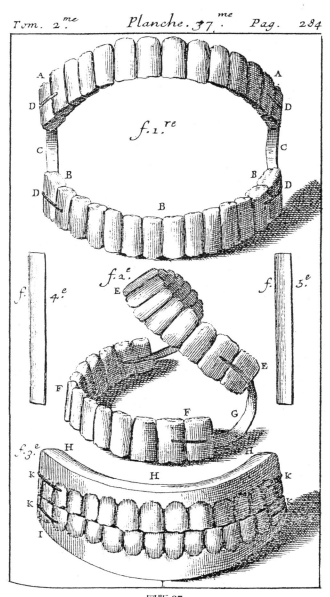

第20章

対をなす2枚の羽根と蝶番(ちょうつがい)を備え，ネジによって装着される口蓋栓塞子の記述と使用法

第1の口蓋栓塞子

　これまでに好んで用いられていた栓塞子は，1枚の栓塞板と雄ネジに終わる単純な柱身からなる器具であり，この雄ネジには，栓塞板の凸面を覆う海綿に柱身を通したのち，小さな雄ネジをはめる。なおこの海綿は割れ目の空間をすべて満たすために，十分な容積がなければならない。すべてがこのように整えられれば，必ずやその効果をただちに生み出すであろう。しかし，たとえ海綿だけであっても，同じ働きをするであろう。海綿の栓が隙間にはめ込まれたところで，海綿は単に割れ目の壁面が，海綿の外面に対して行う圧迫によって保持されているだけであり，しかも，この圧迫は十分ではない。さらにこの孔は，しばしば上よりも下のほうが広がっているので，この栓塞子はその重量と傾斜のために，その部位に留まるどころか，非常に容易に沈下してずれてしまう。それゆえ，これは役に立たず，厄介で不快なものとなっていた。人々が今日まで考え出したほかの栓塞子についても，これとほとんど同じ不都合が生じていた。これらの栓塞子には，これを固定しておくために十分な支点が欠けていたので，正確に位置を占めていなければならない空間からいつも外れてしまうのであった。

　私が今ここに提起する栓塞子は，その構造ゆえに，人々がこのような場合に考えうる目標を完全に達成するものである。

第20章　2枚の羽根と蝶番を備え，ネジで装着する口蓋栓塞子

　私が最初に記述する栓塞子は，栓塞板1枚，柱身1本，羽根2枚，ピン2本，雄ネジ，雌ネジ各1個，そして鍵1本からなる。栓塞板はほぼ卵円形で，その一端は一種の鈍角をなしている。この板は長さが15-16リニュ［約34.8-36 mm］で，幅は9-10リニュ［約20.3-22.5 mm］であり，口腔側では凹状で，その反対側は凸状になっており，口蓋の天蓋にいっそうよく適合する。栓塞板はその中央部に直径4リニュ［約9.0 mm］の孔があいている[1]。

　この栓塞子の柱身は円筒状で，太さは直径5-6リニュ［約11.3-13.5 mm］で，この柱身の上端にある4本の腕を含めなければ，長さもほぼ太さと同じくらいである。これらの腕は，互いに正反対の二つの蝶番を形成するために役立つ。これらの腕の間には十字形の切れ込みがあって，雄ネジの一部と，これを受け入れる雌ネジの一部などが入る。この柱身の中央には，さらに直径1.5リニュ［約3.4 mm］の丸い孔がある。これは柱身の中心部を長軸方向に貫き，栓塞板の大きな孔のちょうど中央部に一致している[2]。

　これら4本の腕は，ヤスリで削られた十字形の溝によって分割されており，この溝が腕の間に二つの幅や深さの異なる隙間を残していることに注意されたい。大きいほうの溝は幅が約2リニュ［約4.5 mm］で，深さも2リニュ［約4.5 mm］であり，これは雌ネジの下方の突起を収めるために役立つ。小さいほうの溝は，幅が約1.5リニュ［約3.4 mm］で，深さも同じであり，これは羽根に接続する肘金を入れるために役立つ。

　個々の羽根はほぼ卵円形をしていて，下のほうではやや丸味が少ない。各羽根の大きさは長さが約8リニュ［約18 mm］，幅が約6リニュ［約13.5 mm］で，厚さが0.25リニュ［約0.6 mm］である。個々の羽根は身体に触れる面では凸状で，反対の面では凹状になっている[3]。

　これらの羽根のそれぞれに，幅が約2.5リニュ［約5.6 mm］，長さが3.5リニュ［約7.9 mm］の四角な孔があけられている。これらの孔は，蝶番に隣接する羽根の下部から0.5リニュ［約1.1 mm］離れた部位にある。

　これらの羽根の辺縁部には，いくつかの小さな孔が2個ずつ組になっ

て貫通している。これらの孔は，極上の海綿の覆いを，羽根の凸面に固定するために使われる糸を通すためのものであり，この海綿は，羽根がやむを得ず圧迫する部位に，より軟らかく押しあてられるようにするためのものである。

　四角い孔の中央部に向かって，羽根の下縁には，小さな孔が水平方向に貫通した突起，つまり肘金が接続している。

　ピンは銀線の小片で作られており，大きさはこのピンが組み立てる蝶番の孔の長さと太さに見合っている[4]。

　雄ネジの柱身と本体は，合わせて長さが約8リニュ［約18 mm］である。雄ネジの頭部には二つの平らな面がある。頭部の周囲は完全な円形になっているが，これは四角く平行な2個の切れ込みによって，ほぼ等しい二つの部分に分割されている。この頭部の厚さは約1リニュ［約2.3 mm］である[5]。

　雌ネジはほぼカナヅチのような形になっている。これは長さが，その最長部分で4リニュ［約9.0 mm］，幅は3リニュ［約6.8 mm］であり，上面は凸状で，下面は平らになっている[6]。

　この雌ネジは，その中央部に雄ネジを受け入れるための孔が穿たれている。雌ネジをその下部から見ると，四つの突起がある。大きいほうの二つは水平方向に位置しており，大きさは長さが約2リニュ［約4.5 mm］で幅も同じで，厚さが0.5リニュ［約1.1 mm］である。

　小さいほうの二つの突起は垂直方向に位置しており，その長さは約2リニュ，厚さは0.67リニュ［約1.5 mm］で，幅は1.5リニュ［約3.8 mm］である。こうした大きさの比率は，この雌ネジの機能に関して重要である。

　この装置を組み立てたり，分解するために役立つ鍵は平らで，長さは約15リニュ［約33.8 mm］，幅は約5リニュ［約11.3 mm］で，厚さは1リニュ［約2.3 mm］であるが，2本の四角い歯が付いている先端近くでは幅が狭くなっている。これらの歯は雄ネジにある切れ込みと見合った大きさになっている[7]。

第20章 ２枚の羽根と蝶番を備え，ネジで装着する口蓋栓塞子　　　483

　これらの部分はすべて金製，あるいは銀製でなければならない．以下にこれらをどのように組み立てるかを述べる．
　まず，円筒状の柱身の下部を，栓塞板の凸面の中央部にハンダ付けする．この二つの部品を一つに結合したなら，柱身の上端を，頭部のない４本の腕について述べた際に記した通りの長さ，幅，深さをもった十字形の溝によって，四つの部分に分割しなければならない．この溝の一方が他方よりも深いことに注意する必要がある．
　柱身の中心部に，深いほうの切れ込みから長軸方向に，板の凹面の中央にまで孔を貫通させる．この際，板の近くではこの孔を，雄ネジの頭をはめ込むために十分なほどまで大きくする．これが終わったなら，肘金の役目をする４本の腕に孔を穿つ．また同じく肘金の役目をする各羽根の突起部にも，同じように孔を穿ち，羽根をピンによって円筒状の柱身の腕と組み立てる．
　すでに羽根と名付けた二つの部品を，ピンを用いて頭部を切り取った腕に組み合わせたなら，次の問題は，雌ネジを二つの蝶番の間に作られた隙間の中に，その垂直な突起が入るように取り付けることである．この際，垂直な突起は，ほぞがほぞ穴に入るようにその隙間にはめ込む．これらの突起をこの隙間に無理に押し込んではならない．それは，突起を受け入れるこの隙間の中に，雄ネジが雌ネジに対して行うような運動に従って，多少とも，突起を入れたり出したりできるようにするためである．
　この組立て法の採用によって，多方向から固定されながらも，雌ネジには雄ネジと一緒になって十分自由に動ける余地が残されている．
　二つの水平な突起は蝶番の中央部を覆っており，その先端は，羽根が持ち上げられて閉じられたときには，四角い孔のところにゆく．雌ネジをこのようにはめ込んだなら，雄ネジを雌ネジの中に入れ，鍵を雄ネジの頭部の切れ込みの中に差し込む．この鍵で雄ネジを回すと，雄ネジは雌ネジの中にねじ込まれながら，雌ネジを引き下げる．そして雌ネジが引き下げられている間に，水平の突出部は四角い孔の下縁についてゆき，

これを圧迫して羽根を固定する。この羽根は下げられて開かれると，その凸面は，羽根が挿入された口蓋の孔の上面にあてられる。羽根はこの装置全体を吊り下げ，固定するために，孔の上面を圧迫しなければならない。このようにして，この装置は問題となっている口蓋の孔を塞ぐ。場合によっては，羽根の周りに多少の海綿を付け加えるほうがより適切であるとは言え，海綿がなくともぴたりと塞ぐ。

　この装置の各部品の寸法をここで指定したとは言え，いつでもこの寸法をかたくなに守る必要はない。これらの寸法は種々の場合に応じて適宜変えることができる。なぜなら，口蓋や上顎などの骨の腐蝕は，ある程度の大きさの実質の欠損を残すが，そのために形成される孔は，さまざまな形になるからである。それゆえ，この孔をよりよく塞ぐためには，栓塞子と呼ばれる装置を，これを必要とする空間の規則性あるいは不規則性に釣り合わせなければならない。

　この栓塞子を装着する*1 前に，羽根を十分に持ち上げて閉じ，これが互いに 2 - 3 リニュ［約 4.5 - 6.8 mm］の距離に近付くように，したがって羽根が占める体積がより小さくなるようにする。これによって，口蓋の孔，あるいは裂け目への羽根の挿入が容易になるであろう。

　このように羽根を閉じた状態で，栓塞子を口腔内に挿入する。この際，これを左手の拇指と示指で支持する。拇指は板の凹面上にあて，示指は同じ板の凸面上にあてる。必要ならば右手でこれを補助する。このようにして口蓋の孔の中に，羽根と柱身を板の凸面に至るまで挿入する。こうなればあとは鍵を利用して板を固定しさえすればよい。この鍵は右手の拇指，示指，中指で把持する。同時に左手の拇指で栓塞板を支え，そしてこの鍵を右から左へ回し，この装置が十分固定されるまで続ける。この装置は，栓塞板の安定性がよく，さらにその機能がよいので，いっそうよく固定されることがわかるであろう。

　この栓塞子を取り外すためにはこの鍵を反対方向に回す。これらの点

---

*1　図版 38 の f.12 参照。

第 20 章　2 枚の羽根と蝶番を備え，ネジで装着する口蓋栓塞子　　485

だけに注意すれば，この栓塞子を使用する人たちは，栓塞子を取り替えたり，洗うときに，自分自身で装着したり，外したりできるであろう。

　この装置の有用性は，人々がこの装置から得る諸利益によって，間違いなく証明されることであろう。

　原綴と訳注
1) 図版 38 の f.1 参照。
2) 図版 38 の f.2, 3 参照。
3) 図版 38 の f.4 参照。
4) 図版 38 の f.11 参照。
5) 図版 38 の f.5, 6 参照。
6) 図版 38 の f.7, 8, 9 参照。
7) 図版 38 の f.10 参照。

第21章

前章の栓塞子と異なり，羽根が蝶番(ちょうつがい)なしで取り付けられ，部品が少ない口蓋栓塞子の記述と使用法

　第2の栓塞子は，栓塞板に関しては前記のものと何ら変わるところはない。栓塞板は一方が凸状で，他方が凹状であり，同じように孔があけられている。栓塞板はその凸面の中央部で円筒状の柱身とハンダ付けされている[1]。この柱身は長さが4-5リニュ［約9.0-11.3 mm］くらいで，太さが直径6リニュ［約13.5 mm］である。柱身の一端から他端へ，直径が約1リニュ［約2.3 mm］の丸い孔が貫通している。この孔は柱身に雄ネジを通すためのものである。柱身の上端は平坦である。柱身を貫通する雄ネジは，長さが約8リニュ［約18 mm］で，太さは直径1リニュ［約2.3 mm］である。この雄ネジの頭部は前記の栓塞子の雄ネジの頭部と同じような形である[2]。

　この栓塞子もまた2枚の羽根からなっており，羽根の形は半卵円形によく似ているが，その角は鈍になっている。個々の羽根の長さは約8リニュ［約18 mm］，幅は4リニュ［約9.0 mm］，そして厚さは0.25リニュ［約0.6 mm］である。羽根の上面は少し凹状で，その下面は凸状になっている。この羽根の辺縁の近くには小さな孔がいくつかあけられており[3]，この孔は，すでに述べた用途のために，海綿を取り付けるために役立つ。

　1枚の羽根は，柱身の上端の平らな面にハンダ付けするか，鋲で止める。羽根はこの面全体を覆い，柱身に固定されたままで動くことはない。

この羽根には，柱身の孔に正確に対応する孔があけてある。

　もう1枚の羽根には四角い孔があいているが，孔の大きさは雄ネジのネジ山と丸い柱身との間にある四角に見合っている。四角い孔の中に雄ネジを押し込み，小さな雌ネジ[4]で止める。するとこの羽根は雄ネジのすべての動きに従って動くことになる。したがって，雄ネジを右から左へ，あるいは左から右へ回すとき，この羽根はいつでも雄ネジの回転方向に従う。これらの2枚の羽根は一端で互いに重なっている。

　この栓塞子は，前記のものよりもかなり単純な仕組みになっているとは言え，場合によっては，もっぱらこれを用いることができる。たとえば，骨の孔が幅より奥行きのほうが大きく，また水平方向に深くなっており，したがって，第1の栓塞子の羽根を挿入することができないような場合である。この場合，第2の栓塞子の羽根は，第1の栓塞子の羽根よりも具合よく反対の方向に回転できるので，簡単に装着できる。このような場合，人々の求めをすべて満足させるためには，第2の栓塞子で十分であろう。

　この栓塞子[*1]を挿入する方法は，第1の栓塞子の挿入法と，次の点を除いて同様である。つまり，第1の栓塞子の羽根を持ち上げて閉じる代わりに，第2の栓塞子では羽根を重ね合わせ，これをはめ込んだならば，鍵を回して上の羽根を好きな方向に移動させる。栓塞子を固定するにはこれで十分である。必要であれば，2枚の羽根を海綿で包む。

　この栓塞子を装着したり，外したりするためには，第1の栓塞子の鍵に似た鍵を利用し，すでに教示した方法と同様の操作を行う。

原綴と訳注
1）図版38のf.16参照。
2）図版38のf.14参照。
3）図版38のf.13参照。
4）図版38のf.15参照。

---

*1　図版38のf.16参照。

5）第2版の図版38の説明では，「装着されたときに左側に来る羽根をその凸面から見て示してある」と書かれている。
6）第2版の図版38の説明では，「右の羽根をその凹面から見て示してある」と書かれている。

図版38　第1および第2の口蓋栓塞子を，各部品に分解した状態と部品をすべて組み立てた状態で図示してある。これら2種の栓塞子は口蓋の孔を塞ぐために役立つ。

f.1.　栓塞板をその中心部の孔，および雄ネジを受け入れる柱身の孔とともに，凸面から見た図を示している。

f.2.　栓塞子の柱身を示している。
　A．この柱身の大きな切れ込み
　B．B．止め釘を受け入れる柱身の腕の孔。この止め釘は羽根を止めるために役立つ。
　C．柱身の孔

f.3.　同じ柱身を小さな切れ込みの側から見た図を示している。

f.4.　栓塞子の2枚の羽根の1枚を，その凸面から見て示している。
　D．D．D．D．この羽根の小さな孔
　E．その四角い孔
　F．その突起すなわち肘金

f.5.　頭部に切れ込みのある雄ネジを示している。
　G．雄ネジ
　H．頭部

f.6.　この同じネジの頭部を上から見て示している。

f.7.　雌ネジの上面つまり凸面を示している。

f.8.　この同じ雌ネジの下面つまり凹面を，その四つの突起，およびネジ孔として働く孔とともに示している。

f.9.　雌ネジ全体を側面から見て示している。

f.10.　先端に2種の歯をもった鍵を平面的に見て示している。この鍵は栓塞子を組み立てたり，分解したり，装着したり，外したりするために役立つ。

f.11.　羽根を腕や柱身と組み合わせるために役立つ1本の止め釘を示している。

f.12.　すべての部品を組み合わせ，完全に組み立てられた第1の栓塞子を示している。
　I.I．柱身と組み合わせた栓塞板をその凸面から見て示している。
　K．柱身
　L．柱身の腕

Tom 2.me Planche. 38.me Pag. 298.

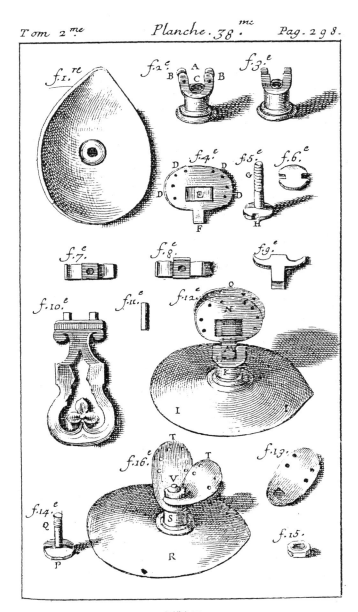

図版 38

M. 蝶番
N. 右の羽根をその凸面から見て示している[5]。
O. 左の羽根をその凹面から見て示している[6]。

第2の栓塞子

f. 13. 外した羽根の1枚をその凸面から見て，その孔と半卵円形の輪郭とともに示している。
f. 14. この第2の栓塞子の雄ネジを示している。
 P. 雄ネジの頭部
 Q. 螺旋状にネジを切った柱身
f. 15. この栓塞子の四角の雌ネジをそのネジ孔とともに示している。
f. 16. 完全に組み立てた第2の栓塞子を，半ば開き，少し重なった羽根の凸面，雄ネジの上端，雌ネジ，栓塞子の柱身，そして栓塞板の凸面の一部が見えるように示している。
 R. 凸面から見た栓塞板
 S. 柱身
 T. T. 2枚の羽根
 V. 雌ネジと雄ネジの先端

　第2の栓塞子の柱身と栓塞板は第1の栓塞子のものとほとんど同じなので，特に板刻させなかった。また二つの栓塞子に共通である鍵も板刻させなかった。

第22章

柱身がなく，人工歯列を備えた第3の口蓋栓塞子の記述と使用法

この装置の羽根は前記のものと形が異なり，互いに離開していて，特殊な構造をした雄ネジによって固定されている。
第4の小形の栓塞子も記述する

　第3の栓塞子は，私にほかの栓塞子を発明する機会を与えたものである。これはほかの栓塞子とその仕組みのすべてにおいて異なっており，非常に特殊な装置である。この栓塞子の一部は骨性の材質からなり，また一部は金属性の材質からなっている。この栓塞子における骨性の部品は栓塞板であり，その外形は上面ではほとんど円錐形をしており，また下面の外形は癒合している状態の硬口蓋の形になっている。この栓塞板は硬口蓋の機能を果たす。そして上顎骨の実質がその部位で破壊されている場合に，上顎骨の欠損をこの栓塞子で補う。下面の唇頬側には，天然歯をかたどった人工歯列を配列する。この栓塞板の下面は凹状で，口蓋の円蓋と同じようにアーチ形になっている。この部分の上面はこれが埋める空間にいっそうよく適合するように凸状になっている。このように人工歯を備えたこの栓塞板は，二つの意図を満足させることがすでにおわかりであろう。つまり，(1) かなりひどいある種の腐蝕の際に剥脱した上顎骨と天然歯とを同時に置き換えること，(2) これはまた問題の孔あるいは裂け目を塞ぐための栓塞子として役立つこと[1] である。

　この骨性の栓塞板にはさらに四角い孔が貫通している。この孔は凹面の近くだけが雌ネジを受け入れるために丸くなっている。雌ネジの頭は凹面のほうで丸くなっており，凸面のほうでは四角くなっている[2]。

　この雌ネジの厚さは，栓塞板の厚さと同じでなければならず，どちら

の側へもはみ出してはならない。雌ネジは栓塞板の四角い孔の中に，ちょうど板と完全に一体となって，この孔を埋めるように固定しなければならない。この雌ネジの中には口蓋面のほうから雄ネジがはめ込まれる。この雌ネジそのものは，前もってクランクのように曲げた部品と，ネジの平らな面の上に置かれる別の部品をはめておく。この部品は尾のような，ミルトの葉のような形の小さな薄板であり，その長さは約1プス［約27 mm］，幅は最も広いところで3リニュ［約 6.8 mm］，厚さが0.5リニュ［約 1.1 mm］である[3]。

　この部品は雄ネジの柱身から出て，骨性の栓塞板の最上部の凸面に至り，その下面を，4-5リニュ［約 9.0 - 11.3 mm］の長さにわたって凸面に押しあてている。一方，この部品は孔のあいた先端のところで，雄ネジによって固定されている。これ以外の部分で，この部品の凸状の上面は硬口蓋に押しあてられ，口蓋垂のほうへ向かうが，しかしこれに触れるほど近づくことはない。

　この種のミルトの葉形の部品には，決して軽視できない役目がある。この部品は栓塞子を組み立ててしかるべき部位に装着するときに，栓塞子が前方で上下に動くことを防ぐうえで役立つのである。

　私はすでに最初にクランク形部品の下方枝の下端にあけた孔に雄ネジを通すと述べたが，この部品は長さが約6リニュ［約 13.5 mm］，幅は雄ネジの近くで約3リニュ［約 6.8 mm］であり，上方の，水平な枝とともに肘［屈曲部］を形成して終っている側では幅が2リニュ［約 4.5 mm］である[4]。この部品の上部および下部は丸味を帯びており，中央部へゆくにつれて細くなる。この部品の厚さは，幅の広いほうの先端のところで約0.5リニュ［約 1.1 mm］であり，幅の狭いほうの先端のところで約1リニュ［約 2.3 mm］である。これには平らな面が二つある。この部品の位置はミルトの葉形の尾部の方向に依存する。曲柄形部品のもう1本の枝は垂直に立っている。その外縁はほぼ数字の8の形を描いている[5]。これには平らな面が二つあり，垂直枝はどの点においても先のものとほぼ同じ大きさである。垂直枝はその両端に孔があけられてい

第 22 章　柱身がなく人工歯列を備えた口蓋栓塞子と小形の栓塞子　　　　　　　493

る。下の孔は，下の雄ネジに丸く頭をつぶしたほぞで止めた薄板の下端を受け入れる。この雄ネジはほぞの上を，あるときは右へ，あるときは左へ回る。垂直枝の上の孔には雄ネジのネジ山が入ることになっている。これについては詳細な記述が必要である。

　この雄ネジは，頭部と四角い部分をも含めた全長が 13 - 14 リニュ［約 29.3 - 31.5 mm］である。雄ネジそのものの部分は長さが約 8 リニュ［約 18 mm］で，梨形をした頭部は 4 リニュ［約 9.0 mm］である[6]。そしてこの梨の上端にある四角い部分は約 2 リニュ［約 4.5 mm］である。この四角い部分は時計用の鍵と適合する。これにより鍵を回すことによって，雄ネジを上方枝にある上の孔の中にある程度入れることができる。この孔は雌ネジのように，雄ネジを受け入れ，以下に述べるような効果を発揮する。

　その前に，下の雄ネジ[7]に話を戻して，その構造と機能を説明する。このネジの頭部は高さが 3 リニュ［約 6.8 mm］であり，切れ込みが作る空間を含めて，中位のエンドウ豆大である。この切れ込みは頭部を二つの等しい部分に分割している。この切れ込みは深さが約 2 リニュ［約 4.5 mm］で，その中央部はそれより少し深くなっている。この雄ネジの頭の二つの部分はすでに述べたように，この切れ込みによって分割されており，また二つの部分はそれぞれその中央部に孔が一つずつ穿たれている。これらの孔は 1 本のピンを受け入れるために，互いに対をなしている。このピンはこれら 2 個の孔に入り，さらに 2 個の丸い肘金の孔にも入る。この肘金は，上記の切れ込みの中にはめ込まれる。そして切れ込みが中央部で最も深くくぼんでいるのは，肘金の丸味に適合するためである。これらの肘金は，羽根[8]の一部であるが，この羽根の形は，反り返ったチューリップの葉を半分にしたような形であり，その大きさは，長さが約 8 リニュ［約 18 mm］，幅は最も広いところで約 5 リニュ［約 11.3 mm］である。最も幅の広い表面は，上方では凸状であり，下方では凹状である。さらにこれらの羽根は光沢があり，均一である。前のほうに突き出ている部位付近，つまり上角から前下方までの外縁は後

ろからまくれ上がっている。上角から後下角に至る外縁は凹状である。前下角から後下角に至る外縁は直線を描いている。これらの羽根の厚さは不均等であり，下部から反対側の上角に至るまでに羽根の厚さは常に減り続ける。

2枚の羽根の下部には，それぞれ1本ずつ羽根の上面から羽根の中に刻まれた溝がある。この溝は肘金の付着部のところまで入り込んでおり，雄ネジの梨形部分を受け入れる前端では，ほかの部分よりもやや大きく，より広がっている。これら2個の部品が互いに近づくとき，これらは上の雄ネジに通り道を与えるための導管のようなものを形成する。この雄ネジが生み出す効果について説明するために，話をこの雄ネジに戻すが，その前にこの羽根にいくつかの小さな孔をあけ，また前記の栓塞子と同様に海綿を付けておかねばならないことに注意を喚起しておく。

この栓塞子[*1]を正しい場所に装着しようとするときは，2枚の羽根を互いに近寄せる。その前に，上の雄ネジと名付けたネジが雌ネジの中に入っているか，雄ネジの四角い部分もまた，骨性の栓塞板の上面と歯列中央にある人工歯の上面に作られた切れ込みの中にはめ込まれているかということに注意する。この切れ込みは鍵の挿入に役立つ。このように準備ができたならば，この羽根を，すでに明らかにしたように，実質の欠損の結果形成された硬口蓋の孔の中に挿入する。このとき，前記の栓塞子の装着の際に指摘した諸状況と同じことに注意しなければならない。

この装置の2枚の羽根を口蓋の孔の中に挿入したならば，鍵を雄ネジの四角い部分にはめ，これを右から左へと回す。こうすると，雄ネジの山はさらに雌ネジの中へ入り込み，梨形部分は知らぬ間に2枚の羽根の間に入る。このとき梨形部分は，くさびの役目をしながら2枚の羽根を互いに離開させる。こうして，羽根は挿入した口蓋の孔の壁の表面に押し付けられ，その結果この栓塞子は適切な部位に固定されることになる。

[*1] 図版39のf.14参照。

第 22 章　柱身がなく人工歯列を備えた口蓋栓塞子と小形の栓塞子　　　495

　ここで私が提案していることは，単なる思い付きではない。これらの考えはすでに実践に移されており，私が期待し，また予期した成果をすべて生み出した。ある地方の名士が，この人は名前を出すことを許してくれなかったが，8 年ほど前に私のもとに相談に来た。壊血病がこの人の口蓋を荒廃させ，ここに孔を作っていた。壊血病は上顎のほとんどすべての歯の喪失を引き起こしていたばかりでなく，左右上顎骨が互いに癒合して形成している硬口蓋の前部のかなりの部分を失わせていた。病状は，鼻中隔の根部が，言わば骨なしになって，空気や食物が，口蓋のこの孔を通って口から鼻へ，鼻から口へと移動するまでになっていた。
　この人の病状を調べて，この人が使用していた栓塞子が役立たぬばかりか，さらに残存歯に対しても有害であることがわかったので，私はこのように厄介な障害を治療するために，最も適切な方法を研究することに専心した。新しい栓塞子を製作するために長い間考え抜いた末に，幸運にも，私は，自分が考案した設計を製作に移し，これを製品に作り上げられるほど十分有能で，巧妙な職人たちを見付け出した。この栓塞子は私が抱いていた意図をすべて満たした。その結果，すでに述べた部位の欠損，壊血病の有害な作用によって引き起こされた欠損は，非常によく修復されたので，患者はこれに驚くとともに満足した。
　しかしこの栓塞子だけでは，硬口蓋の骨実質の欠損を伴うすべての障害の治療には十分ではない。そこで，私はこうした実質の欠損を合併するあらゆる状況を詳しく調べ，私の考えをさらに進めた。これにより，今日ここに何ら隠すところなく報告する，すべての栓塞子を発明することができたのである。
　何年か前に[9]，私は地方のある女性に診察を乞われた。この女性は，齲蝕を放置したために，4 本の上顎切歯を失い，さらに続いて上顎骨の一部も破壊された。この結果，歯槽付近から始まり，硬口蓋から鼻の中にまで広がる孔が生じていた。このときに私ははじめて，人工歯列であると同時に栓塞子であるような装置を作ろうという考えを抱いたのであった。私はこの栓塞子[*2]を象牙の板で組み立てた。もし適当なもの

が見つかるならば，カバの歯のほうが好ましいかもしれないが，しかし，カバの歯には全長にわたって溝があり，歯を2片に分けているので，通常，人工歯付きの栓塞板を作れるほど十分な厚さではない[10]。
　口蓋の形に合わせた栓塞板の凸状部に，私は小さな突起を残し，突起の先端に海綿を固定するための孔を穿った。私はこの栓塞板に4本の人工歯をかたどった。そしてこれを非常に具合よく犬歯に結び付けたので，この栓塞板は完全に固定され，口蓋の孔にぴたりと栓をした状態となった。一方，この栓塞板に隣接している人工歯は，天然歯の欠損をとてもよく修復しており，天然歯を完全に模倣し，その働きを補っていた。こうして私は，もし人工歯と栓塞板を別々に製作したならば，ずっとむずかしいと思われる修復を，ただ一つの部品で行ったのであった。
　この小さな成功によって勇気づけられて，研究を続け，上でその仕組みの詳細を説明した栓塞子のすべてを，遂に完成できたのである。

原綴と訳注
1) 図版39のf.1, f.14, f.15参照。
2) 図版39のf.2, f.3参照。
3) 図版39のf.9, f.15のM参照。
4) 図版39のf.7, f.8参照。
5) 図版39のf.6, f.15のN参照。
6) 図版39のf.10, f.15のI参照。
7) 図版39のf.4, f.5参照。
8) 図版39のf.11, f.12, f.15のK, L参照。
9) 第2版ではこの節には「第4の口蓋栓塞子」という見出しが付けられている。しかし，フォシャールの記述によれば，この栓塞子が最初に製作され，その成功からほかの栓塞子を発明するに至った。
10) 第2版では，「しかし，カバの歯には全長にわたって，溝または割れ目があり，歯を2片に分けているので，その厚さは，通常，何本かの人工歯を組み込んだ栓塞板を1枚続きで作れるほど十分ではない」と修正されている。
11) 第2版の図版39の説明では，「組み立てられたときに左側に来る羽根」と記

---

*2　図版40のf.18参照。

されている。
12）第 2 版の図版 39 の説明では，「右側の羽根」と書かれている。

図版 39 口蓋の孔を塞ぎ，歯列の欠損を埋めるために役立つ第 3 の口蓋栓塞子を各部品に分解し，また組み立てた状態で図示してある。

f. 1. 第 3 の栓塞子の栓塞板として働く歯列を示している。この栓塞板はその凹面から見たものである。
 A. A. A. A. 栓塞子の凹面
 B. 雌ネジを受け入れる孔
 C. C. C. この栓塞子に続く歯列
f. 2. 栓塞子の中にはめ込まれる雌ネジを，丸い輪郭を描く面から示している。
f. 3. 同じ雌ネジの四角い部分が見えるように，反対側から見て示している。
f. 4. この栓塞子の下に入る雄ネジを頭部の切れ込みのある面から，その全長にわたって示している。
f. 5. 同じ雄ネジを，2 本の腕の孔が見えるように，側面から見て示している。
f. 6. クランク形の部品の下の腕から外した上の腕を，二つの孔が見えるように示している。この孔のうち上のものはネジ孔として働き，下の腕は心棒の働きをするほぞを受け入れるために役立つ。
f. 7. クランク形部品の下の腕を示している。
f. 8. 先の二つの腕を連結して作られたクランク状部品を示している。
f. 9. ミルトの葉の形をした小板を，その孔と彎曲とともに凸面から見て示している。
f. 10. 梨形の丸い頭を持った上の雄ネジを示している。
 D. 丸くなった部分
 E. 螺旋状にネジを切った部分
 F. この栓塞子を組み立て，分解し，装着し，外すための鍵を受け入れるための四角い突起
f. 11. この栓塞子に取り付ける 2 枚の羽根のうち 1 枚を，その全輪郭，溝，肘金とともに，凸面から見て示している。
f. 12. 同じ羽根を全長にわたって，その凹面から見て示している。
f. 13. 2 枚の羽根を，下の雄ネジの頭の上に組み合わせるために役立つ止め釘を示している。
f. 14. すべての部品を組み合わせ，完全に組み立てた第 3 の栓塞子を，羽根を広げた状態で，前面から見て示してある。前面からは栓塞板の鼻腔側すなわち上部，上の雄ネジの全長および 2 枚の羽根の凸面が認められる。
f. 15. 同じ栓塞子を，この組み立てに関与しているすべての部品がさらにはっきりと見えるように，側面から見て示している。
 G. G. 歯列
 H. 栓塞板
 I. 上の雄ネジの丸い部分

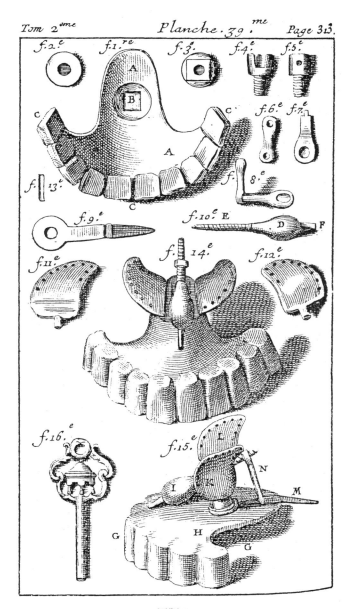

図版 39

K. 右の羽根[11]
L. 左の羽根[12]
M. 正しい場所にある小板,すなわちミルトの葉
N. クランク形部品

f. 16. 第3および第4の栓塞子を組み立て,分解し,またこれらを装着するために役立つ鍵を示している。

第23章

前章のものと同様に人工歯列を備えた骨製の栓塞板と多数の部品からなる口蓋栓塞子の記述と使用法

この栓塞子に柱身はなく，2枚の羽根は1枚が右へ，
もう1枚が左へ回るように取り付けられている

　第4の栓塞子は[1]，その一部が第3の栓塞子のものとまったく同じような骨性の栓塞板からなり，雌ネジ，下の雄ネジ，これと別の，上の雄ネジ，2枚の羽根，2枚の小薄板，雌ネジ付きの1種の二股，時計の鍵から構成されている。

　下の雄ネジは，この装置を組み立てるための主要な部品である。この雄ネジにはいくつかの異なった形をした部分があり，これが種々の用途に役立つ[2]。この雄ネジの上端から下端までの長さは7-8リニュ［約15.8-18 mm］ほどであるが，ネジ山が切られた部分だけの長さは約2リニュ［約4.5 mm］で，太さは約1.5リニュ［約3.4 mm］である。

　この雄ネジの体部，つまり中央部は丸い釘の頭のような形をしている。これは直径が4-5リニュ［約9.0-11.3 mm］ほどある。その厚さは約1.5リニュ［約3.4 mm］であり，その外縁は丸い。雌ネジから外に出る体部の下面は平らで，ここには2本の溝が平行に切ってある。個々の溝は，深さも幅も1リニュ［約2.3 mm］の直線状である。これら2本の溝の一方は雄ネジの右側に，他方は左側にあり，以下に記述する二股の2本の腕を通すためにある。この体部の上面は少し凸状になっており，その中央部には四角い胴体のようなものがある。これがこの雄ネジの上部をなしており，金銀細工師たちがときどき使用し，彼らが金敷きと呼んでいるある種の金床とほとんど同じ形をしている。この胴体あるいは金床

は，これの支持台となっている部分から上のほうに 2 - 3 リニュ［約 4.5 - 6.8 mm］ほど立ち上がっており，その幅は 4 リニュ［約 9.0 mm］，厚さは 2 リニュ［約 4.5 mm］である。

　この金床は，その最も太い中央部に孔が一つ貫通している。この孔の直径は約 1 リニュ［約 2.3 mm］であり，この孔の中で大きな上の雄ネジの一部が回転する。この同じ金床に，さらに 2 枚の羽根を非常に小さな 2 本の雄ネジ[3]で固定する。この小さなネジは，各羽根の上面の端に 2 本の小さなネジをはめ込むために作られている二つの雌ネジの中に挿入する。

　この栓塞子の羽根は，ある種の蝶の羽根によく似ている[4]。この羽根の大きさは長さが 6 - 7 リニュ［約 13.5 - 15.8 mm］ほどであり，幅は最も広いところで約 5 リニュ［約 11.3 mm］で，その厚さは 0.5 リニュ［約 1.1 mm］である。またこれらの羽根には二つの大きな面があり，一つは下面で凸状であり，もう一つは上面で凹状になっており，これらには，すでに述べたように，海綿を固定するための小さな孔がいくつかあいている。

　この羽根の下には 2 枚の小薄板がある。これらはともに長さが約 5 リニュ［約 11.3 mm］，幅 2 リニュ［約 4.5 mm］，厚さは丸くなっている先端の近くで，約 0.25 リニュ［約 0.6 mm］である。これらの羽根の各先端には直径 0.67 リニュ［約 1.5 mm］の丸い孔がある[5]。

　二股には 2 本の四角い腕があり，その長さは約 5 リニュ［約 11.3 mm］，厚さは約 0.5 リニュ［約 1.1 mm］，幅は 1 リニュ［約 2.3 mm］であり，腕と腕の間隔は約 4 リニュ［約 9.0 mm］である[6]。これらの腕は一種の雌ネジに接続しており，この雌ネジは上のほうで曲がって，まず左右に肘を形成し，次いで二つの異なる用途にあてられる一種の突起を形成する。この突起の高さは約 4 リニュ［約 9.0 mm］，厚さは 1 リニュ［約 2.3 mm］強である。この突起のいちばん幅の広い面には，直径約 1.5 リニュ［約 3.4 mm］の孔が貫通している。この孔は二股の腕に接続した雌ネジであり，ここに上の雄ネジが入る。この雌ネジの最も突出した部

第 23 章　人工歯列付き骨製栓塞板と多数の部品からなる口蓋栓塞子　　　503

分にある平らで小さな面の上には，さらにもう一つの雌ネジが作られており，この中には非常に繊細に，また非常に巧妙に作られた小さな雄ネジがはめ込まれることになる。この小さな雄ネジ[3]は，すでに述べた小薄板の一方の端に作られている二つの孔の中に入れるためのものである。一方，薄板の他端にも別のネジがはめ込まれる孔があけられている。

　この小さな雄ネジは三つの異なる特性を持っている。

　ネジの下端にある足あるいは尾は，非常に細くて小さいので，受け入れる深さが1リニュ［約2.3 mm］ほどしかない雌ネジの中にうまく入れることができる。このネジの小さな柱身は，小薄板がこの周りを具合よく回れるように丸くなければならない。その頭部は，これを覆う羽根の動きの妨害とならないように，ほとんど持ち上がらず，平らでなければならない。

　上の大きな雄ネジは，四角部，足部，丸い部分を含めて長さは約10リニュ［約22.5 mm］である[7]。このネジをピンなしで止める場合は，以下に説明するように，これに丸い頭部を付け加えることができる。この雄ネジの直径は約1.25リニュ［約2.8 mm］で，足の大きさは約5リニュ［約11.3 mm］，四角い先端は4リニュ［約9.0 mm］あり，その丸い部分は2リニュ［約4.5 mm］である。もしこれに頭を付加するなら，その厚さは約0.5リニュ［約1.1 mm］になる。

　この雄ネジはその足，あるいは尾の部分が二股の中に作られた雌ネジの中に入る。この二股は，以下に説明するように，この栓塞子の諸部分を組み立てる際に，この雄ネジを回すにつれて，前進したり後退したりする。この雄ネジは，丸く均等な部分が，小さな金床の中に作られた孔の中にはめ込まれたのち，止められる。ここにネジの頭をつぶして止めるか，あるいは非常に小さなピン[8]で止めるので，雄ネジは容易に回転できる。

　この装置の小さな部品を組み立てるためには，薄板の1枚を羽根の凸面上に，羽根の最も尖った角，つまり下端から2リニュ［約4.5 mm］のところで，羽根の幅の中央部に結合する。この部位で，羽根と小さな

薄板とを小さな釘あるいは雄ネジで，羽根や薄板が自由に動けるように，また容易に回転できるように止める．それができたなら，同様にもう1枚の薄板を他方の羽根に組み合わせる．

　この組み立てが終ったなら，この2枚の羽根を，その最も幅が狭い先端のところで，金床の上面に取り付ける．この羽根の1枚は右側に，もう1枚は左側に取り付ける．この取り付けは2本の釘，あるいは2本の小さな雄ネジで行う．釘を使用する場合には，釘の頭をつぶして止めさえすればよいように，金床に接続し，その上に止める．

　これに対して，小さな雄ネジを使用する場合には，金床の平らな上面に孔を穿ち，ここに問題の小さな雄ネジの足を受け入れる雌ネジを切らなければならない．次いで2枚の薄板のすでにはめ込んである端の反対側端をはめ込む．これらの薄板は互いに重なり合い，2枚の羽根の間では十文字形に少し交差するように止める．そしてこれに止め釘，あるいは小さな雄ネジを，すでに述べたように二股の雌ネジの上にある突起に作られた孔に向けて通す．

　長い雄ネジは，前もって二股の先端を下の雄ネジの体部の下面にある溝の中にはめ込んだのち，二股の雌ネジの中に入れる．次に，この雄ネジの丸い部分を，金床の大きな孔の中にはめ込む．この雄ネジはすでに述べたように，頭をつぶして止めるか，さもなければ，丸い尾のある小さなピンを用いて止める．このピンは，金床の大きな後面に作られた溝にはめ込む．この溝は斜めに走り，その一部は，大きな上の雄ネジの丸い先端を受け入れる金床の孔の上に入る．ピンは，雄ネジの頭を通したのち，この溝に挿入される．このようにして，このピンは雄ネジの頭がこの孔から抜けることを防ぎ，それゆえ，このピンは雄ネジの先端を止め，下記のように下の雄ネジと栓塞板とを組み合わせたならば，のちに記すような効果を生み出す．

　この装置を装着し，機能する状態にするためには，下の雄ネジと骨製の栓塞板とを，下の雌ネジを用いて組み立てなければならない．この雌ネジ[9]は，ほかの栓塞子について記述した際の雌ネジと同様の形をし，

その位置も記述通りでなければならない．そうすれば，この栓塞子は完全に組み立てられる．そして羽根を互いに離開させるときには，時計の鍵に似た鍵を，大きな上の雄ネジの軸上にある四角の部分にはめさえすればよい．羽根が閉じているときは，この鍵を右から左へ回すことによって，羽根は互いに離開する．この際，羽根のいちばん大きな先端は，半円形を描く．一方，二股の腕は，これを受け入れる溝の中にさらに入り込み，また二股の雌ネジはいっそう金床に近寄る．

これに対して，鍵を左から右へ回せば，羽根は互いに近寄り，上の雌ネジは金床から離れる．この栓塞子[*1]の羽根を閉じた状態にして[10]塞ぐべき孔の中に挿入する．また前記の栓塞子の装着の際に指摘した諸状況とほぼ同じことに注意する．特に，この栓塞子とほかのものとの間にある注意すべき相違点を思い起こして欲しい．第1に，この鍵は，上で注意したように，回し方がまったく違うこと．第2に，この鍵をはめるために，人工歯列の上部にも溝を作ることである．

これら金製ないし銀製の諸部品を組み立てるためには，上述の諸指示に必ずしも従う必要はない．上記の指示に従えば，最も確実かつ容易に混乱を回避できるとは言え，部品の組み立てに関しては，雇った職人が職人自身の考えに従って作業する余地を残すことができる．しかしながら，前もって上記の指示をすべて職人に伝えておく必要はある．

私が，すべての栓塞子を構成するあらゆる部分の大きさおよび比率を調整し，決定したとは言え，これらの大きさや比率は，患者ごとに異なる上下顎の形の点からも，また歯肉，硬口蓋，そして塞ぐべき種々の孔の位置や深さ，大きさ，広がりの方向などの点からも，任意で，確定不能のものとならざるを得ない．これらの状況はさまざまに変化しうるので，これらの装置すなわち栓塞子のいずれでも製作に際しては，出会う症例の必要に応じて，その大きさを変えることもまた必要となる．患者に栓塞子を使用させようとする場合，その患者に何か特別な状況がある

---

*1　図版40のf.16参照．

か否かを，こと細かに観察することは，栓塞子を利用しようとする治療者たちの任務である。

　さらに，治療者が，個々の症例に最適の栓塞子を適切に使用するならば，また私が栓塞子について指摘した状況や，患者が必要とする栓塞子の条件に注意を払うならば，治療者たちは必ずやその治療計画の最終目標を達成できること，また患者の利益，治療者の名誉，この職業の栄光に到達できることを私は信じて止まない。

　私は，公開した方法のすべて，私が発明ないし改良した器具や装置に関する提案を敢えて繰り返そうとは思わない。分別があり，また技術上の失敗をすでに経験したことのある人たちは，私の器具や装置が持つ利点のすべてに必ずや気付くであろう。そして完全な知識を持ってない人々も，競争心があれば，本書中に私が記述した方法すべての有効性を確信するようになるであろう。単に見込みを並べて勧めることは無益なことと思われたので，私はそうする代わりに経験に基づいた確実な事実だけを公刊するのである[11]。

原綴と訳注

1) 「第5の栓塞子は」の誤り。図版40の説明には「第4と第5の口蓋栓塞子を図示している」と書かれており，第2版，第2巻 第23章では「第5の栓塞子は」と書き始められている。
2) 図版40のf.1, 2, 3参照。
3) 図版40のf.15参照。
4) 図版40のf.7, 8参照。
5) 図版40のf.12参照。
6) 図版40のf.9, 10, 11参照。
7) 図版40のf.13参照。
8) 図版40のf.14参照。
9) 図版40のf.4, 5参照。
10) 図版40のf.17参照。
11) 第2版では，第2巻 第23章のあとに，第24章と第25章が挿入され，初版の第2巻 第24章に相当する章は第26章となっている。第2版で挿入された章には新しい2種の上顎総義歯が紹介されている。初版も第2版も第19章で

第23章　人工歯列付き骨製栓塞板と多数の部品からなる口蓋栓塞子　　　　507

義歯の説明が一区切りし，第20章からは口蓋栓塞子の記述が始まるので，新しい義歯の紹介は第20章，第21章としたほうが構成上まとまりがよいと思われる．フォシャールが新しい義歯の記述を口蓋栓塞子の記述のあとに置いた理由は不明である．なお，第2版，第24章と第25章に記された2種の上顎総義歯については，本書第24章の訳注付記で解説する．

12) フォシャールは書き間違えているが，第23章に記載された口蓋栓塞子が第5の栓塞子であり，第22章の最後に書かれている象牙製の栓塞子が「第4の栓塞子」にあたる．
13) 「第5の栓塞子」の誤り．

図版40　第4と第5の口蓋栓塞子[12]を図示している。口蓋の孔を塞ぎ，歯列として役立つ第5の栓塞子については各部品に分解し，さらに組み立てた状態を異なった方向から見て示している。

f. 1. 第5の栓塞子の下の雄ネジを全長にわたって，その頭部，金床，2枚の羽根がはめ込まれる切れ込み，ネジ穴，二股を受け入れる溝などとともに前面から見て示している。

　A. ネジを切った部分
　B. 雄ネジの頭部。ここには二股を受け入れる溝の入口が見える。
　C. 上の大きな雄ネジを入れるための孔を穿った金床と羽根を取り付ける切れ込み

f. 2. 同じ雄ネジを，各部分とともに全長にわたって，その後面から見て示してある。後面からはさらにツバメの尾状のピンを受け入れる溝が認められる。

　D. ツバメの尾を受け入れる溝

f. 3. 同じネジの頭部を，二股の腕を受け入れる面から見て示している。

　E. 二股あの腕を受け入れる溝

f. 4. 栓塞板の雌ネジを，そのネジ孔とともに平らな面から見て示している。

f. 5. 同じ雌ネジを，斜断面のある反対の面から見て示している。

f. 6. ミルトの葉形の薄板を，その全長にわたり，その孔とともに平面図で示している。

f. 7. この栓塞子の右の羽根を，2個の孔と海綿を取り付けるための小さな孔のすべてとともに，その凹面から見て示している。

f. 8. 同じ羽根を凸面から見て示している。ここでも種々の孔が見られる。

f. 9. 二股を内側に彎曲する面から見て示している。

f. 10. 同じ二股を，その彎曲がよりよく見えるように側面から見て示している。

f. 11. さらにこの二股を凸状に彎曲した面から見て示している。

f. 12. 羽根を取り付けるために役立つ2枚の薄板の1枚を，その二つの孔とともに平面図で示している。2枚の小薄板は同じようなものなので1枚しか板刻させなかった。

f. 13. 上の雄ネジを，その全長にわたって示している。

f. 14. ツバメの尾形のピンを，その全長にわたり，平面図で示している。

f. 15. 5本の小さな雄ネジを，別々にその全長にわたって示している。

f. 16. すべての部品を組み合わせ，完全に組み立てた第4の栓塞子[13]を前面から見て示している。ここでは歯列，栓塞板の一部，上の雄ネジの一部，二股の雌ネジの部分，羽根に取り付けられた，羽根を開閉するために役立つ2枚の小薄板。さらに開いた羽根，および栓塞子を装着したとき，その上下動を防止するための柄の働きをするミルトの葉などが認められる。

f. 17. 同じ栓塞子を横から，すなわち側面から見て示している。この方向からは

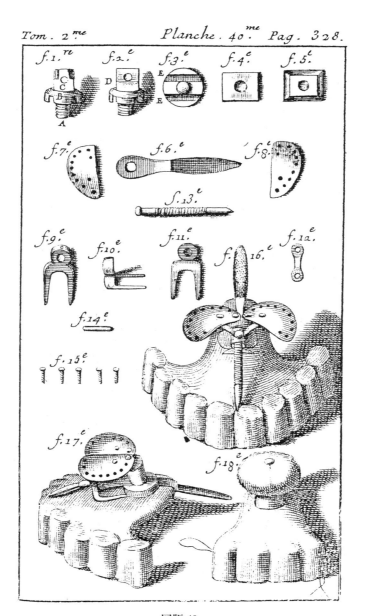

図版 40

歯列の一部，栓塞板の一部，上の雄ネジの一部，二股の一部，下の雄ネジの頭部，この頭部の上にある金床，ミルトの葉，そして一緒に取り付けられた，閉じた状態の2枚の羽根が認められる。

f. 18. 第4の栓塞子を示している。この栓塞子は骨製の栓塞板に接続し，またこの板の一部をなしている4本の歯と，柱身状の小さな隆起からなっており，この隆起の上には口蓋の孔をよりぴたりと塞ぐための，小さな海綿を糸で取り付ける。この栓塞子は2本の上顎犬歯に糸で結び付けて固定する。

第24章

新しい外科学概論のある章に関する考察

　1723年には，この本を印刷するばかりになっていた。しかし，私の職業柄，次々と仕事ができたため，今日までこれを発行することができなかった。この同じ時期に『外科学概論』[1]が発行された。私はこの本を読み，その第2巻 第2章で釘付けになった。著者が歯を扱っているこの章は8節に分けられ，68頁を占めている。そこに種々の歯の疾病，歯に適切な器具や治療法の記述を発見して，私は驚嘆した。この論説は，1720年に印刷された同じ著者の『外科学概論』[2]の中に入れたほうがより自然であったであろう。

　しかし，彼がこの主題をその最新の著書の中ではじめて扱うことを決心した理由を詮索することはやめよう。私たちの才能と知識は公衆の利益のために役立てるべきなのであるから，この著者の執筆の動機や，記述の順序がどうあれ，公衆はこの著者の業績に感謝しなければならない。しかし，もしこの著者が知らぬ間に公衆の利益を害する誤りを犯しているとすれば，私はこの誤りを指摘し，それから生じる有害な結果を明らかにしなければならない。私が志した外科学のこの分野での長年の経験と並々ならぬ努力のお蔭で，私はこの分野で公式に認められた[3]。そしてこの経験や努力があればこそ，上記著書の歯科関連部分を一つ一つ検討してゆこうと思い付いたのである。

　この著者は歯に付着する歯石と，鉄に付着する錆とを対照しているが，

これはまったく正しくない。そして著者は自分が与えた説明の中で矛盾に陥っている。以下にこの記述を引用する《第2巻の18，19頁》。「この歯石が多量でなく，少量が歯に付着しているにすぎない場合，これは人々が歯の酒石と呼んでいるものであり，鉄の錆のように，これは歯の根を露出させ，歯を動揺させる。何本もの歯が歯石に覆われているときには，歯石を除去しなければならない。これを完全に除去するためには，歯石をノミで断ち割り，次いでこれを引き剥がす。するとその中に，真っ白な美しい歯が見られる。この歯石は一度断ち割ってしまえば，除去することは困難ではない。なぜなら歯石は，桃の果肉がその種から離れるように，歯から剥がれ落ちるからである」。

錆は，鉄や鋼が湿っていたり，これらが使用されていないときに，鉄や鋼の表面に発生し，そして遂にはこれらの金属を腐食する有害で，固着した汚れのような，また垢のようなものである。錆は，付着した金属の塊に，物質の欠損を引き起こし，その表面に凸凹と不均等を残さずに，引き剥がされることはない。

このことは歯石にも歯にも当てはまらない。歯石は，滑らかで，引き締まり，極度に硬いエナメル質の表面に入り込むことは決してない。歯石はほとんどいつでも，どのような材質も傷付けず，したがって，歯の表面を凸凹で不均等にせずに，エナメル質の表面から引き剥がされる。さらに歯石の剥離はこの著者が主張しているように，たやすく行えるものではない。歯石は，「桃の果肉が種から剥がれるように」歯から剥がれはしない。反対に歯石は多くの場合，歯体部の表面に強く付着しているので，これを剥がすためには非常な苦労がいるし，また少しずつしか剥がせない。鉄の錆，歯と歯に付着する歯石の分析化学的，物理的検査を行えば，この比喩は打破され，矛盾点が明らかになる。この著者が歯石を引き剥がすために提唱している骨膜剥離器，掻き鋤(すき)，その他6種の器具《20 - 23頁》は適切なものでもなく，十分なものでもない。

たとえば，これらの器具のうち，どれ一つとして歯肉を傷めず，また患者に多くの苦痛を与えずに，歯から歯石を引き剥がすために，歯間や

歯肉と歯の間に挿入できるものはない。さらにこの著者が期待しているように，ある歯をただ一つの器具だけで，たとえそれがいかに完璧であろうと，完全に清掃することはできない。この著者が述べているノミは，ほかの器具よりも，歯の清掃にはいっそう不便なものである。この著者の方法と，私が本書の第2巻 第3章で提唱している方法を比較すれば，私の主張が正しいことは容易に分かるであろう。

　著者は次のように述べている《25, 26頁》。「この種の手術を行おうとする若い外科医に，大多数の歯抜き屋のように行ってはならないと注意しておきたい。彼らは歯を十分白くするために，エナメル質に少しも配慮せず，その大部分を除去してしまう。これは非常に重大な誤りであり，歯抜き屋たちの手にかかった人々は，間もなくこの誤りの犠牲になる。なぜなら，その後ほどなく歯は悪くなって，耐え難い疼痛を引き起こすからである」と。

　私が，ひたすら歯の病気の勉強とその治療に専念して以来，この著者が「歯抜き屋」と呼んでいる歯科師たちが，歯を清掃するために用いる器具でエナメル質を除去したことを，未だかつて認めたことがない。なぜなら，エナメル質はダイヤモンドにも匹敵するほど硬いので，エナメル質に対して使用すると，どのような器具でも刃が傷んだり，鈍くなってしまうからである。あらゆる器具の中で私が知る限り，ヤスリだけはエナメル質を除去できるが，それも大いに苦労してのことである。なぜなら，このヤスリでさえも，この目的に少しでも使用すると，間もなく鈍くなり，すり切れさえするからである。

　したがって，心配しなければならないのは，歯を清掃するために使用する器具の作用ではなく，むしろ不適当な物質の作用であり，この著者がその著書の中で《27頁》教示している「粉末にした陶器，および軽石」のような物質の効果である。これらはその鋭い，侵蝕性の性質によって，エナメル質を摩耗させるのである。この著者が陶器や軽石と混ぜているほかの成分も，決して上記の悪影響を防ぐことはできない。

　著者はさらに30頁に書いている。「ヤスリを手に入れようとする外科

医たちは，これを決して刃物屋に注文すべきではない。刃物屋が，ある種の器具の先端に目立てをしたヤスリは何の役にもたたず，また少しも削れない。またヤスリは1ダースは必要であり，金物屋で申し分のないヤスリが見付けられるであろう」。

外科医たち，特に歯科師たち，そして刃物屋たちが，この点に関して，この著者と同意見であるか否か私には分からない。確実にわかっていることは，金物屋で見い出されるヤスリは，歯にヤスリがけするために必要とされる状態には作られていないということである。金物屋のヤスリは，通常，金属あるいはその他のエナメル質よりも硬くない物質を削るためだけに作られている。巧妙なヤスリの目立て職人の手になるヤスリは，比較にならないほど優れている。特に，本書の第2巻 第4章ですでに述べたことであるが，目立て職人に適切な寸法を指示し，彼らに良質の鋼で作り，ヤスリの目を十分に立てるように，目を粗すぎず，細かすぎずに刻み，十分に焼きを入れるように求めれば，なおさら優れたものとなる。

この著者は「少し道を付けるときには，平ヤスリを用い，進むにつれてヤスリを替える」と32頁で続けている。

この記述に反して，歯間の離開は同じヤスリで最後まで続けなければならない。次の場合にはじめてヤスリを替える。つまり全長にわたって離開を大きくしたいとき，ある部分の離開を拡大したいとき，この歯間部に何らかの切れ込みを作りたいときなどである。私は今まで，この著者が納得させようとしているヤスリの使用法ほど危険な方法を見たことがない。この著者は述べている。「歯にヤスリをかけると，ヤスリに加える力が必ず歯に伝わり，このため歯がかなり動揺する。一方，動揺した歯は，何度となく繰り返される振動のために，すべて元のように歯槽にしっかりと固定せず，のちに脱落する」。

もし，ヤスリの作用が歯を振動させて起こす事故以外に，恐るべき事故が歯に起こらないとすれば，この歯は一生涯保存されることであろう。歯がヤスリの作用によって，軽い振動を受けたとしても，歯が元の固定

第24章 新しい外科学概論のある章に関する考察 515

した状態に戻れないなどということはない。なぜなら自然状態の歯槽や歯肉に備わっているバネ作用が，いつでも歯を再び固定しようとするからである。これは，毎日私たちが，ヤスリによる手術のあとで経験していることであり，また一度抜去したのち再植した歯や，さらにある人の口腔から別の人の口腔へ首尾よく移植した歯が，再び固定されることによって確証できる。

著者は34頁の別の箇所で述べている。「ヤスリがけして，歯の大きさを等しくした女性を私は何人も見たが，この女性たちは4－5年後には手術を受けたことを後悔したであろう。それというのも，これらの歯は上の部分［歯冠］や歯肉が接触する部位が齲蝕になっていたからである」。

この著者はこのような出来事の原因を説明するのに苦労したに違いない。歯の先端にヤスリをかけたために，歯肉と接触している部位が齲蝕になることがあるなどということを，どうしてこの著者は考え付いたのであろうか。もっとも，ヤスリで無謀な手術をすれば，この著者があんなにも恐れているような事故が起こりうることは認める。たとえば，敏感な部分を含んでいる歯髄腔を露出するまで，歯にヤスリをかけた場合である。しかし，こうしたことは，本書の第1巻 第23章で引用した，二つの例で示したように，この技術［歯科医術］に無知な者だけが引き起こすことである。

私は，次の点でこの著者と意見が一致する《35頁》。「いかにある器具が危険であろうとも，熟知した人がこれを取り扱うならば，その器具の使用によってあとに不都合なことが生じることはない」。そしてさらに私は，ヤスリが歯を保存するために，最も必要な器具の一つであると付け加える。なぜなら，歯を離開し，短縮することによって，歯は強化されるからであり，また多くの場合，歯にヤスリをかけることによって，齲蝕を引き起こすどころか，その進行を止めるからである。

この著者は「ヤスリは，エナメル質を完全にすり切らせたり，あるいはこれを薄くして，歯を内部にある海綿状の骨を露出する」と38頁で述べている。この著者が，歯の内部にあると述べている海綿状の骨は，

歯の解剖を行った人々のうち，誰一人として発見したことがないものである。

　この著者は39 - 40頁で，齲蝕の危険性と，急激な齲蝕の拡大について述べているが，それらを，軽率に信じてはならない。齲蝕によっては，完全に放置されていたとしても，3ヵ月，それどころか数年間もまったく進行せず，歯の内部まで進むことも，疼痛を引き起こすこともなく，ただエナメル質の一部を侵蝕しただけで留まっていることは日常，見られることである。そのうえ，この種の齲蝕は非常にありふれてさえいるのである。

　しかし，時に非常に危険な結果を生ずることがあるので，これらの齲蝕には十分注意しなければならない。さらに齲蝕の除去は，この著者が述べているように，ヘビの舌[4]を用いて行ってはならない。この器具は齲蝕除去にまったく適していず，また齲窩の拡大に適した形でもない。私は，角刃錐，突錐形の骨膜剥離器，あるいはオウムの嘴形（くちばし）の骨膜剥離器が，ヘビの舌よりも，またほかのいかなる器具よりも適当であると思う。

　この著者が42頁，45 - 46頁で教示しているような，鉛充填法は非常にたやすく実施できる。しかし，これに従えば必ず成功するという方法ではない。このことは，私が本書の第2巻 第6章に記したことを読み，そして実践してみれば，容易に気づくであろう。この著者は47頁で，丁子油や桂皮油よりも錫油[5]や硝酸を好んでいる。

　錫油も硝酸も，ともに激しい腐蝕剤である。これらの薬剤が，歯に分布する神経のために敏感になっている部分にしみ込むと，耐え難い疼痛が生じ，時には痙攣や精神錯乱をも併発する。さらにこれらの腐蝕剤は液体なので，いかに注意しようとも，いつでもある程度，歯肉の上に広がり，これを刺激し，腫脹させ，ここに潰瘍を形成する。これらの薬剤は，時に骨膜や歯槽の実質にまでしみ込んでゆき，これを侵蝕して腐蝕する。

　丁子油や桂皮油を適用する際は，このような被害を恐れる必要はない。

第24章　新しい外科学概論のある章に関する考察

したがって，この著者の意見に反して，丁子油や桂皮油のほうが好ましいと言える。

さらに私は歯肉剥離器の使用法や構造についても，この著者に賛同できないが，それは本書の第2巻 第10章を読めば，わかることである。

この著者が，ペリカンについて述べていることにしばらく注意を向けよう。私は，この著者が排斥しているペリカンと，著者が採用しているペリカンの間に大きな相違を見い出すことができないということだけを述べておきたい。これら二つのペリカンには，ともに利点もあれば，種々の不都合もある。そしてこの不都合が，現在まで使用されて来たペリカンよりも確実に，より容易に手術できるような，新しいペリカンを発明しようという気持を私に起こさせたのである。これに関する記述は本巻の第11章，第12章に見られる。

この著者は，76-77頁で，ヤットコには，2本の腕を互いに離開させるバネを付けるように注意し，このバネの作用が，この器具をより便利にすると明言している。

私は本書の第2巻 第2章の終わりのほうで，このバネは無益で，不便で，有害なので，除去すべきことを明示した。

この著者は83頁で，抜去すべき「残根の上に，くさび[6]の二つの爪を，できる限り低くあてるように」と教示している。

歯槽を破壊したり，歯肉を引き裂かないためには，少なくとも残根が非常に深くもぐり込んでいて，ほかの方法では行い得ないというほどでない限り，この方法に従うことは避けなければならない。しかし，残根に手がかりがある場合には，押し棒[6]をできる限り歯槽や歯肉の辺縁から離し，抵抗がある部位に押しあてるように努めなければならない。

この著者は第2章を終える83-84頁で，彼がくさびと名付けている押し棒を軽んじて，残根を抜去する必要がある場合は，どんなときでもペリカンのほうを好んでいる。

このように，いつでもペリカンが好ましいはずはない。たとえば，手がかりが外側にあり，内側にはまったく手がかりがない場合，押し棒の

ほうがペリカンよりも好ましく,またほかのどんな器具よりも好ましい。ほかにも,押し棒がペリカンよりも絶対的に必要とされる場合がある[7]。

私は,すでに序文の中で述べたことをここで繰り返さずには本概論を終えることができない。私は,もしも公衆にとって有害でなければ述べなかったようなことを,敢えてあれこれ指摘したけれども,それはひとえに公衆の利益を思う私の熱意だけから出た行為だということである。

まさに上記の熱意が,本書の執筆中ずっと私を鼓舞してくれたことを人々が認めてくれるならば,私は非常に喜ばしい。また長期にわたる執筆作業,それが健康や快適さに役立つものであるとは言え,決して愉快でない主題ばかりを扱わねばならなかったため,なおさらつらく,嫌気のさす作業であったが,この間ずっと私を支えてくれたものもこの熱意であった。とは言え,私はこの主題の退屈さや創造性の乏しさを嘆くべきではないだろう。公衆には寛容以外のものを求めてはいない私に,この主題を論じたがゆえに,公衆が好意を寄せてくれるならば[8]。

原綴と訳注

1) 表題では "nouveau Traité de Chirurgie",本文では "Traité de Chirurgie" となっているが,これはガランジョ著『新外科器具概論』"Nouveau traité des instruments de chirurgie les plus utiles; et de plusieurs nouvelles machines propres pour les maladies des os" (2 vol., Paris, 1723) を指しているものと思われる。
2) ガランジョ著『外科手術概論』"Traité des opérations de chirurgie, fondé sur la mécanique des organes de l'homme, et sur la théorie et la pratique la plus autorisée" (2vol., Paris, 1720) を指している。
3) パリの外科医組合から「歯科を専門とする師範外科医」の称号を贈られたことを指しているものと思われる。
4) どのような器具であるかは不明。
5) huile d'étain,どのような物質であるかは不明。
6) repoussoir,「くさび」と訳したが,フォシャールが用いている「押し棒」(poussoir) との相違は不明。
7) 第2版では,このあとに,諸外国の君主やフランスの地方の長が歯科医療を学ばせるために,パリに留学生を派遣することを提案して次のように記している。「歯や口腔のほかの部分は,本書の講義の中で見たように,多数の重い病気に罹りやすいので,熟達した歯科師の救助が必要となる。それにもかか

第 24 章　新しい外科学概論のある章に関する考察　　　　　　　　　　519

わらず国外の君主たち，共和国の首長たち，そして我が国の地方の知事たちが費用を出して有能な若い外科医たちをパリに留学させ，外科学と同様に本質的でありながら，この大都会パリ以外の地方ではほとんど知られていず，また非常になおざりにされている，この外科学の分野を学ばせようとしないことは驚くべきことである。パリでは，この外科学の分野は，口の美容やその欠損の修復の面でも，非常に痛ましい病気の治療の面でも，最も完成された域に達している。パリで学んだ留学生たちはのちに新たな弟子たちを養成し，彼らと同国の人々や，同じ町の人々に大いに役立つことになるであろう」。

8)　第 2 版では，このあとにフォシャールが診療をやめてしまったという噂を否定して，次のように書いている。「(前略) 著者はその職業を離れてしまったという誤った評判が広まっている。(中略) それゆえ，著者はここで知らせておかなければならない。著者は実際に診療をパリのコメディ・フランセーズ通りで，著者の義弟であり，ただ一人の弟子であるデュシュマン氏とともに続けており，またこれからも，サン＝ジェルマン街のグラン・クヴァン・デ・コルドゥリエ通りに取得した，著者の新しい住居において同様に続けるであろう。この正門付きの新しい家には看板を掲げ，今度のクリスマス期間の終りに，つまり 1747 年 1 月 1 日に転居する予定である」。

付記 1　第 2 版，第 2 巻 第 25 章の末尾に述べられた吸着原理に基づいた上顎総義歯について。

　フォシャールは図版 42 の説明のあとに，吸着原理に基づく上顎総義歯を記している。図版がないためどのような形状であったかは不明であるが，フォシャールの記述は以下のようである。

　「上顎に，もっと単純で，ただ頬と下顎歯による支持だけで上顎に保持できるような人工歯列を作り，装着することができる。この人工歯列は軽くなければならない。またこれは美容と発音のためにしか役立たない。しかし，人がこれに慣れてしまうと，この人工歯列で噛むこともできる。この人工歯列は歯肉の上にぴたりと合っていなければならず，また頬によって十分押さえられ下顎歯によって支えられるためには，人工歯列の両端が十分に離開していなければならない。そして下顎歯が，この上顎人工歯列を，装着している本人のほかには誰にもそれと気づかれずに，正しい場所に押し戻してしまう。ごく最近，私は 24 年以上も前に私が作製した人工歯列の一つで，非常に有用であったものを新しく作り直した。次いで別の 2 個を二人の人のために製作したが，この二人もまたこの人工歯列を有効に使用している。この種の人工歯列を装着できる状態の口を有する人が数少ないことは事実であり，私は上に述べた 3 個しか製作したことがない。この種の人工歯列を作ろうと意図する歯科師が，首尾よくこれ

を製作するためには，才能と巧妙さがなければならない．さらに，これらは最も安価な人工歯列であり，ある程度の出費ができる状態にない人々に適している．

付記 2　第 2 版，第 2 巻第 24 章と第 25 章に記された新しい上顎総義歯．
「人工歯列を上顎に支持し，維持するために新たに発明した，下顎歯をはさみ込むために適切な装置を構成する部品ならびにこの人工歯列の記述」と題され第 2 版，第 2 巻第 24 章に紹介された義歯は，上顎歯がすべて脱落しているが，下顎歯は 1 本も欠けていない女性のためにフォシャールが考案したものである（図版 41）．この義歯についてフォシャールは「十分考え抜いた末に，私は図版 41 に示したような装置を考え付いた．この装置は下顎歯によって支えられるので，上顎に総人工歯列［総義歯］に近いものを固定し，保持することができる．この女性が望んでいたことは，口腔の前方を飾り，発音をより明瞭にすることだけであったので，私はこの歯列を大きなものにしなかった．しかし女性はこの義歯を用いて楽に食事ができ，またこれなしでは済まなくなるであろう．清潔をよりよく保つために，女性は同じ義歯を二つ所有し，これを交互に使用している」と述べている（製作法の記載は省略）．この義歯の基本的構造は，初版，第 2 巻第 17 章，図版 36 に描かれた上顎義歯に類似している．

「口腔内に残存する天然歯に合わせて下顎部分人工歯列［局部義歯］と組み合わせた，上顎総人工歯列［総義歯］の記述」と題された第 2 版，第 2 巻第 25 章に紹介された義歯は，上顎歯すべてを失い，下顎には切歯 4 本，犬歯 2 本，第 1 小臼歯 2 本だけが残っている女性のためにフォシャールが考案した上顎および下顎義歯であり（図版 42），製作までの経緯を「この女性は，私が彼女のために一部は銀製で，一部は骨製の装置を作り上げるということで，合意した．このとき私は，装置を少したわむが，破折しにくいよう柔軟にするために，純度の高い銀を用いた．同様の装置を製作する際にはこのことに十分注意しなければならない」と説明している（製作法の記載は省略）．

第 24 章　新しい外科学概論のある章に関する考察　　521

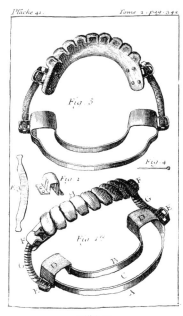

図版 41

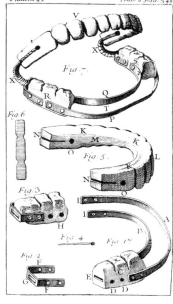

図版 42

図版 41 の説明（一部省略）
f. 1.
　A. 外側の半円。その凹面を切断，犬歯，小臼歯の外面［唇・頬面］に当て，歯肉の近くで歯を外側から取り囲むようにするものである。
　B. 内側の半円。その凸面を上と同じ歯の舌面と歯肉に押し当てるものである。
　G.G. 2 本の糸を巻き付けたクジラひげのバネ
　H. 上顎人工歯列
f. 3.　クジラひげのバネ

図版 42 の説明（一部省略）
f. 1.　2 本の半円を示している。これはその右側と左側の端で，3 本の人工臼歯の一部をはさんでおり，止め釘によってここに固定されている。
　A. 外側の半円
　B. 内側の半円
　E. バネの先端を受け入れるための小さな開口部

f. 2. 前述のものと異なるバネ受けを示している。
f. 3. バネ受けを取り付けた別の3本の人工臼歯を示している。
f. 7. 部分的な下顎人工歯列，および2本の半円と組み立てた上顎人工歯列を，斜め横からすこし開いた状態で見た図
　　R.3本の人工臼歯
　　V.上顎人工歯列
　　X.X.2本のクジラひげのバネ

原綴と訳注
　図版41の上顎人工歯列には人工歯が9本しかない。フォシャールが実際にこのような非対称的な人工歯列を作製したのか，あるいは板刻の際に誤って9本にしたものかは不明。

参 考 文 献

1. 大村敏郎：外科史外伝　臨床外科　37: 91-94，234-246，381-384，537-540，1982.
2. 川上為次郎：歯科医学史　金原商店　東京　1931.
3. 川喜田愛郎：近代医学の史的基盤　岩波書店　東京　1980.
4. 川本茂雄訳：アルベール・ドーザ著　フランス語の歩み　白水社　東京　1962.
5. 志垣嘉夫：18世紀の社会，木村・志垣編　概説フランス史　有斐閣　東京　1982.
6. 島崎三郎訳：アリストテレス著　動物誌　アリストテレス全集　第7巻，第8巻　岩波書店　東京　1976.
7. 島崎三郎訳：アリストテレス著　動物部分論　アリストテレス全集　第8巻　岩波書店　東京　1976.
8. 下総高次：Dubois De Chemantと歯牙移植と陶歯　日本歯科医史学会々誌　10: 61-66，1983.
9. 髙山直秀：le Chirurgien Dentisteの訳語について，「歯科外科医」か「外科歯科医」か　日本歯科医史学会々誌　10: 73-75，1983.
10. 髙山直秀：ピエール・フォシャール著『歯科外科医』の記述から推定される初版の脱稿時期　同　10: 83-84，1983.
11. 髙山直秀：ピエール・フォシャール著『歯科外科医』初版と第2版の相違について　同　10: 80-82，1983.
12. 髙山直秀訳：ピエール・フォシャール歯科外科医　医歯薬出版　東京　1984.
13. 髙山直秀訳：アンブロワズ・パレ歯科口腔病医学 補整・矯正・義肢論　デンタルフォーラム　東京　1990.
14. 髙山直秀訳：プファッフ 人の歯とその疾患　大井書店　東京　1998.
15. 髙山直秀訳：ベルンハード・W. ワインバーガー著　概説ピエール・フォシャール 歯科外科医　時空出版　東京　2015.
16. 中原泉：フォシャール探求　書林　東京　1985.
17. 中原泉：歯科医学史の顔　学建書院　東京　1987.
18. 本間邦則：歯学史概論　医歯薬出版　東京　1973.
19. 本間邦則訳：ホフマン＝アクステルム著　歯科の歴史　クインテッセンス　東京　1985.
20. 正木正：新編歯科医学概論　医歯薬出版　東京　1975.
21. 山崎清：歯科医史　金原商店　東京・大阪・京都　1940.
22. Besombes, A. et Dagen, G.：Pierre Fauchard et ses contemporains Société des Publication Médicale et Dentaire Paris 1961.
23. Dagen, George：Points obscures de la vie de Fauchard. Revue française Odon-

tostomatologie. 8: 170-178, 1961.
24. Dechaume, M. et Huard, P. : Histoire illustrée de l'art dentaire, stomatologie et odontologie Les Éditions Roger Dacosta, Paris, 1977.
25. Fauchard, Pierre : Le Chirurgien Dentiste, ou Traité des Dents. Deuxième Édition, 1746. Reproduction, Julien Prélat, Éditeur, Paris, 1961.
26. Paré, Ambroise : Œuvres d'Ambroise Paré, 12ème Ed, Lyon, 1664.
27. Viau, George : The manuscript of Fauchard. Dental Cosmos, 65: 823-826, 1923.

訳者解説

1. フォシャールの経歴

　フォシャールの正確な生年月日も出生地も記録がなく，明らかになっていない。年表の誕生年はフォシャール死亡時の年齢と西暦から逆算したものであり，両親に関する情報もなく，兄弟姉妹がいたか否かも不明である。

　フォシャールに関する記録は，1693年に15歳で海軍外科軍医見習としてフランス海軍医療部に採用されたときのものが最初である。海軍医療部は当時の海軍大臣コルベールが必要性を感じてこの頃に設置したものであり，この部署への採用条件は厳しくなかったとされている。

　海軍医療部に採用される以前のフォシャールの経歴は不明ではあるが，序文に「私はほかの分野の技術を実践したが」と書かれていること，フォシャールの補綴物製作法の記述がきわめて詳細であること，第2巻の歯科器具の説明などに「時計職人」という言葉が7回繰り返し出てくることなどから，フォシャールはかつて時計職人のもとで働いていたとの従来の推測には無理がないように思われる。

　海軍医療部に採用されたのち数年間の情報は主にフォシャール自身が書いた『歯科外科医』序文の記載から得られている。序文中でフォシャールは，特に口腔病に経験豊富であった外科軍医のアレクサンドル・ポトゥルレ氏から口腔領域の外科の基本を学び，氏の指導の下で競争心を与えられ，多くの発見をすることができたと書いている。しかし，後世の調査では海軍外科軍医名簿の中にアレクサンドル・ポトゥルレという名前が発見できないこと，序文中でフォシャールがきわめて有能な歯科外科医として名前を挙げているカルムリーヌ氏が実在の人物か否かも疑わしいことなどから，フォシャールの記述は必ずしもすべてが信頼できるも

のとは思えない。

　1696年にフォシャールは海軍を辞めてアンジェで歯科を専門として開業するが，開業の動機は不明であり，開業地としてアンジェを選択した理由も明らかではない。アンジェを診療活動の本拠としながらも，患者が十分集まらなかったためであろうか，トゥール，ナント，レンヌなどの都市を巡回診療していたことは，『歯科外科医』中の症例報告から知られる。この間に，フォシャールの評判が次第に広まり，遠方から診察を受けに来る患者や金持ちの患者も増えていったものと思われる。

　1719年，41歳の時にフォシャールはアンジェでの開業生活に区切りを付け，パリのコメディ・フランセーズ通り（現在のランシエンヌ・コメディ通り，パリ6区）で開業する。パリ開業に際しては，パリへの転進を勧め，その下準備をしてくれた人物がいたように思われるが，そうした人物の存在は不明である。フォシャールの名声はパリ開業以前からパリに広まっていたようで，開業後すぐに著名な医師や外科医から患者の紹介を受け，その後も次々と難しい症例を紹介され，ついにはパリの外科医組合から「歯科を専門とする師範外科医」の称号を贈られるほどであった。このため，フォシャールの診療活動は順風満帆であったように思われるが，1746年に発行された『歯科外科医』第2版，第2巻の最終章に，フォシャールが診療をやめてしまったという噂を否定して次のように書いている。「（前略）著者はその職業を離れてしまったという誤った評判が広まっている。（中略）それゆえ，著者はここで知らせておかなければならない。著者は実際に診療をパリのコメディ・フランセーズ通りで，著者の義弟であり，ただ一人の弟子であるデュシュマン氏とともに続けており，またこれからも，サン＝ジェルマン街のグラン・クーヴァン・デ・コルドゥリエ通り（現在のレコル・ド・メドゥシーヌ通り，パリ6区）に取得した，著者の新しい住居において同様に続けるであろう。この正門付きの新しい家には看板を掲げ，今度のクリスマス期間の終わりに，つまり1747年1月1日に転居する予定である」と。こうした噂が，一部の同業者の単なる嫉みから出たものか，一時的にフォシャー

ルが体調を崩して休診したことに尾ひれが付いたものか，あるいはそのほかの理由によるものかは，まったく分かっていない。噂を否定したのち，フォシャールは転居先で死ぬまで診療を続けたものと思われる。

2．フォシャールの私生活

　仕事のうえでは大成功を収め，社会的にも認められ，財産も得たが，私生活の面では，決して幸せな生涯を終えたとは言い切れないように思われる。

　フォシャールの研究家ダジャンが発見したフォシャールの埋葬記録には「本教区内コルドゥリエ通りにおいて，一昨日83歳で死去した，元師範歯科外科医，グラン＝メニルの領主，2番目の妻エリザベート・シュマンのやもめであり，ルイーズ・ルスロの夫である故ピエール・フォシャール氏の遺体は1761年3月23日聖サクルマン教会外陣に埋葬された」と書かれており（文献22，3頁，1961），フォシャールが生涯に3回結婚したことが分かる。

　2回目，3回目の結婚に関しては記録が残されているが，1回目の結婚に関しては記録が発見されておらず，結婚の時期も，結婚相手の素性も，結婚生活が続かなかった理由も不明である。

　再婚相手のエリザベート・ギユメット・シュマンの父親は，フォシャールと親交のあった4歳年長の演劇人であり，フォシャールの患者の一人でもあった。エリザベートは次女であったので，フォシャールとは親子ほどの年齢差があったと思われる。

　フォシャールは臨床医としての腕ばかりでなく，蓄財にも長じていたようで，1734年には広大な敷地を持つグラン＝メニルの居城を入手した。さらに，1737年3月19日には一人息子のジャン＝バティスト・フォシャールが生まれた。しかし，フォシャールにとって最も幸福と思われる時期は2年半しか続かなかった。1739年11月10日に妻エリザベート・ギユメットが2歳半の息子を残して他界したからである。妻に先立たれたフォシャールはすでに61歳であった。フォシャールが多忙な職業と

子育てを両立させ得た状況は不明であるが，母親を失った我が子を不憫に思い，また貧しさ故に教育を受ける機会に恵まれなかった自分の少年期を振り返り，子どもの養育・教育には，養育係や家庭教師を雇うなど，十二分な資金を注いだのではないかと推定される。

　1747年フォシャールは，勧められて69歳のとき，2番目の妻の遠縁にあたるカトリーヌ・ルスロと3度目の結婚をするが，フォシャールはこの結婚から生じた財産上の問題に苦慮したようである。

　1760年4月に，すでにパリ市議会付きの弁護士となっていた息子のジャン＝バティストが弁護士の娘と結婚した。息子の結婚誓約書に残されたフォシャールの署名は通常のものよりも不明瞭であったため，この頃フォシャールは病気であったと推測されている（文献22, 12頁, 1961）。

　同じ年に一緒に診療していた義弟のデュシュマンに先立たれた。デュシュマンはフォシャールがただ一人の弟子と見なしていた人物であったので，すでに体力が衰えていたフォシャールにとっては肉体的にも精神的にも大きな痛手であったと思われる。

　息子の結婚を見届けてから1年足らずの1761年3月21日に，フォシャールはパリ，グラン・コルドゥリエ通りの自宅にて83歳で死去した。

　埋葬記録によれば，フォシャールの遺体は1761年3月23日に聖サクルマン教会外陣に埋葬された。この教会がそのまま残されていれば，現在も墓参する歯科医療関係者の姿が絶えず見られたことであろう。しかし，フォシャールの死後に勃発したフランス革命とそれに続く社会的変動やパリ市街地の大改造などの影響によるためか，遺体が埋葬された聖サクルマン教会は無くなり，フォシャールの墓の所在地は現在不明になっている。

3．弟子の養成

　フォシャールは自著『歯科外科医』第2版，第1巻　第24章，第11の観察の中で「大多数の歯科師たちが，弟子は作らないという様子を見

せている理由を私は知らない。しかし，私の場合は弟子を養成する気持は大いにあるにもかかわらず，私のもとには非常に知識が乏しく，節操がなく，優秀な歯科師になる素質などまったくなく，したがって私のところに長く留まっていることができないような見習しか来なかったので，結果として弟子を作らないことになってしまうと思った」と書いているが，はたして記述通りであったのだろうか。この第11の観察の中で，フォシャールは，見習が歯肉の腫脹を切除したあとで行った止血処置は不適切ではなかったが，配慮を欠いていたことを指摘したあとで，「この見習が故なく私の弟子であるといかに主張しようとも，この男は私の弟子ではないのだが」と続けており，フォシャールは，残念ながら，見習の欠点を指摘して切り捨てることしかできなかったようである。

　『歯科外科医』の序文や本文中に見られる外科医療・歯科医療関係者への批判からは，フォシャールが競争心が強く，攻撃的な性格であったことが推測される。これに仕事に完璧を求める傾向が加わり，弟子入り志願者が来たとしても，診療上の誤りや処置の欠点を徹底的に指摘・追求して批判したことが容易に想像できる。このような指導者のもとには，たとえ有能な後進が来たとしても，才能を伸ばすどころか，居着くこともなかったであろう。もし，フォシャールに後進を褒めてその才能を伸ばす才覚と包容力があれば，晩年には大勢の弟子に慕われ，臨終に際しても多くの後輩に見守られ，惜しまれつつこの世を去ったことであろう。

　しかし，序文中に「本書を有益にするものは何一つ書き落とさぬように，これこそ私が本書を著すにあたって自らに課した唯一の目的であるが」「そして私が抱いている願望，つまり自分が徐々に公衆にとって有益な者になりたいという願望は」と書いているフォシャールにとって，自分が弟子の養成に成功していないとの自覚が『歯科外科医』発刊を実現する推進力の一つになっていた可能性も否定はできないように思われる。

4. フォシャール『歯科外科医』に見られる記述上の特徴

　フォシャールの著書『歯科外科医』の歯科医療上の功績や歯科医史学的意義については多くの成書に書かれている。そのまとめとしては「これまで秘密とされていた歯科治療法などを書物として一般に公開したことにより，知識が普及し」さらに「本書の発刊が契機となって，歯科医療上の知識の公開が進み，歯科医療者の収益よりも患者の利益を優先する職業としての歯科医療が確立された」という評価が適切であろう（文献15，106頁，2015）。

　本文の記述で注目されることは，手術手技や補綴物作製法を述べるときの事細かさである。たとえば，第2巻 第4章，「歯にヤスリをかけるための手術法」では「上顎の切歯を分離するためには，術者は患者の左側に位置し，右手を患者の頭の上に回し，ヤスリは右手に把持する。一方左手の拇指と示指は分離すべき2本の歯の先端に持ってゆく」と書き，他の箇所でも術者の立ち位置から器具の把持法，歯および周辺部位の固定法などを細かく指示している。この細かさは「本書を有益にするものは何一つ書き落とさぬように」（序文）というフォシャールの執念の現れのように思われる。

　この細かさは手術時の術者の位置と患者の姿勢についての記述にも及んでいる。当時，抜歯手術は患者を地面に座らせて行われていたようであるが，フォシャールは「私は抜歯に携わる人たちのほとんどが通常，患者たちを地面に座らせていることに驚いている。これは不適切でもあり，不潔でもある。加えてこの姿勢は歯を抜かれる人たちにとって，特に妊婦にとっては，窮屈で恐ろしいものであり，さらに妊婦にとっては非常に有害である」（第1巻 第11章）と患者にこの姿勢をとらせることを厳しく批判している。

　病変部を観察するためのよい光源としては太陽光しかなかった時代であるため，術者の影が観察を妨げないように，病変部に十分な光が届くように術者と患者の位置関係を考えて，「術者にとって不可欠な日光を自分自身で遮らないように，できる限り患者の前方に位置しないように

する。日光は歯の病変を見分けたり，その治療のための作業をする際にはほかのどのような光よりも好ましいものである」（第1巻　第11章）と記し，また「手術を容易にするために，患者を堅固で安定した，清潔で座り心地のよい肘掛け椅子に，背もたれには毛や柔らかな枕が付いていて，ある程度の高さがあり，人の背の高さ，ことに術者の背の高さに応じて上げたり下げたりできる椅子に座らせるべきである」（第1巻　第11章）とも述べている。こうしたフォシャールの記述はデンタルチェア開発の面から評価してみてもよいのではないだろうか。

　訳者は，手術に関する章でフォシャールが右手と左手の役割を，手術器具の把持をはじめとして，細かく指示していることに注目した。生来の右利きであれば，手術器具を右手で把持することは当然であり，わざわざ指示することはないように思われる。また，右利きであれば，右手と左手の役目を分けて詳細に記述するという発想はなかったのではないかと推測される。また「2種類のペリカンを両手に持っていれば，患者の口元から離れずに，何本もの歯を次々と抜いてゆくことはたやすいことである」（第2巻　第11章）との記述からはフォシャールが右手でも左手でも同様に首尾良く抜歯できたものと推定された。それゆえ訳者は，フォシャールは両手利きまたは左利きであったと推測している。

5．フォシャールの医療事故対策

　さらにフォシャールは手術法や補綴物作製法を述べた章で，機会をとらえては医療事故の予防法，医療事故への対処法，術前の説明の重要性などに触れていることに注意すべきである。たとえば，第1巻　第17章「エプーリス」で腫瘍を硝酸銀棒で焼灼する治療法が述べられているが，この際，硝酸銀棒が患者の口の中に落ち，患者が誤嚥しないように，あらかじめ専用の把持器を使用するように注意し，硝酸銀棒を誤嚥した患者の治療に呼ばれた際の処置法を記している。さらに「硝酸銀による傷害を防ぐため，硝酸銀棒をあてるべき部位から水分を十分拭い去るよう注意すべきである。これは，唾液が硝酸銀棒からその粒子を溶かし出す

ことをできる限り予防するためである」と有害事象の発生予防にも触れている。

　また別の箇所では，「このような場合の歯科師の巧妙さというものは，まずこうした人たちの怖じ気づいた心をできるだけ和らげ，妊婦たちを説得して決心させることにあると思う」（第1巻 第12章），「そのうえ，人々が手術に対して抱いている根拠のない恐れから，病人は常に手術を避ける周囲の人々の意見に従ってしまう。人々が手術に耐えようと決意するのは最後の最後になってからであり，またもはや首尾よく手術できない，あるいは大きな危険を招かずには手術できないときになってやっと決意することもまれではない」（第1巻 第31章）と説明と説得の重要性を指摘し，「私はタルタンソン氏に，この歯髄腔の中には溢出した膿があり，排膿するためにこの歯に孔をあけなければならないと確信しており，またこの方法によって，疼痛は間もなく消退し，歯は保存できるであろうと告げた。私は氏にこの手術の有用性を納得させると（以下略）」（第1巻 第37章）と実際に術前に患者が納得するまで説明している様子も記載している。また実際に抜歯を受けた患者の誤解から問題が生じた経験を述べ，その予防法にも言及している（第1巻 第26章，第1の観察）。

　さらには，「口腔内の手術に用いる器具は，患者に恐怖心を起こさせないように，患者から見えない場所に隠すよう常に注意しなければならないが，抜歯しようとするとき，手術中の器具不足を見越してこれを補充できるように，一度に多数の器具を使用できるように準備してあるときにはなおさらのことである」（第1巻 第12章），「小包帯を巻いて補強した乱切刀を用いて行うことができる。この小包帯は刃を隠して患者の不安感をなくすことにも役立つ」（第1巻 第18章）などと患者との問題発生を予防し，手術を順調に進めるための細やかな配慮も記している。

6. フォシャールの観察眼と洞察力の鋭さ

　フォシャールの実地診療経験重視の方針は，彼の鋭い観察眼と洞察力に基づいたものと言えるが，その鋭さを明示する例として，歯周病の記載と歯の虫に関するフォシャールの見解を引用することができる。

　フォシャールは歯肉の壊血病[歯周病]の臨床症状について，第2版，第1巻 第22章の末尾に「さらにもう1種類の壊血病がある。この壊血病についてはいかなる著者もまだ論述する注意を払っていないように思われる。また，本症はほかの部位を侵すことなく，歯肉，歯槽，それに歯を侵すのである」と疾患の特徴を述べ，「下顎の歯肉を下から上へ，上顎の歯肉は上から下へ，指で強く圧迫すると，歯肉からかなり白っぽく，すこしねばねばした膿が押し出される」ことで診断している。また，「内服薬による治療を受けた人はすこしも治らない」ことから，本症は内因ではなく，歯が引き起こした局所的原因によるものと推定し，「この病気のために歯が失われたときには患者の歯槽や歯肉は非常によく癒合し，瘢痕を作って固まり，もはやこの部位にはまったく膿が現れないということを観察して」局所的原因であることを確信したうえで，「この病気は侵された歯が口腔内から除去されてはじめて完全に治癒するのだ」と結論している（第1巻 第4章，訳注11参照）。

　当時齲蝕の原因として一般に信じられていた歯の虫に関してフォシャールは，「時に齲窩の中や歯垢や歯石の中に虫が認められるが，この虫は食物や汚れた唾液を介して，食物中に混入していたある種の昆虫の卵が齲窩の中に運び込まれ」，そこで孵化して虫になったものであり，「歯を蝕み，齲蝕を作るものはこの虫ではないと考える」と述べている（第1巻 第5章）。さらに，第2版，第1巻 第10章では，「抜歯したあとで歯根の先端を注意深く見てみれば，ここでは血管のかなりの部分がその緊張と炎症のために，異常なまでに太くなっているのがわかるであろう。（中略）たぶんこれらの拡張した血管，非常にはっきりと見分けられる血管が，人々が感じる激しい疼痛の直接原因は虫であると信じ込むきっかけを与えたのであろう」と，充血して太くなった血管を虫と誤認して，

齲蝕が虫によって起こされると人々が信じるようになったのではないかとも述べている（第1巻 第8章の付記参照）。

7. フォシャールの症例報告

「観察」と名づけられたフォシャールの症例報告は，まず症例の現病歴を述べ，受診時の所見，治療計画，治療の経過および結果を記載し，一部の症例では加えて，報告した疾病および治療法に関する考察を述べており，形式的にも内容的にも，18世紀に書かれたとは思えない現代的な印象を与えるものである。

フォシャールの症例報告が現代のものと相違している点は，個人情報保護がやかましい現代の症例報告ではあり得ないことであるが，場合によっては，患者の氏名，職業，住所などがすべてあるいは一部が記されていることである。第1巻 第23章から第37章に記載された79症例中43例では患者本人の氏名が，40例では本人または戸主の職業が書かれていた。たとえば，第23章，第8の観察では「1727年当時49歳のコルネイヤン伯爵は，ロデス司教区内のヴィルフランシュ・ド・ルエルグに居住していたが，以前から下顎左側の2本の小臼歯の舌側の歯肉に癌腫様腫瘍が一つあり」と患者の身分，氏名，受診時年齢と居住地，受診時の年代が書かれており，第23章，第2の観察では「パリのパン屋の親方ヴィユクシオ氏の妻は，1716年当時ソワッソンにいたが，下顎右側の第1大臼歯と下顎左側の第1大臼歯の齲蝕に起因する激しい痛みに襲われた」と患者の夫の職業と氏名，受診時の年代，受診時の住居地が書かれている。また，患者が子どもであるときは，父親の職業，氏名が記載されている報告もある。

個々の症例について，個人情報記載の同意を得たとは書かれていない。しかし，口蓋栓塞子の製作，装着について記した第2巻 第22章では「この人は名前を出すことを許してくれなかったが，」と書かれており，また第1巻 第26章，第1の観察を見ると，初版では氏名が記載されているが，第2版ではイニシャルに変更されているので，職業，氏名などの

記載は患者本人や保護者の同意を得て行っていたものと考えられる。

こうした患者の職業，氏名などの記載は，フォシャールが自分自身を権威付けるために行ったことのように，さらに悪く言えば売名行為のようにも思えるが，実は患者の職業，氏名などを記載する目的は，報告内容の真実性を担保することにあり（文献15，106頁，2015），「嘘だと思うなら，聞いてごらんなさい」というフォシャールの自信の現れとも受け取れる。

残念に思われることは，症例報告には治療後数年間にわたり経過を見た症例がないことである。手術後たまたま会ったときに経過を見たと報告されている例は数例あり，抜歯翌年に代生を見た例もあるが，報告中に経過観察年代が書かれた例は，1723年に再び受診した時に経過を見た1722年初診の第29章，第4の観察1例のみである。とは言え，当時の社会・医療状況では，病状が改善すれば再び受診することはなく，フォシャールが経過観察を望んだところで，叶わなかったものと推定される。

また奇異に思われることは，第2版で追加された観察が1例，フォシャールの見習が行った不完全な止血に関する症例しかないことである。初版での最後の報告例は1728年の受診例である。その後，第2版が1746年に発行されるまでの間，フォシャールは症例に関する記録を残していなかったのであろうか。それは，初版の序文中に「30年近くにわたる休みない実地診療から得た経験によって，私は知らず知らずのうちに知識が身に付き」と書き，第1巻 第24章で「小生は光栄にも貴兄にお目にかかって以来，自分のノートを2倍近く増やしております」と報告しているフォシャールの実地診療経験重視の方針からは考えにくいことである。また第2版ではそれまでに記載がない病気として歯周病について記載しているが，こうした発見は地道な症例記録の積み重ねがなければできないことである。観察の追加が1例しかないことの理由は，多分，第1巻 第24章で「遂に，あまりにも大部なものになることを恐れて，小生は拙著の大きさを12折判で2巻本と定めました」と書いていることではなかろうか。つまり，フォシャールは初版出版後も症例を

書きためてはいたが，第2版は本文の加筆により，2巻合わせて初版の802頁から863頁に増加しており，さらに新しい症例を追記して頁を増やすことは，出版するうえから望ましくなかったため，症例の追加を断念したのではないかと推定される。

8. フォシャールの義歯に関して

　フォシャールの義歯に関しては多くの成書に述べられているので，門外漢である訳者は詳述を避け，2点のみ記しておきたい。第1は，フォシャールは印象採取[採得]の技法を知らなかったということ。第2は，フォシャールが吸着原理による上顎義歯を製作しているということである。

　第1の点については，すでにワインバーガーが「フォシャールが印象採取について何ら知識がなかったことは明らかである。なぜなら著書の中に印象採取の記述が見られないからであり，また正確で注意深い記述をする人物がこれほど重要な点の記載を除外するとは考えられないからである」（文献15, 96頁, 2015）と指摘し，「フォシャールは口腔内の計測についてしばしば記しているので，歯肉および歯間距離をコンパスで計測していたことは明らかである」（同上）とフォシャールによる義歯製作の一端に触れている。

　第2の点に関しては，ワインバーガーは「フォシャールは，当時ほとんど克服不能と考えられていた困難に対して天才的な工夫をした。すなわち下顎歯がまだしっかりしている場合に上顎用義歯を固定することである。（中略）フォシャールはこの問題の解決法を吸着の原理に求めた。これはフォシャールによる多くの独創的な発想の一つであり，後世の歯科臨床に重要な役割を果たした。この原理を，計測法の不完全さのゆえに，フォシャールが完全には適用できなかったとしても，その発想の萌芽は明らかに3個の実験的な上顎義歯に見られる。これらの義歯にはバネはなく，歯肉への完全な適合と頬からの圧力によって保持されるものであった」（文献15, 100頁, 2015）と記して，これを高く評価している。

一方，フォシャール自身によるこの上顎義歯に対する評価は高くなかったようで，義歯の図版はなく，義歯の記述も第 2 版，図版 42 の説明のあとに付け足したように「上顎に，もっと単純で，ただ頬と下顎歯による支持だけで上顎に保持できるような人工歯列を作り，装着することができる」と記されている（第 2 巻　第 24 章，訳注の付記 1 参照）。

　『歯科外科医』第 2 版には 1946 年に刊行された英訳版がある。この英訳版では図版の説明が省略されているが，図版 42 の説明に続くフォシャールの吸着原理による義歯の記述部分は，図の説明とは切り離されて第 2 巻　第 25 章本文の最後に記載されている。しかしながら原著に図版がないためか，フォシャールが吸着原理による義歯を製作したことはあまり知られていない。

9. おわりに

　フォシャール個人に関しても，著書『歯科外科医』発行までの経緯に関しても不明の部分が残されている。特にフォシャールの出自，幼少年期の状況についてはまったくわかっていない。また，フォシャールの著書『歯科外科医』が後世に与えた影響に関してもほとんど明らかにされていない。前者に関しては今後新たに資料が発見されて新知見が加わる可能性は小さいが，フォシャールの著書がフランス革命後のフランス歯科医学に与えた影響，あるいは 18 世紀末から 19 世紀初頭にかけての米国における歯科医学発展への『歯科外科医』の関与などについて今後，調査・研究が進むことを期待したい。

フォシャール関連年表

西暦	年齢	
1678	0歳	フランス，ブルターニュ地方に生まれる（推定）
1693	15歳	海軍外科軍医見習となる
1696	18歳	アンジェで歯科を専門として開業。トゥール，ナント，レンヌなどの都市を巡回診療する
1719	41歳	パリ，コメディ・フランセーズ通りで開業
1723	45歳	著書『歯科外科医』の原稿がほぼ完成
1728	50歳	著書『歯科外科医』初版発行
1729	51歳	エリザベート・ギユメット・シュマンと再婚
1730	52歳	『歯科外科医』初版を献じたドダール死去
1733	55歳	『歯科外科医』初版がドイツ語に翻訳されて発行
1734	56歳	グラン＝メニルの城と領地を購入
1737	59歳	一人息子のジャン＝バティスト誕生
1739	61歳	妻エリザベート死去
1746	68歳	著書『歯科外科医』第2版発行
1747	69歳	グラン・コルドゥリエ通りに転居 カトリーヌ・ルスロと3度目の結婚
1760	82歳	4月11日息子のジャン＝バティストが結婚 8月22日一緒に診療していた義弟デュシュマン死去
1761	83歳	3月21日自宅にて死去
1786		『歯科外科医』第3版発行

訳者あとがき

　偶然にピエール・フォシャール著『歯科外科医』第2版の復刻版に出会い，その記述内容に驚き，フランス語の実力も顧みず，翻訳を始めた．幸いにも，多くの方々からのご助力をいただき，1984年に500部限定ながら，医歯薬出版から出版することができた．

　翻訳を進めるうえで参考にするために読み比べた初版に，章の構成や内容が第2版とはかなり相違する部分があることが判明した．『歯科外科医』第2版は初版に比較して内容が充実しているという評価が歯科医史学関係者の間では一般的であったが，実際に初版と第2版を突き合わせて調査して，訳者はその評価に疑問を感じた．確かに第2版には，初版に見られない章が追加され，義歯の銅版画も2葉増え，いわゆるフォシャール病，髄腔穿刺法，吸着原理に基づく上顎総義歯など初出の記載が見られる．しかしながら，第2版ではフォシャールが多くの症例を経験していたとは思えない乳幼児の生歯時の病気に関して，古典的医学書から多くを引用して1章を設けている一方で，フォシャールが「観察」と名付けた，きわめて進歩的と思われる症例報告では，初版発行から第2版発行までは18年経過しているにもかかわらず，追加症例がほとんど見られず，初版で報告された症例に関するその後の経過報告も実質的にはなされていない．また，第2版で追加された2種の上顎総義歯も初版で紹介されたものの変形でしかない．こうしたことから訳者は初版こそがフォシャール歯科医学の基本を示すものであると考えるようになった．

　フォシャールの原著を読みたいという希望は少なからずあると聞くが，『歯科外科医』第2版の訳本はすでに絶版で入手が困難であるため，初版の訳出を思い付いた．初版を多くの方々に読んでいただきたい，その際に第2版での改善点と思われる事項に関しては訳注という形で記載

することによって，初版から第2版への18年間に成し遂げたフォシャールの進歩も理解できるのではないかと考え，第2版で原著者が加筆・変更している箇所を中心にして，時には長すぎると思われるほどの訳注を付けた。

　翻訳に際しては，『歯科外科医』第2版の訳出時にもご助力いただいた，鶴見大学名誉教授福島俊士氏，中央大学法学部講師石田明夫氏に再びお世話になった。心からお礼を申し上げたい。また，貴重な蔵書を閲覧させてくださった東京歯科大学図書館，鶴見大学図書館，日本歯科大学医の博物館に深謝申し上げる。原著が300年近く昔の出版物であるため，出版社の協力を得ることも簡単ではなかったが，幸い時空出版から出版できることになった。『歯科外科医』初版の訳本がピエール・フォシャールの業績に関心をもたれる方々のお役に立てれば幸いである。

平成28年8月吉日
髙山直秀

〈訳者略歴〉

髙山　直秀（たかやま・なおひで）

1944 年　東京都生まれ
1968 年　千葉大学医学部卒業，1972 年千葉大学大学院医学研究科修了
1972 年　国立千葉病院小児科勤務
1973-77 年　東京大学医学部附属病院分院小児科勤務
1975-76 年　フランス，ストラスブール大学医学部に留学
1977 年　東京都立駒込病院小児科勤務
1983 年　同病院小児科医長，2003 年　同病院小児科部長
2009 年　同病院定年退職，同病院小児科非常勤医師
2014 年　同病院小児科非常勤医師定年退職，日本歯科医史学会理事

〈著書，訳書など〉

『ピエール・フォシャール歯科外科医』　医歯薬出版　東京　1984
『プファッフ人の歯とその疾患』　大井書店　東京　1998
『ペットとあなたの健康』（共著）　メディカ出版　大阪　1999
『ヒトの狂犬病』　時空出版　東京　2000
『アンブロワズ・パレ歯科口腔病医学 補整・矯正・義肢論』　デンタルフォーラ
　　ム　東京　2000
「ヒトと動物の狂犬病」（狂犬病教育ビデオ）　時空出版　東京　2000
『子どもと育てる飼育動物』（共著）　メディカ出版　大阪　2001
『ハンター人の歯の博物学』デンタルフォーラム　東京　2004
『海外渡航者のための予防接種と感染症の知識』（共著）　時空出版　東京
　　2013，同 改訂新版　2014
『ヒトの狂犬病』改訂新版　時空出版　東京　2015
『概説ピエール・フォシャール歯科外科医』　時空出版　東京　2015

歯科外科医（しかげかい）　あるいは歯科概論（しかがいろん）　**1728 年版**

2016 年 12 月 15 日　第 1 刷発行

著　者　髙山直秀
発行者　藤田美砂子
発行所　時空出版 株式会社

〒112-0002　東京都文京区小石川 4-18-3
電話　03（3812）5313
http://www.jikushuppan.co.jp

印刷・製本　モリモト印刷（株）

Ⓒ 2016 Printed in Japan　ISBN978-4-88267-065-0

落丁，乱丁本はお取替えいたします